Kauffmann · Rau · Roeren · Sartor / Röntgenfibel

Springer
Berlin
Heidelberg
New York
Barcelona
Budapest
Hong Kong
London
Mailand
Paris
Tokyo

Kauffmann · Rau · Roeren · Sartor

RÖNTGENFIBEL

Praktische Anleitung für
Eingriffe in der Röntgendiagnostik
und interventionellen Radiologie

Unter Mitarbeit von
M. Brado · M. Düx · M. Forsting · D. von Fournier
A. Gindele · H.J. Hansmann · V. Hoffmann
R. von Kummer · B. Limberg · G.M. Richter
W. Rohrschneider · H. Sahl · J. Scharf · G. Scherer
I. Theobald · J. Tröger · M. Uhl

Mit einem Geleitwort von W. Wenz

2., völlig überarbeitete Auflage

Mit 62 Abbildungen

 Springer

Prof. Dr. med. G.W. KAUFFMANN
Universitätsklinik Heidelberg, Abteilung Radiodiagnostik
Im Neuenheimer Feld 110, 69120 Heidelberg

Prof. Dr. med. W.S. RAU
Klinikum der Justus-Liebig-Universität
Medizinisches Zentrum für Radiologie
Klinikstraße 36, 35385 Gießen

PD Dr. med. T. ROEREN
Universitätsklinik Heidelberg, Abteilung Radiodiagnostik
Im Neuenheimer Feld 110, 69120 Heidelberg

Prof. Dr. med. K. SARTOR
Universitätsklinik Heidelberg, Abteilung Neuroradiologie
Im Neuenheimer Feld 400, 69120 Heidelberg

ISBN-13: 978-3-642-97562-2   e-ISBN-13: 978-3-642-97561-5
DOI: 10.1007/978-3-642-97561-5

Die Deutsche Bibliothek — CIP-Einheitsaufnahme
Röntgenfibel: praktische Anleitung für Eingriffe in der
Röntgendiagnostik / G.W. Kauffmann ... Unter Mitarb. von
M. Brado ... Mit einem Geleitw. von W. Wenz. — 2., völlig
überarb. Aufl. — Berlin ; Heidelberg ; New York ; London ;
Paris ; Tokyo ; Hong Kong ; Barcelona ; Budapest : Springer,
1995
   Früher u.d.T.: Kauffmann, Günter W.: Röntgenfibel

NE: Kauffmann, Günter W.

Einbandgestaltung: E. Kirchner, Heidelberg
Satz: Universitätsdruckerei H. Stürtz AG, Würzburg

SPIN 10104814   21/3135 — 5 4 3 2 1 0 — Gedruckt auf säurefreiem Papier

Geleitwort

Die kontinuierliche Wissensausweitung erschwert das Erlernen eines neuen Fachgebietes vor allem in Anbetracht der heutigen oft beklagten Überspezialisierung. Genügte früher das Studium radiologischer Techniken bei einem „Meister", von dessen fachlicher und didaktischer Kompetenz die Qualität der Ausbildung abhing, sind heute zahlreiche Spezialisten, die nicht einmal immer unter einem Dach arbeiten, für eine solche Aufgabe notwendig.

Meine früheren Mitarbeiter G.W. Kauffmann und W.S. Rau haben vor einem Jahrzehnt versucht, alle jene Dinge im Vorfeld einer Untersuchung wie Indikationsstellung, Instrumentarium und Apparaturen sowie deren praktische Anwendung am Patienten zusammenzustellen, um aus den Erfahrungen unseres Freiburger Instituts eine Anleitung zur alltäglichen Arbeit in der radiologischen Diagnostik zu schaffen. Ihr Ziel war eine einfache und übersichtliche Anleitung für den Radiologen am Beginn seiner Ausbildung. Das Büchlein fand sich in den darauffolgenden Jahren in vielen Manteltaschen und neben Röntgengeräten und Befundplätzen als Begleiter im Alltag des Radiologen. Es entsprach in den letzten Jahren jedoch nicht mehr dem Stand neuester technologischer Entwicklungen.

Die hier vorliegende neue Auflage aus Heidelberg und Gießen geht über den früher im Vordergrund stehenden Rahmen konventioneller Röntgendiagnostik weit hinaus; reichen doch die übliche Nativaufnahme, Durchleuchtung und Kontrastverfahren nicht mehr aus, aktuelle klinische Fragestellungen erschöpfend zu beantworten. Trotzdem sind Vorbereitung und Durchführung der Übersichtsaufnahmen, der Durchleuchtung und der konventionellen Tomographie Grundlage der neuen „Fibel" geblieben. Neben der Kontrastdarstellung des Magen-Darm-Traktes und der ableitenden Harn- und Gallenwege sind bewährte Spezialverfahren wie Bronchographie und Lymphographie und ähnliches unverändert berücksichtigt worden.

Neu sind die aus den konventionellen Techniken hervorgegangenen digitalen Subtraktionsverfahren und die aus den Kathetermethoden entwickelten radiologischen Interventionen, bei denen die Autoren aus einem überdurchschnittlich großen Fundus eigener Erfahrungen schöpfen können. Die praktische Durchführung der Computertomographie nimmt ebenfalls einen breiten Raum ein.

Dies gilt auch für die neu hinzugekommenen Spezialgebiete der Neuroradiologie und Kinderradiologie, die von kompetenten Heidelberger Fachleuten bearbeitet wurden und den neuesten Stand repräsentieren. Daneben wird noch eine Reihe weiterer spezieller Methoden durch entsprechende Fachleute bearbeitet, von denen als pars pro toto lediglich die Durchführung der von meinen Schülern zur klinischen Routine gebrachten perkutanen portosystemischen Shunts – TIPSS – genannt sei.

Definitionsgemäß ist die Fibel ein erstes Lehr- und Lesebuch, das Wissen möglichst anschaulich vermitteln soll. Ich bin sicher, daß die vorliegende Gemeinschaftsarbeit ihr Ziel bei den in Facharztausbildung Stehenden als Lernhilfe für die Praxis erreichen wird. Wünschen würde ich dem Buch die zweite Deutung des Begriffes „Fibel", der weit in die Bronzezeit zurückreicht, nämlich „Sicherheitsnadel" beziehungsweise „Ansteckbrosche" zu sein: Dem Lernenden als Orientierungshalt inmitten der auf ihn einstürmenden Probleme, den Lehrenden als Schmuckstück ihrer didaktischen Fähigkeiten.

Freiburg   Prof. Dr. med. W. Wenz

Vorwort

Die vorliegende Neufassung der Röntgenfibel ist wie die vorherige Auflage mit der Intention erstellt worden, dem angehenden Radiologen als Einführung und Hilfestellung für die verschiedenen Disziplinen seines Fachgebietes zu dienen. In der Dekade seit Erscheinen der 1. Auflage der *Röntgenfibel* hat sich die bildgebende Diagnostik so rasant entwickelt, daß eine aktualisierende Überarbeitung alleine dem Anspruch des Buches nicht mehr gerecht würde. In der nun vorliegenden Fassung haben die konventionellen radiologischen Verfahren ihren Wert als Basisdiagnostik behalten, die notwendig und wegweisend für die aufwendigeren, zum Teil invasiven Verfahren ist. Indikationen und Untersuchungstechniken haben sich jedoch im Verlauf der letzten Jahre gewandelt, was im einzelnen berücksichtigt wurde. Völlig neu aufgenommen wurden die Untersuchungsverfahren in der Computertomographie, die Dopplersonographie sowie spezifische Techniken in der Neuro- und Kinderradiologie. Die minimal-invasiven therapeutischen Verfahren, die sich aus der diagnostischen Radiologie entwickelt haben, sind in ihren Grundzügen ebenfalls dargestellt. Bewußt haben wir auf die B-Bild-Sonographie und Magnetresonanztomographie verzichtet, auch wenn sie Teil der diagnostischen Radiologie sind. Eine erschöpfende Darstellung dieser sehr differenzierten Techniken würde den Rahmen dieser Fibel sprengen.

Die Gliederung der einzelnen Kapitel hält sich eng an den chronologischen Ablauf der einzelnen Verfahren; Entscheidungshilfen zur Prüfung der Indikation, wie sie in der Röntgenverordnung gefordert ist, sowie vorbereitende Maßnahmen sind jeweils der praktischen Anleitung vorangestellt.

Wir hoffen, daß durch diese Basisanleitungen die eigentliche ärztliche Leistung des Radiologen besser zum Tragen kommen kann, die dadurch charakterisiert ist, daß er kritische Befundintegration betreibt und in seinen Schlußfolgerungen therapieweisend orientiert ist. Wir hoffen aber auch, daß die neue *Röntgenfibel* über ihren Anspruch als praktischer Ratgeber für den angehenden Facharzt hinaus auch als Ratgeber und Nachschlagewerk für diejenigen dienen kann, die eng mit dem klinischen Radiologen kooperieren.

Die Konzeption der *Röntgenfibel* muß subjektive Einflüsse zulassen, da die langjährige Erfahrung vieler Kolleginnen und Kollegen mit eingebracht wurde. Dies garantiert jedoch auf der anderen Seite die Praktikabilität der dargestellten Verfahren, ohne daß wir den Anspruch auf Ausschließlichkeit erheben. Für Anregungen aus dem Kreis der Leser, wie wir sie nach der 1. Auflage erhalten und jetzt gerne genutzt haben, werden wir auch in Zukunft zugänglich und dankbar sein.

Heidelberg/Gießen

Prof. G.W. Kauffmann
Prof. W. Rau
PD Dr. T. Roeren
Prof. K. Sartor

Mitarbeiterverzeichnis

Dr. med. M. BRADO, Universitätsklinik Heidelberg, Abteilung Radiodiagnostik, Im Neuenheimer Feld 110, 69120 Heidelberg

Dr. med. M. DÜX, Universitätsklinik Heidelberg, Abteilung Radiodiagnostik, Im Neuenheimer Feld 110, 69120 Heidelberg

PD Dr. med. M. FORSTING, Universitätsklinik Heidelberg, Abteilung Neuroradiologie, Im Neuenheimer Feld 400, 69120 Heidelberg

Prof. Dr. med. D. VON FOURNIER, Universitätsklinik Heidelberg, Abteilung Gynäkologische Radiologie, Voßstraße 9, 69115 Heidelberg

Dr. med. A. GINDELE, Universitätsklinik Heidelberg, Abteilung Radiodiagnostik, Im Neuenheimer Feld 110, 69120 Heidelberg

Dr. med. H.J. HANSMANN, Universitätsklinik Heidelberg, Abteilung Radiodiagnostik, Im Neuenheimer Feld 110, 69120 Heidelberg

Dr. med. V. HOFFMANN, Universitätsklinik Heidelberg, Abteilung Radiodiagnostik, Im Neuenheimer Feld 110, 69120 Heidelberg

Prof. Dr. med. R. VON KUMMER, Universitätsklinik Heidelberg, Abteilung Neuroradiologie, Im Neuenheimer Feld 400, 69120 Heidelberg

Frau Dr. med. B. LIMBERG, Universitätsklinik Heidelberg, Abteilung Radiodiagnostik, Im Neuenheimer Feld 110, 69120 Heidelberg

PD Dr. med. G.M. RICHTER, Universitätsklinik Heidelberg, Abteilung Radiodiagnostik, Im Neuenheimer Feld 110, 69120 Heidelberg

Frau Dr. med. W. ROHRSCHNEIDER, Universitätsklinik Heidelberg, Abteilung Pädiatrische Radiologie, Im Neuenheimer Feld 153, 69120 Heidelberg

Dr. med. H. SAHL, Universitätsklinik Heidelberg, Abteilung Neuroradiologie, Im Neuenheimer Feld 400, 69120 Heidelberg

Dr. med. J. SCHARF, Universitätsklinik Heidelberg, Abteilung Radiodiagnostik, Im Neuenheimer Feld 110, 69120 Heidelberg

Dr. med. G. SCHERER, Universitätsklinik Heidelberg, Abteilung Radiodiagnostik, Im Neuenheimer Feld 110, 69120 Heidelberg

Frau Dr. med. I. THEOBALD, Universitätsklinik Heidelberg, Abteilung Radiodiagnostik, Im Neuenheimer Feld 110, 69120 Heidelberg

Prof. Dr. med. J. TRÖGER, Universitätsklinik Heidelberg, Abteilung Pädiatrische Radiologie, Im Neuenheimer Feld 153, 69120 Heidelberg

Dr. med. M. UHL, Universitätsklinik Heidelberg, Abteilung Radiodiagnostik, Im Neuenheimer Feld 110, 69120 Heidelberg

Inhaltsverzeichnis

Maßnahmen bei schweren Kontrastmittelreaktionen
(siehe hinteren Einbandinnendeckel)

Medikamente zur Notfallbehandlung
(siehe hinteren Einbandinnendeckel)

Ärztliche Aufgaben

G.W. Kauffmann und W.S. Rau

Die Patienten sollten vor jeder Untersuchung über ihre Erkrankung befragt werden, um Informationen, die die Untersuchung beeinflussen, zu berücksichtigen. Die Eröffnung dieses Gesprächs beginnt mit der Vorstellung von Person und Funktion des Untersuchers. Dabei sollte das Gefühl vermittelt werden, daß die Erkrankung des Patienten und nicht die Untersuchungstechnik im Vordergrund steht. Der Patient setzt verständlicherweise voraus, daß sich jeder Untersucher mit den Problemen des in der Klinik behandelten und somit bekannten Patienten bereits vertraut gemacht hat. Daher wird sich der Schwerpunkt der Befragung im Sinne des Mitfühlens zunächst seinem subjektiven Empfinden widmen müssen. Ist der Patient bereits in der eigenen Abteilung voruntersucht, sollte vor dem Gespräch eine detaillierte klinische und radiologische Hintergrundinformation eingeholt werden. Bei invasiven, kostenintensiven und/oder interventionellen Eingriffen ist ein direkter Kontakt mit dem zuweisenden Stationsarzt ohnehin bei der Diskussion über die Indikation erfolgt. Die Befragung des Patienten wird daher individuell sehr verschieden ausfallen und sich am Gesamtbild der jeweiligen klinischen Situation orientieren müssen. Andererseits führt die Untersuchung des Patienten im hochtechnisiertem medizinischen Umfeld *ohne* ärztliches Gespräch zum Vertrauensschwund in diese Medizin schlechthin.

Vorbefunde

Die bei dem zu untersuchenden Patienten bereits vorliegenden radiologischen diagnostischen Untersuchungen müssen aus strahlenhygienischen Gründen individuell abgefragt werden. Darüber hinaus wird – je nach Untersuchungsart und untersuchtem Organ – ein besonderer Katalog von beizubringenden Voraufnahmen unerläßlich sein, von dem im folgenden nur einige Beispiele genannt seien: die *Computertomographie* des Ösophagus zum Staging beim Ösophaguskarzinom bedarf der konventionellen *Ösophagographie*, die *Dünndarmdarstellung* nach Sellink mit der Frage nach Verwachsungen der *Abdomennativaufnahme* zum Zeitpunkt des Maximums der klinischen Beschwerden, die *Arteriographie* peripherer Gefäße vorangegangener *dopplersonographischer Untersuchungen* ebenso wie anderer physikalischer Meßmethoden zur Definition des Erkrankungsstadiums. Bei *interventionellen Eingriffen* müssen die vorangegangenen *diagnostischen* Untersuchungen beigebracht werden. Je invasiver und kostenintensiver eine Untersuchung ist, desto zwingender ist das Beschaffen von Voraufnahmen, wobei schriftlich protokollierte Untersuchungsergebnisse häufig nicht ausreichen.

Stellung und Überprüfung der Indikation

Grundsätzlich obliegt dem diagnostischen Radiologen die Aufgabe, nach der Strahlenschutzverordnung die Indikationsstellung zu überprüfen. Dabei ist es entscheidend, daß die diagnostische Leistung des Radiologen – vergleichbar einer Medikamentengabe – wohldosiert appliziert wird. Es muß ein vernünftiges Verhältnis zwischen der zugrundeliegenden oder vermuteten Diagnose bzw. Grundkrankheit und dem diagnostischen Aufwand bestehen. Dies betrifft in ähnlicher Weise Strahlenschutz und Kostenkalkulationen.

Die Indikationsstellung erfolgt im allgemeinen durch den zuweisenden Kollegen, der, anhand seiner anamnestisch erhobenen Daten, Laboruntersuchungen und seines physikalischen Untersuchungsbefundes unter Einbeziehung eventueller bildgebender Vordiagnostik eine spezifische radiologische Fragestellung formuliert. Der radiologische Kliniker überprüft, ob die angeforderte Untersuchung die Fragestellung beantworten kann und ob sie angemessen ist angesichts von Grundkrankheit, Voruntersuchung, Kosten sowie den Erfordernissen des Strahlenschutzes.

Patientenaufklärung

Das Aufklärungsgespräch sollte den Patienten in die Lage versetzen eine Güterabwägung zwischen der Schwere seiner Erkrankung, deren Behandlungsmöglichkeiten, sowie Notwendigkeit und Risiko der anstehenden Untersuchung zu treffen. Das Gespräch muß bei differenzierten und ängstlichen Patienten mit besonderem Einfühlungsvermögen geführt werden, so daß mögliche Komplikationen nicht überbewertet werden und in schädigender Weise zum Unterlassen einer gesundheitlich wichtigen Untersuchung führen.

Das Aufklärungsgespräch, das aus praktischen Gründen mit der Erhebung einer kurzen Anamnese beginnt, sollte am *Vorabend* der Untersuchung außerhalb des eigentlichen Untersuchungsbereiches stattfinden. Je invasiver eine Untersuchung ist, desto peinlicher ist auf diese Prämisse zu achten. Falls die Dringlichkeit der Untersuchung keinen Aufschub duldet, muß dem Patienten außerhalb des Untersuchungsraumes ausreichend lange Zeit zur Entscheidungsfindung gewährt werden. In Zweifelsfällen – insbesondere dann, wenn der Patient den Wunsch äußert, mit Angehörigen zu sprechen – ist die Untersuchung bzw. der Eingriff aufzuschieben.

Ein Gespräch kann auch auf ein Minimum beschränkt werden, falls dies der Patient wünscht oder eine Notfallsituation vorliegt. Durch *Rückfragen* sollte man sich in jedem Fall versichern, daß der Patient das Gesagte auch verstanden hat und der Inhalt des Gespräches sollte durch den Arzt *und einen Zeugen* bestätigt werden. Eine vorbereitete Aufklärung durch Dritte (z.B. Stationsarzt) ist wünschenswert, kann jedoch nicht als Ersatz für das persönliche ärztliche Gespräch durch den untersuchenden Radiologen gelten.

> **Merke!**
>
> Der Untersucher trägt die Verantwortung für das Aufklärungsgespräch. Die Aufklärung des Patienten im Untersuchungsraum oder gar *auf dem Untersuchungstisch* gilt juristisch als *Nötigung*.

Mit einfachen, auch für den *Laien* verständlichen, kurzen Sätzen ohne Fremdwörter aufklären!

Die Aufklärung muß um so *schonungsloser* durchgeführt werden, je *elektiver* der Eingriff ist und je geringer die therapeutischen Konsequenzen sind.

Nie ohne Zeugen und ohne Unterschrift aufklären!

Bei Kindern ist eine *pauschale* Einverständniserklärung der Eltern, die bei der stationären Aufnahme gegeben wurde, *unzureichend.*

Bei Kindern ist bei invasiven Eingriffen oder bei interventionellen Maßnahmen eine Einverständniserklärung *beider Elternteile* einzuholen.

Bei Kindern kann, falls *Gefahr* besteht, auch eine *telefonische* Einverständniserklärung (nur mit Zeugen!) als Ersatz für das schriftlich fixierte Aufklärungsgespräch gelten.

Die Aufklärung des *prämedizierten* Patienten ist juristisch ungültig, die Untersuchung muß daher verschoben werden.

Die Konsequenzen der eventuellen *Ablehnung* eines Eingriffs (im Hinblick auf diagnostische Genauigkeit und therapeutische Tragweite) müssen dem Patienten sorgfältig erläutert werden und zum Inhalt des unterzeichneten Protokolls gemacht werden.

Klinische Untersuchung

Anamnese, Aufklärungsgespräch und körperliche Untersuchung gehen fließend ineinander über. Die körperliche Untersuchung ist der Grundkrankheit, der radiologisch-klinischen Fragestellung und der Untersuchungsmodalität anzupassen. So ist die zu untersuchende Region auf Narben zu inspizieren, sichtbare oder palpable Befunde müssen u.U. über das Ertasten hinaus markiert werden (Bleikugeln o.ä.) und Regionen, die spontan oder auf Palpation schmerzhaft sind, müssen entsprechend vermerkt werden, um bei der Beurteilung kritisch beurteilt zu werden. Vor Gefäßuntersuchungen ist ein Pulsstatus zu erheben.

Befundung

Grundsätzlich beginnt der Befund mit einer kurzen, stichpunktartigen
- Zusammenfassung der *Anamnese* und
- klinischen *Fragestellung* sowie Nennung des
- *Untersuchungsdatums.*

Dem folgt eine knappe, prägnante Beschreibung des
- *Untersuchungsganges* und der radiologisch relevanten
- *diagnostischen Befunde.* Jeder Befund wird mit einer
- *Beurteilung* abgeschlossen. Der Beurteilung kann sich eine
- *kritische Würdigung* der Gesamtdiagnostik unter Einbeziehung von Voruntersuchungen und eventuellen weiteren Untersuchungsvorschlägen anschließen.

Die *Länge* des Befundes richtet sich nach Aufwand, Ergebnis und klinischer Relevanz einer Untersuchung: So wird die Länge der Befundung einer Sonographie sämtlicher abdominalen Organe ein Vielfaches die einer Skelettaufnahme zum Frakturausschluß überschreiten. Andererseits kann die Nativaufnahme des Skeletts mit dem Ziel der Beantwortung der Dignität einer Knochenläsion außerordentlich umfangreich sein. Die *Qualität* der Befundbeschreibung wird definiert durch Prägnanz und Kürze, die der Beurteilung durch Beantwortung der klinischen Fragestellung.

Der schriftliche Befund muß auf alle Informationen eingehen, die den dokumentierten Aufnahmen nicht zu entnehmen sind, wie Bewegungsabläufe (Thoraxdurchleuchtung) und zeitliche Zusammenhänge (Magen-Darm-Untersuchung) oder Besonderheiten einer digitalen Subtraktionsangiographie, die auf den zur Dokumentation ausgewählten Aufnahmen nicht erkennbar sind. Bei digital erstellten Bildern (Durchleuchtung, Computertomographie, etc.) ist bei der Befundbeschreibung die Bildnummer anzugeben, die den gerade erwähnten morphologischen Befundbaustein enthält. Die Befundung muß exakte Größenangaben (Durchmesser, longitudinale Ausdehnung in der Z-Achse: Schichtdicke mal Anzahl der Schnitte, etc.) enthalten, also z.B. nicht: metastasenverdächtige Lymphknoten, Kirschkerngröße, sondern 3,5×2 cm großer LK. Zusätzlich sind folgende Größen zu nennen: bei der Computertomographie die Hounsfieldeinheiten vor und nach Kontrastmittelgabe, einschließlich einer kritischen Wertung (Cave Artefakte, Partialvolumeneffekte etc.), bei der Magnetresonanztomographie der Sequenztyp (z.B. T_1, T_2, Fettunterdrückung etc.) und die Sequenzparameter (T_R, T_E, Schnittebene).

Ein handschriftlicher Befund kann auf Wunsch der zuweisenden Kollegen dem Patienten sofort mitgegeben werden; dies empfiehlt sich, falls die Befundschreibung aus technischen Gründen auf sich warten läßt. Es sollte jedoch dem Zuweisenden erklärt werden, daß dieser Befund meist vorläufigen Charakter hat, da die Absicherung durch den Erfahrenen meist erst später im Rahmen einer abteilungsinternen Revision mehrerer Untersuchungen erfolgt.

Der radiologische Diagnostiker sollte sich mit seinem Befund möglichst festlegen und diese Festlegung auch überzeugend vertreten. Er muß jedoch immer im Bewußtsein handeln, daß die radiologische Diagnostik nur ein Teilaspekt im Mosaik der Gesamtdiagnostik darstellt. Dies muß als übergeordnete Leitidee bei der Befundmitteilung an Patienten und Angehörige akzeptiert werden. Dies muß aber auch – bei allem Selbstbewußtsein – bei der Diskussion mit den zuweisenden Kollegen klar berücksichtigt werden.

Eine kritische Würdigung sollte die Zuverlässigkeit oder Irrtumswahrscheinlichkeit unter Einbeziehung von klinischen, laborchemischen sowie aller, auch vorangegangenen, radiologischen Untersuchungen angeben. Es kann dabei hilfreich sein, gewisse Kategorien der Wahrscheinlichkeit anzugeben wie z.B.: höchstwahrscheinlich, sehr wahrscheinlich, möglich, aber nicht beweisbar, unwahrscheinlich, jedoch nicht ausschließbar etc.

Darüber kann sich in einigen Fällen die Notwendigkeit ergeben, Differentialdiagnosen mit abnehmender Wahrscheinlichkeit zu nennen. Die Empfehlung zu weiterführenden Untersuchungen sollte als Eröffnung eines Gesprächs mit dem zuweisenden Kollegen verstanden sein, der meist einen intensiveren Einblick in das klinische Umfeld des Patienten hat als der radiologische Diagnostiker.

G.W. KAUFFMANN UND W.S. RAU

Thoraxdurchleuchtung

Die Thoraxdurchleuchtung kann nicht als Ersatz für Thoraxübersichtsaufnahmen herangezogen werden. Vor jeder Durchleuchtungsuntersuchung ist die Beurteilung qualitativ einwandfreier p.-a.- (u. U. auch seitlicher) Aufnahmen zu fordern. Dies hängt mit der höheren Strahlendosis und geringeren Detailauflösung der Durchleuchtung zusammen. Die subtile Beurteilung der Thoraxübersichtsaufnahme geht daher der Thoraxdurchleuchtung immer voran, wobei sich ein schematisches Vorgehen — gleichgültig nach welchem Muster — bewährt hat; z.B. sollten Zwerchfelle, Randsinus, Transparenz, Lungengrenzen, Hili, Herz, Gefäße, Flüssigkeitsgehalt, Mediastinum, Luftwege, Verdichtungen des Lungenparenchyms, Aufhellung des Lungenparenchyms, Thoraxskelett, Thoraxwand und Weichteile wie Fremdkörper beurteilt werden.

Indikationen zur Thoraxdurchleuchtung sind meist unklare Rundherde, Fragen nach Lokalisation von Veränderungen sowie funktionelle Bewegungsabläufe wie Verschieblichkeit, Durchatmen, Kontraktionsfähigkeit des Herzens oder Zwerchfellbewegungen. Thoraxdurchleuchtung beinhaltet die Kurzanamnese und Inspektion des Patienten, z.B. auf Fremdkörper, Hautveränderungen u.ä.

Bei der Thoraxdurchleuchtung wird zweckmäßigerweise nach einem festen Schema vorgegangen, z. B.:

1. *Atemexkursion des Zwerchfells.* Symmetrische Bewegungen? Nachhinken einer Seite? Bei einseitigem Hochstand Waagebalkenphänomen während des Schnupfversuchs?

2. *Pulsation des Herzens und der großen Gefäße.* Vermehrt oder vermindert? Akinetische Zonen? Fortgeleitete oder expandierende Pulsation von Raumforderungen? Tanzende Hili?

3. *Mediastinum.* Mediastinalflattern? Fortgeleitet oder expandierend? Pulsierende Raumforderung?

4. *Lokalisation von Raumforderungen.* Wird der Patient in die Fechterstellung gedreht (*RAO:* rechte Körperseite nach vorne), wandern in der vorderen Thoraxhälfte gelegene Prozesse nach links und in der dorsalen Thoraxhälfte gelegene Prozesse nach rechts. Wird der Patient in die Boxerstellung gedreht (*LAO:* linke Seite nach vorn), wandern in der vorderen Thoraxhälfte gelegene Prozesse zur rechten Seite, in der hinteren Thoraxhälfte gelegene Prozesse zur linken Seite des Patienten.

5. *Differenzierung von Verdichtungen.* Rundherd z.B. durch Mamille oder Warze

vorgetäuscht (Lageveränderung durch Verschiebung der Haut)? Kugelförmiger Kallus bei Rippenfrakturen? etc.

6. *Pleuraerguß.* Ein frei beweglicher Pleuraerguß sammelt sich im Stehen basal an und läuft beim Kippen des Tisches in Horizontallage aus.

7. *Trachea.* Bleibt ihr Durchmesser bei plötzlicher Inspiration (Müller-Versuch: Inspiration durch ein enges Rohr, z.B. abgeschraubte Kugelschreiberhülle) oder forcierter Exspiration (Valsalva-Manöver) konstant?

8. *Retrokardiale Verschattung.* Ein Breischluck zur Verifizierung von Hiatushernien ist auch ohne Rücksprache mit den überweisenden Kollegen möglich.

Pathologische Befunde, die sich nicht durch Bewegungsabläufe zu erkennen geben, sollten durch Zielaufnahmen festgehalten werden.

Markierung eines Pleuraergusses zur Punktion

Die Markierung eines Pleuraergusses zur Punktion erfolgt üblicherweise mit der Ultrasonographie, wobei entsprechend der vorwiegenden Lage und Haltung des Patienten der tiefste Punkt des Ergusses zur optimalen Drainage eingestellt werden muß. Die Markierung durch Ultraschall hat gegenüber der durch Durchleuchtung den Vorteil der freien Verfügbarkeit, auch auf Intensiv- und Wachstationen, so daß die Ergußpunktion unter Durchleuchtung oder nach Markierung durch Durchleuchtung kaum mehr praktiziert wird. Nach erfolgreicher Pleurapunktion abschließende Kontrollaufnahmen in Exspirationsstellung (Pneumothorax!) nicht vergessen.

Tracheazielaufnahmen

Häufig ist es üblich, hier gleichzeitig den Ösophagus darzustellen, um den Abstand zwischen Ösophagus und Trachea zu definieren (sog. Interposition: bei Struma maligna gehäuft). Außerdem kann der Ösophagus bei Raumforderung im Bereich des Halses und der oberen Thoraxapertur ebenfalls verlagert sein. Die Beobachtung der Funktion der Trachea in forcierter In- und Exspiration erleichtert die Diagnostik bei unklaren Atemnotzuständen, die z.B. mit Stridor einhergehen; die Breipassage kann die Art der Diagnose einer Raumforderung besser definieren helfen.

█ Vorbereitung des Patienten, Indikationen, Kontraindikationen

Eine besondere Vorbereitung ist nicht erforderlich, die Patienten müssen nicht nüchtern sein. Die Zielaufnahme der Trachea ist in erster Linie vor Strumaoperationen erforderlich. Eine Indikation zu dieser Aufnahme kann jedoch auch die Einengung der Trachea bei der präoperativen Thoraxaufnahme darstellen (insbesondere vor Intubationsnarkosen). Leichtes Verschlucken und Verdacht auf ösophagotracheale Fistel sind Kontraindikationen zu dieser Untersuchung (Ausnahme: Verwendung eines Bronchographie-Kontrastmittels, z.B. Hytrast [Suspension von Iopydol und Iopyclon]).

Untersuchungsgang und Röntgenaufnahmen

1. Aufnahme: Darstellung des zervikalen und thorakalen Anteils der Trachea a.-p. mit minimaler Drehung, so daß die Dornfortsätze eben neben der Randkontur der Trachea liegen. Anschließend kleiner Probeschluck mit Bariumsulfat unter Durchleuchtung, um den Vorgang zu üben und die Zeit zwischen Aufforderung zum Schlucken und tatsächlichem Schluckakt zu bestimmen.

2. Aufnahme a.-p.: Der Patient nimmt einen mittelgroßen Schluck Bariumsulfat in den Mund und wird in dem Moment zum Schlucken aufgefordert, in dem der Untersucher zur Zielaufnahme bereit ist. Ziel ist es, den zervikalen Anteil des Ösophagus im Augenblick der Aufnahme zu kontrastieren.

Vor der 3. Aufnahme wird der Patient um 45° nach links gedreht. Er nimmt nochmals einen Schluck Bariumsulfat in den Mund.

3. Aufnahme in Fechterstellung. Ziel dieser Aufnahme ist es, Trachea, Ösophagus und Wirbelsäule hintereinander abzubilden.

Technische Daten: Das Minimalprogramm besteht aus 2 Belichtungen, digital oder analog, 4 Expositionen sollten nur ausnahmsweise überschritten werden. 100–110 KV. Kontrastmittelmenge: ca. 150 ml Bariumsulfat.

■ Komplikationen, Vorsichtsregeln

Aspiration; bei fraglicher Aspiration Schluckakt mit wenigen Schluck Wasser üben.

Nasennebenhöhleneinstellung

Die Nasennebenhöhlen werden bei entsprechender Einübung des technischen Personals und besonderer Belastung der Durchleuchtungsgeräte vorzugsweise ohne Durchleuchtung angefertigt. In Einzelfällen kann jedoch die durchleuchtungsgezielte Aufnahme zweckmäßig sein. Indikationen vor dem Eingriff sind der Verdacht auf Nebenhöhleninfekt (insbesondere die Herdsuche beim transnasal intubierten Patienten), Herdsuche vor immunkompromittierenden Maßnahmen, z.B. vor Transplantation oder Chemotherapie.

Untersuchungsgang

Im Bereich von HNO-Kliniken wird vielfach die okzipitomentale (o.m.) und die okzipitofrontale (o.f.) Einstellung gefordert. Der Patient wird so zwischen Strahlenquelle und Aufnahmeeinrichtung plaziert, daß er mit dem Gesicht zur Aufnahmeeinrichtung (z.B. Film) sieht (Schonung der Augenlinse!). Unter Durchleuchtung wird nun durch Neigen des Kopfes die Position eingestellt, die Orbitae, Siebbeinzellen und Kiefer- sowie Stirnhöhlen frei projiziert.

1. *Okzipitomental* (o.m.): Kopf um 30° rekliniert, der Mund geöffnet. Der Boden der Kieferhöhlen ist frei projiziert.
2. *Okzipitofrontal* (o.f.): Kopf in Normalposition. Der Boden der Stirnhöhle und die Siebbeinzellen sind frei projiziert.

Kontrastdarstellung des Ösophagus

W.S. RAU, G. SCHERER, G.M. RICHTER und H.J. HANSMANN

3•1 Standardaufnahmen

W.S. RAU

Für die Darstellung des Ösophagus kommen unterschiedliche Untersuchungstechniken in Frage, die entsprechend der klinischen Symptomatik auszuwählen sind. Ebenso wie im übrigen Magen-Darm-Trakt ist das Ausmaß von Stenosen bei der Prallfüllung zu bestimmen, während sich oberflächliche Veränderungen besser im Doppelkontrast darstellen. Wenn die Möglichkeit einer Ösophagusperforation oder einer postoperativen Nahtdehiszenz besteht, ist wasserlösliches Kontrastmittel zu verwenden. Speziell für den Ösophagus gelten die Regeln:

- Schluckstörungen und kleine Veränderungen des Hypopharynx lassen sich in der Regel nur mit einem Röntgengerät erfassen, das schnelle Serienaufnahmen oder eine Röntgenkinematographie ermöglicht.
- Falls aufgrund von Anamnese oder Symptomatik damit zu rechnen ist, daß der Patient aspiriert und Kontrastmittel in das Tracheobronchialsystem übertritt, sollte ein Bronchographiekontrastmittel verwendet werden.

■ Indikationen

Sowohl morphologische Veränderungen können erfaßt werden als auch funktionelle Störungen, die der endoskopischen Untersuchung entgehen.

Morphologische Veränderungen:
- Zenker-Divertikel, Traktionsdivertikel, epiphrenische Divertikel, intramurale Divertikel,
- Ösophagitis durch Reflux, Morbus Crohn,
- refluxösophagitische Stenosen, Verätzungsstrikturen,
- Soorbefall,
- ektope Magenschleimhaut,
- iatrogene oder akzidentielle Perforationen,
- spontane oberflächliche Einrisse (Mallory-Weiss),
- spontane Ösophagusruptur (Boerhaave),
- angeborene oder erworbene Fisteln, z.B. zum Bronchialsystem,
- axiale, paraösophageale oder gemischtförmige Hiatushernien,
- Ösophagusvarizen,

- Kompressionseffekte von außen (Herz, Aorta, Gefäßanomalien, retrotracheale Struma, Spondylophyten, vergrößerte Lymphknoten, Tumore, Abszesse),
- Tumore des Ösophagus (Karzinome, Leiomyome, Sarkome),
- Fremdkörper und Nahrungsbrocken mit Passagebehinderung,
- Therapiefolgen und -komplikationen (Operationen, Strahlentherapie).

Funktionelle Veränderungen:
- Schluckstörungen mit und ohne Aspiration,
- Störungen der Peristaltik, Wandstarre,
- Störungen der Kardiaöffnung beim Schlucken,
- Störungen des Verschlußmechanismus der Kardia mit Reflux von Mageninhalt.

■ Kontraindikationen

Bestehen Anhaltspunkte für eine schwere Schluckstörung mit Aspirationsneigung, dürfen weder Bariumsulfat noch wasserlösliches Kontrastmittel angewandt werden. Ist mit einer frischen Fistel oder einer Nahtdehiszenz zu rechnen, darf kein Bariumsulfat verabreicht werden.

> **Merke!**
>
> Kleine Mengen Bariumsulfat schädigen das Lungenparenchym weniger als gleiche Mengen eines hyperosmolaren, wasserlöslichen Kontrastmittels.
> In großen Mengen sind alle Kontrastmittel gefährlich.
> Auch Bronchographiekontrastmittel können bis in die Alveolen vordringen.

■ Komplikationen

Die im Magen-Darm-Trakt angewandten wasserlöslichen Kontrastmittel sind hyperosmolar[1] und wirken hygroskopisch. Dies kann bei geschwächten, dehydrierten Patienten und vor allem bei Säuglingen und Kleinkindern zur Exsikkose und zum lebensbedrohlichen Kollaps führen. Bei Patienten in schlechtem Allgemeinzustand muß der Untersucher jederzeit auf einen Kreislaufkollaps gefaßt sein.

In der Lunge erreicht wasserlösliches Kontrastmittel sehr schnell die Alveolen, wo es sein Volumen durch hygroskopische Wasseraufnahme vervielfacht. Hierdurch werden einerseits die Epithelien geschädigt, vor allem aber wird der Gasaustausch durch die Flüssigkeit in den Alveolen in einem sehr viel größeren Areal behindert als dies bei Aspiration einer nicht osmotisch wirksamen Substanz der Falle wäre (Bariumsulfat oder Bronchographiekontrastmittel).

Überempfindlichkeitsreaktionen auf die jodhaltigen wasserlöslichen oder zur Bronchographie als Kristallsuspension vorliegenden Kontrastmittel sind nicht auszuschließen, aber extrem selten. Die Funktion der Schilddrüse und nuklearmedizi-

---

[1] Gastrografin z. B. ist eine 76prozentige Lösung der Natrium- und Megluminsalze des ionischen Kontrastmittels Amidotrizoat und besitzt eine Osmolarität von 1900 mosmol/l.

nische Untersuchungsverfahren können durch die Resorption von Jod beeinflußt werden.

Wegen der nur relativen Indikation zu Untersuchungen in Hypotonie sollte besonders bei älteren Patienten die intravenöse Gabe von N-Butylscopolamin (Buscopan) restriktiv gehandhabt werden (Gefahr eines starken Blutdruckabfalls). Nebenwirkungen und Kontraindikationen von Buscopan s. S. 19.

Vorbereitung des Patienten

In der Regel muß der Patient nüchtern sein. Nur bei Kontrolluntersuchungen oder anderen Ausnahmefällen, bei denen auf die orientierende Durchleuchtung des kontrastmittelgefüllten Magens im Anschluß an die Darstellung des Ösophagus verzichtet werden kann, darf die Untersuchung durchgeführt werden, wenn der Patient vorher gegessen oder getrunken hat.

Vorbereitung der Untersuchung durch MTRA

In den meisten Fällen liegen aktuelle Thoraxübersichtsaufnahmen des Patienten vor, die herausgesucht werden. Handelt es sich um eine Wiederholungsuntersuchung, sind die Vergleichsaufnahmen vorzulegen, damit z. B. eine Aspirationstendenz oder die genaue Lokalisation einer Läsion erkannt werden können.

Da das Zielgerät dicht an das Gesicht des Patienten herangefahren wird, versteht es sich von selbst, daß keine Kontrastmittelspritzer - womöglich von einem vorangegangenem Kontrasteinlauf – oder andere Verschmutzungen am Durchleuchtungsgerät zurückgeblieben sind.

Die Wahl des bereitzustellenden Kontrastmittels hängt von Anamnese und Beschwerdebild des Patienten ab. Sind die klinischen Angaben auf dem Anmeldungsschein unvollständig, ist zunächst – wie vor jeder anderen Untersuchung auch – der Patient zu befragen und/oder eine telefonische Rücksprache zwischen dem überweisenden Arzt und dem untersuchenden Radiologen zu vermitteln.

Fragestellung	Vorbereitung
Standarduntersuchung bei Patienten ohne Aspirationstendenz: Tumor, Divertikel, Entzündung, Hiatushernie, gastroösophagealer Reflux	100 ml Bariumsulfat (gebrauchsfertige Suspension [2], ggf. unter Beimischung von 5 bis 10 ml Ösophaguspaste [3])
Ösophagusvarizen	100 ml Bariumsulfat, Medikament für Hypotonie [4] zur Injektion bereithalten (Aufziehen erst wenn erforderlich)

[2] Z. B. Mikropaque flüssig.
[3] Z. B. Mikrotrast Ösophaguspaste.
[4] Z. B. N-Butylscopolamin (Buscopan) oder Glucagon (Ampulle mit 1 mg + Ampulle mit Lösungsmittel).

Verdacht auf Ruptur oder Perforation, postoperative Kontrolle, Nahtdehiszenz, frische Fistel in die Umgebung oder zur Hautoberfläche,	50 ml wasserlösliches Kontrastmittel[5] (Bei chronischen ösophagokutanen Fisteln darf auch Bariumsulfat benutzt werden.)
Kleiner Tumor oder kleines Divertikel im oberen Ösophagus oder im Pharynx	100 ml Bariumsulfat, Röntgenaufnahmen in Schnellserientechnik (≥ 6 Bilder/s oder Röntgenkinematographie).
Schluckstörungen ohne Aspiration	100 ml Bariumsulfat, Röntgenaufnahmen in Schnellserientechnik (≥ 6 Bilder/s oder Röntgenkinematographie). Kleiner, dünner Katheter zur Kontrastierung der nasalen Kontur des weichen Gaumens[6], dazu passende Spritze mit ca. 3 ml Bariumsulfat
Schluckstörungen mit Aspiration,	wie oben, jedoch statt Bariumsulfat: 20 ml Bronchographiekontrastmittel[7]
Fistel mit Anschluß an das Bronchialsystem	20 ml Bronchographiekontrastmittel[7] weiche, dünne Magensonde

Standarduntersuchung

Untersuchungsgang

Anamnese und Vorbefunde

Der Untersucher informiert sich über die Fragestellung des überweisenden Kollegen und die bereits erhobenen Befunde. Falls vorhanden, beurteilt er die Thoraxübersichtsaufnahmen und frühere Kontrastdarstellung des Ösophagus. Er fragt den Patienten nach seinen Beschwerden, speziell nach Dysphagie, Aspiration, Sodbrennen, Erbrechen, Regurgitation, Hämatemesis, Spasmen, Dauerschmerz. Eine schriftliche Einverständniserklärung ist wegen der geringen Komplikationsquote bei der Kontrastuntersuchung des Ösophagus in der Regel nicht erforderlich.

Durchleuchtung

Falls keine Thoraxübersichtsaufnahmen vorhanden sind, oder falls diese einen pathologischen Befund zeigen, beginnt die Untersuchung mit einer kurzen orientierenden Durchleuchtung des Thorax (Aspirationspneumonie?, Mediastinalverbreitung?, Raumforderung oder Knochendestruktion in der Umgebung des Ösophagus?, Ösophagus spontan luftgefüllt?, Flüssigkeitsspiegel?, Hinweis auf Hiatushernie?). Der Patient steht dabei aufrecht, um sich ggf. leicht drehen zu können.

---

[5] Z. B. Meglumin-Ioxitalamat (Telebrix Gastro [Geschmacksnote: bittere Orangen]) oder Natrium- und Megluminamidotrizoat (Gastrografin [Geschmacksnote Anis/Pernod]).
[6] Z. B. weiblicher Einmalblasenkatheter F 8.
[7] Z. B. Suspension von Iopydol und Iopydon (Hytrast).

Probeschluck

Das Durchleuchtungsgerät wird um ca. 20–30° geneigt, der Patient nimmt einen ersten Schluck Kontrastbrei und wird angehalten, den Brei zunächst im Mund zu behalten und erst auf Aufforderung zu schlucken. Der Untersucher richtet das Zielgerät auf den Pharynx und das obere Ösophagusdrittel, blendet seitlich eng ein, läßt den Patienten den Kopf etwas nach hinten neigen und fordert ihn auf zu schlucken.

Der erste Schluck des Kontrastmittels dient zur Gewöhnung des Patienten an den Geschmack des Kontrastmittels und zur Bestimmung der Reaktionsdauer.

1. Aufnahme: Prallfüllung des oberen und mittleren Ösophagus a.-p. im Stehen

Erfolgt die Kontrastmittelpassage regelrecht und aspiriert der Patient nicht, kann die Aufnahmeserie beginnen (Filmformat: 35×35 cm, dreigeteilt).

Der Patient nimmt einen kräftigen Schluck in den Mund, die Aufnahme wird ausgelöst und der Patient wird gemäß der zuvor bestimmten Reaktionszeit zum Schlucken aufgefordert. (Bei älteren Damen muß man häufig gut zureden, um einen ausreichend großen Schluck zu erzielen. Bei manchen männlichen Patienten muß der Becher schon für den zweiten Schluck nachgefüllt werden).

Ziel: Prallfüllung des oberen und mittleren Ösophagus a.-p. im Stehen

Der Untersucher muß die Vorlaufzeit seines Durchleuchtungsgerätes (Auslösen des Schusses, Einfahren der Filmkassette, Beschleunigung der Drehanode und tatsächliche Belichtung des Films) gut kennen und „im Gefühl haben". Diese gerätetypische Verzögerung ist von der individuellen Reaktionszeit des Patienten zu subtrahieren, damit die Belichtung in genau dem Augenblick erfolgt, in dem der Ösophagus vom Kontrastmittelbolus maximal gefüllt ist. Bei Patienten, deren Reaktionsgeschwindigkeit nicht wesentlich verlangsamt ist, bedeutet dies in der Regel, daß die Aufnahme kurz vor der Aufforderung zum Schlucken ausgelöst wird.

2. Aufnahme: Prallfüllung des mittleren und unteren Ösophagus in RAO-Position im Stehen

Der Patient bleibt stehen, beschreibt eine halbe Drehung nach links (RAO-Position, Fechterstellung) nimmt wiederum einen großen Schluck in den Mund und wird kurz vor dem Auslösen des Schusses zum Schlucken aufgefordert. (Bei guten Durchleuchtungsgeräten ist während der Aufnahme das zugehörige Durchleuchtungsbild kurz auf dem Bildschirm zu erkennen. Sollte bei der ersten Aufnahme der Kontrastmittelbolus zu früh oder zu spät erfaßt worden sein, läßt sich bei den folgenden Aufnahmen der Abstand zwischen Aufforderung zum Schlucken und Auslösen des Schusses entsprechend korrigieren.)

3. Aufnahme: Schleimhautdarstellung des mittleren und unteren Ösophagus in RAO-Position im Liegen

Der Patient nimmt den dritten großen Schluck in den Mund und gibt den Becher an den Untersucher zurück. Der Kipptisch wird in die Horizontale gedreht. Meist ist noch ein kleiner Kontrastmittelrest im Ösophagus zu erkennen. Der Untersucher hält mit einer Hand Kontakt zur Schulter des Patienten und unterstützt ihn dabei, seine RAO-Position so zu korrigieren, daß sich der Ösophagus gerade nicht mehr über die Wirbelsäule projiziert. Jetzt wird der Patient zum Schlucken aufgefordert, die Aufnahme jedoch etwas später als bei den Prallfüllungsaufnahmen ausgelöst, damit ein Schleimhautbild zustande kommt. Nötigenfalls ist der Kipptisch in leichte Kopftieflage zu bringen und das Abdomen des Patienten vom Untersucher mit der freien Hand zu komprimieren. (Der Einfachheit halber wird in Analogie zum Darm von einer „Schleimhautdarstellung" gesprochen, obwohl der Ösophagus von mehrschichtigem Plattenepithel ausgekleidet ist.)

Zusätzliche Doppelkontrastaufnahmen

Sehr flache, oberflächliche Veränderungen des Ösophagusepithels können nur erfaßt werden, wenn eine Darstellung im Doppelkontrast erreicht wird (z. B. intramurale Ösophagusdivertikel, Soorbefall, ektope Magenschleimhaut, Mallory-Weiss-Läsionen). Gelegentlich ist der Ösophagus schon spontan luftgefüllt, z. B. bei Motilitätsstörungen, oder der Patient schluckt neben dem Kontrastbrei eine größere Menge Luft mit hinunter. Ist dies nicht der Fall, sollte die Untersuchung in Hypotonie durchgeführt werden (Nebenwirkungen und Kontraindikationen von Buscopan s. S. 19). Anzustreben sind 2 zueinander senkrecht stehende, im Liegen angefertigte Aufnahmen (RAO- und LAO-Projektion), bei denen die Speiseröhre nicht durch die Wirbelsäule überlagert wird. Der Patient wird im Anschluß an einen zusätzlichen Breischluck aufgefordert, den Mund voll Luft zu nehmen und diese bei geschlossener Nase herunterzuschlucken.

Technische Daten: Filmformat 35×35 cm, dreigeteilt, oder 2 Filme 24×30 cm jeweils zweigeteilt, oder eine ausreichende Zahl von Aufnahmen als digitale Radiographien oder in 100-mm-Technik (dabei seitlich streng einblenden: Strahlenschutz und korrekte Belichtung!). Im Prinzip muß der Ösophagus in voller Länge in zwei Ebenen abgebildet sein. Ob dies am zweckmäßigsten in Prallfüllung, als „Schleimhaut"bild oder im Doppelkontrast erfolgt, hängt von den Beschwerden des Patienten und der klinischen Fragestellung ab.

Pharynx

Form und Oberfläche pathologischer Veränderungen der Mundhöhle und des Pharynx lassen sich in der Regel durch die direkte Inspektion oder durch die Spiegeluntersuchung erfassen. Die Ausdehnung von Tumoren, Entzündungen oder Abszessen in die Umgebung kann mit Hilfe der Sonographie, der Computertomographie oder der Magnetresonanztomographie bestimmt werden. Die Suche nach pathologischen Gasansammlungen ist dagegen eine klassische Indikation für Zielaufnahmen dieser Region. Die Kontrastdarstellung von hartem und weichem Gaumen, Zungengrund, Rachenhinterwand und Hypopharynx wird meist als ergänzende Dokumentation, zur Funktionsprüfung oder zur Verlaufskontrolle z. B. bei der Strahlentherapie eingesetzt.

Nativaufnahmen a.-p. und seitlich

Die Aufnahmen erfolgen im Stehen, sehr große Patienten setzen sich auf die saubere, in Sitzhöhe hochgefahrene Trittplatte des Durchleuchtungsgerätes.

Bei der a.-p.-Projektion rekliniert der Patient den Kopf soweit nach hinten, daß harter und weicher Gaumen nicht vom Unterkiefer überlagert werden.

Bei der seitlichen Projektion zieht der Patient die Schultern abwärts („Versuchen Sie, mit den Fingerspitzen die Knie seitlich zu berühren!"). Alle Halswirbelkörper und die Trachea müssen abgebildet sein.

Technische Daten: Filmformat 24×30 cm, zweigeteilt.

Kontrastdarstellung des Hypopharynx

In der Regel erfolgt die Kontrastdarstellung des Hypopharynx im Anschluß an die Untersuchung des Ösophagus. Der Untersucher hat sich dann schon informiert, ob der Patient aspiriert oder nicht. Soll der Hypopharynx isoliert dargestellt werden, muß der Radiologe ebenso wie bei der Untersuchung des Ösophagus damit beginnen, einen kleinen Probeschluck zu verabreichen (das Kontrastmittel soll relativ viskös sein und gut an der Schleimhaut haften).

Besteht keine Aspirationsgefahr, nimmt der Patient einen großen Schluck Bariumsulfat in den Mund, stellt sich streng seitlich und schluckt nach Aufforderung. Der Radiologe beobachtet den Schluckvorgang unter Durchleuchtung. Anschließend, wenn vom Kontrastmittel nur ein feiner Beschlag an der Schleimhautoberfläche zurückgeblieben ist, erfolgt die erste Aufnahme in streng seitlicher Projektion. Dann dreht sich der Patient in die a.-p.-Richtung zurück. Die 2. Aufnahme erfolgt ebenso wie die Nativdarstellung bei hochgehobenem Kinn und rekliniertem Kopf. Ist der Kontrastmittelbeschlag nicht mehr ausreichend, muß vorher nochmals etwas Bariumbrei geschluckt werden.

Die 3. Aufnahme prüft die symmetrische Entfaltbarkeit der Valleculae und der Recessus piriformes. Wandinfiltrationen lassen sich durch mangelnde Aufdehnung erkennen, auch wenn keine intraluminale Raumforderung vorliegt. Die hierzu erforderliche Untersuchungstechnik muß vorher mit dem Patienten geübt werden: Nach einem erneuten Kontrastmittelschluck, der einen frischen Wandbeschlag erzeugt, holt der Patient tief Luft, drückt die Lippen zusammen und preßt die Luft wie ein Trompetenspieler mit aufgeblasenen Wangen gegen den Widerstand der Lippen aus

seiner Lunge hinaus. Im Augenblick der maximalen Druckentfaltung und Aufblä-
hung des Hypopharynx wird eine Aufnahme in a.-p.-Projektion angefertigt. Der
Patient wird um so besser mitarbeiten, je plastischer und hörbarer ihm der Untersucher das Hinauspressen der Luft vorgemacht hat.

Ösophagusvarizen

Ösophagusvarizen 2. und höheren Grades sind in der Regel bereits bei der normalen
„Schleimhaut"-Aufnahme des Ösophagus im Liegen zu erkennen. Ist dies nicht der
Fall und besteht der klinische Verdacht auf eine portale Hypertension, ist eine
spezielle Untersuchungstechnik anzuwenden:
    Der Patient enthält eine Amp. Buscopan i.v. (Nebenwirkungen und Kontraindi-
kationen von Buscopan s. S. 19) und nimmt einen großen Schluck Bariumbrei in den
Mund. Das Durchleuchtungsgerät wird in Kopftieflage gebracht, der Patient
schluckt und wird sofort nach der Ösophaguspassage des Kontrastmittels zum
tiefen Einatmen und zum Pressen aufgefordert („wie bei hartem Stuhlgang").

1. Aufnahme: Schleimhautrelief des distalen Ösophagusdrittels während Pressens
a.-p. Nach einem weiteren Schluck Bariumsulfat erfolgt die

2. Aufnahme: Schleimhautrelief des distalen Ösophagusdrittels während Pressens
nahezu in Linksseitenlage (keine Überlagerung durch die Wirbelsäule).

Technische Daten: Filmformat 24×30 cm, zweigeteilt.

Hiatushernien und gastroösophagealer Reflux

Die Frage nach einer Hiatushernie oder nach einem gastroösophagealen Reflux wird
meist in Zusammenhang mit einer Kontrastdarstellung des Magens geklärt. Soll im
Rahmen der Ösophagusuntersuchung darauf eingegangen werden, müssen im Magen 150–200 ml Bariumbrei vorhanden sein; der Magen darf jedoch nicht mit Luft
überbläht sein. Die Wirkung einer evtl. Prämedikation mit Glucagon oder Buscopan
muß abgeklungen sein.
    Der Patient wird auf dem Kipptisch in leichte Kopftieflage gebracht. Der Untersu-
cher legt seine freie Hand auf das Abdomen des Patienten und fordert ihn auf, tief
Luft zu holen und zu pressen („wie bei hartem Stuhlgang"). Der Untersucher kontrolliert mit der palpierenden Hand, ob die Bauchmuskeln tatsächlich ausreichend
angespannt sind und verstärkt den Druck noch etwas durch leichte Kompression.
Anschließend wird der Patient aufgefordert, zunächst tief durchzuatmen und dann
zu husten. Unter Durchleuchtungskontrolle dreht sich der Patient dann nach rechts,
aber nur soweit, daß noch ausreichend Kontrastmittel im Magenfundus vor der
Kardia vorhanden ist. Jetzt erneutes Luftholen, Pressen, Palpieren, Atmen und Husten. In der Regel läßt sich ein gastroösophagealer Reflux am leichtesten in unvollständiger Rechtsseitenlage auslösen. Zur Komplettierung kann das ganze Manöver
dann noch einmal in Bauchlage wiederholt werden.

Dokumentierende Aufnahmen werden in dem Augenblick angefertigt, in dem das Kontrastmittel in den Ösophagus zurückgeflossen ist. Eine abschließende „Schleimhaut"- oder Doppelkontrastaufnahme des distalen Ösophagus sollte eine Aussage darüber gestatten, ob refluxösophagitische Veränderungen, Ulzerationen oder ektope Magenschleimhaut vorliegen.

Orientierende Durchleuchtung des Magens

Sind alle Aufnahmen des Ösophagus angefertigt, wird das im Magen befindliche Kontrastmittel ausgenutzt, um eine kurze Durchleuchtung des Magens in 2 Ebenen anzuschließen (a.p. in Rückenlage, seitlich im Stehen). Dies ermöglicht eine grobe Beurteilung z. B. zum Ausschluß eines fortgeschrittenen Tumors. Eine regelrechte Doppelkontrastuntersuchung des Magens kann durch eine derartige Durchleuchtung nicht ersetzt werden.

■ Komplikationen

Die wichtigste Komplikation bei der Kontrastdarstellung des Ösophagus ist die *Aspiration* von Kontrastmittel. Bei den einzelnen Untersuchungstechniken wurde auf die Notwendigkeit eines Probeschlucks hingewiesen. Eine kleine Menge Kontrastmittel, die in die Trachea übertritt, erreicht praktisch nie die Alveolen, sondern wird abgehustet. Ein verbleibender Wandbeschlag wird durch die mukoziliare Clearance aus dem Tracheobronchialsystem hinaustransportiert. (Die mukoziliare Clearance ist jedoch bei Rauchern und bei Patienten mit Bronchialkarzinomen oder HNO-Tumoren vermindert bis aufgehoben).

Der Untersucher muß darauf gefaßt sein, daß auch Patienten, bei denen der Probeschluck ohne Schwierigkeit in die Speiseröhre gelangt ist, bei einem späteren Schluck noch aspirieren können.

Größere Mengen Bariumsulfat, die in das Bronchialsystem gelangen, erreichen die Alveolen. In diesen Lungenalveolen bildet sich – nach einer meist blanden Entzündung – Granulationsgewebe, das betroffene Lungenareal vernarbt und wird für den Gasaustausch wertlos. Eine Pneumonie mit hohem Fieber als Aspirationsfolge ist die Ausnahme.

Auch Bronchographiekontrastmittel können – abhängig vom aspirierten Volumen – die Alveolen erreichen. Gerät die Kristallsuspension dieser langsam wasserlöslichen, jodhaltigen Kontrastmittel in die terminalen Lufträume, ruft sie ebenfalls Granulombildungen hervor.

Selbstverständlich darf Bariumsulfat nicht verwendet werden, wenn ein akutes Abdomen auf die Möglichkeit einer Ulkus- oder Divertikelperforation hinweist. Die Bariumperitonitis beim Austritt des Kontrastmittels in die freie Bauchhöhle hat auch bei sofortiger chirurgischer Intervention eine schlechte Prognose.

Unerwünscht ist konzentriertes Bariumsulfat im Intestinaltrakt, wenn eine Computertomographie oder Untersuchungen der Gallen- und Harnwege durchgeführt werden sollen. Die Untersuchungsstrategie sollte daher auch vor einer Kontrastdarstellung des Ösophagus logisch geplant werden, damit nicht Kontrastmittelreste mehrere Tage lang weitere Maßnahmen blockieren.

Dünnflüssige, wasserlösliche, ionische Kontrastmittel fließen sofort in die Alveolen und vervielfachen aufgrund ihrer Hyperosmolarität ihr Volumen. Die 76prozentige Lösung von Natrium- und Meglumin-Amidotrizoat (Gastrografin) besitzt beispielsweise eine Osmolarität von 1900 mosmol/l. Bei Patienten mit eingeschränkter Diffusionskapazität kann der funktionelle Ausfall von 1 oder 2 Lungenunterlappen eine respiratorische Insuffizienz verursachen.

Die wasserlöslichen, ionischen Kontrastmittel entfalten aufgrund ihrer Hyperosmolarität nicht nur in der Lunge Nebenwirkungen, sondern auch dann, wenn sie bestimmungsgemäß in den Magen-Darm-Trakt gelangen. Besonders bei Säuglingen und Kleinkindern, aber auch bei geschwächten, älteren, dehydrierten Patienten kann der osmotische Wassereinstrom in das Darmlumen eine Exsikkose und einen hypovolämischen Kollaps auslösen.

Es heißt, daß manchmal Chirurgen diese hyperosmolaren Kontrastmittel bei Patienten favorisieren, deren Darm postoperativ paralytisch ist. Einerseits erhoffen sich die Operateure den Nachweis, daß keine iatrogene Passagebehinderung besteht (was der Radiologe aufgrund der zunehmenden Verdünnung des Kontrastmittels in den dilatierten Darmschlingen meist gar nicht bestätigen kann), andererseits wird auf Einzelbeobachtungen hingewiesen, denen zufolge das Kontrastmittel gelegentlich als osmotisches Laxans gewirkt und einen positiven Effekt auf die Darmperistaltik gehabt haben soll.

Überempfindlichkeitsreaktionen auf die jodhaltigen wasserlöslichen oder zur Bronchographie als Kristallsuspension vorliegenden Kontrastmittel sind nicht auszuschließen, aber extrem selten. Die Funktion der Schilddrüse und nuklearmedizinische Untersuchungsverfahren können durch die Resorption von Jod beeinflußt werden.

Wegen der nur relativen Indikation zu Untersuchungen in Hypotonie sollte besonders bei älteren Patienten die intravenöse Gabe von Buscopan restriktiv gehandhabt werden (Gefahr eines starken Blutdruckabfalls). Weitere Nebenwirkungen von Buscopan s. S. 19.

■ Vorsichtsmaßregeln

Vor jeder Kontrastdarstellung des Ösophagus ist der Patient zu befragen, ob er sich manchmal verschluckt. Auch wenn eine Aspirationsneigung verneint wird, ist die Untersuchung mit einem kleinen Probeschluck zu beginnen.

Bestehen Anhaltspunkte für eine schwere Schluckstörung mit Aspirationsneigung, dürfen weder Bariumsulfat noch wasserlösliches Kontrastmittel angewandt werden. Allenfalls kleine Mengen eines Bronchographiekontrastmittels können erlaubt sein, wenn eine eindeutige Indikation für die Kontrastuntersuchung gegeben ist.

Besteht die Möglichkeit einer frischen Fistel oder Nahtdehiszenz, darf kein Bariumsulfat verabreicht werden.

Die Menge des verabreichten wasserlöslichen, ionischen Kontrastmittels ist besonders bei Säuglingen, Kleinkindern und geschwächten, dehydrierten Patienten so gering wie möglich zu halten, um einen hypovolämischen Kreislaufkollaps zu vermeiden.

■ Nebenwirkungen von Medikamenten in der Diagnostik des Ösophagus und Magen-Darm-Traktes

Bei der Anwendung von N-Butylscopolamin (*Buscopan*) sind vor allem der ambulante Berufstätige oder ein KFZ-lenkender Patient auf die Möglichkeit einer vorübergehenden Akommodationsstörung und/oder einer Hypotonie hinzuweisen. Weitere Nebenwirkungen und damit unter Umständen Kontraindikation für Buscopan sind: Erhöhung des Augeninnendrucks bei Glaukom, Harnsperre bei Prostataadenom und Tachyarhythmien bei Neigung zu tachykarden Herzrhythmusstörungen. Bei älteren Patienten sollte die intravenöse Gabe von Buscopan wegen der Gefahr eines schlecht tolerierbaren Blutdruckabfalls restriktiv gehandhabt werden.

Ersatzweise kann *Glukagon* gegeben werden, es sind jedoch auch hier folgende Kontraindikationen zu berücksichtigen: Diabetes mellitus (Gefahr der Entgleisung), Phäochromozytom (Gefahr der hypertonen Krise) und Insulinom (Gefahr der Hypoglykämie).

Atropin wird weniger am Ösophagus und Magen als beim Colon verwendet. Es bewirkt in höheren Dosen: Tachykardie, Mundtrockenheit, Erweiterung der Pupillen, Dysphagie und Harnverhalt. Es ist beim Prostataadenom, Glaukom oder bei gleichzeitiger Applikation mit anderen Anticholinergika kontraindiziert.

Weitere Medikamente s. Kap. 31!

3•2 Darstellung des operierten Ösophagus und der Ösophagotrachealfistel

G. SCHERER

Operierter Ösophagus

Nach Ösophagusoperationen wird in der Regel in der frühen postoperativen Phase am 3.–5. Tag die erste Röntgenuntersuchung durchgeführt. Hierzu wird ausschließlich wasserlösliches Kontrastmittel verwendet. Es gilt, unmittelbar postoperative Komplikationen wie *Anastomoseninsuffizienz* oder *Anastomosenstenose* zu erkennen. Der röntgenologische Nachweis dieser Komplikationen erfordert von dem routinierten Untersucher ein sorgsames und schnelles Vorgehen bei den meist bettlägerigen, frischoperierten Patienten, da der Untersuchungsablauf für den Patienten sehr belastend ist und besondere Mitarbeit erfordert. Auf eine exakte Darstellung des Operationsgebietes darf jedoch nicht verzichtet werden. Im Gegensatz hierzu geht es bei den Spätkontrollen in erster Linie um die Darstellung der Schleimhautverhältnisse im Anastomosenbereich. Dabei ist es wichtig, Rezidive und Narbenstrikturen zu erkennen. Eine wichtige Voraussetzung für einen suffizienten Untersuchungsablauf ist die genaue Kenntnis des zugrundeliegenden Operationsverfahrens durch den chirurgischen Kollegen.

■ Indikationen

In der frühen postoperativen Phase muß die Frage nach einer Anastomoseninsuffizienz, Perforation, Stenose oder Ischämie beantwortet werden. Bei der Spätkontrolle richtet sich das Augenmerk auf Narbenstrikturen und Tumorrezidive.

■ Kontraindikationen

Bei Schluckstörungen mit *Aspirationsneigung* und ösophagotrachealen Fisteln dürfen weder Bariumsulfat noch Gastrografin eingesetzt werden. Bei Verdacht auf Nahtdehiszenz und Perforation darf Bariumsulfat ebenfalls nicht zum Einsatz kommen. Bei der Spätkontrolle wird zum Erreichen einer Hypotonie meist Buscopan i. v. eingesetzt.

▮ Komplikationen

Bei Eindringen von Bariumsulfat ins Gewebe, den Pleuraraum und die Peritonealhöhle (*Bariumperitonitis*) kann es im Akutstadium zu schwersten entzündlichen
Reaktionen kommen. Wird das akute Stadium überlebt, tritt eine chronische Fibro-
sierung auf. Fremdkörpergranulome durch Bariumsulfat im Mediastinum wurden
beschrieben. Das hyperosmolare Gastrografin ist eine 76%ige wäßrige Lösung, die
aufgrund ihrer Hyperosmolarität (1900 mosmol/l) stark hygroskopisch wirkt. Sobald *Gastrografin in die Alveolen* gelangt, kommt es daher zu einem profusen
Wassereinstrom mit einer Schädigung des Epitels, wodurch der Gasaustausch blok-
kiert wird. Die Folge ist meist ein Lungenödem! Bei geschwächten dehydrierten
Patienten und unterernährten Kindern, Säuglingen und Neugeborenen kann es zu
Exsikkosen und zum lebensbedrohlichen Kollaps führen. Allergische Reaktionen
auf Bariumsulfat und Gastrografin sind extrem selten.

Vorbereitung des Patienten

In der frühen postoperativen Phase ist auf eine sichere Lagerung des bettlägerigen
und geschwächten Patienten zu achten. Ferner ist dafür zu sorgen, daß Infusionen,
Drainagen, Urinbeutel, Blasenkatheter etc. sorgfältig plaziert werden, damit ein
reibungsloser Untersuchungsablauf gewährleistet wird. Eine Kopfunterlage und ein
Bauchgurt sind zweckmäßig. Bei den Spätkontrollen sollte der Patient nüchtern
sein.

Vorbereitung der Untersuchung durch MTRA

Vorbereitung des jeweiligen Kontrastmittels in der vorgegebenen Verdünnung, d. h.
unmittelbar postoperativ Gastrografin und bei späteren Kontrollen Bariumsulfat.
Bereitstellung des Buscopan für die Darstellung des Ösophagus im Doppelkon-
rast.

▮ Vorsichtsmaßregeln

Es gilt zu prüfen, ob postoperativ eine Schluckstörung vorliegt oder sich während
der Durchleuchtungskontrolle ein Hinweis auf eine Aspirationspneumonie ergibt.

Untersuchungsgang

Nachdem der Patient auf den Kipptisch umgelagert ist, wird der Tisch in eine
45°-Schrägstellung gebracht. Wird die Schrägstellung vom Patienten toleriert, kann
der Untersuchungstisch senkrecht gestellt werden. Vor der eigentlichen Kontrastmittelgabe bekommt der Patient in der frühen postoperativen Phase zunächst einen
Schluck Wasser, um zu prüfen, ob er regelrecht schluckt. Ist dies der Fall, trinkt der

Patient das 1:1 mit Wasser vermischte Gastrografin und wird unter Durchleuchtung zum Schlucken aufgefordert. Wird der erste Schluck ohne Komplikationen toleriert, wird der Patient aufgefordert, eine größere Kontrastmittelmenge herunterzuschlukken.

1. Aufnahme: Noch erhaltener Ösophagus, Operationsgebiet (z. B. Anastomose) und anschließendes Intestinalsegment, a.p.

2. Aufnahme: Dieselbe Region nach einem weiteren großen Schluck Kontrastmittel, seitlich.

3. Aufnahme: Distale Anastomose bei Interpositionen oder Zwerchfellzwinge bei hochgezogenem Magen.
Die Aufnahmen müssen die Fragen der Durchgängigkeit der Anastomose(n) und Suffizienz der Nähte klären. Hat das Kontrastmittel die ersten Dünndarmschlingen passiert, erfolgt die

4. Aufnahme: Übersichtsaufnahme des Oberbauchs, um die Entleerung des Magens und evtl. weitere Anastomosen im Abdomen zu beurteilen.

Technische Daten: Filmformat 35×35 cm, dreigeteilt, oder 2 24×30 cm, zweigeteilt, und 24×30 cm, ungeteilt; 85–90 kV; bzw. digitale Technik.

Bei der Spätkontrolle können die Aufnahmen mit Bariumsulfat angefertigt werden, da der Patient inzwischen wieder Nahrung zu sich nimmt. Die Untersuchung wird wie bei der Routinedarstellung des Ösophagus durchgeführt:

1. Aufnahme: a.-p. im Stehen, angedeutete Boxerstellung.

2. Aufnahme: seitlich im Stehen.

3. Aufnahme: a.-p. in Rückenlage mit leichter Drehung in Fechterstellung, so daß sich der Ösophagus links neben die Wirbelsäule projiziert.

Die Anastomosen werden zusätzlich mit 4 Zielaufnahmen dokumentiert und zwar in Boxer- und Fechterstellung, seitlich und in Bauchlage. Bei schwer darstellbaren Anastomosen und fragwürdigen Schleimhautverhältnissen kann die Untersuchung der betreffenden Region in Hypotonie nach Gabe eines Spasmolytikums (z. B. Buscopan oder Glucagon) wiederholt werden, sofern keine Kontraindikationen bekannt sind.

Technische Daten: s. oben.

Ösophagotrachealfistel

Bei Patienten mit rezidivierenden Aspirationspneumonien, bei denen eine Schluckstörung, ein Ösophaguskarzinom und Ösophagusdivertikel ausgeschlossen werden
können, kann als Ursache die seltene ösophagotracheale Fistel vermutet werden. Die
Anamnese dieser Patienten und die Röntgendiagnostik sind richtungweisend. Zur
exakten Lokalisation einer ösophagotrachealen Fistel ist der Ösophagusbreischluck
praktisch ungeeignet. In der Regel wird hierzu eigens eine Sonde in den Ösophagus
eingeführt: nur so kann exakt unterschieden werden, ob das Kontrastmittel aspiriert
wird oder durch eine Fistel in das Bronchialsystem gelangt.

■ Indikationen

Rezidivierende Aspirationspneumonien mit klinischem Verdacht auf eine ösophagotracheale Fistel.

■ Kontraindikationen

Bei klinischem Verdacht auf ösophagotracheale Fisteln dürfen auf keinen Fall Bariumsulfat oder Gastrografin eingesetzt werden (s. unter „Operierter Ösophagus,
Komplikationen").

■ Komplikationen

Auf dem Weg der Sonde durch den Nasen-Rachen-Raum und die Ösophagusengen
bis zur Kardia ist mit allen Komplikationen des instrumentellen Vorgehens in diesen
Regionen zu rechnen (Blutung, Perforation, akzidentielle Trachealintubation, Vagusreizung mit Bradykardie bis zum Herzstillstand). Auch wenn ein zur Bronchographie gebräuchliches Kontrastmittel, z. B. Hytrast, verwendet wird, darf dies zu
keiner falschen Sicherheit Anlaß geben. Zu große Mengen des Kontrastmittels führen zu einer Verlegung der Atemwege und zu einem Vordringen des Kontrastmittels
bis in die Alveolen hinein. Dies kann schwere chronische, granulierende Entzündungen zur Folge haben. Man sollte auch nicht dem Trugschluß verfallen, durch Verdünnung die Toxizität des Bronchographiekontrastmittels vermindern zu wollen.
Durch die Verdünnung wird seine Viskosität herabgesetzt, wodurch es noch leichter
in die Alveolen vorfließen kann.

Vorbereitung des Patienten

Oberflächenanästhesie der Nasenschleimhaut (Xylocain-Spray und -Gel) bei trans-
nasalem Einführen der Sonde. In einem nächsten Schritt wird die Nasensonde
gelegt.

Vorbereitung der Untersuchung durch MTRA

Benutzt wird eine Magensonde mit nur einem Seitloch an der Spitze. Als Kontrastmittel wird ein zur Bronchographie gebräuchliches Kontrastmittel, z. B. Hytrast, benutzt. Eine 20-ml-Spritze mit Applikation des Kontrastmittels wird auf die Magensonde aufgesetzt.

Untersuchungsgang

Die Magensonde wird transnasal eingeführt. Ist dies nicht möglich, muß ersatzweise der perorale Weg gewählt werden. Unter Durchleuchtungskontrolle sollte sichergestellt sein, daß die mit leichter Hand vorgeführte Magensonde korrekt im Lumen des Ösophagus läuft. Zur Erleichterung der Passage wird der Patient mehrfach zum Schlucken aufgefordert. Entstehen schon in Höhe des Pharynx Probleme beim Vorführen der Sonde, kann eine seitliche Durchleuchtung den Vorgang abkürzen und es dem Untersucher erleichtern, die Sonde am Larynx vorbei in die Speiseröhre einzuführen. Die Sondenspitze sollte die Kardia erreichen. Nach Anschluß der mit Kontrastmittel gefüllten Spritze stellt sich der Patient mit erhobenen Armen seitlich; ggf. werden die Arme von einem Helfer unterstützt. Die Magensonde wird jetzt langsam zurückgezogen, während gleichzeitig Kontrastmittel injiziert wird. Die Injektion sollte so langsam erfolgen, daß das Kontrastmittel nicht weiter im Ösophagus nach kranial steigt, als es der Lage der Sondenspitze entspricht.

███ Cave! ███

Eine spastische Kontraktion durch einen Würgereiz kann das gesamte Kontrastmittel im Ösophagus nach oral pressen und quantitativ in die Fistelöffnung und damit in die Lunge gelangen.

Sobald sich die Fistel beim langsamen Zurückziehen der Magensonde darstellt, wird sofort die

1. Aufnahme: im seitlichen Strahlengang ausgelöst. Der Patient wird dann unverzüglich in die a.-p.-Position zurückgedreht und die

2. Aufnahme: der Fistel im a.-p.-Strahlengang angefertigt. Anschließend wird der Tisch um 45° geneigt, so daß sich die in der Regel ventral gelegene Fistel nicht weiter füllt. Der Patient muß jetzt mehrmals leer schlucken, um den Ösophagus ganz vom Kontrastmittel zu entleeren.

3. und 4. Aufnahme: Zur räumlichen Orientierung im Thorax und zur Dokumentation der in das Tracheobronchialsystem übergetretenen Kontrastmittelmenge werden leicht überexponierte Thoraxübersichtsaufnahmen (p.-a. und seitlich) angefertigt. Keinesfalls darf der Patient sofort ins Bett gelegt werden, da es hierbei zu einem unnötigen weiteren Kontrastmitteleintritt in das Tracheobronchialsystem kommt.

Sind allerdings schon größere Mengen Kontrastmittel aspiriert worden, muß durch entsprechende Lagerung dafür Sorge getragen werden, daß der Patient das Kontrastmittel möglichst leicht wieder abhusten kann: Derjenige Teil des Thorax, in dem sich am meisten Kontrastmittel befindet, wird hochgelagert.

3•3 Erfassen von Motilitätsstörungen (Funktionelle Ösophagusdiagnostik)

G.M. Richter und H.J. Hansmann

Die Nahrungsaufnahme kann in 3 verschiedene Funktionsbereiche unterteilt werden:

1. Den Schluckakt mit oraler und pharyngealer Phase.
2. Den ösophagealen Nahrungstransport.
3. Die Funktion des unteren Ösophagussphinkters.

Die funktionelle Ösophagusdiagnostik ist grundsätzlich ein gesonderter Untersuchungsgang und wird nicht routinemäßig im Rahmen der Magen-Darm-Diagnostik eingesetzt. Die Indikationsstellung erfolgt entsprechend der individuellen klinischen Fragestellung.

■ Indikationen

- Dysphagie,
- nichtkardial bedingter Thoraxschmerz,
- Aspiration bzw. Störungen des Schluckaktes.

■ Kontraindikationen

Keine (bei adäquater Auswahl des Kontrastmittels).

■ Komplikationen

Allgemeine Komplikationsmöglichkeiten der Bariumgabe (s. S. 21) und Komplikationen durch Aspiration: Bronchospasmus, Pneumonie.

Vorbereitung des Patienten

Nüchternheit am Morgen der Untersuchung, Rauchverbot, ggf. Unterbrechen der Medikation. Neben Magen-Darm-Therapeutika haben auch andere Medikamente Einfluß auf die Motilität der glatten Muskulatur! (z. B. Nitropräparate, Nifedipin).

Wichtig ist das ruhige Gespräch mit dem Patienten, um sich ein genaues Bild von der Beschwerdesymptomatik zu machen, dadurch das richtige Kontrastmittel auszuwählen und nicht zuletzt dem Patienten die bestehende Aufregung und Angst zu nehmen. Bei zu ängstlichen Patienten wird oftmals der geschluckte Kontrastmittelbolus für eine suffiziente Diagnostik zu klein sein, auf der anderen Seite kann es beim aufgeregten Patienten durch zu hastiges Trinken zu einer Aspiration kommen, welche nicht Ausdruck der bestehenden Funktionsstörung sein muß und somit zu einer falschen Beurteilung führt.

Vorbereitung der Untersuchung

Die optimale funktionelle Untersuchung erfordert ein digitales Durchleuchtungsgerät mit der Möglichkeit, Aufnahmeserien mit hoher Bildfrequenz (8/s) anzufertigen, und zusätzlich eine angeschlossene Videoanlage mit der Möglichkeit der Einzelbildschaltung.

Kontrastmittel:

– Bariumsulfat in unterschiedlicher Viskosität.
– bei Aspirationsneigung etwa 50 ml isoosmolares, wasserlösliches Kontrastmittel (Hytrast, Isovist).

Hochosmolare wasserlösliche Kontrastmittel wie etwa Gastrografin dürfen nicht verwendet werden.

Untersuchungsgang

Die funktionelle Ösophagusdiagnostik besteht aus 2 unterschiedlichen Abschnitten:

1. Untersuchung der *Ösophagusmotilität*.
2. Aufzeichnung des *Schluckaktes*.

Je nach klinischer Symptomatik und Fragestellung wird die Untersuchung unterschiedlich gestaltet:

Dysphagie

Beim Vorliegen einer Dysphagie ist eine Komplettuntersuchung erforderlich.

Die Untersuchung beginnt mit der Funktionsuntersuchung der Ösophagusmotilität. Nach einer kurzen orientierenden Durchleuchtung wird der Patient bequem in *horizontaler Bauchlage* gelagert.

Die Konsistenz des Bariumbreies ist dann richtig, wenn er noch eben von einem Löffel abtropft.

Von diesem Brei nimmt der Patient einen vollen Eßlöffel in den Mund. Bei laufender *Videoaufzeichnung* wird er aufgefordert, das gesamte Kontrastmittel auf einmal zu schlucken. Der Untersucher verfolgt unter kontinuierlicher Durchleuchtung die Passage des Kontrastmittels bis in den Magen. Im Normalfall zeigt sich ein kohärenter Bolus, der glatt durch die Kontraktionswelle abgeschnürt wird und als Ganzes nach etwa 7 s den Magen erreicht. Pathologische funktionelle Befunde, wie etwa die Teilung des Bolus in 2 oder mehr Fraktionen oder ungeordnet auftretende *Ösophaguskontraktionen* müssen anhand der Aufzeichnung erkennbar sein. Durch gute seitliche Einblendung und Zentrierung ist auf eine gleichmäßig gute Belichtung zu achten. Während des ersten Schluckes werden keine Aufnahmen angefertigt.

Weitere Kontrastmittelgaben dienen jetzt dazu, morphologisch auffällige Befunde herauszuarbeiten. Hierbei ist es hilfreich, dem Patienten etwas dünneres Kontrastmittel über einen Strohhalm anzubieten. Es werden viele kleine Kontrastmittelportionen in schneller Form hintereinander geschluckt. Nach der Passage des letzten Schluckes tritt eine reflektorische Erschlaffung des gesamten Ösophagus ein, so daß während dieses Untersuchungsganges auch diskretere Befunde wie kleine Divertikel, Ulzera oder Tumoren im Schleimhautniveau in Prallfüllung und im Doppelkontrast dokumentiert werden können. Besonderes Augenmerk sollte hier auf diejenigen Bezirke gerichtet werden, an denen zuvor Störungen des Kontraktionsablaufes auftraten. Die Untersuchung des Ösophagus wird mit einer orientierenden Durchleuchtung des Magens und Duodenums und einer *Refluxprüfung* (Rückenlage des Patienten in Boxerstellung, forcierte Inspiration) abgeschlossen.

Der 2. Untersuchungsgang zur Aufzeichnung des *Schluckaktes* wird in aufrechter Position durchgeführt.

Der Patient steht seitlich im Durchleuchtungsgerät. Unter Verwendung des kleinsten BV-Durchmessers wird so zentriert, daß der Bereich vom *Zungengrund* bis zum Übergang HWS/BWS abgebildet wird. Mit einer Bildfolge von 8/s wird ein Schluckakt beginnend mit der Aufforderung an den Patienten bis zur kompletten Passage des Kontrastmittelbolus durch den *Hypopharynx* erfaßt. Danach werden zusätzlich mehrere Schluckakte unter Einbeziehung der oralen Phase ohne Aufnahmen auf Video aufgezeichnet. Das verwendete Kontrastmittel ist Bariumsulfatbrei, wobei je nach Ausprägung der Funktionsstörung unterschiedliche Zubereitungen von einer flüssigen Suspension bis zu festen Konsistenzen wie etwa einer Haferschleimbeimischung geeignet sind.

Abschließend wird der Schluckakt in p.-a.-Projektion aufgezeichnet.

Nichtkardiale Thoraxschmerzen

Die Untersuchung dient der Aufdeckung von Innervationsstörungen des Ösophagus sowie dem Ausschluß pathologischer Prozesse, die der konventionellen Untersuchung evtl. entgangen sind. Auf die Kinematographie des Schluckaktes kann im allgemeinen verzichtet werden.

Aspiration

Die Abklärung der Aspiration beschränkt sich auf die Kinematographie des Schluckaktes. Trotz der Verwendung isoosmolarer Kontrastmittel erfordert diese

Fragestellung eine exakte Arbeitsweise, um einerseits das mögliche Volumen des Aspirates möglichst gering zu halten, andererseits jedoch die der Aspiration zugrundeliegende Pathologie sicher zu erfassen.

4• Kontrastdarstellung des Magens, Duodenums und Dünndarms

W.S. RAU und G. SCHERER

4•1 Kontrastdarstellung von Magen und Duodenum

Die Zahl der Kontrastuntersuchungen von Magen und Duodenum ist in den letzten Jahren in den meisten Röntgeninstituten deutlich zurückgegangen. Ein wesentlicher Grund hierfür dürfte darin liegen, daß die teilweise an Fließbandarbeit erinnernde Monokontrastuntersuchung des Magens, bei der in wenigen Morgenstunden große Patientenmengen „abgefertigt" werden mußten, mit der Entwicklung der Endoskopie, die gleichzeitig eine Gewebeentnahme zur histologischen Untersuchung ermöglicht, nicht Schritt halten konnte. Erst durch die vor allem in Japan erzielten Fortschritte einer subtilen *Doppelkontrasttechnik in Hypotonie* wurde es möglich, auch diskrete entzündliche oder tumoröse Läsionen genauso gut makroskopisch zu erkennen wie durch das Endoskop. Hiatushernien, intramurale Raumforderungen, Impressionseffekte von außen, Wechselbeziehungen mit Nachbarorganen und Fistelbildungen lassen sich mit Hilfe der Röntgendiagnostik nach wie vor besser erkennen als mittels Gastroskopie. Es sollte daher im Einzelfall entschieden werden, ob einem Patienten eher die invasive Maßnahme (Einführen des Gastroskops) oder eine Strahlendosis von durchschnittlich 2,16 mGy (effektive Dosis) bzw. 37 Gy · cm² (Flächen-Dosis-Produkt) zugemutet werden kann (s. hierzu S. 47).

Die Ära, in der an einem Morgen 20 Mägen untersucht werden mußten, ist vorbei. Wird die Doppelkontrasttechnik angewandt, beträgt die Untersuchungszeit für einen Patienten 15–20 min. Dieser Wert kann ebenso wie die durchschnittliche Strahlendosis auch von Ungeübten eingehalten werden, wenn eine entsprechende fachärztliche Anleitung und Überwachung gewährleistet sind. (Die einfachste Maßnahme zur Selbstkontrolle ist es, sich nach jeder Untersuchung von der Röntgenassistentin das Flächen-Dosis-Produkt sagen zu lassen, falls man manchmal vergißt danach zu schauen.)

Bei der abgesunkenen Zahl von Magen-Darm-Untersuchungen wird es immer schwieriger, junge Radiologen sachgerecht in dieser Technik auszubilden. Um so wichtiger ist es, einen Circulus vitiosus zu vermeiden, bei dem schlechtere Ausbildung eine ungenügende Untersuchungsqualität zur Folge hat, wodurch sich die Untersuchungszahl weiter verringert. Diesem Übel kann nur durch eine standardisierte Untersuchungstechnik begegnet werden, wie sie in Zentren mit besonders großer Erfahrung in Japan und in Deutschland erarbeitet wurde.

■ Indikationen

Anomalien, Varianten und degenerative Veränderungen:
- Hiatushernie,
- Brachyösophagus, Endobrachyösophagus,
- Divertikel,
- Upside-down-Magen.

Entzündungen:
- Ulcus ventriculi,
- Anastomosenulkus nach Magenresektion,
- komplette und inkomplette Erosionen,
- eosinophile Gastritis,
- sog. atrophische Gastritis,
- Refluxösophagitis,
- Mallory-Weiss-Läsionen,
- Fisteln.

Funktionelle Störungen:
- gastroösophagealer Reflux,
- Achalasie,
- (diabetische) Gastroparese.

Postoperative Veränderungen:
- Darstellung der Anatomie,
- Anastomosenverhältnisse (Stenose, Dumping, Ulkus, Tumor),
- Adhäsionen, Passagebehinderung von Dünndarmschlingen.

Tumoren:
- Magenkarzinom,
- Manifestation von lymphatischen Systemerkrankungen am Magen,
- Anastomosenkarzinom.

Raumforderungen in der Umgebung mit Impression der Magenwand:
- Vergrößerung von Leber, Milz, Pankreas, Gallenblase,
- Pseudozysten des Pankreas.

■ Kontraindikationen

Das *akute Abdomen*, der *komplette paralytische* oder *mechanische Ileus* und der *Nachweis freier Luft im Abdomen* sind absolute Kontraindikationen.

Bei Patienten mit schwerer Obstipation oder Dehydratation kann es bei Verwendung großer Mengen Bariumsulfat zu einer gipssäulenartigen Eindickung im Kolon kommen. Der Stuhlgang sollte in solchen Fällen prophylaktisch durch die Gabe von schlackenreicher Kost, Kleie und milden Laxanzien reguliert werden.

Sollte bei einem Patienten die Indikation zu weiteren Röntgenuntersuchungen absehbar sein, ist die Reihenfolge logisch zu planen: eine Untersuchung des Magen-Darm-Trakts mit Bariumsulfat ist in der Regel erst *nach* der Cholegraphie, Urographie, Angiographie und Computertomographie und *nach* evtl. erforderlichen Aufnahmen des Skelettsystems sinnvoll, da sonst zu lange Wartezeiten anfallen, bis das Kontrastmittel den Körper wieder verlassen hat.

■ Komplikationen

Komplikationen durch Bariumsulfat, N-Butylscopolamin[1] oder Glucagon[2] siehe S. 10, 17, 19.

Bei Patienten mit Schluckstörungen oder Aspirationstendenz gelten die gleichen Vorsichtsmaßnahmen wie bei der Darstellung des Ösophagus. Mit wasserlöslichen oder Bronchographiekontrastmitteln ist jedoch keine Feindiagnostik des Magens möglich.

Vorbereitung des Patienten

Der Patient muß vollständig nüchtern sein, er darf weder gegessen noch getrunken haben. Am Abend vor der Untersuchung darf er keinen Alkohol getrunken und am Untersuchungstag nicht geraucht haben. Ebensowenig darf er Medikamente eingenommen oder beim Zähneputzen Mundwasser verschluckt haben. Wegen des zunehmenden Nüchternsekrets im Magen soll die Untersuchung möglichst früh stattfinden. Ein Untersuchungsbeginn nach 10 Uhr führt zu schlechten Resultaten.

Vorbereitung der Untersuchung durch MTRA

Fragestellung	Vorbereitung
Standarduntersuchung bei Patienten ohne Hinweis auf Perforation oder Nahtinsuffizienz: Ulcus ventriculi oder duodeni, Karzinom, Hiatushernie, gastroösophagealer Reflux	Bariumsulfatsuspension hoher Dichte nach Gebrauchsanweisung frisch zubereiten (orales „High density-Kontrastmittel")[3], davon 20 ml in einen kleinen Becher[4] schütten, 1 Amp. Glucagon[5] oder 2 Amp. N-Butylscopolamin[6] in Injektionsspritze aufziehen, kleiner Becher mit $1^1/_2$-2 Portionen Brausepulver[7], kleiner Becher mit 5 ml Wasser.
Ulkusverdacht mit der Möglichkeit einer gedeckten Perforation, postoperative Kontrolle zum Ausschluß einer Nahtinsuffizienz, Fistelnachweis oder Verlaufskontrolle, Subileus	50 ml wasserlösliches Kontrastmittel[8]

---

[1] Buscopan, 1-ml-Amp. mit 20 mg N-Butylscopolaminiumbromid
[2] Amp. mit 1 mg Glukagontrockensubstanz
[3] z. B. Micropaque HD oral, Becher mit 416 g Bariumsulfat.
[4] Einmalplastikbecher mit 30 ml Fassungsvermögen zur Medikamenteneinnahme.
[5] Ampulle mit 1 mg Glucagontrockensubstanz + Ampulle mit Lösungsmittel.
[6] Buscopan, Ampl. mit 20 mg N-Butylscopolaminiumbromid.
[7] z. B. CO_2-Granulat Nicholas (Guerbet), Unibaryt-Brausetabletten.
[8] z. B. Meglumin-Ioxitalamat (Telebrix Gastro [Geschmacksnote: bittere Orangen]) oder Natrium- und Megluminamidotrizoat (Gastrografin [Geschmacksnote: Anis/Pernod]).

Für die Untersuchung bereitzuhalten sind: kleines, festes Kopfkissen, angefeuchte-te Servietten zum Säubern der Lippen von Kontrastmittel.

Untersuchungsgang

Anamnese und Vorbefunde

Am Magen kommen neben einer großen Zahl entzündlicher, narbiger oder tumorö-ser Veränderungen auch Lage- und Formvarianten, Verdrängungen durch Nachbar-organe, atrophische oder hyperplastische Veränderungen vor. Es ist eine absolute Notwendigkeit, daß sich der Radiologe *vor* der Untersuchung mit der Anamnese und den Beschwerden des Patienten vertraut macht. Allgemeine Symptome wie Gewichtsabnahme, Schwindel, diffuses Druckgefühl oder Anämie sind genauso wichtig wie Beschwerden, die direkt auf den Magen hinweisen, wie Appetitstörun-gen, Sodbrennen, saures Aufstoßen oder Unverträglichkeit bestimmter Speisen. Bei Schmerzen, die von der Nahrungsaufnahme abhängig sind, kann der Zeitpunkt ihres Auftretens auf die Lokalisation eines Ulkus hinweisen. Eine rote, glatte Zunge ist nicht nur typisch für eine perniziöse Anämie, sondern kann auch bei der Leber-zirrhose oder dem Magenkarzinom vorkommen. Die ausführliche Anamnese und die kurze körperliche Untersuchung müssen dadurch ergänzt werden, daß man *Vorbefunde* einbezieht. Dazu gehören vorangegangene Röntgenuntersuchungen, Ga-stroskopie und Oberbauchsonographie. Die Summe der so gewonnenen Informatio-nen lenkt die Aufmerksamkeit des Untersuchers auf bestimmte Schwerpunkte, die ggf. durch zusätzliche Zielaufnahmen herauszuarbeiten sind.

Statt der Doppelkontrastmethode kann die *einfache Breimahlzeit* angewendet werden, wenn nach pathologischen Veränderungen im Dünndarm gesucht wird, dem Patienten die Sellink-Dünndarmdarstellung aber nicht zuzumuten ist. Zu jeder Breimahlzeit gehören Übersichtsaufnahmen des Magens.

Wasserlösliches Kontrastmittel ist immer dann indiziert, wenn eine Perforation möglich ist, insbesondere auch bei der ersten postoperativen Anastomosenkontrol-le. Soll jedoch gezielt nach Dünndarmveränderungen gefahndet werden (Morbus Crohn, unspezifische Ileitis terminalis, Sprue, Tumoren, Meckel-Divertikel etc.), reicht die einfache Bariumverfolgung nicht aus, und es muß eine Darstellung nach Sellink durchgeführt werden. Wurde der Darm mit Buscopan zur Magenbeurteilung ruhiggestellt, ist eine Verfolgung der Dünndarmpassage nur nach Gabe von Pasper-tin sinnvoll. Die Hypotonie nach Glucagon klingt schneller wieder ab.

Die Technik der Wahl für die Darstellung des Magens ist die *Doppelkontrastme-thode in Hypotonie.* Es gelten jedoch einige Einschränkungen: Steht die Frage nach der Funktion im Vordergrund, wie zum Beispiel bei der ulkusbedingten Magenaus-gangsstenose oder bei der postoperativen Anastomosenkontrolle, kann auf die Hy-potonie verzichtet werden, weil sie die Motilität verlangsamt. Bei Patienten, deren Anamnese eine kardiale oder zerebrale Gefährdung vermuten läßt, sollte statt Bus-copan Glucagon verwendet werden (s. S. 19).

Auch beim sog. „Routinemagen" ist kein weniger gründliches Verfahren gestat-tet. In diesem Rahmen gehört die Verlaufskontrolle bei bekannter Ulkuskrankheit genauso wie die Diagnostik des Magens bei Nachbarschaftsprozessen an Leber,

Gallenblase, Pankreas und Milz. Bei den Patienten dieser Gruppe stellt die Magenuntersuchung eine wertvolle Screeningmethode dar, die zusätzliche Informationen über mögliche Zweiterkrankungen liefert.

Klinische Untersuchung

Vor die Röntgenuntersuchung des Magens gehört die Inspektion des gesamten Abdomens nach Narben. Aus deren Lokalisation können oft Hinweise auf vorangegangene Operationen gewonnen werden, die der Patient zu erwähnen vergessen hat. Die Palpation des Abdomens zur Prüfung auf Resistenzen und lokalisierte Druckschmerzhaftigkeit gibt weitere Hinweise auf den Ort der Erkrankung. Weisen Anamnese und Abwehrspannung des Abdomens auf einen akuten Krankheitsprozeß hin, muß vor der Gabe des Kontrastmittels eine *Abdomennativaufnahme* im Stehen angefertigt werden. Diese muß insbesondere im Hinblick auf freie Luft unter dem Zwerchfell, dilatierte Dünndarmschlingen, Verkalkungen, die auf ein Aortenaneurysma oder eine abgelaufene Pankreatitis hinweisen, pathologische Darmgasverteilung und atypische Luftansammlungen beurteilt werden. Der Nachweis einer subphrenischen Luftsichel oder der Palpationsbefund eines brettharten Abdomens verbieten die Gabe von Bariumsulfat.

Vor Beginn der Durchleuchtung muß mit dem Patienten kurz der Untersuchungsablauf besprochen werden: Zweck der Untersuchung, Einnahme des Kontrastmittels, ungefähre Dauer der Untersuchung und auf Wunsch Durchleuchtungszeit, Anzahl der notwendigen Aufnahmen und Strahlendosis. Der Patient wird schon jetzt darauf hingewiesen, daß er sich nicht auf die rechte Körperseite drehen darf, es sei denn, er wird speziell dazu aufgefordert. Außerdem wird durch die Gabe von Brausepulver ein unangenehmes Völlegefühl entstehen, das keinesfalls durch Aufstoßen entlastet werden darf. Patientinnen im gebärfähigen Alter werden bei dieser Gelegenheit kurz auf die – wenn auch geringe – Strahlenbelastung aufmerksam gemacht. Sie haben zwar in der Regel bei der Anmeldung ein entsprechendes Formular unterschrieben, sind sich jedoch nicht immer über die Tragweite ihrer Angaben im klaren. Eventuelle Mißverständnisse oder falsche Äußerungen können jetzt noch korrigiert werden.

Orientierende Durchleuchtung von Thorax und Abdomen

Eine Bleischürze, die um die Hüften zu wickeln ist, dient als Gonadenschutz. Der Röntgenuntersuchung des Magens geht eine kurze orientierende Durchleuchtung des Thorax und des Abdomens im Stehen voran. Beurteilt werden die Bewegungsabläufe des Herzens und der mediastinalen Strukturen. Besteht ein Pleuraerguß oder eine Pneumonie? Wie ist der Füllungszustand von Magen und Dickdarm? Lassen sich im Dünndarm ein vermehrter Luftgehalt oder Flüssigkeitsspiegel erkennen? Findet sich freie subphrenische Luft? Zeigt unter Durchleuchtung ein breiter Magenspiegel sehr viel Nüchternsekret an, ist kein diagnostisch verwertbarer Beschlag des Magens mit Kontrastmittel möglich. In diesem Fall kann versucht werden (wenn es noch vor 9 Uhr vormittags ist), den Patienten 0,5–1 h in Rechtsseitenlage zu bringen, um Succus in den Dünndarm abfließen zu lassen. Zeigt die Kontrolldurchleuchtung noch immer einen zu breiten Flüssigkeitsspiegel, muß ein Magenschlauch durch Mund oder Nase eingeführt und der Magensaft abgesaugt werden.

Untersuchungsablauf bei der standardisierten Doppelkontrasttechnik

Nach der orientierenden Durchleuchtung erhalten normalgewichtige Patienten bis zum 50. Lebensjahr 2 Amp. N-Butylscopolamid i.v.; die Venenpunktion und die Injektion sind am liegenden Patienten durchzuführen. Die besonders dünne Nadel hilft, Hämatome zu verhüten. Dosis und Applikationsart müssen im Einzelfall nicht nur dem Alter, sondern auch dem Körpergewicht und dem Allgemeinzustand des Patienten angepaßt werden: bei höherem Lebensalter und der Möglichkeit einer hypotonen Kreislaufreaktion ist Glucagon vorzuziehen.

Die Haltegriffe am Tischrand werden so eingestellt, daß der Patient sie bequem greifen kann.

Der Tisch wird bis in eine Stellung von 45° aufgerichtet. Der Patient dreht sich auf die linke Seite und trinkt den Becher mit 20 ml Bariumsulfat aus. Der Patient dreht sich nun auf den Bauch, und der Tisch wird in Horizontalstellung zurückgekippt. Unter Durchleuchtungskontrolle wird das Kontrastmittel durch vorsichtiges Umlagern des Patienten so verteilt, daß es die Faltentäler der Magenvorderwand vom Fundus bis zum Antrum gleichmäßig ausfüllt. Hierbei können 2 (unten erwähnte) Schwierigkeiten auftreten.

1. **Aufnahme:** Schleimhautfalten der Magenvorderwand. Filmformat: 24 × 30 cm, hoch oder quer (Abb. 4.1). Patient flach auf dem Bauch liegend. 85 kV. Die Region des distalen Ösophagus darf beim Einblenden nicht abgeschnitten werden, da sich eine evtl. vorhandene Hiatusgleithernie bereits auf dieser Aufnahme durch intrathorakal liegende Magenschleimhaut zu erkennen gibt. (Falls wegen zuviel Magen-

a　　　　　　　　　　　　　　　　　　　　　　　　　　　　　　　　b

Abb. 4.1 a, b

Schleimhautaufnahme der Magenvorderwand. a Patient in flacher Bauchlage. b Schleimhautrelief von der Kardia bis zum Antrum, einschließlich des distalen Ösophagus (außerdem Nachweis einer eventuellen Hiatushernie)

Abb. 4.1 c, d

Lagerung zur Darstellung der Magenvorderwand bei Patienten mit teilweise horizontal liegendem Magen. **c** Flache Bauchlage mit Kompressior zur Darstellung des distalen Korpus und des Antrums. **d** Tisch um 30°–40° aufgerichtet, flache Bauchlage mit Kompressorium zur Darstellung des proximalen Korpus und Fundus

saft die Magenvorderwand in 2 Abschnitten getrennt dargestellt werden muß: 24 × 30 cm, quer, zweigeteilt; Abb. 4.1 c, d.)

1. Während sich der Magen bei schlanken Patienten parallel zum Film ausbreitet, stellt er sich bei adipösen Patienten teilweise senkrecht ein. Um die Vorderwand in ihrer gesamten Fläche abzubilden, muß u. U. ein breites Kompressorium unter den Bauch des Patienten gelegt werden (z. B. zusammengefaltete Zellstofflagen).
2. Enthält der Magen so viel Sekret, daß nur eine flockige, ungleichmäßige Verteilung des Kontrastmittels zustande kommt, trinkt der Patient weitere 30–40 ml Bariumsulfat. Die Schleimhautfalten sind jetzt von Kontrastmittel überdeckt und werden durch dosierte Kompression in 2 Abschnitten getrennt herausgearbeitet:
   a) Distales Korpus und Antrum werden sichtbar, wenn ein kleines Kompressorium unter diese Region gelegt wird.
   b) Fundus und proximales Korpus werden sichtbar, wenn zusätzlich zu einem Kompressorium unter diese Region das Kopfende des Tisches um 30–40° aufgerichtet wird.

Der Patient dreht sich wieder auf die linke Seite, und der Tisch wird bis zu einer Stellung von 45° aufgerichtet. In Linksseitenlage trinkt der Patient halb aufgerichtet den Becher mit dem restlichen Kontrastmittel soweit aus, daß nur noch ca. 40 ml übrigbleiben. Während des Trinkens wird die Passage durch Oropharynx und Ösophagus unter Durchleuchtung verfolgt. Nun wird der Tisch nahezu senkrecht gestellt (nicht ganz senkrecht, da die Patienten sonst leicht ihr Gleichgewicht verlieren. Der Untersucher muß außerdem damit rechnen, daß Buscopan den Blutdruck senkt und die Patienten beim Aufrichten kollabieren).

2. Aufnahme: Prallfüllung a.-p. im Stehen zur Beurteilung der Konturen der großen und kleinen Kurvatur. Der Patient wird unter Durchleuchtung so gedreht, daß sich der Angulus frei projiziert. Filmformat: 24 × 30 cm, hoch, 85 kV (Abb. 4.2).

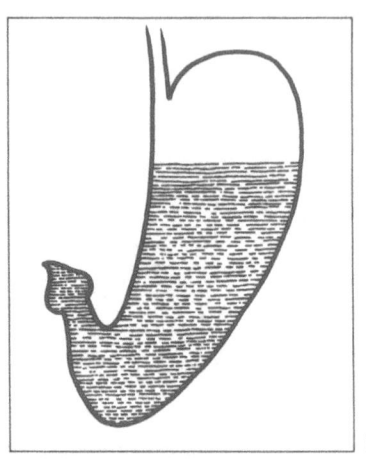

Abb. 4.2 a, b

Prallfüllung im Stehen (a.-p.). **a** Tisch nahezu aufgerichtet, Patient in angedeuteter Fechtertellung (RAO-Position=„right anterior oblique"). **b** Prallfüllung im Einfachkontrast zur Beurteilung der großen und kleinen Kurvatur

Merke!

In dieser Position lastet der Druck des gesamten Kontrastmittels auf dem Antrum, so daß trotz Hypotonie leicht Kontrastmittel durch den Pylorus in das Duodenum übertreten kann. Deshalb darf der Patient nur kurz stehen und muß rasch wieder in Linksseitenlage zurückgebracht werden.

Der Patient dreht sich schnell auf die linke Seite zurück, und der Tisch wird bis zu einer Stellung von 45° gekippt, so daß Antrum und Pylorus von Kontrastmitteldruck entlastet sind. Nun erhält der Patient 1,5–2 Päckchen Brausepulver in einem kleinen Becher gereicht. Der Untersucher macht darauf aufmerksam, daß das Brausepulver bitter-säuerlich schmeckt, schon im Mund zu schäumen beginnt und schwer zu schlucken ist. Der Patient beugt den Kopf nach hinten und entleert den Becher mit dem Brausepulver möglichst weit hinten in den Mund. Ist der größte Teil des Pulvers heruntergeschluckt, darf der Patient mit einer kleinen Menge Wasser (5 ml) nachspülen.

Merke!

Die gleichzeitige Gabe von Kontrastmittel und Brausepulver muß unbedingt vermieden werden, da es sonst zu einer unerwünschten Blasenbildung kommt.

Der Patient gibt die Becher zurück und bleibt auf der linken Seite liegen. Nun wird der Tisch in eine Kopftiefstellung von 10° gebracht. Jetzt wird ohne weitere Manipulationen und ohne Durchleuchtung 1 min abgewartet, bis Gasbildung und Entschäumung des Granulats abgeschlossen sind. *Ohne* Durchleuchtungskontrolle wird dann der an der Magenwand haftende Schleimbelag abgewaschen. Der Patient muß sich zu diesem Zweck 3mal aus der flachen Rückenlage über die linke Seite vollständig auf den Bauch drehen und über die linke Seite wieder zurück auf den Rücken. Eine Drehung auf die rechte Körperseite hätte den Übertritt von Kontrastmittel aus dem Antrum in das Duodenum zur Folge. Nur bei der letzten der 3 Drehungen wird die Rückkehr in die Rückenlage für einen sehr kurzen Augenblick um die Drehung in die 45°-LAO-Position fortgesetzt, um einen frischen Kontrastmittelbeschlag im Antrum zu erreichen; dann aber sofort wieder auf die linke Seite drehen.

Bei alten und gebrechlichen Patienten kann u. U. auf das vollständige Drehen in die Bauchlage verzichtet werden. Die strenge Linksseitenlage reicht dann als Wendepunkt bei den 3 Drehungen aus.

3. Aufnahme: Magenübersicht in flacher Rückenlage im Doppelkontrast (zur Beurteilung der Hinterwand von Korpus und Antrum). Filmformat 24 × 30 cm, hoch oder quer; 85 kV. Filmexposition in Exspirationsstellung (Abb. 4.3a, b).

Mit einer nochmaligen Schaukelbewegung wird die Schleimhaut von Korpus und Antrum frisch mit Kontrastmittel benetzt.

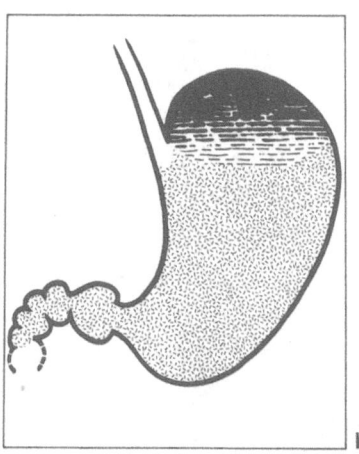

Abb. 4.3 a, b

Magenübersicht in flacher Rückenlage im Doppelkontrast. **a** Tisch horizontal oder angedeutete Kopftiefstellung, Patient in flacher Rückenlage. **b** Doppelkontrastdarstellung der Hinterwand von Korpus und Antrum. Prallfüllung des Fundus

4.–7. Aufnahme: Zielaufnahmen im Doppelkontrast. Filmformat: 24 × 30 cm, quer, viergeteilt; 90 kV (Abb. 4.4).

Abb. 4.4 a–h

Zielaufnahmen der Magenhinterwand im Doppelkontrast. **a** Tisch horizontal oder leichte Kopftiefstellung, Patient in Fechterstellung. **b** Antrumhinterwand im Doppelkontrast. **c** Tisch horizontal oder leichte Kopftiefstellung, Patient in angedeuteter Fechterstellung. **d** Korpushinterwand im Bereich des Angulus im Doppelkontrast. **e** Tisch um 30°–40° aufgerichtet, Patient in Boxerstellung. **f** Schatzki-Projektion des Übergangs Korpus/Fundus. **g** Tisch annähernd aufgerichtet, Patient über die Boxerstellung hinaus nahezu seitlich gedreht. **h** Magenfundus, Vorder- und Hinterwand im Doppelkontrast, mit Breischluck zur Darstellung der Kardia

4. Aufnahme: Antrumhinterwand. Der Patient wird so weit in Fechterstellung (RAO-Position) rotiert, bis das Antrum frei projiziert ist. Aufnahme in Exspiration (Abb. 4.4).

5. Aufnahme: Korpushinterwand. Der Patient wird nahezu in Rückenlage zurückgedreht (angedeutete Fechterstellung), bis sich die Konturen des Angulus einwandfrei beurteilen lassen. Der Angulus soll sich möglichst überlagerungsfrei darstellen, die Konturen von Antrum und Korpus dürfen sich allenfalls minimal überschneiden. Aufnahme in Exspiration (Abb. 4.4).

Merke!

Bis zur 5. Aufnahme darf kein Kontrastmittel in die Pars descendens duodeni übergetreten sein, da sonst das Antrum wegen Überlagerung nicht vollständig beurteilt werden kann.

6. Aufnahme: Magenhinterwand am Übergang Korpus–Fundus (Schatzki-Position). Der Tisch wird um 30–40° aufgerichtet und der Patient gleichzeitig in ca. 45°-LAO-Position (Boxerstellung) rotiert (Abb. 4.4 e, f).
Das Manöver muß so ausgeführt werden, daß das Kontrastmittelvolumen in 2 Teile auseinanderfließt: ein kleiner Teil bleibt im Fundus, der größere fließt in das Antrum. In der freien Zone dazwischen stellt sich der Übergang vom Korpus zum

Fundus im Doppelkontrast dar. Kurz vor der Aufnahme nimmt der Patient noch einen kleinen Schluck Kontrastmittel und atmet aus.

7. Aufnahme: Magenfundus, Vorder- und Hinterwand. Aufsicht auf die Kardia (Abb. 4.4 g, h).

Der Patient wird für diese Aufnahme noch weiter aufgerichtet und über die Boxerstellung hinaus nahezu in Rechtsseitenlage gebracht. Falls der distale Ösophagus nicht mehr beschlagen ist, wird kurz vor der Aufnahme wiederum eine kleine Menge (20 ml) Kontrastmittel gegeben. Aufnahme in Exspiration.

Merke!

Bis zur 7. Aufnahme darf der Patient das Gas im Magen nicht durch Aufstoßen entweichen lassen, sonst ist keine Doppelkontrasttechnik möglich.

8. Aufnahme: Magenübersicht seitlich in Prallfüllung im Stehen: Beurteilung der Kontur von Magenvorder- und -hinterwand. Kardia im Doppelkontrast. Impression der Magenhinterwand durch Raumforderungen im Pankreaskorpus (Abb. 4.5).

Der Patient dreht sich mit dem Gesicht zum Untersucher auf seine rechte Seite, nimmt das restliche Kontrastmittel (ca. 20 ml) in den Mund ohne zu schlucken, hebt die Arme über den Kopf (wobei er ggf. von einem Helfer unterstützt wird) und beugt den Oberkörper leicht nach vorn. Unter Durchleuchtung wird der Patient rechtsherum weiter gedreht, bis die Bulbusspitze gerade hinter der dorsalen Magen-

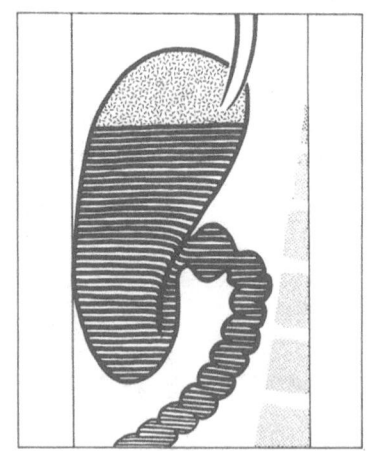

Abb. 4.5 a, b

Magen seitlich im Stehen. **a** Tisch aufgerichtet. Arme hinter dem Kopf verschränkt, Oberkörper in den Hüftgelenken nach vorn gebeugt, leicht überdrehte seitliche Stellung. **b** Magen seitlich mit Darstellung der Wirbelkörpervorderkanten. Magenvorderwand nahezu parallel zum Bildrand. Bulbus duodeni dorsal der Magenhinterwand eben sichtbar. Markierung von Ösophagus und Kardia durch Breischluck wand sichtbar zu werden beginnt. Der Bulbus muß nicht ganz sichtbar sein. Eine zu starke Rotation würde den Wert der seitlichen Projektion einschränken. Jetzt wird der Patient zum Schlucken aufgefordert und der Schuß so ausgelöst, daß die Aufnahme in dem Augenblick erfolgt, in dem das Kontrastmittel die Kardia passiert.

Filmformat 24 × 30 cm, hoch, seitlich scharf eingeblendet, Magenvorderwand und Wirbelkörpervorderkanten müssen sichtbar sein; 110 kV.

9.–12. Aufnahme: Zielaufnahmen des Bulbus duodeni und der Pars descendens duodeni. Filmformat: 24 × 30 cm, viergeteilt; 90 kV (Abb. 4.6 a–d).

Jetzt ist in der Regel die Hypotonie durch Buscopan oder Glucagon abgeklungen und das Duodenum gefüllt. Sollte noch keine ausreichende Kontrastmittelmenge übergetreten sein und ist durch 1minütige Rechtsseitenlage keine Füllung des Bulbus zu erreichen, wird der Patient in die Kabine gesetzt und nach 15–20 min weiter untersucht.

Abb. 4.6 a–d

Zielaufnahmen des Bulbus duodeni und des Duodenums. **a** Tisch 45° gekippt. Patient in angedeuteter Fechterstellung. Kompressionstubus. **b** Bulbus duodeni in Prallfüllung mit dosierter Kompression. **c** Tisch horizontal, Patient in überdrehter Rechtsseitenlage bis Bauchlage. Kompressorium unter dem rechten Oberbauch. **d** Bulbus duodeni seitlich in Prallfüllung

9. Aufnahme: Bulbus duodeni in Prallfüllung bei dosierter Kompression. Tisch um 45° gekippt.

Jetzt wird der Patient so weit auf den Rücken zurückgedreht, bis sich der Bulbus frei projiziert. Hierbei muß schnell gearbeitet werden, da gleichzeitig Luft aus dem Antrum aufsteigt. Ist bereits eine große Lufthaube vorhanden, sollte sie durch Rechtsseitenlage beseitigt oder verkleinert werden. Mit dem kleinen Kompressionstubus des Zielgerätes wird dosiert komprimiert, bis das Kontrastmittel im Bulbus durchsichtig zu werden beginnt (Abb. 4.6 a).

10. Aufnahme: Bulbus duodeni in Prallfüllung in Bauchlage bei dosierter Kompression.

Bei horizontal gestelltem Tisch dreht sich der Patient wieder auf die rechte Seite und rutscht etwas nach hinten, so daß bei weiterer Drehung der Bauch in die Tischmitte zu liegen kommt. Das Kontrastmittel aus dem Magen soll die Luft im Bulbus duodeni völlig verdrängen. Ist der Bulbus gefüllt, dreht sich der Patient weiter auf den Bauch. Bevor er die Bauchlage erreicht, wird ihm ein kleines Kissen als Kompressorium unter den Bulbus duodeni geschoben. Unter Durchleuchtung wird die Lage von Patient und Kompressorium so korrigiert, daß sich der Bulbus frei projiziert und vom Kompressorium flachgedrückt wird (Abb. 4.6 c, d).

11. Aufnahme: Hinterwand bis Bulbus duodeni im Doppelkontrast.

Der Patient wird zurück auf den Rücken und auf die linke Seite gedreht, so daß sich Bulbus und Duodenum mit Luft aus dem Magen füllen können. Nun wird er aus der Linksseitenlage langsam in die Fechterstellung zurückgedreht, bis sich der Bulbus frei projiziert. Jetzt wird die Luftfüllung des Bulbus abgewartet. Die Aufnahme muß so früh ausgelöst werden, daß der Film in dem Augenblick belichtet wird, in dem der Bulbus voll entfaltet ist (Abb. 4.7 a, b).

12. Aufnahme: Pars descendens duodeni im Doppelkontrast.

In der Regel sind von der vorangegangenen Aufnahme noch Luft und Kontrastmittelbeschlag im Duodenum enthalten. Ist das nicht der Fall, muß das Duodenum zunächst in Rechtsseitenlage erneut mit Kontrastmittel gefüllt werden. Dann wird der Patient wieder in Linksseitenlage gebracht, bis aufsteigende Luft eine Doppelkontrastdarstellung ermöglicht (Abb. 4.7 c, d).

Zum Abschluß der Untersuchung, wenn die Hypotonie sicher abgeklungen ist, wird geprüft, ob ein gastroösophagealer Reflux vorliegt. Der Patient dreht sich in leichter Kopftieflage so weit auf die rechte Seite (ca. 30°), daß die Hauptmenge des Kontrastmittels aus dem Magenfundus vor die Kardia verlagert wird; bei dieser Bewegung darf aber nicht zuviel Kontrastmittel in Richtung Antrum abfließen. Dann wird der Patient aufgefordert, tief Luft zu holen und zu pressen („wie bei hartem Stuhlgang"), zu husten und schließlich locker weiterzuatmen. Während dieser Zeit drückt der Untersucher mit seiner flachen Hand auf das Abdomen des Patienten (außerhalb des Strahlenfeldes), prüft die Spannung der Bauchmuskeln und hilft ein wenig beim Drücken nach.

Läßt sich ein gastroösophagealer Reflux auslösen oder eine Hiatus(gleit)hernie nachweisen, wird der Befund dokumentiert (z. B. 24 × 30 cm, zweigeteilt).

Abb. 4.7 a–d

a Tisch horizontal, Patient in Fechterstellung. **b** Bulbus duodeni im Doppelkontrast. **c** Tisch horizontal, Patient in Fechterstellung. **d** Pars descendens duodeni im Doppelkontrast

Merke!

1. Die beschriebene Reihenfolge bei der Gabe von 40 mg Buscopan (1 mg Glucagon), 20 ml Bariumsulfat, ca. 200 ml Bariumsulfat, 1,5 Päckchen Brausepulver und 5 ml Wasser ist unbedingt einzuhalten.
2. Größte Sorgfalt ist auf die Darstellung des Schleimhautreliefs der Magenvorderwand zu verwenden.
3. Um einen ausreichenden Kontrastmittelbeschlag der Schleimhaut zu erreichen, ist es erforderlich
   – den an der Oberfläche haftenden *Schleim* durch mehrmaliges Drehen des Patienten und Schwenken des Kontrastmittels *abzuwaschen* und
   – vor jeder Aufnahme die Schleimhaut frisch zu benetzen.
4. Die verabreichten Volumina (Bariumsulfat und das Gas aus 1,5 Päckchen Brausepulver) dürfen während der Doppelkontrastuntersuchung nicht aus dem Magen entweichen.
5. Unverzichtbare Bestandteile der Untersuchung sind
   – die Darstellung der Magenkonturen in Prallfüllung und
   – die Darstellung des Bulbus duodeni in Prallfüllung und dosierter Kompression.

6. Die dosierte Kompression verbessert oft entscheidend das Schleimhautbild der Magenvorderwand und die Darstellung des Antrums.
7. Die wichtigsten Kompressionshilfen dürfen nicht vergessen werden:
   - Bleihandschuhe und modifizierter Holzknecht-Löffel,
   - kleiner (!) Kompressionstubus am Zielgerät,
   - Kompressionskissen unterschiedlicher Fläche und Dicke.
8. Drehung des Patienten und Kippung des Tisches müssen im raschen Zusammenspiel erfolgen. Die einzelnen Handgriffe sind zunächst unter Kollegen (ohne Durchleuchtung) zu üben, bis sie fließend, ohne zu überlegen, auswendig beherrscht werden.
9. Nur durch gründliche Vorbereitung des Radiologen, räumliches Vorstellungsvermögen, praktisches Üben und regelmäßige Kontrolle beim Rapport läßt sich erreichen, daß
   - die Untersuchung in 15–20 min beendet ist,
   - die mittlere Strahlendosis nicht mehr als 37 Gy · cm² beträgt und
   - ein hoher Qualitätsstandard kompromißlos aufrechterhalten bleibt.

Technische Daten: Die angegebenen Filmformate stellen nur Empfehlungen dar. Von den Zielschüssen können insbesondere die Kompressionsaufnahmen auch auf viergeteilten 18 × 24-cm-Filmen angefertigt werden. Alle Aufnahmen sind auch mit der 100-mm-Kamera durchführbar, wobei gelegentlich zur Darstellung des gesamten Organs 2 räumlich aneinander anschließende Aufnahmen notwendig sind. Für die Zielaufnahmen wird am Bildwandler der vergrößernde Maßstab eingestellt, die weitere Durchleuchtung wird jedoch wieder bei normaler Einstellung fortgesetzt, um ein unnötig hohes Flächen-Dosis-Produkt zu vermeiden.

Spezielle Fragestellungen

Erkrankungen des Ösophagus

Falls die Anamnese eine Erkrankung der Speiseröhre wahrscheinlich macht oder falls bei der Durchleuchtungskontrolle der Ösophaguspassage am Beginn der Magenuntersuchung auch nur die geringste Konturunregelmäßigkeit oder Funktionsstörung auffallen, müssen im Anschluß an die Magendarstellung die typischen Zielaufnahmen des Ösophagus angefertigt werden (s. auch Kap. 3).

Hiatushernien

Liegt eine (fixierte) axiale oder paraösophageale Hiatushernie vor, müssen der intrathorakal verlagerte Magenanteil und die Kardia auf zusätzliche Zielaufnahmen dargestellt werden.

Bei der Prüfung auf gastroösophagealen Reflux ist speziell auf refluxösophagitische Ulzerationen und Stenosen zu achten.

Magenausgangsstenose

Wird bei der Magendarstellung eine Magenausgangsstenose entdeckt oder bestätigt und entleert sich der Magen auch nach 30 min Rechtsseitenlage noch nicht nennenswert, muß ein Magenschlauch eingeführt und das Kontrastmittel wieder abgesaugt werden (Bariumsulfat kann auch im Magen eindicken und dadurch eine Magenausgangsstenose in einen kompletten Verschluß verwandeln. Wurde Gastrografin verwendet, kann sich der Magen durch Wassereinstrom überdehnen).

Erkrankungen des Dünndarms

Soll eine Dünndarmpassage angeschlossen werden (Indikationen s. S. 61), ist für eine Passagebeschleunigung des Kontrastmittels zu sorgen.

1. Der Patient erhält 20 Tropfen Metoclopramid (Paspertin oder Metoclopramid anderer Hersteller) per os.
2. Hat das Kontrastmittel den proximalen Dünndarm erreicht, werden die Patienten zum Frühstück geschickt.

Beginnt sich das Zäkum zu füllen, muß das terminale Ileum durch Palpation und dosierte Kompression in Rücken- und Bauchlage frei projiziert werden. Durch rektale Luftinsufflation über ein Darmrohr ist in der Regel eine Doppelkontrastuntersuchung des terminalen Ileums möglich.

Technische Daten: 24 × 30 cm, quer, zweigeteilt; 85 kV.

Ileussymptomatik

Besteht eine Ileussymptomatik, ist grundsätzlich vor der Kontrastmittelgabe eine Rücksprache mit dem Kliniker anzuraten. Stimmen Kliniker und Radiologe darin überein, daß eine komplette Paralyse besteht („Grabesstille" im Abdomen), ist jede Kontrastmittelgabe kontraindiziert. Handelt es sich um einen inkompletten mechanischen Ileus, sollte zur Lokalisation möglichst kein Gastrografin verwendet werden, da die starke hygroskopische Wirkung eine zusätzliche Überdehnung der prästenotischen Darmschlingen bewirkt. Zweckmäßig ist statt dessen die Gabe von 100 ml 1 : 1 mit Wasser verdünnten Bariumsulfats mit anschließender Verfolgung der Passage über mehrere Stunden je nach Durchleuchtungsbefund. Bei einem kompletten Dickdarmileus ist es sinnvoller, den aboralen Schenkel mittels Kontrasteinlauf zuerst darzustellen. Ort und Dignität des Passagehindernisses lassen sich hierdurch oft schon klären.

Strahlendosis

Bei einer ungleichmäßigen Teilkörperbestrahlung gibt die *effektive Dosis* denjenigen Dosiswert an, der bei einer gleichmäßigen Ganzkörperbestrahlung das gleiche Risiko bedeuten würde.

Die Angabe des Hautdosiswertes oder des Flächendosisprodukts ohne Berücksichtigung des durchstrahlten Volumens und der jeweiligen Organe ist nicht geeignet, um das mit der Untersuchung verbundene Risiko abzuschätzen.

Zur Berechnung der effektiven Dosis (in diesem Fall: drei diagnostische Aufnahmen des Ösophagus plus Durchleuchtung) müssen die Dosiswerte für alle der Strahlung ausgesetzten Organe einzeln gemessen und mit organspezifischen Wichtungsfaktoren multipliziert werden. Die Summe dieser Produkte ergibt die effektive Dosis.

Die Berechnung der effektiven Dosis ist erforderlich, um die Risiken von Teilkörperbestrahlungen unterschiedlicher Körperregionen miteinander vergleichen zu können.

Effektive Dosis: 2,16 mGy;

Flächendosisprodukt: 37 Gy×cm.

Literatur

Kereiakes JG, Rosenstein M (1980) Handbook of radiation dosis in nuclear medicine on diagnostic x-ray. CRC Press. Zit. nach Bundesgesundheitsamt der Bundesrepublik Deutschland, Bundesamt für Gesundheitswesen Schweiz, Bundesministerium für Gesundheit und Umweltschutz der Republik Österreich: Schutz der Patienten in der Röntgendiagnostik, bga Schriften 11/86. IRCP-Veröffentlichung 34, Ein Bericht des Komitees 3 der Internationalen Strahlenschutzkommission.

Treichel J (1982) Doppelkontrastaufnahmen des Magens. Untersuchungstechnik und systematische Morphologie der Magenerkrankungen. Thieme, Stuttgart.

4•2 Untersuchungen am operierten Magen

G. SCHERER

Nach Magenoperationen wird in der Regel in der frühen postoperativen Phase am 3.–5. Tag bei klinischem Verdacht auf eine *Nahtinsuffizienz* oder *Perforation* die erste Röntgenuntersuchung mit einem wasserlöslichen Kontrastmittel durchgeführt. Die 4 häufigsten Typen des operierten Magens sind Resektionen nach Billroth I und Billroth II, die Gastroenterostomie und die totale Gastrektomie, z. B. mit Jejunumersatzmagen. Voraussetzung für eine diagnostisch suffiziente Röntgenuntersuchung ist eine ausreichende klinische Information über die Art der vorangegangenen Operation. Bei komplizierten Operationsverfahren und Mehrfachoperationen ist es wünschenswert, daß der Chirurg eine Operationsskizze mitliefert, aus der die angelegten Anastomosen ersichtlich sind. Im Gegensatz zur frühen postoperativen Röntgenuntersuchung kann bei den Spätkontrollen Bariumsulfat eingesetzt werden, da die Patienten zwischenzeitlich wieder Nahrung aufnehmen können. Je nach Operationsverfahren muß hier die Frage nach einem Ulkusrezidiv oder einem Rezidivtumor geklärt werden.

■ Indikationen

In der frühen postoperativen Phase muß die Frage nach einer Anastomoseninsuffizienz oder einer Perforation beantwortet werden. Bei der routinemäßigen Spätkontrolle ist besonders auf ein Ulkusrezidiv oder ein Karzinom des Magenstumpfes bzw. der Anastomose zu achten.

■ Kontraindikationen

Bei Schluckstörungen mit Aspirationsneigung dürfen weder Bariumsulfat noch Gastrografin eingesetzt werden. Bei Verdacht auf Nahtdehiszenz, Perforation und Ileus darf Bariumsulfat ebenfalls nicht zum Einsatz kommen. Bei der Spätkontrolle wird zum Erreichen einer Hypotonie routinemäßig Buscopan i.v. eingesetzt (Kontraindikationen s. S. 19).

Komplikationen/Vorbereitung des Patienten. Siehe S. 10, 17, 21, 33

Vorbereitung der Untersuchung durch MTRA

Hilfestellung bei den meist noch bettlägerigen Patienten. Vorbereitung des jeweiligen Kontrastmittels in der vorgegebenen Verdünnung, d.h. unmittelbar postoperativ verdünntes Gastrografin und bei späteren Kontrollen Bariumsulfat, sofern kein Anhalt für eine Perforation oder Ileussymptomatik vorliegt.

In den Spätkontrollen wird bei B I- und B II-reseziertem Magen routinemäßig angewendet: 1 Becher mit 20 ml Bariumsulfat, 1 Becher mit 150 ml Bariumsulfat, 1 Eßlöffel mit 1 Päckchen Gastrovison, 1 Becher mit 5 ml Wasser. Erfolgt die Spätkontrolle in Doppelkontrasttechnik mit Hypotonie, wird ein Spasmolytikum, z. B. Buscopan, angewendet.

█ Vorsichtsmaßregeln

Es muß geprüft werden, ob postoperativ eine Schluckstörung vorliegt oder sich während einer Durchleuchtungskontrolle ein Hinweis auf eine Aspirationspneumonie ergibt.

Billroth I

Frühe postoperative Kontrolle (3.–5. Tag): Untersuchungsgang

Nachdem der Patient auf den Kipptisch umgelagert ist, wird der Tisch in eine 45°-Schrägstellung gebracht. Wenn die Schrägstellung vom Patienten toleriert wird, kann der Kipptisch senkrecht gestellt werden. Vor der eigentlichen Kontrastmittelgabe bekommt der Patient zunächst einen Schluck Wasser, um zu prüfen, ob er regelrecht schluckt. Ist dies der Fall, trinkt der Patient einen kleinen Schluck des 1:1 mit Wasser vermischten Gastrografin und wird unter Durchleuchtung zum Schlucken aufgefordert. Auf eine mögliche Aspiration muß geachtet werden. Wird der erste Schluck ohne Komplikation toleriert, wird der Patient aufgefordert, eine größere Kontrastmittelmenge herunterzuschlucken. Nun wird abgewartet, bis sich der Magen füllt und das Kontrastmittel in das Duodenum übertritt. Der Patient dreht sich auf den Rücken zurück, während gleichzeitig der Tisch in Horizontalstellung gebracht wird.

1. **Aufnahme:** Übersicht des Restmagens in Rückenlage. Bei fehlendem Kontrastmittelübertritt in das Duodenum wird der Patient gar nicht erst in eine flache Rückenlage gebracht, sondern der Tisch bleibt in der 45°-Schrägstellung oder wird ganz aufgerichtet. Damit die Kontrastmittelsäule vorangetrieben wird, dreht sich der Patient auf die rechte Seite mit dem Gesicht dem Untersucher zugewandt und die Arme im Nacken, soweit es möglich ist.

2. Aufnahme: Übersicht des Restmagens im Stehen in seitlicher Projektion. Kommt es nun im Stehen trotz guter Füllung des Restmagens mit Gastrografin nicht zu einem Kontrastmittelübertritt in das Duodenum, wird der Tisch in die Horizontalstellung gebracht und der Patient auf die rechte Seite gedreht. Infolge einer postoperativen Anastomosenenge kann die Kontrastmittelpassage stark verzögert sein. Kann auch nach längerem Warten kein Kontrastmittelübertritt beobachtet werden, wird das Kontrastmittel abgesaugt, damit sich der Restmagen nicht überdehnt.

Technische Daten: Filmformat 1. Aufnahme (24 × 30 cm, quer; 85 kV); 2. Aufnahme (24 × 30 cm, hoch; 90 kV) oder digital.

Postoperative Abschlußuntersuchung: Untersuchungsgang

Für diese Untersuchung vor der Entlassung des Patienten aus dem Krankenhaus wird Bariumsulfat benutzt, da der Patient zwischenzeitlich wieder Nahrung zu sich nimmt. In dieser Untersuchung werden in erster Linie die Funktion des Restmagens und die Anastomosen beurteilt. Eine standardisierte Doppelkontrasttechnik (Feindiagnostik) wie beim nichtoperierten Magen ist nicht notwendig.

Der Patient trinkt schluckweise das Bariumsulfat, wobei zunächst der Schluckvorgang und die Ösophaguspassage beurteilt werden. Der Patient dreht sich auf die rechte Seite, sobald das Kontrastmittel in das Duodenum übergetreten ist.

1. Aufnahme: Übersicht des Restmagens im Stehen, seitlich.

2. Aufnahme: Übersicht des Restmagens in flacher Rückenlage bei horizontaler Kippung des Tisches.

3.–6. Aufnahme: Kardia in Kopftieflage und die Anastomose. Überprüfen eines gastroösophagealen Refluxes in Kopftieflage unter Pressen. Bei Nachweis einer Hiatushernie und eines Refluxes wird dieser Befund als Zielaufnahme dokumentiert.

3. Aufnahme: Kardia in Kopftieflage auf dem Rücken unter Pressen.

4. Aufnahme: Anastomose in flacher Rückenlage nach Horizontalstellung des Kipptisches.

5. Aufnahme: Anastomose in Fechterstellung.

6. Aufnahme: Anastomose in Bauchlage, falls dies nicht möglich, dann in Rechtsseitenlage.

Technische Daten: Filmformat 1. Aufnahme (24 × 30 cm, hoch; 110 kV); 2. Aufnahme (24 × 30 cm, hoch; 85 kV); 3.–6. Aufnahme (24 × 30 cm, quer, viergeteilt; 90 kV).

Spätkontrolle

Bei nach Billroth I reseziertem Magen ist der Untersuchungsgang analog der standardisierten Doppelkontrasttechnik des nichtoperierten Magens in Hypotonie durchzuführen. Die fehlende Pylorusfunktion erfordert jedoch eine rasche Vorgehensweise, da andernfalls Luft und Kontrastmittel zu schnell in den Dünndarm übertreten. Statt des Bulbus duodeni ist die Anastomose gezielt darzustellen. Auf die Refluxprüfung ist besondere Sorgfalt zu verwenden.

Billroth II

Frühe postoperative Kontrolle (3.–5. Tag): Untersuchungsgang

Der Untersuchungsablauf bis zur ersten Aufnahme entspricht dem Ablauf der frühen postoperativen Kontrollen bei Billroth I. Wie nach allen größeren Resektionen passiert das Kontrastmittel den Magenrest bei der Billroth-II-Operation so rasch, daß der Untersucher sehr schnell reagieren muß und in rascher Folge 2 Aufnahmen hintereinander auslösen muß.

1. und 2. Aufnahme: Übersicht des Restmagens a.-p., fast im Stehen.

1. Aufnahme: Proximaler Magenanteil mit Kardia.

2. Aufnahme: Distaler Magenanteil mit Anastomose.
Der Patient dreht sich auf die rechte Seite und nimmt nach Aufforderung einen zweiten, größeren Schluck in den Mund, dreht sich auf den Rücken zurück und schluckt, während der Tisch horizontal gestellt wird, das verdünnte Kontrastmittel herunter.

3. Aufnahme: Übersicht des Restmagens mit Anastomose in flacher Rückenlage.

Technische Daten: Filmformat 1. und 2. Aufnahme (24 × 30 cm, quer, zweigeteilt; 85 kV); 3. Aufnahme (24 × 30 cm, hoch; 85 kV) oder digital.

Zeigt sich im Verlauf der Untersuchung eine Nahtinsuffizienz oder eine Fistel, sollte dies mit Zielaufnahmen dokumentiert werden. Bei ungehinderter Passage des Kontrastmittels über den Restmagen und regelrechter Darstellung der ersten Dünndarmschlingen ist die Untersuchung beendet. Bei fehlender Entleerung des Magens und dilatierten Dünndarmschlingen sind zusätzliche Spätaufnahmen erforderlich. Tritt kein Kontrastmittel in den Dünndarm über, muß der Mageninhalt abgesaugt werden, um eine Überdehnung zu verhindern.

Postoperative Abschlußuntersuchung: Untersuchungsgang

Für diese Untersuchung vor der Entlassung des Patienten aus dem Krankenhaus wird Bariumsulfat benutzt, da der Patient zwischenzeitlich wieder Nahrung zu sich nimmt. In dieser Untersuchung werden in erster Linie die Funktion des Restmagens und die Anastomosen beurteilt. Eine standardisierte Doppelkontrasttechnik (Feindiagnostik) wie beim nichtoperierten Magen ist nicht notwendig.

Der Patient stellt sich in das Durchleuchtungsgerät und nimmt einen Schluck Bariumsulfat in den Mund. Unter Durchleuchtung wird der Patient zum Schlucken aufgefordert, die Ösophaguspassage kurz verfolgt und die meist sehr rasche Magenpassage durch 2 kurz hintereinander ausgelöste Aufnahmen dokumentiert.

1. und 2. Aufnahme: Magenübersicht a.-p. im Stehen.

1. Aufnahme: Proximaler Magenanteil mit Kardia.

3. Aufnahme: Distaler Magenanteil mit Anastomose.
Der Patient nimmt einen weiteren Schluck Kontrastmittel in den Mund, hebt die Arme und dreht sich auf die rechte Seite, so daß er mit dem Gesicht dem Untersucher zugewandt ist. Nach Aufforderung schluckt er das Kontrastmittel, so daß die Magenpassage seitlich erfaßt wird.

3. Aufnahme: Übersicht des Restmagens seitlich im Stehen.
Der Patient nimmt einen weiteren großen Schluck des Bariumsulfates in den Mund, dreht sich auf den Rücken und schluckt das Kontrastmittel herunter, während gleichzeitig der Tisch in die Horizontale gekippt wird.

4. Aufnahme: Übersicht des Restmagens in flacher Rückenlage.

5.–8. Aufnahme: Zielaufnahmen der Kardia und der Anastomose in Rückenlage.

5. Aufnahme: Zielaufnahme der Kardiaregion unter Pressen des Patienten in flacher Rückenlage und Kopftieflage.

In Horizontalstellung des Tisches erfolgen die

6. Aufnahme: Anastomose in Boxerstellung.

7. Aufnahme: Anastomose in Fechterstellung.

8. Aufnahme: Anastomose in Rechtsseitenlage.
Die ersten Dünndarmschlingen sollten jetzt mit Kontrastmittel gefüllt sein; unter Durchleuchtung wird geprüft, ob es nirgends zu einer Dilatation gekommen ist.

Technische Daten: Filmformat 1. und 2. Aufnahme (24 × 30 cm, quer, zweigeteilt; 85 kV); 3. Aufnahme (24 × 30 cm, hoch; 110 kV); 4. Aufnahme (24 × 30 cm, hoch; 85 kV); 5.–8. Aufnahme (24 × 30 cm, quer, viergeteilt, 90 kV).

Spätkontrolle: Untersuchungsgang

Unter Durchleuchtungskontrolle trinkt der Patient im Stehen einen Becher mit 20 ml Bariumsulfat. Bei regelrechter Passage des Kontrastmittels durch den Restmagen wird die Untersuchung in Doppelkontrasttechnik mit Hypotonie durchgeführt.

> **Merke!**
>
> Im Falle einer Passagebehinderung infolge einer Anastomosenenge mit Erweiterung des Restmagens erfolgt die Untersuchung analog der Kontrolle vor Entlassung aus dem Krankenhaus (s. unter „Postoperative Abschlußuntersuchung, Billroth II"). Anschließend wird der Untersuchungstisch horizontal gekippt. Der Patient bekommt 2 Amp. Buscopan i.v. verabreicht. Jetzt wird der Tisch um 45° aufgerichtet, und der Patient schluckt das Brausepulver und danach 5 ml Wasser.

Der Patient muß nun angewiesen werden, das entstehende Gas im Magen zu lassen, indem er ein Aufstoßen vermeidet. Kurze Zeit später trinkt der Patient ca. 100 ml Bariumsulfat, worauf der Tisch schnell in die Horizontalstellung gebracht wird und sich der Patient gleichzeitig auf den Bauch dreht.

1. Aufnahme: Magenübersicht in Bauchlage.
Der Patient dreht sich über die rechte Seite auf den Rücken zurück. Es sollte noch genügend Luft und Kontrastmittel im Magen vorhanden sein.

2. Aufnahme: Magenübersicht in flacher Rückenlage.
Kommt es zur Darstellung der zuführenden Schlinge, muß diese in ihrer gesamten Länge dokumentiert werden. Ein späterer Versuch, dies zu tun, hat in der Regel wenig Sinn, da diese von anderen Dünndarmschlingen überlagert wird, so daß keine Differenzierung mehr möglich ist.

3.–6. Aufnahme: Zielaufnahmen der Kardia und der Anastomose.
Sollte zu diesem Zeitpunkt der Untersuchung der Kontrastmittelbeschlag nicht mehr ausreichend sein, bekommt der Patient vor jeder Zielaufnahme einen weiteren Schluck Kontrastmittel zu trinken.

3. Aufnahme: Kardia in Kopftieflage unter Pressen.

4. Aufnahme: Anastomose in Fechterstellung im Liegen.

5. Aufnahme: Anastomose in Boxerstellung im Liegen.

6. Aufnahme: Anastomose in flacher Bauchlage.

Merke!

Ist die Darstellung der zuführenden Schlinge gewünscht, so kann dies in der Regel nur erreicht werden, wenn der Patient für 20 min auf seiner rechten Seite liegt. Selbst mit dieser Maßnahme kann eine Kontrastierung der zuführenden Schlinge unmöglich sein. Der Patient wird aufgerichtet und nimmt nach Aufforderung einen weiteren Schluck Kontrastmittel. Ist eine ‚Braunsche-Enteroanastomose' angelegt und sichtbar, wird der Patient so gedreht, daß sie sich frei projiziert. Kardia, Restmagen und die ersten Dünndarmschlingen sind abgebildet.

7. Aufnahme: Übersicht über Restmagen und proximale Dünndarmschlingen a.-p., im Stehen.

Anmerkung: Wichtige pathologische Befunde werden auf zusätzlichen Zielaufnahmen dokumentiert.

Technische Daten: Filmformat 1. Aufnahme (24 × 30 cm, hoch; 85 kV); 2. Aufnahme (24 × 30 cm, hoch; 85 kV); 3.–6. Aufnahme (24 × 30 cm, quer, viergeteilt; 90 kV); 7. Aufnahme (35 × 35 cm; 85 kV). Die Untersuchung kann auch in digitaler Technik durchgeführt werden.

Gastrektomie

Untersuchungsgang

In 45°-Rückenlage nimmt der Patient einen Schluck des Kontrastmittels, dessen Passage durch den Oropharynx, Ösophagus und den *Jejunumersatzmagen* bis zum Jejunum verfolgt wird. Ergeben sich hierbei keine Besonderheiten, nimmt der Patient einen größeren Schluck.

1. und 2. Aufnahme: Distaler Ösophagus und Ösophagojejunostomie und Fußpunktanastomose bzw. distale Anastomose des Interponats. Ausnahmsweise kann es sich auch um eine Dickdarminterposition handeln.

1. Aufnahme: Distaler Ösophagus mit Ösophagojejunostomie, a.-p., um mindestens 45° aufgerichtet.

2. Aufnahme: Anastomosierte Dünndarmschlinge mit distaler Anastomose bzw. Fußpunktanastomose a.-p., um mindestens 45° aufgerichtet. Nach Drehung des Patienten auf die rechte Seite nimmt er einen weiteren Schluck Kontrastmittel.

3. Aufnahme: Übersicht über die anastomosierte Dünndarmschlinge mit proximaler und distaler Anastomose, seitlich. Nach horizontaler Kippung des Tisches dreht sich der Patient auf den Rücken zurück.

4. Aufnahme: Übersichtsaufnahme mit Ösophagojejunostomie und proximalen Dünndarmschlingen a.-p. in flacher Rückenlage.

▮ **Merke!**

Soll bei Spätkontrollen die Frage nach einer Passagebehinderung im Dünndarm beantwortet werden (z. B. Bridenileus, Netzmetastasen), ist die Dünndarmdarstellung nach Sellink (s. dort) indiziert; ersatzweise kann die Dünndarmverfolgung mit Bariumsulfat (1:1 mit Wasser verdünnt) durchgeführt werden.

Technische Daten: Filmformat 1. und 2. Aufnahme (24 × 30 cm, quer, zweigeteilt; 85 kV); 3. Aufnahme (24 × 30 cm, hoch; 90–110 kV); 4. Aufnahme (35 × 35 cm; 85 kV).

Gastroenterostomie

Bei schwerkranken Patienten, denen ein größerer Eingriff nicht zugemutet werden kann, wird die *vordere Gastroenterostomie* durchgeführt. Wichtig ist die Darstellung der Anastomose. Eine Feindiagnostik ist nicht erforderlich. In Spätkontrollen wird die Untersuchung in standardisierter Doppelkontrasttechnik wie beim nichtoperierten Magen durchgeführt. Die Gastroenterostomie kann nur dargestellt werden, wenn der Patient so gelagert wird, daß die Anastomose den tiefsten Punkt des Magens bildet und das Kontrastmittel der Schwerkraft folgen kann (Bauchlage). Frisch operierte Patienten können nicht auf die noch schmerzhafte Wunde gelagert werden, sondern müssen sich, von einem Helfer unterstützt, im seitlichen Strahlengang nach vorne beugen, falls die vordere Gastroenterostomie nicht spontan zur Darstellung kommt.

1. Aufnahme: Magen mit Gastroenterostomie seitlich. Der Patient steht seitlich im Durchleuchtungsgerät und beugt den Oberkörper weit nach vorne.

2. Aufnahme: Magen mit Gastroenterostomie a.-p. Der frisch operierte Patient stellt sich mit Unterstützung aufrecht, bei späteren Kontrollen legt er sich im horizontal gestellten Gerät auf den Bauch.

Technische Daten: Filmformat 1. Aufnahme (24 × 30 cm, hoch; 90–110 kV); 2. Aufnahme (24 × 30 cm, hoch; 85 kV);

Fundoplikatio

Erforderlich ist die Beurteilung des wiederhergestellten ‚Hisschen-Winkels‘, der um den Ösophagus geschlagenen Fundusmanschette und der Weite des distalen Ösophagus. Da die intraabdominal verlaufende Strecke des Ösophagus in ihrer Länge erkennbar sein muß, ist die Darstellung der Zwerchfellkontur erforderlich. Als Kontrastmittel kommt primär Bariumsulfat in Frage, es sei denn, es traten Schwierigkeiten bei der Präparation der Kardia auf.

Untersuchungsgang

Der Patient trinkt den größen Teil des Bechers (z. B. 150 ml Bariumsulfat oder 60 ml Gastrografin) aus und wird in Kopftieflage untersucht.

1. Aufnahme: Magenübersicht mit Kardia in Kopftieflage a.-p. unter Pressen.
Die nächste Aufnahme wird im Stehen und in Fechterstellung durchgeführt. Unter Durchleuchtung wird der Patient zum Schlucken aufgefordert. In dem Augenblick, in dem das Kontrastmittel die Kardia passiert, wird die Zielaufnahme angefertigt.

2. Aufnahme: Magenübersicht mit distalem Ösophagus und Kardia im Stehen, in Fechterstellung.

Technische Daten: Filmformat 1. Aufnahme (24 × 30 cm, hoch; 85 kV); 2. Aufnahme (24 × 30 cm, hoch; 85 kV) oder digital.

4•3 Hypotone Duodenographie

W.S. RAU

Die selektiv durchgeführte hypotone Duodenographie ist ein für wenige spezielle Fragestellungen reserviertes Untersuchungsverfahren. Normalerweise wird das Duodenum routinemäßig bei der Doppelkontrastdarstellung des Magens auf einem der Zielschüsse abgebildet (s. S. 44, Aufnahme 12). Da diese Aufnahme am Ende der Magenuntersuchung erfolgt, kommt es vor, daß die Hypotonie abgeklungen ist oder daß die Überlagerung anderer Dünndarmschlingen eine vollständige Abbildung des Duodenums verhindert. Bei ungünstigen Untersuchungsbedingungen kann daher die Routinetechnik unzureichend sein.

■ Indikationen

Sonographie, Computertomographie, ERCP und perkutane Cholangiographie haben den Einsatzbereich der hypotonen Duodenographie stark eingeschränkt. Im Prinzip kann dieses Untersuchungsverfahren bei den folgenden Fragestellungen eingesetzt werden:

- kleine Raumforderungen im Bereich der Papilla Vateri oder Papilla Santorini,
- (geringe) entzündliche Wandinfiltration des Duodenums vom Pankreaskopf aus,
- Impression der duodenalen C-Schlinge durch den Pankreaskopf (Frostberg ε),
- fraglicher Befall des Duodenums bei Morbus Crohn.

■ Kontraindikationen

Es bestehen keine speziellen Kontraindikationen. Zu beachten sind die allgemeinen Vorsichtsmaßregeln für die Gabe von Bariumsulfat, N-Butylscopolamin[9] oder Glucagon.

In der Regel hat die Computertomographie als aussagekräftigeres Verfahren vorauszugehen; sie sollte durch Bariumsulfat in den Darmschlingen nicht verzögert werden.

---

[9] Buscopan, 1-ml-Amp. mit 20 mg N-Butylscopolaminiumbromid.

■ Komplikationen

Komplikationen durch Bariumsulfat, N-Butylscopolamin[9] oder Glucagon s. S. 10, 17, 19.

Vorbereitung des Patienten

Der Patient muß vollständig nüchtern sein, er darf weder gegessen, noch getrunken, noch Medikamente eingenommen haben.

Vorbereitung der Untersuchung durch MTRA

– 1 Becher mit 150 ml Bariumsulfat (hohe Dichte)[10],
– 1 kleiner Meßbecher[11] mit Brausepulver[12],
– 1 kleiner Meßbecher mit 5 ml Wasser
  2 Amp. N-Butylscopolamin[9] (Kontraindikationen s. S. 19) oder 1 Amp. Glugacon[13]+Lösungsmittel (relative Kontraindikation: Diabetes mellitus)
– 1 2-ml-Spritze, 1 Butterflykanüle G 21 oder 1 Teflonvenenverweilkanüle (dann zusätzlich Verbindungsschlauch) und 5-ml-Spitze mit physiologischer Kochsalzlösung zum Nachspritzen.

Untersuchungsgang

Anamnese und Vorbefunde

Da die Indikation zur hypotonen Duodenographie aufgrund eines Verdachts gestellt wird, der bei vorangegangenen Untersuchungen aufgetaucht ist, aber nicht definitiv geklärt werden konnte, ist der Patient mit seiner Vorgeschichte und seinen Vorbefunden in der Röntgenabteilung bereits bekannt. Der Untersucher muß sich vor der Duodenographie diese klinischen und morphologischen Befunde vergegenwärtigen.

Untersuchungsablauf

Der Patient wird auf dem Untersuchungstisch gelagert. Eine Butterflykanüle (G 21) oder eine Venenverweilkanüle aus Kunststoff werden sicher in einer Vene des Unterarms oder des Handrückens plaziert und fixiert. Die Spitze der Nadel soll in ausreichender Entfernung vom Ellenbogen- oder Handgelenk liegen, damit sie bei Beugung dieser Gelenke nicht die Venenwand perforiert. Die Spritze mit 2 Amp. Busco-

---

[10] z. B. Micropaque HD Guerbet.
[11] Einmalplastikmeßbecher zur Medikamenteneinnahme mit 25 ml Fassungsvermögen.
[12] z. B. CO_2-Granulat Guerbet.
[13] Amp. mit 1-mg-Glucagontrockensubstanz.

pan oder 1 Amp. Glucagon wird an den Verbindungsschlauch angeschlossen, aber nur soweit injiziert, daß der Schlauch blutfrei ist.

Der Untersuchungstisch wird um 45° aufgerichtet und der Patient erhält Brausepulver und Wasser. Nach 1 min trinkt er den Becher mit Bariumsulfat zügig aus und wird in die Horizontallage zurückgekippt. Unter Durchleuchtungskontrolle dreht sich der Patient auf seine rechte Seite, aber nur genau so lange, bis sich das Duodenum mit Kontrastmittel gefüllt hat. Jetzt wird Buscopan oder Glucagon injiziert und der Patient dreht sich gleichzeitig auf seine linke Seite. Dieser Vorgang muß so rasch erfolgen, daß das Kontrastmittel noch nicht aus dem Duodenum in das Jejunum übertritt.

Jetzt wartet der Untersucher ab, bis sich das Duodenum mit Luft aus dem Magen füllt und sich in Hypotonie vollständig entfaltet. Die Röntgenaufnahmen müssen in Rücken- und Bauchlage angefertigt werden, da sich pathologische Veränderungen an der Pars horizontalis inferior oft nur in Bauchlage, an den übrigen Abschnitten eher in Rückenlage zu erkennen geben.

1. Aufnahme: Der Patient dreht sich langsam in Richtung Rückenlage zurück, bis sich die duodenale C-Schlinge überlagerungsfrei mit ihrem größten Durchmesser projiziert (leichte RAO-Position). Im Augenblick der Aufnahme muß die Schleimhaut vollständig mit Kontrastmittel beschlagen sein und sich im Doppelkontrast – nicht in Prallfüllung – darstellen.

2. Aufnahme: Der Patient dreht sich wieder auf die linke Seite, dann weiter in Bauchlage und noch ein Stück weiter, so daß die linke Seite etwas angehoben ist. Wenn er sich ziemlich genau um 180° gegenüber der ersten Aufnahme gedreht hat, projiziert sich die duodenale C-Schlinge wiederum verzerrungsfrei mit maximalem Durchmesser. Im Augenblick der Aufnahme muß insbesondere die Schleimhaut der Pars horizontalis inferior vollständig im Doppelkontrast dargestellt sein.

Technische Daten: Filmformat 24 × 30 cm, quer, zweigeteilt.

■ **Vorsichtsmaßregeln**

Die hypotone Duodenographie liefert keine histologische Diagnose, sondern stützt oder widerlegt einen bei einem anderen Untersuchungsverfahren aufgetretenen Verdacht. Sie ist in der Reihe der röntgendiagnostischen Verfahren relativ spät einzuordnen. Die größere Aussagekraft der Computertomographie, der ERCP oder der perkutanen transhepatischen Cholangiographie ist zu berücksichtigen.

4•4 Selektive Darstellung des Dünndarms nach Sellink

W.S. Rau

Die konventionelle Dünndarmpassage im Anschluß an eine Magendarstellung liefert in der Regel nur eine grobe Orientierung über Passagestörungen. Allenfalls das terminale Ileum läßt sich durch geschickte Projektion und Palpation frei projizieren, wenn auch mit erheblicher zeitlicher Verzögerung, so daß der optimale Zeitpunkt häufig „in die Mittagspause des Radiologen" fällt.

Eine Beurteilung der Dünndarmschlingen im einzelnen ist jedoch nur nach der Sellink-Methode möglich. Sie liefert eine Übersicht über Topographie, Funktion und Schleimhautverhältnisse des gesamten Dünndarms. Endoskopische Verfahren erreichen nur das Duodenum und allenfalls einige Zentimeter des terminalen Ileums. Saugbiopsie und Mesenterikographie sind speziellen Fragestellungen vorbehalten. Die retrograde Darstellung des terminalen Ileums beim Kolonkontrasteinlauf gelingt nicht immer. Wegen der Grenzen dieser komplementären Verfahren muß daher auf die kunstgerechte Darstellung des Dünndarms besondere Sorgfalt verwendet werden.

■ Indikationen

Je nach Symptomatik und klinischen Verdachtsmomenten ist die selektive Dünndarmdarstellung bei der Diagnostik der folgenden Erkrankungen nützlich:

Anomalien:
• Meckel-Divertikel und andere Divertikel,
• Stenosen und Duplikaturen,
• Lymphangiektasie[14].
Entzündungen:
• Morbus Crohn,
• Yersiniose,
• unspezifische Enteritis,
• Tuberkulose,
• Morbus Whipple[14],
• postoperative Adhäsionen mit Stenosierung,
• Strahlenenteritis.

---

[14] Die Saugbiopsie aus der ersten oder besser zweiten Jejunumschlinge ist aussagekräftiger.

Stoffwechselerkrankungen:
- einheimische Sprue (Zöliakie)[14].

Tumoren:
- primäre Dünndarmtumoren, benigne oder maligne,
- Metastasen (malignes Melanom, Kolonkarzinom, Magenkarzinom, gynäkologische Tumoren),
- lymphatische Systemerkrankungen.

■ Kontraindikationen

Das *akute Abdomen* und der *paralytische Ileus* sind absolute Kontraindikationen.

Die selektive Dünndarmdarstellung ist niemals eine Notfallmaßnahme, insbesondere nicht beim Verdacht auf Peritonitis (Perforation?) oder beim sog. „subakuten Abdomen".

■ Komplikationen

Komplikationen durch Bariumsulfat, N-Butylscopolamin[15] oder Glucagon[16] s. S. 10, 17, 19.

Das Einführen der Duodenalsonde kann Verletzungen und Blutungen im Nasen-Rachen-Raum und im Ösophagus hervorrufen. (Von Magensonden, die in therapeutischer Absicht eingeführt wurden, sind Fälle bekannt geworden, bei denen der Ösophagus perforiert wurde oder bei denen es durch Vagusreizung zu Bradykardie und Herzstillstand kam.) Eine versehentliche Trachealintubation ist besonders nach Lokalanästhesie der Rachenhinterwand möglich.

Bestehen im Dünndarm entzündliche oder tumoröse Stenosen, oder liegt eine Darmwandischämie vor, ist die Gefahr einer Ruptur durch zu hohen Druck des einlaufenden Kontrastmittels oder der Distensionsflüssigkeit gegeben.

Vorbereitung des Patienten

Der Patient muß vollständig nüchtern sein, er darf weder gegessen, noch getrunken, noch Medikamente eingenommen haben.

Am Tag vor der Untersuchung ist die Ernährung auf „leichte Kost" zu beschränken, unter Vermeidung von Zitrusfrüchten, Hülsenfrüchten, Kohl und anderen schwer verdaulichen Nahrungsbestandteilen.

Vorbereitung der Untersuchung durch MTRA

Am Tag vor der Untersuchung werden 10 g Methylhydroxyethylcellulose als Quellmittel in 250 ml heißes Wasser mit einem Schneebesen eingerührt und so lange

---

[15] Buscopan, 1-ml-Amp. mit 20 mg N-Butylscopolaminiumbromid.
[16] Amp. mit 1 mg Glucagontrockensubstanz.

geschlagen, bis keine Klumpen mehr vorhanden sind. (Es empfiehlt sich, die Menge von 10 g einmal in der Apotheke oder im klinisch-chemischen Labor abzuwägen und damit ein Hohlmaß zu eichen, z. B. einen Plastikmeßbecher zur Medikamenteneinnahme mit 25 ml Inhalt. Ein Strich mit wasserunlöslichem Filzstift am Rand markiert dann für alle weiteren Untersuchungen das Volumen, das 10 ml des pulverförmigen Quellmittels einnehmen.) Die klumpenfreie Flüssigkeit wird über Nacht im Kühlschrank aufbewahrt. Am Untersuchungstag werden die 250 ml des konzentrierten Distensionsmediums mit heißem Wasser auf 1800 ml verdünnt, noch einmal mit dem Schneebesen gut durchgeschlagen und warmgehalten, damit die Flüssigkeit zum Untersuchungszeitpunkt eine Temperatur von 40° C besitzt.

300 ml einer gebrauchsfertigen Zubereitung von Bariumsulfat[17] (mit einem Gehalt von 100 g $BaSO_4$/100 ml) werden mit 900 ml heißem Wasser auf 1200 ml verdünnt. Die für die Dünndarmdarstellung geeignete Bariumsulfatsuspension enthält somit 25 g $BaSO_4$/100 ml. Die Suspension wird warmgehalten, damit sie zum Untersuchungszeitpunkt eine Temperatur von 40° C besitzt. (Beim Ansetzen der Verdünnung ist darauf zu achten, daß die Vorratsflasche mit der gebrauchsfertigen Zubereitung vor Entnahme der 300 ml gut geschüttelt wird, um sedimentiertes Bariumsulfat wieder zu suspendieren.)

Bilbao-Dotter-Sonde[18], endständig geschlossen, mit passenden drehstabilem Führungsdraht, oder: weiche Dünndarmernährungssonde mit Führungsdraht[19] (Einmalartikel; Vorteil: kleineres Kaliber, Nachteil: höherer Preis und schlechtere Steuerbarkeit, besonders bei Modellen nur mit einer Drahtspirale als Versteifung; besser geeignet sind Modelle, denen ein zusätzlicher gerader Draht im Lumen der Spiralwicklung eine gewisse Stabilität verleiht.)

Silikonöl, um die Verschieblichkeit des Mandrins in der Sonde zu verbessern. Tube mit Lokalanästhetikumgel[20], Sprühflasche mit Lokalanästhetikumlösung 1%.

Das verdünnte Bariumsulfat und das mit Quellmittel versetzte Wasser sind in Behälter zu füllen, die mit der Aufschrift „*Nur für Sellink!*" gekennzeichnet sind und aus denen die Flüssigkeiten entweder durch Luftdruck (manuelles Betätigen eines Gummiballons)[21] (oder mit Hilfe einer elektrisch betriebenen Rollerpumpe[22] in angepaßter Geschwindigkeit in die Bilbao-Dotter-Sonde gepumpt werden können. Falls eine Rollerpumpe verwendet wird, empfiehlt es sich, die Vorratsbehälter an einem Infusionsständer aufzuhängen und über ein Y-Stück mit abklemmbaren Zuleitungen an den Pumpenschlauch anzuschließen.

Nierenschale, Zellstoff und Papierservietten, klinikübliches, hinten offenes Nachthemd.

Falls der Patient über Durchfälle klagt, falls eine Dünndarmresektion durchgeführt wurde oder sogar ein Kurzdarmsyndrom bekannt ist, falls bei einer früheren Untersuchung die Dünndarmpassage so rasch erfolgte, daß Dünndarmabschnitte wegen Kolonüberlagerung nicht beurteilt werden konnten oder falls nach einem Meckel-

---

[17] z. B. Micropaque (Flüssigkeit) Guerbet.
[18] z. B. Fa. Cook.
[19] z. B. Fa. Fresenius.
[20] z. B. Xylocain-Gel 1%.
[21] z. B. Pneumocolon.
[22] Vertrieb z. B. durch die Firmen Fresenius oder Guerbet.

Divertikel gesucht wird, sind Vorbereitungen zu treffen, um die Darmperistaltik medikamentös ruhigstellen zu können:

2 Amp. N-Butylscopolamin [15] (Kontraindikationen s. S. 19) oder 1 Amp. Glucagon [16] +Lösungsmittel (relative Kontraindikation: Diabetes mellitus)
1 2-ml-Spritze, 1 Butterflykanüle G 21 oder 1 Teflonvenenverweilkanüle (dann zusätzlich Verbindungsschlauch) und 1 5-ml-Spitze mit physiologischer Kochsalzlösung zum Nachspritzen.

Untersuchungsgang

Anamnese und Vorbefunde

In den meisten Fällen sind der selektiven Dünndarmdarstellung Nativaufnahmen des Abdomens, Magen-Darm-Passagen, Endoskopien, Kolonkontrasteinläufe oder Computertomographien vorausgegangen, mit deren Ergebnissen sich der Untersucher vertraut machen muß. Über das Aktenstudium hinaus ist jedoch eine eigene Befragung des Patienten nach Stuhlgewohnheiten, Durchfällen, Blutungen, anderen Beschwerden, vorausgegangenen Operationen oder Bestrahlungen erforderlich. Inspektion (Narben?) und Palpation des Abdomens ergänzen das Gedächtnis und die Schilderungen des Patienten.

Untersuchungsablauf

Einführen der Sonde ins Duodenum

Die Duodenalsonde ist vorzugsweise transnasal einzuführen, da der perorale Zugang mehr Würgereiz verursacht und häufiger zum Erbrechen führt. Patienten, die schon vor der Untersuchung über eine vermehrte Empfindlichkeit im Rachen und leicht auslösbares Würgen klagen, erhalten zur Beruhigung etwas Lokalanästhetikumspray auf den Zungengrund und die hintere Rachenwand.

Der Patient macht seinen Oberkörper frei und zieht das Kliniknachthemd an. Er setzt sich auf den Untersuchungstisch oder einen Stuhl und prüft durch abwechselndes Zuhalten des rechten und des linken Nasenlochs während forcierter Atmung auf welcher Seite eine leichtere Passage der Sonde zu erwarten ist. Der Untersucher überzeugt sich von der Verschieblichkeit des Führungsdrahtes in der Sonde. Der Führungsdraht wird an der Spitze leicht gekrümmt, damit er besser steuerbar ist, und die ersten 15 cm der Sonde werden mit Lokalanästhetikumgel bestrichen. Der Patient neigt den Kopf so stark nach vorn, daß das Kinn die Brust berührt. Das Einführen der Sonde erfolgt mit vorgeschobenem Führungsdraht in streng horizontaler Richtung, wobei die Krümmung der Spitze nach unten zeigt. Der erste Widerstand kann bereits in der Nasenhöhle auftreten, wenn die Schleimhaut der Nasenmuscheln geschwollen ist oder wenn eine Septumdeviation besteht. Es versteht sich von selbst, daß dieser Widerstand nicht mit Gewalt, sondern nur durch vorsichtiges Tasten zu überwinden versucht wird.

Ein weiterer Widerstand kann zu spüren sein, wenn sich die Sondenspitze an der hinteren Rachenwand verfängt und nicht nach kaudal gleitet. In diesem Fall überzeugt sich der Untersucher zunächst davon, daß die Sondenspitze tatsächlich nach kaudal zeigt. Gleitet die Sonde dann noch immer nicht weiter, wird das Durchleuchtungsgerät senkrecht gestellt, der Patient setzt sich seitlich auf die in Stuhlhöhe hochgefahrene – saubere – Trittplatte und läßt die Schultern hängen. Der Untersucher blendet scharf auf den Oropharynx ein und dirigiert die Sonde unter Durchleuchtung im seitlichen Strahlengang an der hinteren Rachenwand entlang weiter nach kaudal.

Ist die Sonde etwa 15 cm weit eingeführt, wird der Mandrin um 10 cm zurückgezogen und der Patient zum Schlucken aufgefordert. In Übereinstimmung mit dem Schluckvorgang wird die Sonde weiter vorgeschoben, bis ihre Spitze im Ösophagus liegt. Gelingt dies nicht, oder zeigt ein plötzlicher Hustenreiz an, daß die Sonde in die Trachea gelangt ist, muß wiederum im seitlichen Strahlengang bei herabhängenden Schultern durchleuchtet werden: Der Führungsdraht wird soweit eingeführt, daß die Sondenspitze noch weich ist aber sicher nach dorsal zeigt. Unter Durchleuchtung werden jetzt Epiglottis und Stimmritze dorsal umgangen und die Sonde gelangt in den Ösophagus.

Die Sonde wird weiter mit Lokalanästhetikumgel bestrichen und bis in den Magen vorgeführt. Der Patient stellt sich jetzt in das Durchleuchtungsgerät und wird in 45° Rückenlage gekippt. Beim weiteren Vorführen der Sonde rollt sie sich oft im Fundus auf und erreicht das Antrum erst, wenn ihre Spitze durch den vorgebogenen Führungsdraht entsprechend dirigiert wird. Das Aufblähen des Magens mit etwa 100 ml Luft erleichtert dabei die Orientierung.

Liegt die Sondenspitze im Antrum, wird der Tisch horizontal gekippt und der Patient dreht sich auf seine rechte Seite. Der Führungsdraht wird bis zur Sondenspitze vorgeschoben und so gedreht, daß er nach dorsal zeigt. Jetzt wird der Führungsdraht festgehalten, so daß seine Spitze im Pyloruskanal liegenbleibt, während die Sonde gleichzeitig in das Duodenum vorgeschoben wird. Die Sonde läuft korrekt, wenn sich ihre Spitze zunächst nach dorsal und dann nach kaudal bewegt. Zeigt die Spitze nach ventral, bedeutet dies immer, daß sich die Sonde im Magen aufrollt. Bei engem Magenausgang oder dicken Schleimhautfalten kann es hilfreich sein, den Pyloruskanal durch Instillation von 10 ml des verdünnten Kontrastmittels über die Sonde zu lokalisieren.

Hat die Sondenspitze die Pars descendens duodeni erreicht, dreht sich der Patient auf den Rücken zurück. Der Führungsdraht wird mit seiner Spitze im Pyloruskanal belassen und festgehalten, während die Sonde langsam weiter vorgeschoben wird. Bei zu schnellem Vorschieben kommt es zur hinderlichen Schlingenbildung im Magenfundus, der daher abwechselnd mit der Sondenspitze zu durchleuchten ist. Das Einführen der Sonde ist beendet, wenn ihre Spitze nach Passage der Flexura duodenojejunalis wieder nach kaudal zeigt. Bei einer Lage der Sondenspitze vor dem Treitz-Band kommt es leicht zum Reflux des Kontrastmittels in den Magen und zu schwallartigem Erbrechen. Liegt die Sondenspitze korrekt, wird die Sonde nach Entfernung des Führungsdrahtes mit Pflaster an der Nase des Patienten fixiert.

Bei Patienten mit Hinweisen auf eine sehr rasche Dünndarmpassage wird eine Butterflykanüle (G 21) oder eine Venenverweilkanüle aus Teflon sicher in eine Vene des Unterarms oder des Handrückens plaziert und fixiert. Die Spitze der Nadel soll in ausreichender Entfernung vom Ellenbogen oder Handgelenk liegen, damit sie bei Beugung dieser Gelenke nicht die Venenwand perforiert. Eine Spritze mit 2 Amp.

N-Butylscopolamin oder 1 Amp. Glucagon wird an den Verbindungsschlauch angeschlossen aber nur soweit injiziert, daß der Schlauch blutfrei ist.

Kontrastmittelpassage

Der Untersucher kontrolliert, ob das verdünnte Kontrastmittel noch warm genug ist (handwarm), und schließt den Vorratsbehälter an die Duodenalsonde an. Unter intermittierender Durchleuchtung wird das Kontrastmittel in den Dünndarm instilliert. Die Pumpgeschwindigkeit ist der Peristaltik im Dünndarm anzupassen:

- Bei langsamer Peristaltik ist die Pumpgeschwindigkeit soweit zu reduzieren, daß es nicht zu einem Reflux in den Magen kommt. Der Magen kann eine große Flüssigkeitsmenge aufnehmen, bis dann plötzlich der gesamte Mageninhalt reflektorisch im Schwall erbrochen wird.
- Bei Dilatation einer oder mehrerer Dünndarmschlingen liegt eine Passagebehinderung vor, zu deren Überwindung keinesfalls Gewalt und Überdruck angewandt werden dürfen. Statt dessen sind Form und Lokalisation der Stenose(n) auf Übersichts- und Zielaufnahmen festzuhalten, die Kontrastmittelgabe zu beenden, die Sonde zu entfernen und die weitere spontane Darmpassage zu beobachten. Zusätzliche sparsame Aufnahmen zur Dokumentation erst dann, wenn jeweils ein wirklicher Fortschritt in der Kontrastmittelpassage eingetreten ist.
- In seltenen Fällen ist eine so rasche Peristaltik zu beobachten, daß die Pumpgeschwindigkeit erhöht werden muß, um eine befriedigende Füllung der Jejunumschlingen zu erreichen.

Die Kontrastmittelinstillation wird so lange fortgesetzt, bis die ersten Ileumschlingen erreicht sind. Sie unterscheiden sich von Jejunumschlingen durch ihr engeres Kaliber, die flacheren Kerckring-Falten und die Lokalisation vornehmlich im kleinen Becken.

1. Aufnahme: Übersichtsaufnahme des Jejunums möglichst unter Einschluß des retrograd gefüllten Duodenums im Einfachkontrast. Flache Rückenlage, Filmformat: 35 × 35 cm, 110 kV.

Das verdünnte Kontrastmittel und die hohe Aufnahmespannung gewährleisten die Transparenz der gefüllten Dünndarmschlingen. Die Aufnahmen wirken milchig-kontrastarm, aber nur auf diese Weise sind pathologische Veränderungen trotz Überlagerung mehrerer Darmschlingen wahrzunehmen.

Hat das Kontrastmittel die Ileumschlingen erreicht, wird der Behälter mit dem 40° C warmen Distensionsmedium (Wasser + Methylhydroxyethylzellulose) an die Pumpvorrichtung angeschlossen. Die Flüssigkeit darf in der Zwischenzeit nicht abgekühlt sein, da sonst keine gleichmäßige Aufdehnung der Darmschlingen erreicht wird. Die Instillationsgeschwindigkeit ist dieselbe wie für das verdünnte Kontrastmittel. Die Füllung wird fortgesetzt, bis sich das Jejunum im Doppelkontrast darstellt und das Ileum weitgehend gefüllt ist.

2. Aufnahme: Jejunum im Doppelkontrast, Ileum weitgehend gefüllt. Flache Rückenlage, Filmformat: 35 × 35 cm, 110 kV.

In das Zielgerät wird eine Kassette 24 × 30 cm, quer, zweigeteilt, eingelegt. Der Untersucher zieht einen Bleihandschuh an und hält ein Kompressorium bereit (z. B.

einen Holzknecht-Löffel und ein fest bandagiertes Knäuel aus zusammengerollten Zellstofflagen von ca. 12 · 12 · 20 cm Größe). Die Instillation des Distensionsmediums wird so lange fortgesetzt, bis sich das terminale Ileum (zunächst noch im Monokontrast) zum ersten Mal voll entfaltet. Genau in diesem Augenblick werden überlagernde Darmschlingen mit Hilfe des Kompressoriums zur Seite gedrängt. Gegebenenfalls ist der Patient etwas um seine Längsachse zu drehen (in welche Richtung, muß ausprobiert werden), um das terminale Ileum in möglichst großer Länge frei zu projizieren.

3. und 4. Aufnahme: Zielaufnahmen des terminalen Ileums im Monokontrast bzw. im beginnenden Doppelkontrast unter Verwendung eines Kompressoriums jeweils im Augenblick der maximalen Entfaltung während einer peristaltischen Welle. Flache Rückenlage oder bei Bedarf leicht gedreht, Filmformat: 24 × 30 cm, quer, zweigeteilt, 110 kV.

5. Aufnahme: Ileum einschließlich des terminalen Ileums vollständig gefüllt, zumindest proximales Ileum im Doppelkontrast. Flache Rückenlage, Filmformat: 35 × 35 cm, 110 kV.

6. Aufnahme: Ileum im Doppelkontrast. Das kleine Becken soll nur gut entfaltete, transparente Darmschlingen enthalten und noch nicht vom kontrastmittelgefüllten Sigma überlagert sein. Flache Rückenlage, Filmformat: 35 × 35 cm, 110 kV.

Bei sehr rascher Dünndarmperistaltik ist in dem Augenblick, in dem das Kontrastmittel durch das terminale Ileum in das Zökum übertritt, N-Butylscopolamin oder Glucagon zu injizieren, damit Zielaufnahmen angefertigt werden können, bevor das ganze Kolon mit Kontrastmittel gefüllt ist und störende Überlagerungen hervorruft. Das gleiche gilt für die Suche nach einem Meckel-Divertikel.

Merke!

Es ist weder sinnvoll noch vom Strahlenschutz her vertretbar, während der Einlaufphase bei jeder neu gefüllten Dünndarmschlinge eine Übersichtsaufnahme anzufertigen. Ist unter Durchleuchtung kein pathologischer Befund zu erkennen, reichen 3 Übersichts- und 2 Zielaufnahmen völlig aus.

Sollte es bei einem Patienten aus objektiven oder subjektiven Gründen unmöglich sein, die Sonde nasal oder oral einzuführen, besteht als Ausweg die Möglichkeit, nach einer konventionellen Breimahlzeit in dem Augenblick, in dem das terminale Ileum erreicht ist, rektal Luft zu insufflieren. Mit Hilfe eines Holzknecht-Löffels oder eines Kompressoriums lassen sich dann kontrastreiche Zielaufnahmen des terminalen Ileums anfertigen. Der Augenblick der optimalen Ileumfüllung darf jedoch nicht verpaßt werden.

■ Vorsichtsmaßregeln

Das Einführen der gut mit Lokalanästhetikumgel bestrichenen Duodenalsonde wird bei entsprechender Vorsicht und „leichter Hand" des Untersuchers von den meisten Patienten gut toleriert. Sehr unangenehm ist jedoch das schwallartige Erbrechen, wenn größere Kontrastmittel- oder Wassermengen in den Magen zurückgeflossen sind. Der reflektorische Brechreiz tritt so plötzlich und unkontrolliert auf, daß die Kleidung des Patienten beschmutzt werden kann. Besonders ambulante Patienten behalten diesen Umstand in Erinnerung. Daher stets auf korrekte Sondenlage distal der Flexura duodenojejunalis und auf angepaßte, nicht zu schnelle Instillationsgeschwindigkeit achten.

Kontrastdarstellung des Kolons

5•1 Standarduntersuchung

W.S. Rau

Die Kontrastdarstellung des Dickdarms ist bei sachgerechter Durchführung eines der aussagekräftigsten röntgendiagnostischen Verfahren. Nachweis und Differenzierung entzündlicher und tumoröser Erkrankungen sind mit hoher Präzision möglich. Die diagnostische Sicherheit ist keinesfalls geringer als die der Endoskopie. Dies gilt auch für sehr frühe Stadien der einzelnen Erkrankungen.

Von den Patienten wird der Kolonkontrasteinlauf zwar als unangenehm empfunden, doch erträglicher als die Koloskopie. Ein wesentlicher Vorteil besteht darin, daß das Kontrastmittel auch enge oder schmerzhaft entzündete Abschnitte besser überwinden kann als das Endoskop. Stark elongierte und gewundene Darmschlingen können eine vollständige Koloskopie unmöglich machen. Hier hängt es von der Ehrlichkeit des Gastroenterologen und vom Klima der Zusammenarbeit mit dem Radiologen ab, wie die beiden einander ergänzenden Untersuchungsverfahren zum Wohl des Patienten eingesetzt werden können.

Weitere Gesichtspunkte, die die Wahl zwischen Koloskopie und Kolonkontrasteinlauf beeinflussen können, sind die durchschnittliche Strahlendosis von 3,96 mGy (effektive Dosis) bzw. 45 Gy · cm² (Flächendosisprodukt, s. S. 47) beim Kolonkontrasteinlauf, die Möglichkeit einer gezielten Gewebsentnahme oder einer Polypektomie bei der Koloskopie sowie andererseits die nur mit Hilfe der Röntgendiagnostik mögliche *vollständige* Darstellung von Lageanomalien, Hernien, Operationsfolgen, Verdrängungen, Infiltrationen, Wandverdickungen, Gaseinschlüssen, Fistelgängen und Divertikeln.

Die Kontrastdarstellung des Kolons erfordert ein hohes Maß an Mitarbeit sowohl des Patienten als auch des Pflegepersonals. Die Qualität der Untersuchung steht und fällt mit der *Darmreinigung*. Hier darf der Radiologe bei den immer wieder auftretenden Nachlässigkeiten und Problemen nicht resignieren, sondern muß beharrlich den erforderlichen Standard aufrechterhalten. Das Verständnis für die notwendigen Prozeduren wird sich bei Schwestern und Pflegern um so leichter wecken und aufrechterhalten lassen, je reibungsloser auch sonst die Zusammenarbeit zwischen Stationen und Röntgenabteilung „auf der unteren Ebene" funktioniert.

■ Indikationen

Allgemein:
- Obstipation oder Diarrhöen unklarer Genese,
- Nachweis von okkultem oder sichtbarem Blut im Stuhl.

Anomalien:
- Lageanomalien,
- Morbus Hirschsprung.

Entzündungen:
- Morbus Crohn,
- Colitis ulcerosa,
- unspezifische Enteritis,
- Strahlenenteritis,
- Fisteln,
- ischämische Kolitis,
- Tuberkulose und unspezifische Infektionen,
- Infektionsfolgen,
- postoperative Adhäsionen und Stenosen,
- Divertikulose und Divertikulitis.

Tumoren:
- primäre Dickdarmtumoren, benigne oder maligne, einschl. Polypen,
- Tumorinfiltration oder Verdrängung von außen (z. B. durch Ovarialkarzinom, mesenteriale Metastasen, Krukenberg-Tumoren),
- Operationsfolgen (Prüfung auf Nahtinsuffizienz, Kontrolle vor Rückverlagerung eines Anus praeter),
- Dickdarmmanifestation bei lymphatischen Systemerkrankungen.

■ Kontraindikationen

Das *akute Abdomen* mit den Zeichen der *Peritonitis* oder der *akuten mesenterialen Durchblutungsstörung*, der Nachweis freier Luft als Hinweis auf eine *Perforation*, das *toxische Megakolon* oder eine weniger als 7 Tage zurückliegende *tiefe Biopsie* sind absolute Kontraindikationen.

■ Komplikationen

Die wichtigste und folgenschwerste Komplikation des Kolonkontrasteinlaufs ist die Darmwandperforation mit anschließender Bariumperitonitis. Die Letalität beträgt über 50%. Perforationen werden fast ausschließlich bei Verwendung von Ballonkathetern beobachtet. Prädisponierende Faktoren sind:

- toxisches Megakolon,
- vorangegangene Biopsie,
- hochgradige Stenose, die nur durch Druck überwunden werden kann,
- nekrotisierender Tumor,
- transmurale Entzündung,
- floride Divertikulitis,
- Darmwandischämie,
- Atrophie (z. B. nach Kortisondauermedikation, Myxödem).

In allen diesen Fällen – auch im Verdachtsfall – darf kein Ballonkatheter verwendet werden.

> **Merke!**
>
> Vor dem Einführen eines *Ballonkatheters* müssen alle Faktoren, die eine Perforation begünstigen könnten, ausgeschlossen sein.

Komplikationen durch N-Butylscopolamin[1] und Atropin s. S. 19.

Die wichtigste Voraussetzung für eine suffiziente Röntgenuntersuchung des Kolons ist die *vollständige Darmreinigung*. In der Regel ist dies ambulant besser zu erreichen als stationär. Ambulante Patienten sind meist „gesünder" und können die Mühen der Vorbereitung leichter verstehen und auf sich nehmen. Stationäre, alte und geschwächte Patienten müssen aber ebensogut vorbereitet werden. Hier hängt es ganz entscheidend von dem Geist der Zusammenarbeit zwischen Röntgenabteilung und Stationen ab, ob das Pflegepersonal die Abführmaßnahmen als lästige Erfüllung von Fremdaufgaben ansieht oder sich auch für die diagnostischen Belange ihrer Patienten mit verantwortlich fühlt.

Über das Regime für die Darmreinigung muß zunächst mit allen ärztlichen Instanzen Einvernehmen hergestellt werden. Die hohen Anforderungen an die diagnostische Qualität des Kolonkontrasteinlaufs und die relativ hohe Strahlenbelastung erfordern ein peinlich genaues Einhalten der Diätvorschriften und Abführmaßnahmen. Dies gilt um so mehr, wenn für endoskopische Untersuchungen oder als Vorbereitung zur Dickdarmoperation andere Verfahren angewendet werden als sie für die Röntgendiagnostik erforderlich sind. Die Art der radiologisch notwendigen Abführmaßnahmen ist dann mit der Pflegedienstleitung und – unterstützt durch Merkblätter – mit jeder einzelnen Station zu besprechen. Nur eindeutige Richtlinien können auch eindeutig befolgt werden. Es sollte selbstverständlich sein, daß bei guter Vorbereitung das Lob für Schwestern und Pfleger auch ausgesprochen wird.

Standardvorbereitung

Zwei Tage vor der Untersuchung (ambulante Patienten, Neigung zu Verstopfung):
Morgens 3–4 Eßlöffel Rizinusöl vermischt mit einer halben Tasse heißer Milch einnehmen (es bildet sich eine nahezu geschmacklose Emulsion). Auf Wunsch süßen oder mit etwas Instant-Kakao verrühren. *Rizinusöl nicht durch ein anderes Abführmittel ersetzen!*
Leichte Kost: Zwieback, Toast, Weißbrot, Hafer- oder Reisbrei, Apfelmus, Pudding, Eis. Keine Hülsenfrüchte, kein Kohl, kein Salat, kein Wurzelgemüse, keine Südfrüchte, keine Weintrauben, keine Rosinen oder anderes Obst mit harten Schalen oder Kernen, kein zähes Rindfleisch.
2–3 Liter trinken (**wichtig!**): Tee, Kaffee, klare Obstsäfte, Malzbier, Mineralwasser, klare Brühe etc.

Am Vortag der Untersuchung (stationäre Patienten):
8 Uhr: 3–4 Eßlöffel Rizinusöl vermischt mit einer halben Tasse heißer Milch (auf Wunsch gesüßt) einnehmen. Anschließend Tee oder Kaffee.

---

[1] Buscopan, Ampullen à 1 ml mit 20 mg N-Butylscopolaminiumbromid

9–20 Uhr:	Stündlich 1 Glas Flüssigkeit: Kaffee, Tee, klare Obstsäfte, Malzbier, Mineralwasser, klare Brühe etc.
13 Uhr:	Kein Mittagessen, 1 Glas Flüssigkeit. Falls keine Kontraindikationen bestehen, ggf. auch eine Flasche [±alkoholfreies] Bier, 1 Pikkolo oder ähnliches.
18 Uhr:	Hoher (!) Reinigungseinlauf (2 Liter Wasser mit 2 Eßlöffeln Kochsalz, gut körperwarm).
20 Uhr:	Kein Abendessen, 1 Glas Flüssigkeit. Falls keine Kontraindikationen bestehen, ggf. auch eine Flasche Bier zum besseren Einschlafen oder ähnliches.

Am Untersuchungstag:

7 Uhr:	Kaffee oder Tee, kein Frühstück. Nicht rauchen.
	Hoher (!) Reinigungseinlauf (2 Liter Wasser mit 2 Eßlöffeln Kochsalz, gut körperwarm). Falls die Flüssigkeit, die sich danach aus dem Darm entleert, noch feste Bestandteile enthält, ist der hohe Reinigungseinlauf zu wiederholen, bis nur noch gefärbtes Wasser, aber keine festen Stuhlreste mehr abgegeben werden.
	Wenn der Darm sauber ist, müssen 3 h abgewartet werden, damit das Wasser im Darm wieder resorbiert werden kann. Wesentlich längeres Warten empfiehlt sich aber auch nicht, da in diesem Fall zuviel Dünndarminhalt in das Colon ascendens nachläuft.
Mindestens 3 h nach dem letzten Einlauf und exakt 30 min vor Untersuchungsbeginn	2 Tbl. Atropin à 0,5 mg per os.

Das Rizinusöl bewirkt eine sichere Entleerung des gesamten Dünndarms. Es ist sehr viel besser verträglich als zum Beispiel Extrakte aus Sennesfrüchten, die statt einer vollständigen Darmentleerung oft heftige, schmerzhafte Tenesmen verursachen und feinflockige Schmutzreste zurücklassen. Auch wenn manche Handelspräparate Suggestivnamen besitzen, die sie als besonders geeignet zur Vorbereitung von Röntgenuntersuchungen erscheinen lassen, sind Sennesglykoside nicht empfehlenswert.

Die reichliche Flüssigkeitszufuhr ist für die Darmreinigung ebenso unabdingbar wie die Nahrungskarenz. Insgesamt müssen mindestens 2 l, besser 3 l getrunken werden. Nur bei Patienten mit Herz- oder Niereninsuffizienz sind in Rücksprache mit dem betreuenden Internisten Ausnahmen zulässig: in diesem Fall ist bei reduzierter Trinkmenge besondere Sorgfalt auf die hohen Einläufe zu verwenden. Bei Diabetikern ist die Umstellung auf flüssige Kost und die Anpassung von Insulin oder oralen Antidiabetika ebenfalls mit dem Kliniker abzustimmen.

Getrunken werden dürfen alle klaren, ggf. auch gesüßten, Flüssigkeiten einschließlich Mineralwasser, Kaffee, schwarzem Tee, Früchtetee, Cola, synthetischer Limonade, Malzbier und [alkoholfreiem] Bier. Milch darf jedoch nur am Morgen des

Vortages zur Herstellung der Emulsion mit Rizinusöl verwendet werden ($^1/_2$ Tasse), danach nicht mehr. Fruchtsäfte, die trüb sind oder sogar Fruchtfleisch enthalten sind ebenfalls nicht erlaubt.

Der in das Kolon übergetretene Dünndarminhalt wird anschließend durch die hohen Reinigungseinläufe entleert. Wenn der Dickdarm schließlich sauber ist, muß man ihm ausreichend Zeit lassen, überschüssiges Wasser wieder zu resorbieren, andernfalls würde das Kontrastmittel zu sehr verdünnt werden und keinen guten Beschlag ergeben. Eine halbe Stunde vor der Untersuchung werden die beiden Atropintabletten gegeben, damit die Darmwand ihre Schleimproduktion einstellt und das Kontrastmittel besser haften kann.

Merke!

Bei exsikkierten Patienten kann sich der Dickdarm nicht vollständig entleeren.
Bei Patienten mit Herzinsuffizienz, Niereninsuffizienz oder Diabetes ist das Regime der Darmreinigung mit dem überweisenden Kollegen abzustimmen.

Muß in einer Notfallindikation ein Kolonkontrasteinlauf ohne Vorbereitung durchgeführt werden, sollte wenigstens ein Einlauf vorangehen.

Vorbereitung der Untersuchung durch MTRA

Kontrastbrei

Der Kontrastbrei wird am besten am Tag vor der Untersuchung zubereitet, damit er quellen kann und eine homogene Konsistenz annimmt. Eine wesentliche Voraussetzung für einen diagnostisch verwertbaren Schleimhautbeschlag bei der Doppelkontrastmethode ist die gleichbleibende Qualität des Kontrastmittels. In Instituten mit turnusmäßigem Arbeitsplatzwechsel der Röntgenassistentin ist für eine Kontinuität der Breizubereitung Sorge zu tragen.

Die handelsüblichen Bariumsulfatzubereitungen unterscheiden sich in der Partikelgröße und in der Art der Zusatzstoffe, Quellmittel und Stabilisatoren. Es ist in die Verantwortung des Radiologen gestellt, dasjenige Produkt auszuwählen, das auch unter schwierigen Bedingungen den stabilsten Schleimhautbeschlag ohne Artefakte gewährleistet. Ein frisch aus Pulver und Wasser zubereiteter Kontrastbrei scheint gegenüber Fertigsuspensionen Vorteile zu besitzen.

Am Tag vor der Untersuchung, notfalls spätestens 1 h vor Untersuchungsbeginn, werden *800 g Bariumsulfat*[2] und ca. *1200 ml Wasser* (exakt nach Gebrauchsanleitung) mit einem Schneebesen klumpenfrei verrührt. Wird ein elektrischer Handmixer verwendet, müssen die Rührstäbe so tief in die Flüssigkeit eintauchen, daß keine Luftblasen entstehen und mit der Suspension vermischt werden. Je nach Beschaffenheit der Bariumsulfatzubereitung ist noch ein *Kontaktlaxans*, z.B. Bisacodyl[3], hin-

---

[2] z.B. Barotrast, Micropaque Colon oder Unibaryt rektal
[3] z.B. Dulcolax spezial, 5 ml mit 10 mg Bisacodyl

zuzufügen, um die partielle Entleerung des Darms nach der Prallfüllung zu erleichtern.

Vor Beginn der Untersuchung ist der Kontrastbrei noch einmal zu rühren (keine Luftblasen!) und auf ca. 38° C zu erwärmen. Dies geschieht entweder mit Hilfe eines Wasserbads, in das der Vorratsbehälter hineingestellt wird (z. B. ein Eimer mit zunächst fast kochend heißem Wasser), oder mit Hilfe eines Mikrowellenherdes. Die erforderlichen Zeiten, die zur Erwärmung benötigt werden, müssen vorher ausprobiert sein, damit rechtzeitig vor Untersuchungsbeginn mit dem Aufwärmen begonnen wird.

Kontrastmittel für spezielle Indikationen

In bestimmten Notfallsituationen kann es sinnvoll sein, weniger viskösen Bariumbrei oder aber ein wasserlösliches Kontrastmittel anzuwenden (Verdacht auf mechanischen Ileus oder (gedeckte) Perforation; Verdacht auf Invagination; postoperative Suffizienzprüfung der Nähte). In diesen Fällen gibt der Untersucher an, welche Art von Kontrastmittel verwendet werden soll. In Frage kommt z. B. eine 1 : 1 mit Wasser verdünnte Bariumsulfatfertigsuspension[4] (heißes Wasser verwenden, damit die verdünnte Suspension Körpertemperatur erreicht), oder aber ein auf ca. 150 mg J/ml verdünntes wasserlösliches Kontrastmittel[5]. Für die rektale Anwendung eignen sich auch Reste steriler Kontrastmittel aus der Angiographie, die unter allgemein hygienischen Gesichtspunkten gesammelt wurden und die nicht älter als eine Woche sind.

Medikamente

- Atropin, Tabletten à 0,5 mg,
- N-Butylscopolamin[6], Ampullen à 20 mg,
- Vaseline, in der Tube,
- Lokalanästhetikumgel, 1%ig.

Als Gleitmittel ist einfache Vaseline aus Tuben zu verwenden. Eine Salbe oder ein Gel mit Zusatz von Lokalanästhetikum erleichtert bei Patienten mit Fissuren oder anderen schmerzhaften, entzündlichen Veränderungen am Anus das Einführen des Darmrohrs. Als Folge der Schleimhautanästhesie könnte der Patient jedoch die Kontrolle über seinen Schließmuskel verlieren, was aber praktisch kaum beobachtet wird.

Zubehör

- Injektionsbesteck für N-Butylscopolamin,
- Darmrohr (Doppelkugeldarmrohr nach ALTARAS oder einfaches Darmrohr Ch. 32),
- reichlich Zellstoff in handlicher Größe,
- (Einmal-)Nierenschalen.

Für Ausnahmefälle mit kompletter Sphinkterinsuffizienz: Darmrohr mit aufblasba-

---

[4] z. B. Micropaque flüssig

[5] z. B. Peritrast-RE/36%, Gastrografin oder alle zur Urographie und Angiographie eingesetzten Kontrastmittel

[6] z. B. Buscopan, Ampullen à 1 ml mit 20 mg N-Butylscopolaminiumbromid

rem Ballon, dazu passend Spritze oder Gummiballon zum Aufblasen, mit passendem Ansatz und Metallklemme zum Abdichten.

Vorratsbehälter und Pumpvorrichtung für das Kontrastmittel (entweder mit Luftdruck[7] oder mit elektrischer Rollerpumpe[8]).

Vorratsbehälter nach Art eines Irrigatorsystems für verdünntes Bariumsulfat oder für wasserlösliches Kontrastmittel, das nur der Schwerkraft folgend aber nicht mit Druck einlaufen soll, einschließlich Infusionsständer zum Aufhängen.

Die Tischplatte des horizontal gestellten, peinlich sauberen Durchleuchtungsgerätes wird in der Mitte mit saugfähigen, einseitig wasserundurchlässigen Krankenunterlagen bedeckt. An das Kopfende wird ein kleines Kopfkissen und über die Fußstütze wird griffbereit eine 2 cm dicke Lage einfachen Zellstoffs gelegt. Weiterer Zellstoff und ein großer Abfallbehälter müssen im Raum vorhanden sein. Ein hinten offenes Nachthemd wird in der Umkleidekabine bereitgehalten. In der sauberen Toilette stehen Seife und ein frisches Handtuch zur Verfügung.

Der handwarme Bariumbrei wird in einen Behälter gefüllt, aus dem er entweder durch Luftdruck (manuelles Betätigen eines Gummiballons[7]), oder mit Hilfe einer elektrisch betriebenen Rollerpumpe[8] in das Darmrohr geleitet werden kann. Falls eine Rollerpumpe verwendet wird, empfiehlt es sich, den Vorratsbehälter an einem Infusionsständer aufzuhängen.

Untersuchungsgang

Anamnese und Vorbefunde

Bevor der Patient in den Untersuchungsraum geführt wird, orientiert sich der Radiologe über die Fragestellung zur Untersuchung und über Vorbefunde. Der Patient darf erwarten, daß sich der untersuchende Arzt vor einer so aufwendigen Maßnahme wie dem Kontrasteinlauf eingehend mit seinen individuellen Problemen vertraut gemacht hat.

Der Untersucher muß feststellen, welche anderen diagnostischen Verfahren bereits durchgeführt wurden und welche Ergebnisse sie erbracht haben (Abdomennativaufnahme, Magen-Darm-Passage, Endoskopie, Sonographie, Computertomographie, gynäkologische oder urologische Untersuchung). Ist eine Abdomennativaufnahme vorhanden, bedeutet das in der Regel, daß ein akutes abdominelles Krankheitsbild vorgelegen hat. Von der Beurteilung dieser Aufnahme hängt die weitere Strategie ab: Wahl des Kontrastmittels, ggf. Wiederholung der Nativaufnahme in Abhängigkeit vom klinischen Verlauf.

Anamnese. Vor Beginn der Untersuchung sind die aktuellen Beschwerden des Patienten zu erfragen: Stuhlunregelmäßigkeiten, Blutauflagerungen, Nachweis von okkultem Blut im Stuhl, Schmerzen, Gewichtsverlust, Hernien, Operationen, Laxanziengebrauch. Der Patient ist auf die Unannehmlichkeiten der Untersuchung hinzuweisen. Die Komplikationsmöglichkeiten (Perforation) und die Strahlendosis (effek-

---

[7] z.B. Pneumocolon
[8] Vertrieb z.B. durch die Firmen Fresenius oder Guerbet

tive Dosis: 4 mGy; bzw. Flächendosisprodukt: 45 Gy · cm²) sind zu erwähnen. Insbesondere im Hinblick auf diese Strahlendosis ist die rigorose Vorbereitung strikt einzuhalten. Bei Patientinnen liegen die Gonaden voll im Strahlengang. Patientinnen im gebärfähigen Alter sind unter diesem Aspekt nochmals gezielt nach der Möglichkeit einer Schwangerschaft zu befragen.

Klinische Untersuchung. Das Abdomen wird inspiziert (Narben?), palpiert (Resistenzen, umschriebener Druckschmerz?) und ggf. auskultiert (Art der Peristaltik?). Bei der Palpation ist besonderer Wert zu legen auf den Nachweis eines lokalisierten oder diffusen Druckschmerzes und einer lokalisierten oder diffusen Abwehrspannung. Liegt eine Hernie vor, gelten besondere Vorsichtsmaßregeln (s. S. 92).

Standarduntersuchung

Digitale Untersuchung und Einführung des Darmrohrs

30 min vor Beginn der Untersuchung erhält der Patient 2 Tbl. Atropin à 0,5 mg (Kontraindikationen s. S. 19). In der Kabine entkleidet sich der Patient vollständig (auch Unterhose und Strümpfe werden wegen der Verschmutzungsgefahr ausgezogen) und zieht das bereitgelegte, hinten offene Nachthemd an.

Der Patient legt sich so auf den Untersuchungstisch, daß seine Füße die Fußplatte berühren. Die Handgriffe werden so eingestellt, daß sie bequem zu fassen sind. Der Patient dreht sich auf die linke Seite und zieht die Knie an. Vor dem Einführen des Darmrohrs muß der Untersucher den Anus inspizieren (Hämorrhoiden, Rhagaden) und das Rektum digital austasten. Damit werden tiefsitzende Karzinome erfaßt, die sonst beim Kontrasteinlauf übersehen werden könnten, insbesondere bei Verwendung eines Ballonsystems. Außerdem kann die Richtung bestimmt werden, in der das Einführen des Darmrohrs am wenigsten Beschwerden verursacht. Nun wird der Patient zum Pressen aufgefordert und das mit Vaseline bestrichene Darmrohr unter leichten Drehbewegungen eingeführt (bei Hämorrhoiden und Rhagaden mit besonderer Vorsicht; evtl. Gel mit 1% Lokalanästhetikum benutzen).

Das Darmrohr wird etwa 5 cm weit eingeführt, wenn nicht schon vorher ein Widerstand zu spüren ist. Das mit 2 kugeligen Auftreibungen versehene Darmrohr nach ALTARAS hat gegenüber dem einfachen Plastikdarmrohr den Vorteil, daß sich der Analkanal genau zwischen den beiden Kugeln zentriert. Die vordere Kugel verhütet bei suffizientem Sphinkter ein versehentliches Hinausgleiten, die hintere Kugel vermeidet ein zu tiefes Einführen.

Füllung des Rektums

Der Vorratsbehälter mit Bariumsulfat wird an das Darmrohr angeschlossen, die Klemme am Verbindungsschlauch geöffnet und das Kontrastmittel langsam in das Rektum gepumpt. Wenn in der streng seitlichen Durchleuchtung (beide Hüftköpfe projizieren sich exakt übereinander) der Abstand zwischen Rektumhinterwand und Sakrumvorderwand verbreitert ist, oder wenn sich im Rektum pathologische Kontrastmittelaussparungen zeigen, wird die erste (fakultative) Aufnahme angefertigt:

Fakultative Aufnahme: Rektum streng seitlich in Prallfüllung. Wegen der starken

Streustrahlung ist die Aufnahme scharf einzublenden, jedoch muß die Sakrumvorderfläche abgebildet sein, um die Distanz zwischen Rektum und Os sacrum messen zu können. Filmformat 24×30 cm, 110 kV.

Füllung des Sigmas

Nun wird der Patient aus der Linksseitenlage in die Fechterstellung (RAO-Position) zurückgedreht. Das Kontrastmittel läuft so lange weiter ein, bis das Sigma und der Beginn des Colon descendens gefüllt sind (Abb. 5.1 b). Dabei wird ständig, unter kurzzeitiger, intermittierender Durchleuchtung, die Spitze der Kontrastmittelsäule verfolgt. Lassen sich im Sigma pathologische Veränderungen erkennen (Divertikulose, Divertikulitis, Stenosen), wird die nächste (fakultative) Röntgenaufnahme angefertigt:

Fakultative Aufnahme: Sigma in Prallfüllung in RAO-Projektion, 24×30 cm quer oder 35×35 cm, 90 kV.

Ist im Sigma aufgrund von Voruntersuchungen ein pathologischer Prozeß zu erwarten, der sich bei der Prallfüllung noch nicht zu erkennen gibt, und besteht aufgrund der Darmgasverteilung die Möglichkeit, daß das Sigma durch ein tief durchhängendes Querkolon, das Zökum oder sich übermäßig mit Kontrastmittel füllende Dünndarmschlingen überlagert wird, kann es insbesondere bei noch nicht besonders geübten Untersuchern *ausnahmsweise* sinnvoll sein, die Doppelkontrastuntersuchung des Sigmas vorzuziehen:
Der Patient dreht sich auf seine linke Seite. Der Verbindungsschlauch wird abgeklemmt und vom Darmrohr gelöst. Das Kontrastmittel im Rektum kann jetzt in eine bereitgehaltene Nierenschale abfließen. Mit Hilfe eines Gummiballons, der an das Darmrohr angeschlossen wird, wird soviel Luft insuffliert, daß sich das Sigma vollständig im Doppelkontrast darstellt. Der Patient dreht sich in die RAO-Position zurück, und die 3. (fakultative) Aufnahme wird noch während der Luftinsufflation angefertigt:

Fakultative Aufnahme: Sigma im Doppelkontrast, RAO-Projektion (Fechterstellung). 24×30 cm, 85 kV.
Anschließend dreht sich der Patient auf den Bauch und noch etwas weiter, bis er seine linke Körperseite um ca. 45° nach hinten angehoben hat.

Fakultative Aufnahme: Sigma im Doppelkontrast, in Bauchlage, linke Körperseite angehoben, 24×30 cm, 85 kV.
Ist ein umschriebener pathologischer Prozeß sichtbar, wird er auf zusätzlichen Zielaufnahmen mit unterteiltem Filmformat festgehalten.

Die vorgezogene Doppelkontrastdarstellung des Sigmas bringt die Gefahr mit sich, daß zuviel Luft in den übrigen Dickdarm gelangt, so daß anschließend die Kontrastfüllung stark erschwert bis unmöglich sein kann. Es ist daher zweckmäßig, den Patienten vor Fortsetzung der Untersuchung für mindestens 15 min auf die Toilette zu schicken, damit Luft und Kontrastmittel wieder weitgehend entleert werden.

Füllung des Colon descendens

Der Patient wechselt zwischen Linksseitenlage, RAO-Position und flacher Rückenlage ab, bis sich das Colon descendens einschließlich der linken Flexur gefüllt hat. Eine leichte Kopftieflage des Untersuchungstisches (ca. 10°) kann die Füllung beschleunigen. Während der Füllungsphase muß der Untersucher wieder eng eingeblendet und kurz intermittierend durchleuchten, wie sich die Spitze der Kontrastmittelsäule vorwärts bewegt und sich das Sigma aufdehnt. Das Zielgerät ist jeweils zwischen den einzelnen kurzen Durchleuchtungen über die zu beobachtende Region zu fahren. Besondere Aufmerksamkeit muß dem Sigma geschenkt werden, wenn eine erhebliche Divertikulose oder Divertikulitis vorliegt.

Besteht eine so ausgeprägte Sphinkterinsuffizienz, daß der Patient unter Verlust des Darmrohrs das Kontrastmittel mehrmals auf den Tisch entleert hat, darf dann und nur dann ein Ballondarmrohr benutzt werden, wenn keiner der auf S. 70 aufgeführten Faktoren, die eine Perforation begünstigen, vorliegt. Nach jeder Verschmutzung des Tisches sind Patient und Unterlage nicht nur aus hygienischen Gründen zu reinigen, bevor die Untersuchung fortgesetzt wird, sondern vor allem, weil sonst eine *Perforation* mit Kontrastmittelresten auf dem Tisch verwechselt werden könnte. Gerade dann, wenn ein mit einem Ballon blockiertes Darmrohr benutzt werden muß, ist die Perforationsgefahr besonders hoch.

Füllung des Colon transversum

Wenn sich die linke Flexur gefüllt hat, wird die Kontrastmittelzufuhr unterbrochen und der Verbindungsschlauch abgeklemmt. Der Patient dreht sich auf seine rechte Seite, während der Untersucher das Darmrohr vor dem Herausrutschen sichert. Das Kontrastmittel fließt jetzt der Schwerkraft nach in das Querkolon. Durch Umlagern, zwischendurch auch in die Bauchlage, wird versucht, das Kontrastmittel bis zur rechten Flexur gelangen zu lassen. Weiteres Kontrastmittel wird nur mit großer Zurückhaltung nachgepumpt.

Füllung des Colon ascendens

Ist die rechte Flexur gut mit Kontrastmittel gefüllt, dreht sich der Patient auf den Rücken. Durch leichtes Aufrichten des Patienten kann das Weiterfließen in das Colon ascendens begünstigt werden. Der Zökalpol muß sich zunächst nicht komplett kontrastieren. Zusätzliches Kontrastmittel darf nur mit äußerster Sparsamkeit gegeben werden. Es ist ganz und gar falsch, eine Füllung des Colons ascendens durch Druck von hinten erreichen zu wollen. In diesem Darmabschnitt darf nur durch Umlagern mit Hilfe der Schwerkraft gearbeitet werden.

Darmentleerung

Sind mindestens $^3/_4$ des Colon ascendens mit Kontrastmittel gefüllt, dreht sich der Patient für mehrere Minuten auf seine linke Seite. Der Verbindungsschlauch wird abgeklemmt und vom Darmrohr gelöst. Das in der Rektumampulle noch unter Druck stehende Kontrastmittel kann jetzt in eine bereitgehaltene Nierenschale abfließen. In den übrigen Darmabschnitten benötigt das im Kontrastbrei enthaltene Kontaktlaxans einige Zeit bis zum Wirkungseintritt. Der Kontrastbrei verläßt jetzt wieder das Colon ascendens und tritt in das Querkolon über. Überschüssige Flüssigkeit vom Reinigungseinlauf oder aus dem Dünndarm wird dabei mitgenommen. Ist im Colon ascendens nur noch ein Schleimhautbeschlag vorhanden und besteht keine Gefahr mehr, daß Kontrastmittel beim Pressen aus dem Zökum in den Dünndarm übertritt, wird das Darmrohr entfernt und der Patient auf die Toilette geschickt.

Sollte sich insgesamt nur wenig Kontrastmittel im Querkolon, Colon descendens und im Sigma befinden, kann der Gang zur Toilette entfallen. Unter dieser nur höchst selten eintretenden Bedingung reicht es aus, wenn auf dem Untersuchungstisch überschüssiger Brei aus Rektum und Sigma über das Darmrohr in die Nierenschale abfließt. Im Prinzip ist die Entleerung einer größeren Kontrastmittelmenge vor der eigentlichen Doppelkontrastuntersuchung aber erwünscht, weil damit gleichzeitig übermäßige Flüssigkeit, Schleim und störende Reste von Darminhalt ausgeschieden werden.

Doppelkontrastdarstellung

Wenn der Patient auf der Toilette eine kräftige Portion Kontrastmittel ausgeschieden hat, wird der Erfolg auf dem Durchleuchtungstisch kontrolliert. Nur in den abhängigen Darmabschnitten darf das Kontrastmittel noch in Prallfüllung das Darmlumen über kurze Strecken ausfüllen. Ist die Entleerung nicht ausreichend, muß der Gang zur Toilette wiederholt werden.

Ist der größte Teil des Kontrastmittels korrekt entleert, erhält der Patient 2 Amp. N-Butylscopolamin (Nebenwirkungen s. S. 19) intravenös injiziert. Die dadurch erzeugte Hypotonie bewirkt einerseits, daß sich auch ein spastischer Darm bei der Luftinsufflation gut entfaltet, andererseits wird diese Luftinsufflation vom Patienten als sehr viel weniger unangenehm empfunden.

In Linksseitenlage wird das Darmrohr wieder eingeführt und der Gummiballon angeschlossen. Unter vorsichtigem Pumpen wird das Rektum im Doppelkontrast sichtbar. Sollte sich an dieser Stelle noch zu viel Kontrastmittel befinden, muß es zunächst in eine Nierenschale abgelassen werden.

1. Aufnahme (obligat): Rektum seitlich im Doppelkontrast. Hüftgelenke übereinander projiziert, scharf eingeblendet, Sakrumvorderwand sichtbar, 24×30 cm, 110 kV (Abb. 5.1a).

Unter vorsichtigem Pumpen von Luft dreht sich der Patient in die RAO-Position (Fechterstellung). Das Sigma entfaltet sich im Doppelkontrast. Die Drehung des Patienten ist unter Durchleuchtung so zu korrigieren, daß sich möglichst wenig Überlagerungen des Sigma mit anderen Darmabschnitten ergeben.

2. Aufnahme (obligat): Sigma in RAO-Projektion im Doppelkontrast. 24×30 cm, 85 kV (Abb. 5.1b).

Anschließend dreht sich der Patient auf den Bauch und noch etwas weiter, bis er die linke Körperseite um ca. 45° nach hinten angehoben hat. Das Darmrohr wird dabei vom Untersucher festgehalten, damit es nicht herausrutscht. Unter Durchleuchtung wird die Position des Patienten wieder so korrigiert, daß sich möglichst wenig Überlagerungen des Sigma mit anderen Darmabschnitten ergeben. Die in der RAO-Projektion durch Kontrastmittel verschatteten Schlingen erscheinen jetzt im Doppelkontrast und umgekehrt.

3. Aufnahme (obligat): Sigma in Bauchlage, linke Seite angehoben, im Doppelkontrast. 24×30 cm, 85 kV (Abb. 5.1 c).

Der Patient dreht sich weiter auf seine rechte Seite. Älteren Patienten muß man dabei helfen, die Arme während der Drehung mitzunehmen und unter dem Bauch hindurchzuziehen. Auch auf das hinten offene Nachthemd muß der Untersucher achten, damit es seinen Zweck erfüllt und nicht den Patienten einschnürt.

Wenn der Patient dann auf der rechten Seite liegt, wird weiter Luft insuffliert, bis sich die linke Kolonflexur vollständig entfaltet. Unter Durchleuchtung wird der Patient soweit in Richtung Rücken gedreht (LAO-Position), daß sich die linke Kolonflexur überlagerungsfrei darstellt. Bei viel Flüssigkeit im Darm kann es hilfreich sein, den Untersuchungstisch etwas aufzurichten.

4. Aufnahme (obligat): Linke Kolonflexur in LAO-Projektion (Boxerstellung), 24×30 cm, 85 kV (Abb. 5.1 d).

Unter vorsichtiger, weiterer Luftinsufflation dreht sich der Patient auf den Rücken und weiter auf seine linke Seite. Durch Drehungen des Patienten, die sich aus dem anatomischen Verlauf des Colon ascendens ergeben, muß der Untersucher jetzt das im Zökum befindliche Kontrastmittel unter Ausnutzung der Schwerkraft in Richtung rechte Flexur und Querkolon abfließen lassen. Gleichzeitig steigt die insufflierte Luft in das jetzt oben liegende Colon ascendens auf. Unter Durchleuchtung ist eine möglichst überlagerungsfreie Projektion zu ermitteln.

5. Aufnahme (obligat): Rechte Kolonflexur, Colon ascendens und Zökum im Doppelkontrast, in RAO-Projektion (Fechterstellung), 24×30 cm, 85 kV. Bei sehr langem Zökum können u. U. 2 Aufnahmen erforderlich werden (Abb. 5.1 e).

Nach diesen Zielaufnahmen wird dem Patienten der Gummiballon für die Luftinsufflation in die Hand gegeben und er wird aufgefordert, noch soviel Luft in den Darm zu pumpen, wie es ihm erträglich ist ohne daß jedoch Luft oder Kontrastmittel übermäßig in den Dünndarm übertreten. Der Patient wird jetzt und nach jeder der folgenden Aufnahmen eindringlich ermahnt, die Luft nicht wieder herauszulassen. Anschließend fertigt die MTRA 4–6 Übersichtsaufnahmen auf dem Bucky-Tisch und am Rasterwandstativ an:

6. Aufnahme: Abdomenübersicht in Rückenlage auf dem Bucky-Tisch. 35×43 cm, 90 kV (Abb. 5.1 f).

7. Aufnahme: Abdomenübersicht in Bauchlage auf dem Bucky-Tisch. 35×43 cm, 90 kV (Abb. 5.1 g).

Abb. 5.1 a

Abb. 5.1 b

Abb. 5.1 c

Abb. 5.1 d

Abb. 5.1 e

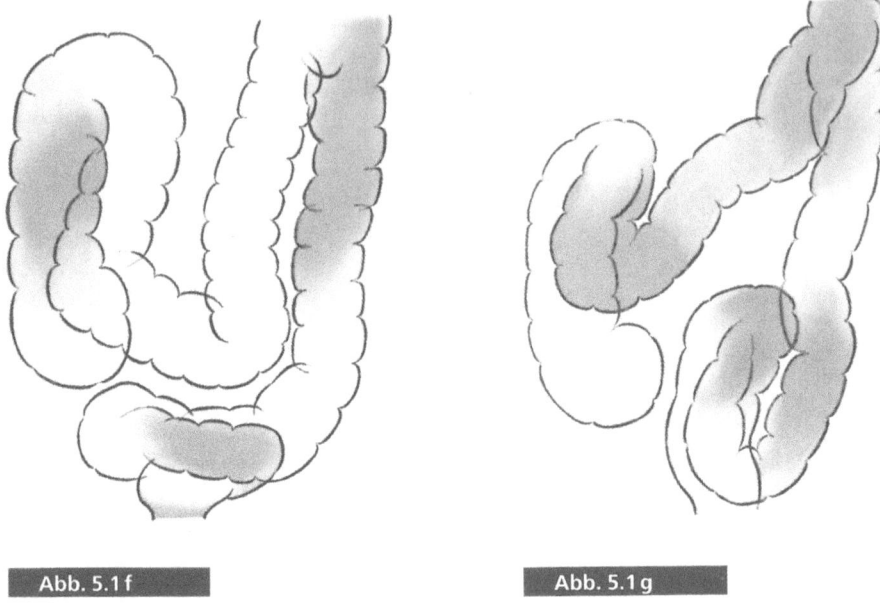

Abb. 5.1 f   Abb. 5.1 g

Fakultative Aufnahme: Abdomenübersicht in Rechtsseitenlage auf dem Buckytisch bei vertikalem Strahlengang. 35×43 cm, 110 kV.

8. Aufnahme: Abdomenübersicht in Rechtsseitenlage am Rasterwandstativ bei horizontalem Strahlengang. 35×43 cm, 90 kV (Abb. 5.1 h).

9. Aufnahme: Abdomenübersicht in Linksseitenlage am Rasterwandstativ bei horizontalem Strahlengang. 35×43 cm, 90 kV (Abb. 5.1 i).

Fakultative Aufnahme: Abdomenübersicht im Stehen am Rasterwandstativ. 35×43 cm, 90 kV (Abb. 5.1 k).

Die fakultaiven Aufnahmen können bei jüngeren Patienten entfallen, wenn alle Zielaufnahmen von guter Qualität sind und wenn auf den Übersichtsaufnahmen keine störenden Überlagerungen zu erwarten sind.

Abb. 5.1 h

Abb. 5.1 i

Abb. 5.1 k

5•2 Orientierende Untersuchung

W.S. Rau

Als Alternative zur Standarduntersuchung, die beim Nachweis von Frühveränderungen und für die Feindiagnostik unübertroffen ist, soll noch ein etwas vereinfachtes Verfahren beschrieben werden, das bei einer Reihe von Institutionen gewählt wird, wenn die Untersuchung nur „chirurgischen Ansprüchen" gerecht werden soll.

Die Vorbereitung des Patienten, die Vorbereitung der Untersuchung durch die MTRA und der Beginn der Kontrastmittelgabe sind mit der Standarduntersuchung identisch. Die wesentliche Abweichung besteht darin, daß auf die Prallfüllung des Colon ascendens und auf die Entleerung überschüssigen Kontrastbreis vor der Luftinsufflation verzichtet wird. Statt dessen wird versucht, von vornherein nur so viel Brei einlaufen zu lassen, wie für die Doppelkontrastdarstellung erforderlich ist. Auch die Umlagerung des Patienten auf den Bucky-Tisch oder an das Rasterwandstativ entfällt, da alle Aufnahmen am Durchleuchtungsgerät angefertigt werden.

Zunächst werden die bei der Standarduntersuchung (s. S. 77) als fakultativ beschriebenen Aufnahmen des Rektums und des Sigmas in Prallfüllung angefertigt (1. und 2. Aufnahme).

Die Abweichung gegenüber der Standardtechnik beginnt dann, wenn die linke Flexur mit Kontrastmittel gefüllt ist. Das vereinfachte Verfahren der „orientierenden Untersuchung" beendet zu diesem Zeitpunkt die Kontrastmittelgabe. Der Verbindungsschlauch wird vom Darmrohr gelöst, so daß überschüssiges, unter Druck stehendes Kontrastmittel in eine bereitgehaltene Nierenschale abfließen kann. Dann wird der Gummiballon an das Darmrohr angeschlossen.

Füllung des Colon transversum

Falls möglich, dreht sich der Patient auf den Bauch, da in dieser Lage das Querkolon entsprechend der Schwerkraft leichter gefüllt wird und erfahrungsgemäß die Sphinkterfunktion vom Patienten besser kontrolliert werden kann. Schwer bewegliche Patienten bleiben in Rechtsseitenlage liegen.

Liegt ein elongiertes, ptotisches Querkolon vor, ist für den Weitertransport des Kontrastmittels die Schwerkraft auszunutzen (und nicht der Druck im Vorratsbehälter oder an der Rollerpumpe exzessiv zu erhöhen); durch Kopftieflage oder Aufrichten des Tisches und durch leichte Drehbewegungen des Patienten ist dem anatomischen Verlauf des Dickdarms zu folgen.

Füllung des Colon ascendens

Hat das Kontrastmittel die rechte Flexur erreicht, dreht sich der Patient in die Boxerstellung zurück. Nun wird weiter Luft insuffliert, bis sich das Colon ascendens zu füllen beginnt. Jetzt wird der Untersuchungstisch um 45° aufgerichtet, damit sich das Zökum mit Kontrastmittel füllt. Der Patient dreht sich einmal auf die linke, einmal auf die rechte Seite und dann auf den Rücken zurück. Der Untersuchungstisch wird senkrecht gestellt.

3. Aufnahme: Querkolon im Doppelkontrast im Stehen. 35 × 35 cm; 85 kV.

Der Patient dreht sich in Boxerstellung.

4. Aufnahme: linke Flexur im Doppelkontrast im Stehen. 24 × 30 cm, hoch; 85 kV.

Jetzt wird der Tisch in Horizontalstellung gekippt und der Patient auf die linke Seite gedreht. Im Rektum (und manchmal auch im Sigma) hat sich wieder Kontrastmittel angesammelt. Dieses überschüssige Kontrastmittel wird in die Nierenschale abgelassen. Der Doppelkontrast wird durch erneute Insufflation von Luft wieder hergestellt. Nun dreht sich der Patient auf den Rücken zurück und wird in Kopftieflage gebracht. Die 5. Aufnahme wird während der Luftinsufflation ausgelöst, da das Sigma sonst zu schnell kollabiert:

5. Aufnahme: Rektum, Sigma und Zökum im Doppelkontrast in Kopftieflage. 35 × 35 cm; 85 kV.

6. und 7. Aufnahme: Zielaufnahme des Sigmas in Boxer- und Fechterstellung in Kopftieflage. 24 × 30 cm, quer, 85 kV.

Nun wird der Tisch horizontal gestellt und der Patient auf die linke Seite gedreht. Unter Durchleuchtung wird er so lange geschaukelt, bis Zökum und Colon ascendens von Kontrastmittel leergelaufen sind. Jetzt wird der Patient so weit in Fechterstellung zurückgedreht, bis sich Zökum, Colon ascendens und rechte Flexur frei projizieren. Ist noch zu viel Kontrastmittel vorhanden, muß die Prozedur in Kopftieflage wiederholt werden.

8. Aufnahme: Zökum, Colon ascendens und rechte Flexur im Doppelkontrast. Aufnahme liegend in Fechterstellung. 24 × 30 cm, hoch; 85 kV.

Ein möglicher Nachteil der *orientierenden Untersuchung* besteht darin, daß die benötigte Kontrastmittelmenge nicht immer genau vorhergesagt werden kann. Während die Entleerung des überschüssigen Bariumbreis kaum Schwierigkeiten macht und nur eine Zeitverzögerung bedeutet, kann zu wenig Kontrastmittel dazu führen, daß das Zökum kein Bariumsulfat erhält und nicht beurteilt werden kann.

Einen weiteren Nachteil stellt der Verzicht auf die Hypotonie dar. Da eine vollständige Kontrastfüllung des Dickdarms nur möglich ist, solange noch kein Spasmolytikum injiziert wurde, und da die Kontrastmittelsäule beim vereinfachten Verfahren durch das Einpumpen von Luft vorwärts getrieben wird, empfinden die Patienten die Untersuchung als unangenehmer im Vergleich zur Luftinsufflation erst nach Gabe von N-Butylscopolamin.

Wegen der geschilderten Nachteile sollte das vereinfachte Verfahren der „orientierenden Untersuchung" daher nur eingesetzt werden, wenn räumliche oder gerätetechnische Einschränkungen die Standarduntersuchung verhindern.

5•3 Untersuchungsgang bei speziellen Fragestellungen

W.S. Rau

Kolonkontrasteinlauf bei Dickdarmileus

Weisen Anamnese und klinische Untersuchung auf einen Darmverschluß hin, ist die ungefähre Lokalisation durch die pathologische Luftverteilung in der Abdomennativaufnahme (s. Abb. 5.4, S. 100) zu ermitteln. Handelt es sich um einen Dickdarmileus, ergibt sich die Indikation zum Kontrasteinlauf. Im Gegensatz zur zuvor beschriebenen Doppelkontrasttechnik wird mit dieser Untersuchung nur die Frage nach Form, Ausmaß und Lokalisation eines stenosierenden Prozesses im Dickdarm beantwortet.

Unabhängig vom Ergebnis des unter Notfallbedingungen durchgeführten Kolonkontrasteinlaufs wegen Dickdarmileus muß hervorgehoben werden, daß jede subtile Beurteilung der Schleimhautoberfläche unmöglich ist. Flache Tumoren, Polypen oder entzündliche Darmwandveränderungen sind nur zu erfassen, wenn der Einlauf in Doppelkontrasttechnik wiederholt werden kann.

Liegt eine hochgradige Stenose (z. B. durch Tumor) vor, derentwegen der Patient umgehend operiert werden muß, ist es erforderlich, den oralen, proximal der Stenose gelegenen Darmabschnitt in Doppelkontrasttechnik zu kontrollieren, bevor der Patient das Krankenhaus verläßt: Unter Notfallbedingungen ist ja schon die Darmreinigung proximal der Stenose undurchführbar. Der dilatierte, mit Stuhlresten gefüllte Darmabschnitt würde durch Kontrastmittel- und Luftgabe nur noch mehr aufgebläht werden und trotzdem keine diagnostische Aussage zulassen. Diese Unzulänglichkeit, die durch die Art der Untersuchung bedingt ist, muß im Befund hervorgehoben werden.

Merke!

Der Kolonkontrasteinlauf in Einfachkontrasttechnik unter Notfallbedingungen dient nur zur Abklärung des klinischen Verdachts auf Dickdarmileus. Die Feindiagnostik bleibt der Wiederholungsuntersuchung in Doppelkontrasttechnik vorbehalten.

Vorbereitung

Irrigatorsystem ohne Pumpvorrichtung, Doppelkugeldarmrohr, Klemme, Verbindungsstücke, reichlich Zellstoff, 1 Tube mit Vaseline. Ein Darmrohr mit Ballonabdichtung darf nur in Sonderfällen bei extremer Sphinkterinsuffizienz mit äußerster Sorgfalt verwendet werden (Einschränkungen s. S. 70). Die Perforationsgefahr ist zu vermindern, indem der Beutel zwischenzeitlich immer wieder einmal abgesenkt wird (Technik des „Schwenkeinlaufs").

500 ml Bariumsulfatfertigsuspension (Flasche vorher gut schütteln) oder vorhandenes am Vortag oder spätestens 1 h vorher zubereitetes Standardkontrastmittel mit 500 ml heißem Wasser vermischen, so daß die verdünnte Suspension handwarm ist. Dieses Gemisch wird in das Irrigatorsystem eingefüllt. Keinesfalls darf der Bariumbrei im Irrigator selbst zubereitet werden: unverdünntes, hochviskoses Bariumsulfat im Verbindungsschlauch erschwert sonst unnötig die Anfangsphase des Einlaufens. Bei lokaler Abwehrspannung als Hinweis auf eine umschriebene Peritonitis ist wasserlösliches Kontrastmittel (ca. 150 mg J/ml) zu benutzen.

■ Kontraindikationen

Generalisierte Abwehrspannung, die eine diffuse Peritonitis anzeigt (s. S. 70) oder Nachweis freier Luft.

Vorbereitung des Patienten

Hoher Reinigungseinlauf.

Cave!

Verdacht auf Perforation!

Ärztliche Aufgaben

Kurze Anamnese, Inspektion, Palpation und Auskultation des Abdomens durch den Untersucher. Digitale Untersuchung des Rektums. Beurteilung der Abdomennativaufnahme (s. Vorsichtsmaßregeln).

Merke!

Kein Notfallkontrasteinlauf ohne Abdomennativaufnahme!

Die Lokalisation des Verschlusses oder der Stenose wird abgeschätzt, um einen Anhalt für die benötigte und zulässige Kontrastmittelmenge zu gewinnen, mit der das Hindernis zu erreichen ist.

Untersuchungsgang

Der Patient wird im Durchleuchtungsgerät auf die linke Seite gelagert. Rektale Untersuchung und Einführen des Darmrohrs. Das Irrigatorsystem wird angeschlossen. Der Untersucher nimmt den Behälter mit Kontrastmittel in die eine Hand und bedient mit der anderen das Durchleuchtungsgerät. Unter Durchleuchtungskontrolle läßt er eine kleine Menge Kontrastmittel in das Rektum einlaufen, korrigiert ggf. die Lage der Darmrohrspitze und füllt nun durch Anheben des Kontrastmittelbehälters das Rektum bis zum Beginn des Sigmas. Ist das *Rektum gefüllt*, erfolgt die:

1. Aufnahme: Rektum seitlich, 24 × 30 cm, hoch, scharf eingeblendet (Sakrumvorderwand muß sichtbar sein); 110 kV.

Sofort nach der Aufnahme wird der Kontrastmittelbehälter etwas abgesenkt und der Patient um 45° zurück in die Fechterstellung gedreht. Das weitere Einlaufen des Kontrastmittels in den jetzt nur noch von Peritoneum bedeckten Darm ist unter strengen *Vorsichtsmaßregeln* durchzuführen:

1. Der Behälter darf nur 60–80 cm (höchstens jedoch 1 m) über Tischniveau angehoben werden.
2. Während des Einlaufens ist die Spitze der Kontrastmittelsäule unter Durchleuchtung zu verfolgen.
3. Unmittelbar nach einer Aufnahme ist der Kontrastmittelbehälter sofort zu senken, damit das Kontrastmittel während des Kassettenwechsels nicht unkontrolliert weiter einläuft.
4. Ist die Stenose erreicht, soll sie nur von wenigen Milliliter Kontrastmittel passiert werden, um Lokalisation, Länge und Form bestimmen zu können. Bei hochgradigen Stenosen darf jedoch ein Übertritt in den proximalen Darmabschnitt nicht mit hohen Drücken erzwungen werden.
5. Tritt das Kontrastmittel ohne übermäßigen Druck leicht in den proximalen Darmabschnitt über, ist es unter Notfallbedingungen dennoch nicht sinnvoll, das gesamte restliche Kolon bis zum Zökum zu füllen (Stuhlverunreinigungen; keine Feindiagnostik der Schleimhaut möglich).
6. Beim *Volvulus* zeigt bereits die Nativaufnahme einen typischen Befund: eine einzelne Dickdarmschlinge, die aus dem kleinen Becken aufsteigt, ist stark überbläht und weist 2 Flüssigkeitsspiegel auf. Im Vergleich dazu sind die proximal davon gelegenen Darmabschnitte auffallend gering dilatiert. Bei der Kontrastdarstellung bricht die Kontrastmittelsäule mit einer konisch zulaufenden Spitze – gelegentlich sogar spiralförmig – ab. Eine Füllung der Stenose über ihre gesamte Länge ist prinzipiell nicht möglich.
7. Beim geringsten Verdacht auf Perforation ist der Kontrastmittelbehälter sofort auf Fußbodenniveau abzusenken; unter Ausnutzung der Schwerkraft wird das Kontrastmittel im Verbindungsschlauch einen Sog auf die im Darm befindliche Flüssigkeit ausüben.

Ist das *Sigma gefüllt*, wird die nächste Aufnahme ausgelöst:

2. Aufnahme: Sigma im Liegen in Fechterstellung. 35 × 35 cm; 85 kV.

Die Kontrastmittelsäule wird weiter verfolgt, bis das Hindernis erreicht ist und wenige Milliliter Kontrastmittel (falls möglich) in den proximalen Darmabschnitt übergetreten sind.

3. Aufnahme: Übersicht über Stenose und distalen Darmabschnitt in Rückenlage. 35 × 35 cm; 85 kV.

(Die 3. Aufnahme entfällt, wenn die Stenose bereits im Sigma nachzuweisen war.)

4. und 5. Aufnahme: Zielaufnahmen der Stenose in 2 zusätzlichen Projektionen. 24 × 30 cm, quer, zweigeteilt; 85 kV.

Sind die Reinigungsprozeduren ohne ausreichenden Erfolg geblieben, insbesondere wenn statt eines hohen Einlaufs nur ein Klysma verabfolgt wurde, können Kotballen bereits vor Erreichen der Stenose das Einlaufen des Kontrastmittels stark behindern. Keinesfalls darf jetzt der Druck im System erhöht werden (niemals mehr als 100 cm über Tischniveau!). Wegen der erhöhten Perforationsgefahr und Strahlenbelastung muß der Darm zunächst besser gereinigt werden; dies wird beim schwerkranken Patienten auf dem Untersuchungstisch selbst vorgenommen, indem man das Kontrastmittel nach Art eines Schwenkeinlaufs wieder ablaufen läßt. Erlaubt es jedoch der Allgemeinzustand des Patienten, sollte die zusätzliche Darmreinigung auf der Station erfolgen.

In seltenen Fällen kann es vorkommen, daß die Abdomennativaufnahme Hinweise auf eine organische Stenose gibt, beim Kontrasteinlauf jedoch keine Enge nachgewiesen werden kann. Auch in diesen Fällen ist es nicht erforderlich, das komplette Kolon mit Kontrastmittel zu füllen. Die Untersuchung ist zu beenden, wenn die Region der auf der Nativaufnahme vermuteten Stenose sicher passiert ist; z. B. reicht es bei Verdacht auf Passagebehinderung im Sigma völlig aus, den Dickdarm bis zur linken Flexur darzustellen.

Sind die erforderlichen Aufnahmen angefertigt, wird ein möglichst großer Teil des Kontrastmittels durch Absenken des Behälters unter Tischniveau und durch geeignetes Umlagern des Patienten wieder abgelassen.

Sind die Ileussymptomatik und die pathologische Luftverteilung auf der Abdomennativaufnahme mit einer lokalisierten Abwehrspannung verbunden, muß statt verdünnten Bariumsulfats wegen der Gefahr einer drohenden – oder bereits eingetretenen, aber gedeckten – Perforation wasserlösliches Kontrastmittel benutzt werden. Ist freie Luft im Abdomen nachweisbar, hat jede Kontrastdarstellung zu unterbleiben. Jeder Kontrastmittelaustritt aus dem Dickdarm weist nicht nur eine Perforation nach, sondern bedeutet die massive Verschleppung von hochinfektiösem Darminhalt in die Peritonealhöhle. Wasserlösliche Kontrastmittel und Bariumsulfat sind in dieser Hinsicht gleich schlimm! Bariumsulfat besitzt jedoch zusätzlich noch einen chemisch-inflammatorischen Effekt auf das Peritoneum und bildet ein Bakterienreservoir. Daher ist die Peritonitis durch Bariumsulfat besonders gefürchtet.

Wird ein Kontrasteinlauf unter Verwendung von wasserlöslichem Kontrastmittel durchgeführt, sind dieselben Aufnahmen anzufertigen, wie beim Notfallkontrasteinlauf mit verdünntem Bariumsulfat.

Kolonkontrasteinlauf bei Verdacht auf Invagination

Die Invagination ist eine Erkrankung des Kindesalters und weist eine relativ typische klinische Symptomatik auf: plötzliche, kolikartige Bauchschmerzen, die sich in ihrer Intensität nach langsam steigern. Zunächst weiche Bauchdecken mit walzenförmiger Resistenz, blutiger Schleim bei der rektalen Untersuchung. Bei hoch sitzenden Formen: Nausea und Erbrechen. Die Intussuszeption läßt sich in der Regel mittels Sonographie beweisen.

Ist die Diagnose einer Invagination aufgrund des klinischen Befundes und der Sonographie eindeutig, kann von einem pädiatrisch erfahrenen Radiologen die Desinvagination mittels vorsichtiger, druckkontrollierter Insufflation von Luft oder CO_2 versucht werden (die Verwendung von Flüssigkeit – z. B. verdünntem Kontrastmittel – wird von pädiatrischen Radiologen nur noch selten empfohlen). Da jeder Desinvaginationsversuch mit dem Risiko der Darmperforation verbunden ist, darf dieser Eingriff nur nach Absprache mit dem kompetenten Pädiater oder Chirurgen durch einen Fachradiologen durchgeführt werden. Das Einverständnis der Eltern ist einzuholen.

Der Versuch der Desinvagination darf jedoch nur innerhalb der ersten 6 bis maximal 12 Stunden erfolgen. Bei länger bestehender Symptomatik kommt es durch die Drosselung der Blutzirkulation zur Darmgangrän. Nach 12 Stunden hat die chirurgische Intervention eindeutig Vorrang. Auch bei Hinweisen auf eine lokale oder diffuse Peritonitis haben ein Desinvaginationsversuch oder ein diagnostischer Kolonkontrasteinlauf zu unterbleiben [3].

> **Merke!**
>
> Je länger eine Invagination besteht, desto größer ist die Gefahr der Ischämie, Gangrän oder Perforation.

Der Kolonkontrasteinlauf ist nur bei diagnostischen Zweifeln indiziert, speziell bei Patienten im Erwachsenenalter.

▮ Nativaufnahme

Die Abdomennativaufnahme zeigt die überblähten Darmschlingen proximal der Invagination. Die *Sonographie* ist aussagekräftiger, denn sie gibt auch Auskunft über die Länge der Intussuszeption.

Vorbereitung

Bei Erwachsenen mit unklarer Diagnose vorsichtiger Reinigungseinlauf, der gelegentlich auch schon therapeutisch wirkt. Bei Kindern kein Einlauf.

Beim diagnostischen Kontrasteinlauf ohne Hinweis auf Peritonitis wird fertige Bariumsulfatsuspension 1:1 mit heißem Wasser verdünnt, so daß die fertige Suspension handwarm ist. Das verdünnte Kontrastmittel wird in ein Irrigatorsystem gefüllt.

Bei Kindern sind Nelatonkatheter Ch. 12–25 mit entsprechendem Verbindungsstück bereitzuhalten. 1 Tube mit Vaseline. *Keine* Pumpvorrichtung, *kein* Ballonkatheter.

Untersuchungsgang bei diagnostischer Fragestellung

Das Darmrohr wird vorsichtig eingeführt und der Kontrastmittelbehälter angeschlossen. Männliche Patienten erhalten sofort einen Gonadenschutz (Hodenkapsel). Unter intermittierender Durchleuchtungskontrolle wird das Einfließen des Kontrastmittels zunächst in Fechterstellung verfolgt. Der Behälter darf nicht höher als 80 bis höchstens 100 cm über das Niveau der Tischplatte erhoben werden. Ist das Sigma passiert, dreht sich der Patient auf den Rücken zurück. Jetzt wird das kleine Becken bei Mädchen und Jungen mit einer kleinen Bleischürze abgedeckt. Die Spitze der Kontrastmittelsäule wird unter intermittierender, jeweils nur sekundenlanger Durchleuchtung verfolgt. Das Feld ist möglichst klein eingeblendet. Ein kokardenförmiger Stopp des Kontrastmittels zeigt die Spitze des Invaginats an (Abb. 5.2). Jetzt wird die 1. Aufnahme angefertigt:

1. Aufnahme: orientierende Übersichtsaufnahme des Abdomens, um die Spitze des Invaginats zu lokalisieren und den aboralen Darm darzustellen. 18 × 24 oder 24 × 30 cm, hoch; 75 kV.

Besteht keine Kontraindikation für den Versuch einer Reposition, und sind nicht mehr als 6–12 h nach Beginn der Beschwerden vergangen, kann jetzt im Einverständnis mit dem Chirurgen die *Desinvagination* versucht werden: Durch vorsichti-

Abb. 5.2

Kolonkontrasteinlauf bei Invagination: Der vorderste Punkt des Intussuszeptums stellt sich als Kokarde dar ges Heben und Senken (Schwenkeinlauftechnik), des Kontrastmittelbehälters wird auf das Invaginat Druck ausgeübt, so daß es langsam zurückgleitet.

Ist nach den ersten Versuchen überhaupt keine Bewegung des Intussuszeptums zu erkennen, darf der Druck keinesfalls erhöht werden. Der Kontrastmittelbehälter darf nie höher als 1 m über Tischniveau gehalten werden. Der Patient ist in diesem Fall sofort der chirurgischen Therapie zuzuführen. Gleitet das Invaginat langsam zurück, ist dieser Vorgang weiter durchzuführen, bis das Zökum prall mit Kontrastmittel gefüllt ist. Nach Grob ist die vollständige Desinvagination erst bewiesen, wenn sich das terminale Ileum kontrastiert hat. Auch wenn am Beginn der Repositionsversuche ein Zurückgleiten des Invaginats erreicht werden kann, ist es möglich, daß die Reposition durch den Kontrasteinlauf unvollständig und damit erfolglos bleibt.

Während die Invagination bei Kindern in der Regel spontan auftritt, ist bei *Erwachsenen* meist ein intraluminaler Tumor der auslösende Faktor.

Gelingt beim Erwachsenen zwar die Reposition, nicht aber der Tumornachweis, ist die Untersuchung nach einem angemessenen Intervall in Doppelkontrasttechnik zu wiederholen.

Kolonkontrasteinlauf bei Hernien

Der Kolonkontrasteinlauf soll in der Regel durchgeführt werden, um eine intraabdominale Raumforderung – und damit eine „symptomatische Hernie" – auszuschließen. Bei größeren Hernien soll festgestellt werden, ob Darmschlingen vorgefallen sind und ob es sich ggf. um Dünndarm- oder Dickdarmanteile handelt.

Anamnese

Zeitpunkt des ersten Auftretens? Reposition möglich? Behandlungsversuche? Bruchband? Stuhlunregelmäßigkeiten? Blutbeimengungen im Stuhl? Nahrungsabhängige Schmerzen? Tumorzeichen?

Körperliche Untersuchung

Inspektion und Palpation des Abdomens. Größenbestimmung der Bruchpforte. Sind Narben vorhanden? Druckschmerz? Resistenz? Abwehrspannung? Pathologische Peristaltik? Ist eine Reposition möglich?

Bei dieser Voruntersuchung, die ggf. zusammen mit einem erfahrenen Kollegen durchgeführt werden muß, ist zu klären, ob es sich um eine reponible, irreponible oder inkarzerierte Hernie handelt.

Vorbereitung

Bestehen bei einer Hernie keine Hinweise auf eine Inkarzeration und ist der Patient sonst beschwerdefrei, wird die übliche gründliche Vorbereitung mit Rizinusöl durchgeführt (s. S. 71). Hat der Patient bis zum Untersuchungszeitpunkt Zeichen der

Inkarzeration entwickelt, entfallen sowohl Vorbereitung wie auch Kontrasteinlauf, da eine sofortige Operationsindikation besteht. Am Beginn der Röntgenuntersuchung wird bei kleinen Hernien der Bruchsack mit einer Bleikugel markiert.

Reponible Hernien

Der Kontrasteinlauf wird mit reponierter Hernie durchgeführt, wobei der Patient die Bruchpforte in allen Phasen der Untersuchung mit einer Hand sichern muß. Die Untersuchung ist in Doppelkontrasttechnik durchzuführen.

Irreponible Hernien

Bei Hernien mit enger Bruchpforte, die aufgrund von Verwachsungen oder wegen ihrer Größe nicht in das Abdomen zurückverlagert werden können, muß mit Komplikationen bei der Kontrastmittelfüllung gerechnet werden. Ein Schenkel der herniierten Darmschlinge kann so überdehnt werden, daß er im Bereich der Bruchpforte den anderen Schenkel abklemmt: Ileus, Inkarzeration oder Drosselung der Durchblutung sind mögliche Folgen. Daher darf die Darstellung des oral der Hernie gelegenen Darmabschnitts nicht erzwungen werden. Der Untersucher darf das Kontrastmittel nur so lange einlaufen lassen, wie es ohne Widerstand und nennenswerte Druckerhöhung fließt. Die Untersuchung wird in Doppelkontrasttechnik durchgeführt, wobei Kontrastmittel und Luft sparsam zu verwenden sind. Bei enger Bruchpforte verbietet sich eine Luftinsufflation.

Inkarzerierte Hernien

Besteht eine lokale oder generalisierte Abwehrspannung, insbesondere bei einer irreponiblen oder akut aufgetretenen Hernie, ist eine Inkarzeration anzunehmen und der Chirurg hinzuzuziehen.

Merke!

Beim Verdacht auf eine inkarzerierte Hernie ist der Kolonkontrasteinlauf kontraindiziert.

Kontrastdarstellung des operierten Dickdarms

Ärztliche Aufgaben

Der Untersucher muß sich über die durchgeführte Operation, eventuelle technische Besonderheiten und die Lage von Anastomosen oder Stomata informieren.

Anamnese

Zeitpunkt der Operation? Postoperative Beschwerden? Stuhlunregelmäßigkeiten? Blutbeimengungen im Stuhl? Allgemeine Tumorzeichen?

Körperliche Untersuchung

Inspektion und Palpation des Abdomens, Narben? Narbenhernien? Lage eines eventuellen Stomas? Einläufiges oder doppelläufiges Stoma? Prolabiertes oder zurückgesunkenes Stoma? Anus naturalis vorhanden? Abdominale oder perineale Fisteln? Abdominaler oder perinealer Spontan- oder Druckschmerz? Lebergröße? Aszites? Pathologische Darmgeräusche? Ein Anus praeter ist vorsichtig mit dem kleinen Finger auszutasten, um Richtung, Verlauf und Weite der ausgeleiteten Darmschlinge (Darmschlingen) zu bestimmen.

Vorbereitung

Bei der *ersten postoperativen* Kontrolle einer primären Dickdarmanastomose sind keine besonderen Abführmaßnahmen erforderlich. Verwendet wird verdünntes, handwarmes, wasserlösliches Kontrastmittel (ca. 150 mg J/ml). Kein Doppelkontrast! Bei *Spätkontrollen* nach primärer Dickdarmanastomose und nach Anlegen eines Anus praeter müssen die Abführmaßnahmen in der Regel nicht so rigoros durchgeführt werden wie bei Patienten mit intaktem Dickdarm. Die Menge der Laxantien und die Dauer der Nüchternheit richten sich nach der Länge des noch erhalten gebliebenen Dickdarms. Bei einem doppelläufigen Anus praeter ist der ausgeschaltete aborale Schenkel 2 h vor der Untersuchung vom Anus naturalis aus mit einem Klysma vorzubereiten. Soll vom Anus praeter aus eine Kontrastmittelfüllung erfolgen, ist statt eines Darmrohrs ein weicher (urologischer) Gummiballonkatheter (Ch. 20–24) zu verwenden.

(Primäre) Dickdarmanastomose

Erste postoperative Kontrolle

Das Darmrohr muß mit besonderer Vorsicht eingeführt werden, da es sich u. U. um eine tiefe Anastomose handeln kann (durch spezielle Nahttechniken ist es inzwischen möglich, eine Anastomose wenige Zentimeter oberhalb des Analrings anzulegen). Ein Ballonsystem sollte nicht verwendet werden. Die Untersuchung erfolgt mit verdünntem, handwarmem, wasserlöslichem Kontrastmittel (ca. 150 mg J/ml). Dargestellt wird nur der Darm bis knapp proximal der Anastomose im Einfachkontrast. Die höher gelegenen Darmabschnitte sollen nicht gefüllt werden, um eine unnötige Druckbelastung der Anastomose zu vermeiden. Das Einlaufen des Kontrastmittels muß unter den üblichen Vorsichtsmaßregeln im Hinblick auf eine mögliche Nahtinsuffizienz durchgeführt werden, d. h. der Untersucher nimmt den Behälter mit Kontrastmittel in die eine Hand und bedient das Durchleuchtungsgerät mit der anderen. Ist ein Kontrastmittelaustritt zu erkennen, muß das System sofort auf Fußbodenhöhe abgesenkt werden (s. S. 88).

Spätkontrollen

Die Untersuchung ist mit Bariumsulfat in Doppelkontrasttechnik und Hypotonie durchzuführen. Dabei wird die gleiche Technik wie beim nichtoperierten Patienten angewandt (s. S. 71), d. h. Kontrastmittel und Luft dürfen eingepumpt werden. Der Untersucher muß sich über die Länge des noch erhaltenen Kolons informiert haben, da um so weniger Kontrastmittel und Luft verwendet werden dürfen, je kürzer der Restdickdarm ist. Die Aufnahmefolge ist grundsätzlich identisch mit der der Doppelkontrastuntersuchung beim nichtoperierten Patienten. Die Zahl der Aufnahmen ist entsprechend den resezierten Darmanteilen zu reduzieren. Wurde die Anastomose im Sigma angelegt und weist die erste postoperative Kontrolle auf die Möglichkeit von Überlagerungen hin, muß zunächst die Anastomose im Doppelkontrast herausgearbeitet werden, bevor der restliche Dickdarm mit Kontrastmittel gefüllt wird (s. S. 78).

Ileokolische Anastomose

Als Kontrastmittel wird bei primärer ileokolischer Anastomose unmittelbar postoperativ wasserlösliches Kontrastmittel im Einfachkontrast, bei Spätkontrollen Bariumsulfat in Doppelkontrasttechnik und Hypotonie verwendet. Mit geringem Druck dürfen nur kleine Kontrastmittelmengen einlaufen, damit nicht unnötig viele Dünndarmschlingen gefüllt werden. Die Aufnahmefolge ist im Prinzip identisch mit der Doppelkontrastuntersuchung beim nichtoperierten Patienten. Die Zahl der Aufnahmen ist entsprechend der Länge der resezierten Dickdarmabschnitte zu reduzieren.

Anlage eines endständigen Anus praeter

Die Untersuchung wird in der Regel nicht unmittelbar postoperativ, sondern bei Spätkontrollen durchgeführt. Deshalb wird als Kontrastmittel Bariumsulfat verwendet. Die Anwendung einer Pumpvorrichtung verbietet sich.

Ein weicher urologischer Ballonkatheter Ch. 20–24 wird zunächst auf seine Funktionsfähigkeit geprüft. Mit einer 20-ml-Spritze wird so viel Luft injiziert, bis sich der Ballon auf einen Durchmesser von 3–4 cm entfaltet. Dieses Volumen muß sich der Untersucher merken. Nun wird die Spritze vom Ventil entfernt, um zu testen, ob der Ballon luftdicht verschlossen ist. Anschließend wird die Luft wieder abgelassen, um den Katheter einführen zu können.

Die Katheterspitze wird mit Vaseline bestrichen und vorsichtig in das endständige Kolostoma eingeführt. Konnten die ersten 10 cm des Katheters ohne Widerstand hineingeschoben werden, wird der Ballon mit der zuvor ermittelten Luftmenge aufgeblasen, so daß er einen Durchmesser von 3–4 cm erreicht. Mit Hilfe eines Irrigatorsystems werden ca. $^2/_3$ des erhalten gebliebenen Dickdarms prall mit Kontrastmittel gefüllt.

1. Aufnahme: Übersichtsaufnahme des Restkolons in Prallfüllung in Rückenlage. 35 × 35 cm; 85 kV.

Nun wird die Verbindung zum Kontrastmittelbehälter gelöst, damit sich unter Druck stehendes Kontrastmittel aus dem Katheter entleeren kann. Dann werden 40 mg (2 Amp.) N-Butylscopolamin injiziert. Mit Hilfe eines Gummiballons wird soviel Luft über den Katheter insuffliert, bis sich das gesamte Kolon im Doppelkontrast darstellt (s. S. 80).

2. Aufnahme: Übersichtsaufnahme des Restkolons im Doppelkontrast in Rückenlage.

Eventuell werden eine Übersichtsaufnahme im Stehen und notwendige Zielaufnahmen angeschlossen.

Sollten sich Kontrastmittel oder Luft trotz des aufgeblasenen Katheterballons aus dem Stoma entleeren, darf der Ballon keinesfalls über einen Durchmesser von 4 cm hinaus aufgedehnt werden. Der Patient erhält grundsätzlich einen Ballen Zellstoff in die Hand und wird aufgefordert, das Stoma durch den Druck seiner Hand zu verschließen. Das Einlaufen des Kontrastmittels wird unter Ausnutzung der Schwerkraft durch entsprechende Lagerung des Patienten erleichtert.

■ Komplikationen

Da bei der Kolostomie der Dickdarm in ein künstlich geschaffenes Loch der Bauchwand eingenäht wird, ergeben sich besondere Komplikationsmöglichkeiten:

1. *Via falsa.* Besonders bei adipösen Patienten gleitet manchmal das Darmende in die Tiefe zurück. Beim Einführen des Darmrohrs ist daher besondere Vorsicht geboten, wenn die Dickdarmschleimhaut nicht als aufgespannter, samtig-roter Trichter zu erkennen ist.
2. *Abreißen der Darmwand am Stoma.* Beim groben Manipulieren, übermäßigen Aufblasen des Ballons oder gewaltsamen Überwinden von Knickstellen im Verlauf des Darmlumens können die relativ zarten Nähte, die das Darmende in der Bauchwand fixieren, abreißen. Auch ein Teil der Darmwand kann einreißen, wenn nicht behutsam genug vorgegangen wird.
3. *Perforation.* Die Perforationsgefahr nimmt in dem Maße zu, in dem der Ballon des Katheters übermäßig aufgeblasen wird. Ein hermetischer Abschluß ist auch mit Hilfe des Ballons nicht zu erreichen und sollte prinzipiell nicht angestrebt werden.

Merke!

Der in einen Anus praeter eingeführte Ballonkatheter kann und darf nicht komplett abdichten, sondern soll nur einen Reflux im Schwall verhindern. Die saubere Abdichtung wird vom Patienten mit einem Zellstoffballen vorgenommen.

Anlage eines doppelläufigen Anus praeter

Der Untersucher muß sich informiert haben, aus welchem Grund der doppelläufige Anus angelegt wurde (als Notfallmaßnahme bei mechanischem Ileus, wenn akut keine ausreichende Diagnostik, keine operative Revision oder kein großer chirurgischer Eingriff durchführbar waren; zum Schutz einer Dickdarmanastomose nach Resektion; als palliativer Eingriff, wenn eine Resektion nicht durchführbar war).

Eine unmittelbar postoperative Kontrastdarstellung entfällt in der Regel. Bei Spätkontrollen ist zuerst der aborale Schenkel darzustellen: Prüfung der ausreichenden Weite und Suffizienz einer Dickdarmanastomose nach Resektion, oder aber morphologische Abklärung des mechanischen Hindernisses, das zur Operation führte.

Füllung des aboralen Schenkels

Der Patient sollte 2 h vor der Untersuchung ein Klysma über den Anus naturalis erhalten. Die Kontrastmittelfüllung erfolgt nicht vom Anus praeter, sondern vom Anus naturalis aus. Eine längere Inaktivität des ausgeschalteten Darmabschnitts führt zu Atrophie und Schrumpfung. Die digitale Untersuchung des Anus naturalis und das Einführen des Darmrohrs (Ch. 25) müssen daher besonders behutsam erfolgen. Als Kontrastmittel wird regulärer, allenfalls minimal verdünnter Bariumbrei benutzt, um eine Doppelkontrastdarstellung zu ermöglichen. Allerdings darf keine Pumpvorrichtung benutzt werden. Zunächst wird ein Irrigatorsystem an das Darmrohr angeschlossen und der ausgeschaltete Schenkel in seiner gesamten Länge in Prallfüllung dargestellt. Während das Kontrastmittel einläuft, muß der Patient den Anus praeter mit einem Zellstoffballen abdichten.

1. Aufnahme: Prallfüllung des aboralen Schenkels in flacher Rückenlage oder Fechterstellung. 35 × 35 cm; 85 kV.

Nun wird die Verbindung zum Irrigatorsystem gelöst und das Kontrastmittel aus dem Rektum in eine bereitgehaltene Nierenschale abgelassen. Nach Anschluß eines Gummiballons wird so lange Luft insuffliert, bis sich der gesamte aborale Schenkel im Doppelkontrast darstellt. Während dieses Manövers muß der Patient den Anus praeter wieder mit einem Zellstoffballen abdichten.

Falls der Kolostomiebeutel nicht entfernt wurde, ist er so zu lagern, daß sich darin angesammeltes Kontrastmittel nicht über den zu untersuchenden Kolonabschnitt projiziert.

2. Aufnahme: Übersicht über den aboralen Kolonschenkel in Doppelkontrast in flacher Rückenlage oder Fechterstellung. 35 × 35 cm; 85 kV.

3. und 4. Aufnahme: Zielaufnahmen der Anastomose oder des Passagehindernisses im Doppelkontrast in 2 zusätzlichen Projektionen. 24 × 30 cm, quer, zweigeteilt; 85 kV.

Spezielles Vorgehen bei vollständigem Verschluß

Kann ein Passagehindernis im aboralen Schenkel nicht vom Anus naturalis aus überwunden werden, wird keine Luft insuffliert. Statt dessen wird simultan vom

Anus praeter aus Kontrastmittel instilliert, um Form und Länge des Verschlusses im Einfachkontrast zu bestimmen. Zu diesem Zweck ist der Anus praeter zunächst vorsichtig zu untersuchen: Mit dem *kleinen Finger* sind der zuführende und der abführende Schenkel vorsichtig auszutasten.

Für das Einführen des Ballonkatheters in den abführenden Schenkel gelten prinzipiell die gleichen Kautelen wie beim endständigen Anus praeter (s. S. 96). Allerdings darf der Ballon maximal nur auf einen Durchmesser von 2 cm aufgeblasen werden.

Ist der gesamte ausgeschaltete Darmabschnitt zu beiden Seiten des Hindernisses kontrastiert, wird zunächst eine Übersichtsaufnahme angefertigt:

1. Aufnahme: Übersicht des simultan gefüllten, ausgeschalteten Kolonabschnitts im Einfachkontrast in flacher Rückenlage oder Fechterstellung. 35 × 35 cm; 85 kV.

2. und 3. Aufnahme: Zielaufnahmen des Passagehindernisses in 2 zusätzlichen Projektionen. 24 × 30 cm, quer, zweigeteilt; 85 kV.

Füllung des oralen Schenkels

Vor Rückverlagerung eines doppelläufigen Anus praeter ist neben dem aboralen auch der orale Schenkel mit Kontrastmittel darzustellen. Da Durchgängigkeit, Suffizienz und Rezidivfreiheit der Anastomose im Vordergrund stehen, wird der aborale Schenkel vom Anus naturalis aus zunächst gefüllt. Sind die beschriebenen Aufnahmen angefertigt, wird ein weicher, urologischer Ballonkatheter in die Öffnung des oralen Schenkels unter den beschriebenen Kautelen eingeführt (s. S. 95). Der Ballon wird bis zu einem maximalen Durchmesser von 3–4 cm aufgeblasen. Als Kontrastmittel dient regulärer, allenfalls minimal verdünnter Bariumbrei, der über ein Irrigatorsystem einläuft.

1. Aufnahme: Oraler Schenkel des Kolons, einschließlich Zökum, in Prallfüllung in Rückenlage. 35 × 35 cm; 85 kV.

Müssen im oralen Schenkel entzündliche oder tumoröse Schleimhautveränderungen ausgeschlossen werden, wird nach dem Prallbild das Kontrastmittel abgelassen, ein Gummiballon angeschlossen und die 2. Aufnahme als Doppelkontrastdarstellung angefertigt.

2. Aufnahme: Oraler Schenkel des Kolons, einschließlich Zökum, im Doppelkontrast in Rückenlage. 35 × 35 cm, 85 kV.

Abschließend wird der Katheter aus dem oralen Schenkel entfernt. Das Abdomen des Patienten und der Untersuchungstisch werden sorgfältig von Kontrastmittelresten gereinigt, und die 3. Aufnahme wird angefertigt.

3. Aufnahme: Lagebeziehung des zu- und abführenden Schenkels in flacher Rückenlage (meist handelt es sich schon um ein Schleimhautbild). 35 × 35 cm; 85 kV.

■ **Kontraindikationen**

Kontraindikation für einen Kolonkontrasteinlauf ist das akute Abdomen mit den Zeichen der Peritonitis. Da bei jedem Patienten mit einem akuten Abdomen zunächst eine Abdomennativaufnahme angefertigt wird, sollte diese Aufnahme benutzt werden, um für das weitere Vorgehen die Weichen zu stellen: Die *Abdomennativaufnahme* ist nur bei Patienten in gutem Allgemeinzustand im Stehen anzufertigen. Dabei hat es keinen Sinn, einen geschwächten Patienten nur kurz aufzurichten oder den Kipptisch nicht völlig senkrecht zu stellen. Vor einer Abdomennativaufnahme im Stehen muß der Patient mindestens 1 min gestanden haben! Verträgt er die orthostatische Belastung nicht, wird die Aufnahme in Linksseitenlage im horizontalen Strahlengang angefertigt, wobei ebenfalls mindestens 1 min vom Beginn der Lagerung bis zum Augenblick der Aufnahme verstreichen muß. In zahlreichen Institutionen wird diese Aufnahme in Linksseitenlage bei horizontalem Strahlengang grundsätzlich durchgeführt. Wird die 1minütige Lagerung in der Hektik des akuten Krankheitsgeschehens verkürzt oder unterlassen, entziehen sich kleine Mengen freier Luft dem Nachweis. Aber selbst wenn unter Einhaltung dieser Kautelen keine freie Luft erkennbar ist, darf eine Perforation nicht als endgültig ausgeschlossen gelten (Treffsicherheit höchstens 90%!).

Neben der Aufnahme in Linksseitenlage bei horizontalem Strahlengang muß noch eine Abdomennativaufnahme in flacher Rückenlage angefertigt werden. Da die Abdomenübersichtsaufnahme im Stehen so hoch eingestellt sein muß, daß die Zwerchfellkuppeln auf keinen Fall abgeschnitten sind, kann die Übersicht über die Darmschlingen im Stehen oft unvollkommen sein. In diesem Fall sollte ebenfalls eine tiefer eingestellte Übersichtsaufnahme des Abdomens in flacher Rückenlage angeschlossen werden.

Besteht eine Ileussymptomatik, läßt die Nativaufnahme eine gewisse Differenzierung zu, um zwischen einem mechanischen und einem paralytischen Ileus zu unterscheiden (Abb. 5.3). Die Beurteilung einer Abdomennativaufnahme beim akuten Abdomen ist nur möglich, wenn der Radiologe zuvor das Abdomen palpiert und auskultiert hat. Die sachgerechte Anfertigung der Röntgenaufnahmen beim Verdacht auf Perforation ist vom Arzt zu überwachen! Klinische Untersuchung und Röntgennativdiagnostik sind durch die Sonographie zu ergänzen. Bei der sonographischen Untersuchung ist vor allem auf freie Flüssigkeit zu achten.

■ **Vorsichtsmaßregeln**

1. Der Nachweis *freier Luft* verbietet jede weitere Diagnostik. Die sofortige Laparotomie ist unumgänglich. Sind nach Laparotomie oder Laparoskopie 8 Tage verstrichen, ist der Nachweis freier Luft sicher pathologisch (Differentialdiagnose: Peritonitis, Perforation).
2. Das *toxische Megakolon* (extreme Überblähung eines Kolonabschnitts mit und ohne Luftansammlung in der Darmwand, Verlust der Haustrierung und evtl. sichtbare pflastersteinartige Schleimhautschwellung) ist eine absolute Kontraindikation für jede Kontrastmittelgabe (auch kein wasserlösliches Kontrastmittel!).
3. Läßt die Abdomennativaufnahme vermuten, daß es sich um einen *kompletten*

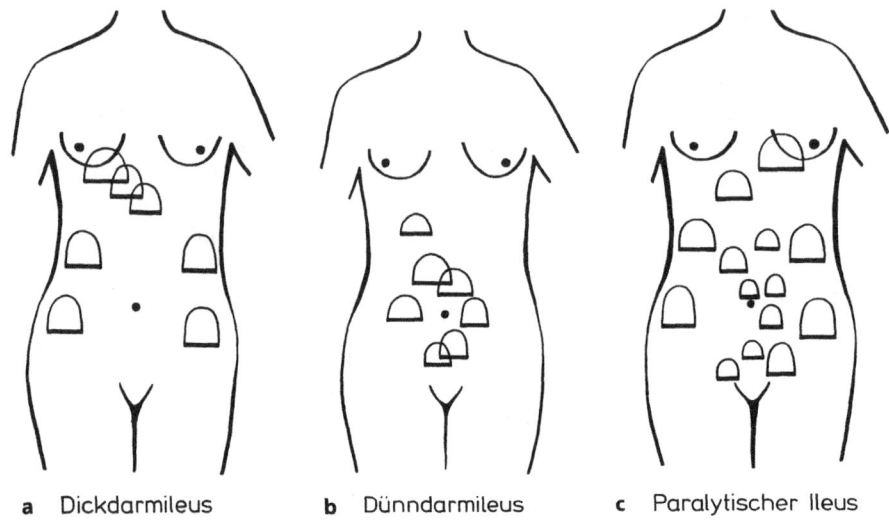

a Dickdarmileus   b Dünndarmileus   c Paralytischer Ileus

Abb. 5.3 a–c

Nativdiagnostik beim Ileus. **a** Dickdarmileus: Spiegel nur am Rand des Abdomens. **b** Dünndarmileus: Spiegel nur in der Mitte des Abdomens. **c** Paralytischer Ileus: Spiegel in allen Regionen des Abdomens

Darmverschluß handelt, ist die Untersuchung nicht mit einem Pumpsystem, sondern mit einem in der Höhe verstellbaren Irrigatorsystem durchzuführen. Als Kontrastmittel ist verdünntes Bariumsulfat zu benutzen. Die Art der Darmgasverteilung läßt oft weitgehende Rückschlüsse auf den Sitz eines stenosierenden Prozesses zu.

4. Bei lokalen *peritonitischen Zeichen* mit Verdacht auf eine gedeckte Divertikelperforation, eine ischämische Kolitis oder eine Tumorperforation wird wasserlösliches Kontrastmittel im Irrigatorsystem benutzt. Der mit Kontrastmittel gefüllte Beutel gehört in die Hand des Radiologen und nicht an den Infusionsständer! Das Einlaufen des Kontrastmittels muß sehr langsam mit geringem Druck erfolgen und muß jederzeit unterbrochen werden können. Die Spitze der Kontrastmittelsäule, die Gegend der lokalen Druckschmerzhaftigkeit und das Sigma müssen kontinuierlich durchleuchtet werden. Während des Kassettenwechsels ist der Kontrastmittelbeutel unter Tischniveau abzusenken, ein einfaches Abklemmen des Verbindungsschlauchs genügt nicht.

5. Zeigt sich erst beim Einlaufen des Kontrastmittels eine *Perforation*, ist schon beim ersten Hinweiszeichen der Kontrastmittelbehälter sofort bis in Fußbodenhöhe zu senken. Es ist keinesfalls gleichgültig, ob eine gedeckte Perforation durch die Untersuchung in eine freie Perforation verwandelt wird und ob statt einer kleinen eine unnötig große Kontrastmittelmenge mit Stuhlbeimengung in das Abdomen gespült wird.

6. Wurde eine *Biopsie* vorgenommen, muß mit dem Endoskopiker persönlich Kontakt aufgenommen werden. Im Falle einer tiefen Biopsie oder einer Polypenabtragung darf ein Kontrasteinlauf frühestens 5–7 Tage danach durchgeführt wer-

den. Bei oberflächlichen Schleimhautbiopsien kann dieses Intervall verkürzt werden.

Merke!

Soll der Kontrasteinlauf nach einer Endoskopie durchgeführt werden, muß geklärt werden, ob eine Biopsie stattgefunden hat.

Cave!

Perforation, Venenfüllung.

Komplikationen. Die wichtigste und schwerwiegendste Komplikation des Kolonkontrasteinlaufs ist die Perforation mit anschließender Bariumperitonitis. Die Letalität beträgt über 50%! Zur Perforation kommt es fast ausnahmslos bei der Verwendung von Ballonkathetern. Prädisponierende Faktoren sind toxisches Megakolon, Divertikulitis, vorangegangene Biopsie, lokale Peritonitis als Hinweis auf Ischämie, Entzündung oder perforierenden Tumor, hochgradige Stenosen, die mit Druck überwunden werden, und atrophische Darmveränderungen durch Myxödem oder Steroiddauermedikation. In allen diesen Fällen darf kein Ballonkatheter verwendet werden.

Merke!

Vor dem Einführen eines Ballonkatheters müssen alle Faktoren, die eine Perforation begünstigen können, ausgeschlossen sein!

Verhalten beim Nachweis einer Perforation

Wird unter Durchleuchtung ein Kontrastmittelaustritt aus dem Darmlumen beobachtet, muß sofort der Druck im Darm gesenkt werden:

a) In den meisten Fällen, in denen es zur Perforation kommt, wurde wegen *Sphinkterinsuffizienz* ein Ballonkatheter verwendet. Dieser ist sofort zu entblocken und zu entfernen.

b) Bei Patienten mit *suffizientem Sphinkter* ist die Verbindung zwischen Darmrohr und Pneumokolon zu lösen, damit sich der Darm über das im Rektum liegenbleibende Darmrohr entleeren kann. Wurde ein Irrigatorsystem verwendet, ist der Kontrastmittelbehälter auf Fußbodenhöhe zu senken.

Bei Perforationen im Sigmabereich ist der Tisch aufzurichten, damit sich das ausgetretene Kontrastmittel im Douglas-Raum sammelt.

Sind diese Notfallmaßnahmen getroffen, muß zusammen mit dem verantwortlichen Radiologen der Abteilung sofort der Chirurg hinzugezogen werden. Wegen der massiven Exsudation entzündlich-eitriger Flüssigkeit in die Peritonealhöhle – hervorgerufen durch die Reizwirkung des Bariumsulfats und die bakteriellen Toxine –

muß mehrere Tage eine Hyperhydration mit bis zu 4 l Flüssigkeit und Serum pro Tag durchgeführt werden (sofortige Plazierung eines zentralen Venenkatheters erforderlich!). Hochdosierte Antibiotikagabe und eventuelle chirurgische Intervention.

Am Arbeitsplatz muß *Sauberkeit* herrschen: Eine Perforation kann von ausgelaufenem Kontrastmittel auf der Tischplatte überdeckt werden! In der Regel ist eine Sphinkterinsuffizienz Anlaß für die Verwendung des Ballonkatheters. Andererseits ist der Ballonkatheter der wichtigste begünstigende Faktor für eine Perforation. Bevor ein Ballonkatheter nach mißglücktem Versuch mit einem Darmrohr eingeführt wird, sind daher Untersuchungstisch und Patient sorgfältigst zu reinigen. Beim Einlaufen des Kontrastmittels in den Dickdarm muß die Spitze der Kontrastmittelsäule ebenso unter Durchleuchtung beobachtet werden, wie die besonders perforationsgefährdete Region des Sigmas.

Bei allen Kontrasteinläufen, die unter *Notfallbedingungen* vorgenommen werden, besteht *keine* Notwendigkeit für eine *Luftinsufflation*. Die in der Regel ungenügende Vorbereitung läßt weder eine subtile Doppelkontrasttechnik zu, noch erfordert die klinische Fragestellung eine Feindiagnostik der Schleimhautoberfläche. Bei schweren Darmwandveränderungen besteht eine Prädisposition zur Ruptur, so daß die zusätzliche Druckerhöhung durch Luftinsufflation kontraindiziert ist. Auch wenn es nicht zur kompletten Ruptur aller Wandschichten kommen sollte, sind doch Schleimhautzerreißungen möglich, so daß Luft oder Bariumsulfat in eröffnete Gefäße eindringen können. Der Eintritt von Bariumsulfat in das Gefäßsystem ist natürlich auch möglich, wenn bei der Einfachkontrastmethode zu hohe Drucke erzeugt werden.

Bei *hochgradigen Stenosen*, gleich welcher Genese (Tumor, Hernie etc.), ist die Überdehnung des prästenotischen Darmabschnitts oft schon auf der Nativaufnahme zu erkennen. Aber auch wenn eine schwere Stenose erst beim Einlaufen des Kontrastmittels sichtbar wird, darf keinesfalls eine größere Kontrastmittelmenge in den proximalen Darmabschnitt gelangen. Die Folgen wären bei Bariumsulfat eine gipsartige Eindickung des oral der Stenose aufgestauten Darminhalts, bei Gastrografin ein profuser Wassereinstrom mit noch weitergehender Überdehnung des Darms.

Das versehentliche Einführen des Darmrohrs in die *Vagina* sollte im Prinzip nicht vorkommen, da unmittelbar vor dem Kontrasteinlauf das Rektum durch den Untersucher digital ausgetastet werden muß. Allerdings muß besondere Sorgfalt walten, wenn bei adipösen Patientinnen unübersichtliche Verhältnisse vorliegen. Insbesondere bei Sphinkterinsuffizienz muß das Darmrohr gelegentlich mehrfach eingeführt werden. Die widrigen Umstände dürfen jedoch nicht zu einer nachlassenden Sorgfalt verleiten. Das hintere Scheidengewölbe ist insbesondere bei älteren Patientinnen noch leichter verletzlich als die Darmwand. Hier kann das Darmrohr entweder schon beim Einführen in die Peritonealhöhle eindringen, oder es kommt beim Einlaufen unter Druck zur Perforation.

5•4 Pouchographie (ileoanale Anastomose)

M. BRADO

Die Notwendigkeit einer gesonderten Darstellung der radiologischen Untersuchungstechnik des pelvinen Pouches ergibt sich aus der Besonderheit einer ileoanalen Anastomose mit gehäuft kompliziertem postoperativem Verlauf. Komplementär zur Pouchographie, die bei meist nach Kolektomie bei Kolitis ulzerosa oder FAP durchgeführt wird, ist die Magnetresonanztomographie (Alter der Patienten!!), die entzündliche Prozesse der Umgebung aufdeckt.

■ Indikationen

In der Regel wird die *Pouchographie* bei klinisch unauffälligem Verlauf 4–12 Wochen nach Pouchanlage vor geplanter Ileostomarückverlagerung durchgeführt. Ziel ist die Erfassung bis dahin inapparenter Veränderungen, die nach Wiederherstellung des normalen Defäkationsweges exazerbieren können. Zusätzlich wird die Pouchographie im Falle einer klinisch vermuteten Komplikation als auch zur Befundkontrolle nach Therapie bei nachgewiesenen pathologischen Veränderungen durchgeführt.

Ärztliche Aufgaben

In ganz besonderem Maße erfordert die Durchführung und Beurteilung der Pouchographie vom Untersucher Kenntnisse über den verwendeten Pouchtyp. Im Einzelfall muß der Radiologe über spezielle operationstechnische Details informiert sein, hier ist oft eine Rücksprache mit dem Operateur notwendig.

Vorbereitung des Patienten

Bei vorgeschaltetem Ileostoma ist keine Vorbereitung des Patienten nötig. Nach Kontinuitätswiederherstellung sind eine 4stündige Nahrungskarenz und Pouchentleerung vor der Untersuchung ausreichend.

■ Komplikationen

Schwerwiegendste Komplikation einer Pouchographie ist die Verletzung der ileoanalen Anastomose. Sie ist meist Folge ungeeigneter Darmrohre (s. unten) oder durch brüskes Einführen des Darmrohres gegen Widerstand.

Vorbereitung der Untersuchung

Bei der Wahl des Kontrastmittels gelten dieselben Richtlinien wie für das übrige Abdomen. Im unmittelbar postoperativen Abschnitt als auch bei klinisch zu vermutender Insuffizienz sollte nur wasserlösliches Kontrastmittel verwendet werden. Hier sind die üblichen Vorsichtsmaßregeln im Hinblick auf mögliche Nahtinsuffizienzen zu beachten (s. S. 93). Bei Spätkontrollen ist die Untersuchung mit Bariumsulfat in Doppelkontrasttechnik durchzuführen.

Untersuchungsgang

Die Pouchographie wird üblicherweise als retrograder transanaler Kontrasteinlauf durchgeführt. Vor Intubation des Pouches ist eine digitale Untersuchung des Anus und der pouchanalen Anastomose unbedingt notwendig. Die Größe des Darmrohres orientiert sich an der Weite der ileoanalen Anastomose, vorzuziehen ist ein dünnlumiger Blasenkatheter. Urologische Ballonkatheter sollten nicht geblockt werden. Besondere Sorgfalt muß beim Einführen des Darmrohres angewandt werden, um eine Verletzung der Anastomose zu vermeiden. Bei Unmöglichkeit des transanalen Zuganges erfolgt die Pouchdarstellung über das Stoma (wenn vorhanden) auf antegradem Weg.

Die Höhe der anokutanen Linie wird durch eine Bleikugel markiert. Der Katheter sollte nur knapp oberhalb der Anastomose liegen, um distale Insuffizienzen sicher zu erfassen.

Das Einlaufen des Kontrastmittels muß unter Durchleuchtung kontrolliert werden. Zeigt sich eine Fehllage des Darmrohres, z.B. durch eine Nahtinsuffizienz in einer Abszeßhöhle, wird die Kontrastmittelgabe gestoppt und der Befund dokumentiert. Es empfiehlt sich die Hinzuziehung eines Chirurgen. In Abhängigkeit vom Befund kann eventuell der Versuch einer Korrektur der Sondenlage vorgenommen werden.

Dargestellt wird der Pouch von der ileoanalen Anastomose bis einschließlich des Überganges in die unmittelbar proximal des Pouches gelegenen Dünndarmabschnitte. Die Dokumentation erfolgt durch Aufnahmen in digitaler oder konventioneller Technik (24 × 30-cm-Kassetten, 110 bzw. 90 kV) im seitlichen und a.-p.-Strahlengang. Die seitliche Aufnahme muß die Abbildung des Os sacrums beinhalten. Pathologische Veränderungen sind durch ergänzende Zielaufnahmen festzuhalten.

Besteht der Verdacht auf eine Entleerungsstörung des Pouches, wird die Untersuchung mit einer Defäkographie kombiniert (s. S. 105). Die Lage der ileoanalen Anastomose bedingt, daß anastomosennahe Prozesse gelegentlich infolge zu tiefen Einführens des Darmrohres übersehen werden. Bei diskrepanten Befunden, z.B. im Vergleich zur Endoskopie, sollte die Untersuchung in Zusammenarbeit mit dem endoskopischen Kollegen wiederholt werden.

5•5 Defäkographie

M. Brado

Die *Defäkographie* ist die radiologische Untersuchung des Defäkationsvorganges. Erfaßt werden sowohl organische als auch funktionelle Ursachen, die den Defäkationsprozeß betreffen.

■ Indikationen

Primäre Indikationen sind nicht anderweitig erklärbare Defäkationsstörungen, in erster Linie die chronische Obstipation, inkomplette Stuhlentleerung und die Incontinentia alvi. In Erweiterung der Indikation wird die Untersuchung auch bei rektalen oder sakralen Schmerzen, die mit der Defäkation in Zusammenhang stehen, durchgeführt.

Vorbefunde

Vor der Untersuchung sollte ein Tumor oder eine Entzündung durch einen Kolonkontrasteinlauf oder eine Koloskopie bzw. Proktorektoskopie ausgeschlossen sein.

■ Kontraindikationen und Komplikationen Siehe S. 70

Vorbereitung des Patienten

Der Untersuchungsablauf sollte mit dem Patienten vorher eingehend besprochen werden, um die psychologische Hemmschwelle abzubauen. Die Untersuchung erfordert üblicherweise keine spezielle Vorbereitung des Patienten, insbesondere ist keine Nahrungskarenz nötig. Ein vorhergehender Reinigungseinlauf sollte unterbleiben, da das Rektum im allgemeinen leer ist und es hierdurch nur zur Verdünnung des Kontrastmittels durch verbliebene Wasserreste kommt. Bei weiblichen Patienten wird die Vagina durch einen kontrastmittelgetränkten Tampon markiert.

Zum Nachweis einer eventuellen *Enterozele* wird die Kontrastierung der pelvinen Dünndarm-schlingen durch 150 ml Bariumsulfat per os 1 h vor der Untersuchung empfohlen, falls keine entsprechende Dünndarmdarstellung vorliegt. Die ausreichende Kontrastierung der Dünn-darmschlingen sollte dann unter Durchleuchtung vor Beginn der Untersuchung geprüft wer-den.

Vorbereitung der Untersuchung

Für die Untersuchung wird eine röntgentransparente Bettpfanne benötigt. Alterna-tiv muß bei Verwendung herkömmlicher metallener Bettpfannen der Abstand zwi-schen Patient und Bettpfanne durch röntgentransparente Materialien (z. B. mit Zell-stoff umwickelter Gummischlauch mit geeignetem Durchmesser) erhöht werden. Für die Kontrastierung des Rektums werden 300 ml dickflüssige Bariumsulfatsu-spension benötigt: hierzu wird $^1/_4$ Packung Kartoffelmehl (alternativ: 1 Löffel Me-thylzellulose) mit 200 ml Mikropaque vermischt.

Untersuchungsgang

Die Untersuchung gliedert sich in 2 Phasen: Die Füllung des Rektums (analog der ersten Phase des Kolonkontrasteinlaufes) und die Funktionsuntersuchung des Ent-leerungsvorganges.

In linkslateraler Dekubituslage werden unter Durchleuchtungskontrolle ca. 200 ml bariumhaltigen Kontrastmittels rektal über ein Darmrohr appliziert. An-schließend Entfernen des Darmrohres. Der Untersuchungstisch wird aufgerichtet, die vorbereitete Bettpfanne wird auf die in Sitzhöhe angebrachte Bodenplatte ge-stellt; dann setzt sich der Patient seitlich zum Untersucher auf diese Bettpfanne.

Röntgenaufnahmen

Prinzipiell können digitale Aufnahmetechniken eingesetzt werden, für spätere Grö-ßenmessungen kann ein Maßstab oder -band mitabgebildet werden. Bei konventio-neller Technik werden 24 × 30-cm-Kassetten im Querformat verwendet. Alle Auf-nahmen werden in streng seitlichem Strahlengang durchgeführt und müssen die Abbildung des Rektums, des Analkanales, des Sakrums als dorsale Begrenzung und der Symphyse als ventrale Begrenzung beinhalten.

Die Aufnahmen erfolgen in verschiedenen Funktionszuständen während der Ent-leerung des Rektums. Der Untersucher weist den Patienten an, gemäß seinen Anga-ben den Defäkationsvorgang zu steuern, der Befund wird unter Durchleuchtung kontrolliert und durch folgende Röntgenaufnahmen dokumentiert:

1. in *Ruhe* (entspannte Beckenbodenmuskulatur),
2. während maximaler Anspannung der Beckenbodenmuskulatur („*Kneifen*"),
3. während *Entleerung* des Rektums,
4. erneuter maximaler Anspannung („Kneifversuch") bei leerer Ampulle,
5. maximales Pressen bei leerer Ampulle.

6• Cholegraphie

W.S. Rau

Die Frage nach Konkrementen in der Gallenblase und nach gestauten intrahepatischen Gallenwegen ist keine Indikation für die Cholegraphie, sondern für die Sonographie. Dementsprechend gibt es praktisch keine Indikation mehr für die Cholezystographie mit oralem Kontrastmittel.

Erneute Bedeutung hat die röntgenologische Darstellung der Gallenwege jedoch durch den Wandel der chirurgischen Operationstechnik mit Einführung der laparoskopischen Cholezystektomie gewonnen. Der präoperative Ausschluß von Konkrementen in den Gallengängen ist essentiell für das laparoskopische Vorgehen. Ist dagegen eine Choledocholithiasis nachweisbar, entscheiden Größe und Lokalisation der Steine über die weiteren therapeutischen Maßnahmen (Papillotomie/operative Gallengangsrevision).

Zur Darstellung der intra- und extrahepatischen Gallenwege kommen die *Infusionscholegraphie* und die *endoskopische retrograde Cholangiographie (ERC)* in Betracht. Da jedes dieser Verfahren ein eigenes Komplikationsspektrum besitzt, muß im Einzelfall entschieden werden, welche Aussagen erforderlich und welche Risiken dem Patienten zuzumuten sind.

Die Kontrastmittelgabe durch *Injektion* – und nicht durch Infusion – ist wegen der höheren Nebenwirkungen *obsolet.*

Eine befriedigende Darstellung der Gallenwege ist bei den meisten Patienten nur mit Hilfe von Schichtaufnahmen möglich. Die Untersuchung wird daher ausnahmslos am Tomographiearbeitsplatz durchgeführt.

■ Indikationen

- Konkremente und Polypen der Gallenblase,
- Konkremente in den intra- und extrahepatischen Gallenwegen,
- Tumoren der Gallenblase und der Gallenwege,
- Anomalien der Gallenwege,
- Beeinträchtigung der Gallenwege durch Zysten, Tumoren, Metastasen oder Parasiten in der Nachbarschaft,
- Kontrolle nach operativen Eingriffen an den Gallenwegen.

■ Kontraindikationen

- Überempfindlichkeit gegen jodhaltige Kontrastmittel,
- IgM-Paraproteinämie,
- schwere Vorschädigung von Leber oder Nieren,
- unbehandelte Hyperthyreose.

■ Komplikationen

Das Risiko der Infusionscholegraphie ist nach älteren Statistiken, die ein ausreichendes Zahlenmaterial überschauen, etwa 8mal höher als das der Ausscheidungsurographie. Die Letalität durch das Kontrastmittel wird mit 1:5000 bis 1:20 000 angegeben.

Seit das Kontrastmittel als Infusion verabreicht und nicht mehr relativ schnell intravenös injiziert wird, treten leichte und mittelschwere Komplikationen wie Übelkeit, Erbrechen, Hautreaktionen, Blutdruckabfall mit Ohnmacht oder leichter Bronchospasmus seltener auf. Die Häufigkeit schwerer Kontrastmittelreaktionen – Kreislaufkollaps, schwerer Bronchospasmus, Herzstillstand – hat sich jedoch nicht verändert (s. Kap. 29, 30).

Vorbereitung der Untersuchung durch MTRA

Infusionsbesteck mit Teflonvenenverweilkanüle, ca. 1,0–1,2 mm Außendurchmesser.

Die Röntgenassistentin, die für den Arbeitsplatz zuständig ist, an dem Infusionscholegraphien durchgeführt werden, ist (auf ausdrückliche Weisung des Abteilungsleiters) auch für die Vollständigkeit des dort bereitgehaltenen Notfallbestecks verantwortlich. Durch regelmäßige Kontrollen muß gewährleistet sein, daß Medikamente, Infusionsmaterial, Blutdruckmeßgerät, Stethoskop, Intubationsbesteck, Zubehör zur Sauerstoffversorgung etc. nicht „entliehen" wurden, ohne ersetzt zu werden.

Vorbereitung des Patienten

Der Patient muß vollständig nüchtern sein.

Beim Verdacht auf einen beginnenden Ikterus, einen Leberparenchymschaden oder eine Pankreaserkrankung sowie bei bekannter Beeinträchtigung der Leber- oder Nierenfunktion sind vor der Cholegraphie die entsprechenden Laborwerte zu bestimmen (Kap. 29). In der Regel stellen sich die Gallengänge bei einem Serumbilirubin von mehr als 3 mg/dl nicht mehr dar. Bei Bilirubinwerten zwischen 2 und 3 mg/dl ist die Kontrastierung der Gallenwege nur noch bei ca. 40% der Patienten diagnostisch hinreichend.

Bei der Aufklärung muß der Patient in die Lage versetzt werden, das Risiko der Cholegraphie gegen das Risiko einer ERCP, einer nicht durchgeführten oder einer ohne präoperative Gangdarstellung durchgeführten Operation abzuwägen.

Untersuchungsgang

Anamnese, Vorbefunde und klinische Untersuchung

Bei der Anamnese ist speziell nach Koliken, Unverträglichkeit von Fett, Gebratenem usw., Gelbsucht, Operationen, nahrungsabhängigen Schmerzen und Fieberattacken zu fragen.

Der Untersucher muß sich mit den Vorbefunden vertraut machen. Eine Sonographie des Oberbauchs hat der Cholegraphie vorauszugehen. Falls vorhanden, sind Abdomennativaufnahmen, Computertomographien, Aufnahmen des Magen-Darm-Trakts und der endoskopischen retrograden Pankreatikographie (z. B. bei technisch nicht gelungener endoskopischer Cholangiographie) sowie die Laborwerte einzusehen.

Bei der klinischen Untersuchung ist auf Narben im Abdomen, Sklerenikterus, palpable Resistenzen, Druckschmerzhaftigkeit und umschriebene Abwehrspannung zu achten.

Nativaufnahme

Zunächst wird auf dem Bucky-Tisch eine Nativaufnahme der Gallenblasenregion angefertigt:

1. **Aufnahme:** Nativaufnahme des rechten Oberbauchs in Bauchlage, rechte Seite um 10–20° angehoben. Der Feldmittelpunkt wird auf der Haut markiert. 18 × 24 cm oder 24 × 30 cm, hoch; hohes mAs-Produkt, geringe kV-Zahl (Aerobilie? Kalkmilchgalle? Porzellangallenblase? röntgenpositive Konkremente? Korrekte Einstellung und Belichtung?). Am oberen Bildrand soll dreieckförmig ein kleines Stück Lunge abgebildet sein, das medial von der Wirbelsäule und lateral von der Wölbung des rechtsseitigen Zwerchfells begrenzt ist.

(Liegt eine Aerobilie vor, wird die Untersuchung abgebrochen und kein Kontrastmittel gegeben. In diesem Fall muß entweder eine ERCP oder eine perkutane transhepatische Gallengangdarstellung erfolgen. Ist keine Operation und keine Papillotomie vorausgegangen, besteht der Verdacht auf eine Fistel zwischen den Gallenwegen und dem Magen-Darm-Trakt. Hier kann zusätzlich eine Magen-Darm-Passage mit Bariumsulfat und längerer Lagerung auf dem Bauch zur Lokalisationsdiagnostik hilfreich sein.)

Kontrastmittelinfusion

Bei hoher Untersuchungsfrequenz kann der Patient außerhalb des Tomographiearbeitsplatzes auf eine Trage gelagert werden. Die stetige Überwachung muß jedoch gewährleistet sein. Patienten nach vorangegangener Cholezystektomie erhalten die Kontrastmittelinfusion sofort auf dem Schichttisch.

Das gallegängige Kontrastmittel[1] wird über eine Teflonvenenverweilkanüle mit 1,0 oder 1,2 mm Außendurchmesser infundiert. Nachdem die ersten 15–20 Tropfen eingelaufen sind, wird die Infusion für 1 min unterbrochen. Nur wenn sich nach dieser Zeit keine Unverträglichkeitsreaktion zeigt, darf die Infusion fortgesetzt werden. Dabei ist die vom Hersteller vorgeschriebene, *sehr langsame Tropfgeschwindig-*

---

[1] z. B. Endomirabil zur Kurzinfusion. Infusionsflaschen à 30 ml mit Iodoxaminsäure, Dimegluminsalz 404 mg/ml (entsprechend 183 mg J/ml bzw. 5,49 g J/Infusionsflasche), oder Biliscopin zur Kurzinfusion. Infusionsflaschen à 50 ml mit Iotroxinsäure, Dimegluminsalz 228 mg/ml (entsprechend 108 mg J/ml bzw. 5,4 g J/Infusionsflasche.

keit strikt einzuhalten. Zu schnelles Einlaufen führt neben einer Verstärkung der Unverträglichkeitsreaktionen zu einer verminderten Bindung an Plasmaproteine, dadurch zur heterotopen Ausscheidung über die Nieren und zu einer mangelhaften Kontrastierung der Gallenwege.

Während des Kontrastmitteleinlaufs legt der Untersucher anhand der Nativaufnahme die korrekte Einstellung für die anschließend durchzuführenden Übersichts- und Schichtaufnahmen fest. Zeitpunkt und Reihenfolge der Aufnahmen richten sich danach, ob der Patient seine Gallenblase noch besitzt oder cholezystektomiert ist.

Standarduntersuchung

Sofort nach beendetem Einlauf des Kontrastmittels wird der Patient auf den Untersuchungstisch des Schichtgerätes gelagert und die 2. Aufnahme unmittelbar angeschlossen:

2. Aufnahme: Übersichtsaufnahme der Gallengänge in Bauchlage, rechte Seite 10–20° angehoben. Die Lage des Feldmittelpunkts wurde vom Untersucher anhand der Nativaufnahme korrigiert! 18 × 24 cm, hoch.

Der Patient darf von jetzt an seine Lage bis zum Ende der Untersuchung nicht mehr verändern. Anhand der 2. Aufnahme wird eine Feinkorrektur des Feldmittelpunkts durchgeführt und so weit wie möglich eingeblendet! Danach wird sofort eine Schichtaufnahme angeschlossen. Bei normalgewichtigen Patienten wird die erste Schicht in einer Tiefe von 8 cm angefertigt (bei sehr schlanken Patienten in 7 cm, bei adipösen Patienten in 9 oder sogar 10 cm Tiefe). Eine lineare Verwischung ist ausreichend, der Schichtwinkel soll 10–20° nicht überschreiten.

3. Aufnahme: Orientierende Schichtaufnahme der Gallengänge. Diese Aufnahme muß *spätestens* 15 min nach Ende des Kontrastmitteleinlaufs angefertigt sein!

Anhand der ersten orientierenden Schichtaufnahme werden die Schichttiefen und die Strategie der weiteren Untersuchung festgelegt. Stellen sich vorwiegend die intrahepatische Gallengänge dar, muß die Schichttiefe nach dorsal verschoben werden; stellen sich vorwiegend das Duodenum und der Bulbus duodeni dar, muß die Schichttiefe nach ventral korrigiert werden.

> **Merke!**
>
> Zur Infusionscholegraphie sind 3 Punkte wichtig:
> 1. strenge Indikation,
> 2. vorangegange Sonographie,
> 3. lückenlose Überwachung von Patient und Aufnahmefolge.

Ist zu diesem Zeitpunkt bei korrekter Schichttiefe noch keine ausreichende Kontrastierung nachzuweisen, muß 20 min abgewartet werden. Liegt bereits eine gute Kontrastierung vor, sind schon jetzt im Abstand von 1 cm die benachbarten Schichtaufnahmen anzufertigen, bis die extrahepatischen Gallengänge von der Hepatikus-gabel bis zur Einmündung in das Duodenum in allen Einzelheiten beurteilbar sind.

4.–6. Aufnahme: Schichtaufnahmen des gesamten extrahepatischen Gallengang-systems in Abständen in 1 cm.

Ist die Untersuchung der Gallengänge abgeschlossen, sollte 60 min nach Ende des Kontrastmitteleinlaufens eine Aufnahme der Gallenblase angefertigt werden. Dies ist insbesondere bei einem zweideutigen Sonographiebefund notwendig. In diesem Fall sind am Durchleuchtungsgerät unter kräftiger Kompression mit einem *kleinen* Tubus Zielaufnahmen im Stehen und in Kopftieflage anzufertigen. Bei immer noch unklarem Befund hilft eine Wiederholung der Zielaufnahmen (Kompression im Stehen und in Kopftieflage) nach Gabe einer Reizmahlzeit (z. B. einer halben Tafel Schokolade). Selbstverständlich verbietet sich eine Reizmahlzeit, wenn kleine Kon-kremente nachgewiesen sind.

> **Merke!**
>
> Ein Röntgenbefund: „Flaue, nicht beurteilbare Gallengänge" darf nicht vor-kommen! Eine Untersuchung mit einem derart hohen Risiko wie die Infu-sionscholegraphie muß eine optimale diagnostische Ausbeute erbringen.

Untersuchungsgang bei Patienten nach Cholezystektomie

Da bei Patienten ohne das Reservoir der Gallenblase die Kontrastgalle außerordent-lich rasch abfließt, müssen die notwendigen Aufnahmen in 10-min-Abständen schon beim Einlaufen des Kontrastmittels erfolgen! Es ist daher notwendig, den Patienten schon zur Infusion des Kontrastmittels auf den Untersuchungstisch des Tomographiegeräts zu lagern. Die Kanüle für die Infusion muß so gelegt sein, daß das Kontrastmittel auch in Bauchlage störungsfrei einlaufen kann und der venöse Zugang auch bei Komplikationen und Umlagerung sicher erhalten bleibt. Ist die Infusion mit der vorgeschriebenen Geschwindigkeit bis zur Hälfte eingelaufen, wird die 2. Aufnahme angefertigt:

2. Aufnahme: Übersichtsaufnahme der Gallengänge in Bauchlage, rechte Seite um 10–20° angehoben. 18 × 24 cm, hoch.

Die Einstellung wird ggf. vom Untersucher korrigiert. Ist bereits eine hinreichen-de Kontrastierung der Gallengänge zu erkennen, werden sofort die erforderlichen Schichtaufnahmen angeschlossen. Andernfalls werden nach 10 und 20 min weitere Übersichtsaufnahmen angefertigt. Ist dann immer noch keine ausreichende Kontra-stierung nachzuweisen, ist sofort eine Tomographie der Gallengänge anzuschließen, die innerhalb von 30 min nach Beginn der Infusion beendet sein muß.

3.–6. Aufnahme: Schichtaufnahmen der extrahepatischen Gallengänge in Bauchla-ge, rechte Seite um 10° angehoben, in Schichttiefen von 7, 8, 9 und 10 cm.

Beim cholezystektomierten Patienten sind Aufnahmen, die später als 40 min nach Beginn der Kontrastmittelinfusion angefertigt werden, in der Regel vergebens.

■ **Vorsichtsmaßregeln**

Da der Hauptteil der Reaktionen in den ersten 30 min auftritt, darf der Patient während dieser Zeit nicht aus dem Auge gelassen werden. Der *venöse Zugang* für die Infusion ist mit besonderer Sorgfalt zu legen und zu sichern. Er darf frühestens 30 min nach Ende des Kontrastmitteleinlaufs entfernt werden. Wird eine Butterflykanüle verwendet, hat sich die Lage in der Ellenbeuge oder über dem Handgelenk nicht bewährt, da bereits geringe Bewegungen zu einer Perforation der Nadelspitze führen. Eine Butterflykanüle muß daher in der Mitte des Unterarms oder in der Mitte des Handrückens plaziert sein. Sie ist durch Heftpflaster ausreichend zu sichern.

Bei allen Patienten, die eine Allergieanamnese aufweisen (Medikamente, Nahrungsmittel, Pollen, Asthma), ist als Zugang eine Plastikverweilkanüle (z. B. Abbocath Nr. 18) zu verwenden. Selbstverständlich sollte das Einführen dieser relativ dicken Kanüle durch eine kleine Hautquaddel mit Lokalanästhetikum weniger schmerzhaft gestaltet werden. Die Notfallausstattung zur Behandlung von Kontrastmittelzwischenfällen (s. Kap. 30) muß natürlich wie bei jeder intravasalen Kontrastmittelapplikation besonders bei dieser Untersuchung mit relativ hoher Komplikationsquote bereitgehalten sein.

B. Limberg

Die Zahl der Ausscheidungsurographien ist mit dem Einsatz der moderneren Schnittbildverfahren wie Sonographie, CT und MR abgesunken. In bezug auf die Form- und Größenbestimmung, die Beurteilung eines Aufstaus und die Lokalisation einer Raumforderung ist die Sonographie der Röntgenuntersuchung ebenbürtig, teilweise sogar überlegen. Feinveränderungen an den Kelchen sowie Harnleitern (z.B. Papillennekrosen, feinste Verkalkungen, Ureterkonkremente, Urothelkarzinome) können dagegen nur röntgenologisch sicher erfaßt werden. Die Ausscheidungsurographie (bzw. Infusionsurographie) kann im Gegensatz zur Sonographie gleichzeitig mit der Morphologie auch grobe funktionelle Störungen erfassen. Sie ist somit nach wie vor die urologische Basisuntersuchung.

Ausscheidungsurogramm

■ Indikationen

* Hinweise auf entzündliche, tumoröse oder steinbedingte urologische Erkrankungen.
* Mißbildungsdiagnostik.
* Infravesikale Veränderungen (z.B. Prostatatumoren).
* Abgrenzung extrarenaler retroperitonealer Prozesse oder intrapelviner Raumforderungen.

■ Kontraindikationen und Vorsichtsmaßregeln

Strenge Indikationsstellung zur Ausscheidungsurographie während einer Kolik, da durch gesteigerte osmotische Diurese die Gefahr der Fornixruptur besteht! (s. auch Kap. 29 u. 30).

■ Komplikationen

Nebenwirkungen der intravasal verabreichten jodhaltigen Kontrastmittel kommen in allen Schweregraden vor (s. Kap. 29 u. 30). Eine spezifische Komplikation ist die Fornixruptur, die durch den diuretischen Effekt der Kontrastmittel im Zusammenhang mit einer akuten Harnstauung auftreten kann.

Vorbereitung des Patienten

- Letzte Mahlzeit: Mittagessen am Vortag.
- Flüssigkeitskarenz ab 4 h vor Untersuchung, Dehydratation vermeiden!
- Abführmittel (z.B. X-prep) am Vorabend.
- Bei Meteorismus gasbindende Mittel (z.B. Sab-Simplex).
- Keine Röntgendiagnostik mit Kontrastmitteln oder Endoskopie des Verdauungstraktes vor der Urographie durchführen (Darmüberlagerung!).
- Unmittelbar vor Untersuchung Blase entleeren.
- Vor Kontrastmittelgabe evtl. liegender Blasenkatheter abklemmen.
- Aufklärung des Patienten durch den Arzt.

Vorbereitung der Untersuchung

- Patienten auf dem Untersuchungstisch lagern, 20 cm hohes Polster unter die Oberschenkel legen.
- Kontrastmittelinjektion bzw. -Infusion vorbereiten (Stauschlauch, Hautdesinfektion, Tupfer, weitlumige Verweilkanüle, 40 ml 60%iges nichtionisches Kontrastmittel in 2 Spritzen à 20 ml).
- Notfallbedarf wie bei allen Untersuchungen mit intravasaler Kontrastmittelgabe bereithalten.

Standardisierter Untersuchungsgang

1. Aufnahme: Nativaufnahme

- Abdomenübersicht vom oberen Nierenpol bis zur Symphyse.
- Filmformat: 30×40 cm, hoch, ggf. seitlich einblenden, max. 70 kV.

Die Nativaufnahme ist zunächst vom Arzt zu beurteilen: Konkremente oder Parenchymverkalkungen? Korrekte Einstellung und Belichtung? Störende Darminhaltsüberlagerung?

Nun wird die Kanüle in einer Armvene plaziert und fixiert und das Kontrastmittel so rasch wie möglich injiziert. Kanüle bis zum Abschluß der Untersuchung belassen! (s. auch Kap. 30).

2. Aufnahme: Nierenübersicht

- Anfertigung 5 min nach Kontrastmittelinjektion.
- Abbildung beider Nieren.
- Filmformat: 24×30 cm, quer.

Die Aufnahme gibt Auskunft über die Ausscheidungsverhältnisse (zeitgerecht und seitengleich?), über Breite und Kontur des Parenchyms sowie Morphologie des Nierenbeckenkelchsystems. Das weitere Procedere wird nun bestimmt: Kompressorium? Schichtaufnahmen? (s. unten).

3. Aufnahme: Abdomenübersicht

- Anfertigung 15–20 min nach Kontrastmittelinjektion.
- Abbildung der Nieren, Harnleiter und Harnblase.
- Filmformat: 30×40 cm, hoch.

Die Aufnahme gibt Auskunft über die Abflußverhältnisse, über Verlauf der Harnleiter sowie Morphologie der Harnleiter und -blase. Bei kalkdichten Verschattungen in Projektion auf die Nieren oder Ureteren, sollte eine Zuordnung mit einer weiteren Aufnahme in Schrägprojektion (entsprechende Seite 30° anheben) erfolgen. Es muß nun entschieden werden, ob Spätaufnahmen (s. unten) anzufertigen sind.

4. Aufnahme: Blase nach Miktion

- 20–30 min nach Kontrastmittelinjektion.
- Abbildung der Harnblase.
- Filmformat: 18×24 cm, quer.

Die Post*miktionsaufnahme* sollte angefertigt werden, wenn vom Alter und Geschlecht des Patienten, von der Anamnese und den Beschwerden eine Blasenentleerungsstörung anzunehmen ist (*Restharn*abschätzung). Sie ist auch bei einem prävesikalen Abflußhindernis durchzuführen, damit der distale Ureter nicht von der kontrastierten Blase überlagert wird. Gegebenenfalls muß das Becken auf der Seite der vermuteten Obstruktion um 30° angehoben werden.

Spezielle Fragestellungen

Anwendung eines Kompressoriums

Eine bessere Kontrastierung des Nierenbeckenkelchsystems (z.B. bei Verdacht auf Urotuberkulose oder Urothelkarzinom) kann durch Erzeugung eines künstlichen Aufstaus mit einem *Kompressorium* erreicht werden. Dazu wird ein mindestens 20 cm breiter Gurt von beiden Kanten des Untersuchungstisches aus über das Becken gespannt. Zwischen Abdomen und Gurt wird ein nicht schattengebender Ballon aufgepumpt (etwa 40 mmHg), der dann die Ureteren gegen die Linea terminalis des knöchernen Beckens drückt.

Cave!

Ein Kompressorium ist während einer Kolik, bei bekanntem Harnaufstau sowie bei Zustand nach frischer Bauchoperation kontraindiziert.

Schichtaufnahmen

- *Leerzonographie:* Schichtaufnahmen der Nieren vor Kontrastmittelgabe in 1-cm-Abständen (am besten kreisförmig, ggf. linear, Schichtwinkel 8–10°, Schichttiefe in der Regel 8–10 cm, Filmformat 24×30, quer)
  Indikation: sicherer Nachweis oder Zuordnung von Verkalkungen.

– *Kontrastmitteltomographie:* Schichtaufnahmen der Nieren 10 min p.i., am besten in Kombination mit Kompressorium. (Schichtwinkel 20–25°; Schichttiefe wie oben)
Indikation: bessere Darstellung der Nierenkontur, Lagebestimmung von Tumoren und Steinen, sichere Beurteilung des Hohlsystems durch Ausschluß von Projektionsfehlern.

Spätaufnahmen

Die röntgenologisch *„stumme" Niere* ist nicht mit einer funktionslosen Niere gleichzusetzen. Ist das Hohlsystem einer oder beider Nieren verzögert oder nicht dargestellt, müssen *Spätaufnahmen* angefertigt werden. Ihr Zeitpunkt richtet sich nach dem Ausmaß der Ausscheidungsverzögerung und des Aufstaus. Bei geringer Verzögerung wird die nächste Aufnahme 1 h p.i. angefertigt, bei starker Verzögerung nach 2 h. Bei einer nahezu kompletten Abflußbehinderung mit Aufstau sollten Aufnahmen nach 12 bzw. 24 h erfolgen. Dieses Vorgehen schließt eine unkritische Aufnahmefolge im Stundenrhythmus über längere Zeiträume aus. Gegebenenfalls sollte zusätzlich eine Tomographie durchgeführt werden, um die Höhe der Obstruktion zu lokalisieren.

Frühaufnahmen

Die Nierenarterienstenose verzögert den nephrographischen Effekt der erkrankten Seite. Daher wurden früher im Rahmen der Hypertonieabklärung Aufnahmen bereits 1, 2 und 3 min p.i. angefertigt. Die Aussagekraft der Untersuchung ist jedoch unzuverlässig. Wesentlich genauer sind die Nierenangiographie sowie die seitengetrennte Isotopenclearance.

Infusionsurogramm

Anfertigung eines Urogramms nach Verabreichung größerer Mengen eines hochkonzentrierten Kontrastmittels (100 ml 60%iges Kontrastmittel) oder großer Mengen eines niedrigkonzentrierten Kontrastmittels (250 ml 30%iges Kontrastmittel, innerhalb von 6 min infundiert).

Indikationen:
• Schlechte Beurteilbarkeit konventioneller Urographien aus technischen Gründen (z.B. Fettleibigkeit).
• Ungenügende Kontrastmitteldichte bei Niereninsuffizienz.

Belastungsurogramm

Die klinische Relevanz von organischen oder funktionellen Harnwegobstruktionen kann mitunter erst unter Extrembedingungen einer forcierten Diurese erfaßt werden.

Technik: Nach rascher Infusion von 500 ml NaCl-Lösung und 200 ml Mannitol oder 10 mg Furosemid wird eine Infusionsurographie durchgeführt. Röntgenaufnahmen werden nach 15 und 30 min angefertigt (ggf. Spätaufnahmen). Prinzipiell ist die Untersuchung auch sonographisch durchführbar.

Bei urodynamisch wirksamer Stenose ist ein dilatiertes Hohlsystem nachweisbar oder es kommt zur Ausbildung eines ballonierten Nierenbeckens bzw. zur Zunahme einer bestehenden Dilatation.

Veratmungspyelogramm

Stehen Sonographie bzw. Computertomographie nicht zur Verfügung, ist bei Verdacht auf eine retroperitoneale Erkrankung oder einen *paranephritischen Abszeß* das bewährte Verfahren des Veratmungspyelogramms einsetzbar: Jede Entzündung im pararenalen Raum verhindert, daß sich die Niere atemsynchron verschiebt. Um das Ausmaß der Beweglichkeit zu erfassen (normalerweise 3–4 cm), wird ein Röntgenfilm doppelt belichtet, einmal in tiefer Inspiration, zum anderen in tiefer Exspiration.

Die Aufnahmespannung bleibt unverändert, das mAs-Produkt wird jeweils halbiert. Filmformat: 35×35 cm oder 30×40 cm, quer.

Unterschiedliche Aufnahmepositionen bei der Urographie

Aufnahme im Stehen: Bei Verdacht auf *Nephroptose* sollte die 15–20-Minutenaufnahme im Stehen angefertigt werden. Sinkt die Niere im Stehen gegenüber im Liegen um mehr als 1,5 Wirbelkörperhöhen nach kaudal, ist die Diagnose gesichert. Die Untersuchung ist auch sonographisch durchführbar.

Aufnahme in Bauchlage: Kommt es darauf an, die Harnleiter in gesamter Länge darzustellen (z.B. vor operativen Eingriffen), sollte eine Aufnahme in Bauchlage angefertigt werden. Dabei wird zusätzlich die Kontrastierung der unteren Kelchgruppe begünstigt. Um Seitenverwechslungen zu vermeiden, ist auf korrekte Beschriftung zu achten!

Seitbild: Sind auf der Nativaufnahme große, schattengebende Konkremente nachweisbar und ist eine Lithotripsie geplant, sollte zusätzlich zum a.-p.-Bild eine seitliche Aufnahme angefertigt werden, um die Größe des Steines dreidimensional bestimmen zu können.

Schrägaufnahme: Auf die Bedeutung von Schrägprojektionen bei der Zuordnung von Kalkschatten sowie bei der überlagerungsfreien Darstellung der distalen Ureteren wurde bereits eingegangen (s. oben).

Urographie bei Einnierigkeit

- Kontrastmittelmenge: 20–40 ml.
- Filmformat: 20×40 cm, hoch, (Erfassung von Niere und Blase).

Urographie bei Ileumconduit und Kolonconduit

Die Aufnahme sollte so eingestellt werden, daß Nieren, Harnleiter und Hautstoma erfaßt sind. Der Kontrastharn fließt in der Regel so schnell ab, daß eine hinreichende Kontrastierung der Harnleiter nur mittels Infusionsurogramm zu erreichen ist. Gegebenenfalls müssen Schrägprojektionen angefertigt werden, um die Harnleiteranastomose beurteilen zu können.

Urographie bei transplantierter Niere

Schon bei der Nativaufnahme ist die Lage der *Transplantatniere* zu beachten. Sie liegt meistens in der rechten Fossa iliaca. Als Filmformat reicht eine 24×30-cm-Kassette, hoch. Der Scribor darf jedoch nicht einen Teil der Niere oder der Blase verdecken. Zur besseren Beurteilung des Ureters sowie der Anastomosenverhältnisse ist ein Infusionsurogramm indiziert. Grundsätzlich sollte man Zonographien durchführen (Schichtwinkel 8–10°), wobei die Schichttiefe durch Palpation direkt am Patienten zu bestimmen ist.

Urographie bei Kindern s. Kap. 18.

Perkutanes antegrades Urogramm

■ Indikationen

- Abklärung einer Hydronephrose, die mittels Ausscheidungsurographie oder retrogradem Urogramm (s. unten) nicht suffizient diagnostiziert werden kann.
- Postoperative Kontrolle zum Ausschluß von Restkonkrementen bzw. Ureterstrikturen.

■ Kontraindikationen

- Gerinnungsstörung bei geplanter Punktion.
- Kontrastmittelallergie (relativ, Vorbehandlung s. Kap. 30).

■ Komplikationen

- Punktionskomplikationen (Hämatom, Infektion).
- Kontrastmittelkomplikationen bei Eintritt in die Blutbahn.

Vorbereitung des Patienten

- Nüchtern.
- Darmreinigung nicht erforderlich.

Durchführung der Untersuchung

- Entweder sonographisch gesteuerte perkutane Punktion des Nierenhohlsystems oder Benutzung des liegenden Nephrostomiekatheters.
- Aspiration des aufgestauten Urins.
- Applikation von 30%igem jodhaltigem Kontrastmittel über Punktionsnadel oder Nephrostomiekatheter.
- Röntgenaufnahme des Nierenhohlsystems, des Harnleiters und der Blase (evtl. im Stehen), am besten unter Durchleuchtungsbedingungen.

Retrogrades Urogramm

Die Untersuchung erfolgt durch den Urologen. Es ist jedoch zweckmäßig, die einzelnen Untersuchungsschritte zu kennen.

■ Indikationen

- Nicht ausreichende Darstellung der ableitenden Harnwege im Ausscheidungsurogramm.
- Niereninsuffizienz.
- Verdacht auf Harnleiterstenosen, Harnleiterkonkremente, Urothelkarzinome.

■ Kontraindikationen

- Gerinnungsstörungen.
- Floride Entzündung des Harntrakts.
- Kontrastmittelallergie (relativ).

■ Komplikationen

- Aszendierende Harnweginfektion.
- Nierenbecken und Harnleiterruptur.

Vorbereitung des Patienten

- Nüchtern.
- Darmreinigung nicht erforderlich.
- Harnblase entleeren.

Durchführung der Untersuchung

- Lokal- oder Allgemeinanästhesie des Patienten.
- Einlage eines Katheters in den Harnleiter unter zystoskopischer Sicht durch den Urologen.
- Einspritzen von 3–5 ml 30%iges Kontrastmittel in den Harnleiter.

- Anfertigung von Aufnahmen des Harnleiters, am besten unter Durchleuchtung.
- Bei Untersuchung des Nierenbeckens kann der Katheter gleich in die Niere vorgeschoben werden.

Radiologische Untersuchungen des unteren Harntrakts

Miktionszysturethrogramm (MCU)

■ Indikationen

1. Frage nach *vesikoureteralem Reflux.*
   Dokumentation der Harnleiter im a.-p.-Strahlengang im Durchleuchtungsgerät.
   Beobachtung des gesamten Miktionsvorganges.
2. Frage nach Klappen oder Membranen der Urethra.
   Dokumentation in Schrägstellung des Patienten bei Prallfüllung der Urethra.
3. Frage nach *Streßinkontinenz.* Streng seitliche Aufnahme im Stehen zur Beurteilung des Blasen-Urethra-Winkels.

Für diese Untersuchung muß die Harnblase prall mit Kontrastmittel (etwa 300 ml 30%iges Kontrastmittel) gefüllt werden: entweder durch eine retrograde Kontrastmittelinjektion durch die Harnröhre oder durch einen Blasenkatheter. (In Ausnahmefällen kann die Füllung der Harnblase mit kontrastiertem Urin im Anschluß an ein Ausscheidungsurogramm genutzt werden). Dann wird der Katheter entfernt, und der Patient erhält ein Gefäß, in das er urinieren kann. Dabei werden Miktionsaufnahmen angefertigt (s. auch Kap. 18).

Zystogramm

■ Indikationen

- Darstellung von zystoskopisch nicht einsehbaren Divertikeln.
- Ausschluß der traumatischen Blasenruptur (Aufnahmen a.-p. und seitlich. Anschließend Blaseninhalt ablassen und Aufnahmen wiederholen.)
- Zur Beurteilung von Blasentumoren (Ausdehnung und Infiltrationstiefe), sind Zystoskopie, Sonographie und CT aussagekräftiger.

Röntgenologische Darstellung der Harnblase a.-p. und seitlich, ggf. schräg, nach Prallfüllung mit Kontrastmittel, entweder antegrad (im Anschluß an ein Auscheidungsurogramm) oder retrograd (nach Katheterismus oder Blasenpunktion).

Retrogrades Urethrogramm

■ Indikationen

- Darstellung von subvesikalen Stenosen.
- Harnröhrendivertikel.

- Harnröhrentumor.
- Harnröhrentrauma.

■ Komplikationen

- Einriß der Urethramukosa mit Eindringen von Keimen in das Corpus spongiosum und Urosepsisgefahr.

Hierzu wird der Meatus urethrae externus mit einem 14-Ch-Ballonkatheter sondiert und der Ballon in Höhe des Sulcus coronarius in der Harnröhre mit max. 2 ml Aqua geblockt. Über den Katheter wird mittels eines Infusionssystems die Urethra ohne manuellen Druck mit Kontrastmittel dargestellt. Der Patient befindet sich dabei in Lauenstein-Position, der Penis wird durch leichten Zug am Katheter gestreckt. Die Darstellung der Harnröhre kann auch durch Anspritzen mit einer 20-ml-Spritze mit aufgesetzter Olive erfolgen. Bei Bedarf kann in gleicher Sitzung ein Zystogramm angefertigt werden. Zusätzliche Informationen erhält man, wenn man nach Entfernung des Katheters die Harnröhre während Miktion prograd darstellt: dies ist physiologisch und ermöglicht eine bessere Beurteilung der Pars prostatica.

8• Arthrographie

W.S. Rau

Die Arthrographie ist der letzte röntgendiagnostische Schritt bei der Abklärung von Gelenkbeschwerden. Durch die Fortschritte der *Sonographie*, die Aussagen über den Gelenkknorpel, über gelenknahe Sehnen und teilweise über die Menisken erlaubt, durch die *Arthroskopie*, die nicht nur eine Gelenkinspektion, sondern in gleicher Sitzung oft auch einen therapeutischen Eingriff ermöglicht, und vor allem durch die *Magnetresonanztomographie* mit ihrer kontinuierlich verbesserten Orts- und Kontrastauflösung ist die Arthrographie zu einem seltenen Untersuchungsverfahren geworden.

Da bei vielen Gelenken sowohl die Kontrastdarstellung als auch die Deutung der Befunde große Erfahrung erfordert, die sich aus Lehrbüchern allein nur schwer erwerben läßt, kann es sein, daß wegen mangelnder Vertrautheit junger Radiologen mit der Arthrographie die Indikation zu diesem Untersuchungsverfahren in Zukunft noch seltener gestellt wird. In jedem Fall aber ist es erforderlich, daß die Zugangswege zur Gelenkpunktion auch für die Röntgendiagnostiker Allgemeingut bleiben.

Die Einschätzung der Arthrographie als ein invasives Verfahren ist zwar korrekt, die Komplikationsmöglichkeiten sind jedoch äußerst gering. In Abteilungen mit mehreren hundert Eingriffen pro Jahr auf dem Gebiet der invasiven Diagnostik und interventionellen Radiologie kommen Infektionen – wohl aufgrund der Routine beim aseptischen Arbeiten – praktisch nicht vor. Die Beeinträchtigung der Gelenkfunktion ist nach einer Arthrographie erheblich geringer als nach einer (selbst rein diagnostischen) Arthroskopie. Im Blick auf die Kosten-Nutzen-Relation schneidet die Arthrographie bei vielen Fragestellungen – z.B. Meniskusläsion – erheblich besser ab als die Magnetresonanztomographie und die rein diagnostische Arthroskopie, selbst wenn die Tage der stationären Behandlung, die Kosten und Risiken der Narkose und die Dauer der Arbeitsunfähigkeit nicht mit berücksichtigt werden.

8.1 Kniegelenk

Darstellung der Menisken

■ Indikationen

* Meniskusläsion, frisch oder alt,
* degenerative Meniskusveränderungen,
* Scheibenmeniskus,
* Knorpelschaden,
* Baker-Zyste,
* Gelenkchondromatose,
* Osteochondrosis dissecans.

■ Kontraindikationen

Akute infektiöse oder nicht infektiöse Entzündung des Gelenks (in diesen Fällen kann jedoch eine diagnostische Gelenkpunktion sinnvoll sein). Bei chronischen Entzündungszuständen darf eine Arthrographie durchgeführt werden, doch soll in diesen Fällen das Gelenkpunktat stets bakteriologisch und serologisch untersucht werden.

Infektionen der Haut oder der Weichteile im Punktionsbereich, Ostitis oder Osteomyelitis in der Nachbarschaft.

Bei bekannter Kontrastmittelallergie (s. Kap. 30) ist auch eine reine Luftarthrographie möglich, wenn man nicht auf die Magnetresonanztomographie ausweichen will.

■ Komplikationen

Aus der Zeit der hyperosmolaren ionischen Kontrastmittel wurde gelegentlich über einen Reizerguß nach Arthrographie berichtet. Seit Verwendung isotoner Kontrastmittel kommen solche Irritationen der Synovialmembran praktisch nicht mehr vor.

Der nach älteren Angaben bestehenden Infektionsquote von 1:15 000 wurde bisher nicht widersprochen. Es dürfte schwierig sein, jetzt noch eine so große Zahl von Untersuchungen und Komplikationen zusammenzutragen, daß verläßliche statistische Angaben möglich sind.

Vorbereitung der Untersuchung durch MTRA

Bei Verwendung eines Durchleuchtungsgerätes mit Untertischröhre wird eine große Bleischürze über die horizontal gestellte Tischplatte als Strahlenschutz für den Patienten ausgebreitet (bei einem Durchleuchtungsgerät mit Übertischröhre muß die Bleischürze über Rumpf und Becken des Patienten gelegt werden). Falls vorhanden, wird am Zielgerät eine 8fache Unterteilung des Films gewählt oder ein spezieller Arthrographietubus eingesetzt.

Material: Kleiner, strahlendurchlässiger, kompressionsfester Schaumstoffkeil, Vliesunterlagen (kein Zellstoff, der unsterilen Staub freisetzt), Einmalrasierer, Kopfhaube und Mundschutz für den Untersucher, Bleihandschuhe für den Untersucher;

Steriles Material: Kittel, Unterlegtuch (ca. 80 · 80 cm), Lochtuch (ca. 80 · 80 cm), Handschuhe, Tupfer, Schale für Desinfektionsmittel, Tupferklemme, Injektionskanülen G 1, Teflonvenenverweilkanülen 1,2 mm Außendurchmesser, Einmalspritzen 5, 10 und 20 ml, einzeln verpacktes Pflaster (klebende Ränder, in der Mitte Mull);

Pharmaka: Waschbenzin, alkoholisches Desinfektionsmittel in Flasche zum Aufsprühen, jodhaltiges Desinfektionsmittel, Lokalanästhetikum 1%ig, in Ampullen à 5 oder 10 ml (nicht in Vorratsflaschen mit Gummistopfen zum Durchstechen, Infektionsgefahr!), isotones Kontrastmittel mit 300 mg J/ml (z.B. Isovist 300, Ampullen à 5 ml mit 0,641 g Iotrolan/ml).

Untersuchungsgang

Anamnese, Vorbefunde und klinische Untersuchung

Im Rahmen des Aufklärungsgesprächs ist der Patient über seine Beschwerden, den Zeitpunkt ihres Auftretens, einen eventuellen Unfall und den Unfallmechanismus zu befragen.

Vor der Arthrographie muß der Radiologe die wichtigsten klinischen Prüfungen auf häufige Gelenkläsionen eigenhändig durchführen:

- vermehrte Aufklappbarkeit (Seitenbandinstabilität),
- Schubladenphänomen (Kreuzbandläsion),
- Rotations- und Druckschmerz bei gebeugtem Knie (Meniskusläsion),
- Druckschmerzhaftigkeit der Patella beim Druck gegen die Femurkondylen oder bei der Palpation der Patellagelenkfläche, nachdem die Patella mit der anderen Hand nach lateral oder medial hervorluxiert wurde (Chondromalacia patellae),
- Tanzen der Patella, während der obere Gelenkrezessus ausgedrückt wird (Gelenkerguß).

Vor Beginn der Untersuchung müssen Aufnahmen des Kniegelenks in zwei Ebenen angefertigt sein und vom Untersucher beurteilt werden. Beim Verdacht auf eine Osteochondrosis dissecans ist eine zusätzliche Tunnelaufnahme (nach Frick), beim

Verdacht auf eine Chondromalacia patellae eine tangentiale Aufnahme der Patella (nach Settegast oder Ficat) erforderlich.

Desinfektion

Der Patient wird in Rückenlage auf das Durchleuchtungsgerät gelagert. Je nachdem, welches Knie untersucht werden soll, legt sich der Patient mit dem Kopf entweder zum Kopfende oder zum Fußende des Durchleuchtungsgerätes, so daß das erkrankte Knie für den Untersucher frei zugänglich ist. Der mit einer Vliesunterlage bedeckte feste Schaumstoffkeil wird unter das Knie geschoben.

Der Untersucher rasiert das Knie in der Umgebung der späteren Punktionsstelle in einer Ausdehnung von 20 · 20 cm, entfernt die Unterlage mit den losen Haaren und säubert die Haut von evtl. noch haftenden Haaren durch Betupfen mit einem Pflasterstreifen. Anschließend legt er eine neue Vliesunterlage unter das Knie auf den Schaumstoffkeil. Ist das Knie mit fetthaltigen Salben behandelt worden oder ist die Haut des Patienten etwas fettig, muß zunächst das Punktionsgebiet in einer Ausdehnung von 40 · 40 cm mit Benzin entfettet werden (sonst wirken die Desinfektionsmittel nur unvollkommen). Jetzt wird das Punktionsgebiet in einer Ausdehnung von 40 · 40 cm mit einem alkoholischen Desinfektionsmittel (z.B. Kodan) eingesprüht. Der Untersucher zieht sich einen sterilen Kittel und sterile Handschuhe an, fordert den Patienten auf, das zu untersuchende Bein gestreckt nach oben zu heben (evtl. Unterstützung durch die Assistenz), legt das sterile Unterlegtuch über den Schaumstoffkeil und läßt den Patienten das Bein wieder ablegen. Dann nimmt er 2 dicke Tupfer, die mit dem jodhaltigen Desinfektionsmittel triefend naß getränkt sind, und reibt sie, an der Punktionsstelle beginnend, mit größer werdenden kreisenden Bewegungen und kräftigem Druck über die Haut. Dabei ist von innen nach außen vorzugehen, bis eine Fläche von 30 · 30 cm erfaßt ist. Die Lösung darf von den Randpartien nicht zur Punktionsstelle zurückfließen. Diese Desinfektion mit dem jodhaltigen Kontrastmittel ist mindestens 2mal zu wiederholen. Anschließend wird die Punktionsstelle mit einem sterilen Lochtuch abgedeckt.

Punktion

Der Untersucher füllt eine 5-ml-Spritze mit Lokalanästhetikum und eine zweite 5-ml-Spritze mit 3 ml isotonem Kontrastmittel mit 300 mg I/ml. Er umfaßt jetzt das Bein des Patienten mit der linken Hand und luxiert die Patella mit dem linken Zeigefinger um 2–3 cm nach lateral. Bei mageren Patienten bildet sich in Höhe des oberen Patellapols, 1–2 cm neben dem lateralen Patellarand, ein Grübchen (Abb. 8.1). Mit einer G-1-Injektionskanüle, die auf die 5-ml-Spritze mit 1%igem Lokalanästhetikum aufgesteckt ist, wird in diesem Grübchen eine Hautquaddel gesetzt und die Nadel – unter kontinuierlichem Injizieren von Lokalanästhetikum – zügig in Richtung auf die hintere Kante des oberen Patellapols vorgeschoben. Zu diesem Zweck muß die Nadel um etwa 30° nach ventral gerichtet sein. (Geübte Untersucher dürfen ab der 250. Arthrographie bei nicht allzu sensiblen Patienten auf die Lokalanästhesie verzichten.)

Abb. 8.1

Punktion des linken Kniegelenks: Luxation der Patella nach lateral. Einstichstelle 1–2 cm vom lateralen Patellarand entfernt in Höhe des oberen Patellapols. Einstich in Richtung auf die Hinterfläche des oberen Patellapols

Läßt sich bei Patienten mit größerem Beinumfang durch Hervorluxieren der Patella kein Grübchen hervorrufen, muß man sich ganz auf den Tastbefund verlassen. Zielpunkt ist wiederum die hintere Kante des oberen Patellapols. Die Nadel wird in einem Winkel von 30° zur Horizontalen so eingestochen, daß die Rückseite des oberen Patellapols angepeilt wird. Bei adipösen Patienten muß man zu diesem Zweck mehrere Zentimeter vom lateralen Patellarand entfernt eingehen. Die Nadel liegt korrekt, wenn man bei vorsichtigem Vorschieben Knochenkontakt mit der Patella fühlt. Die Nadel muß den Bewegungen der Patella folgen, wenn diese vom linken Zeigefinger des Untersuchers leicht nach außen und innen verschoben wird.

Aspiration von Gelenkflüssigkeit

Mit einer 10-ml-Spritze wird jetzt versucht, Gelenkflüssigkeit zu aspirieren. Aus gesunden Kniegelenken lassen sich meist 0,5–2 ml klare, zähe, leicht gelbliche Synovialflüssigkeit gewinnen. War ein Erguß schon bei der klinischen Untersuchung durch ein Tanzen der Patella nachweisbar, wird zweckmäßigerweise nicht mit einer Metallkanüle G 1, sondern mit einer Abbocath-Nadel G 18 punktiert. Die gesamte im Kniegelenk befindliche Flüssigkeit muß entfernt werden, damit sich das Kontrastmittel nicht vorzeitig verdünnt und dadurch die Doppelkontrastuntersuchung beeinträchtigt. Zu diesem Zweck wird das Kniegelenk auf dem Schaumstoffkeil etwas nach außen gedreht, so daß die Nadelspitze den tiefsten Punkt drainiert. Während des Aspirierens drückt die linke Hand des Untersuchers abwechselnd den oberen und den unteren Gelenkrezessus des Kniegelenks aus.

Kontrastfüllung

Anschließend wird mit einer 20-ml-Spritze Luft injiziert. Sicherstes Zeichen einer korrekten Lage der Injektionskanüle ist, daß sich Luft widerstandslos injizieren und wieder aspirieren läßt. Ist das Kniegelenk mit etwa 40–60 ml Luft gefüllt, wird die Spritze mit Kontrastmittel aufgesetzt und die korrekte Lage der Nadelspitze durch nochmaliges Wiederansaugen von Luft aus dem Gelenk überprüft. 3 ml Kontrastmittel werden injiziert. Anschließend wird noch so viel Luft nachgegeben, bis sich das Gelenk prall anfühlt. Dazu sind insgesamt 60–100 ml Luft erforderlich.

Die Nadel wird entfernt und ein Tupfer auf die Punktionsstelle gedrückt. Jetzt setzt sich der Patient auf und läßt beide Beine herunterhängen. Er wird auf die jetzt auftretenden quietschenden und schwappenden Geräuschphänomene im Kniegelenk vorbereitet und angehalten, das Knie etwa 10mal zu strecken und zu beugen.

Lagerung für die Aufnahmen

Anschließend legt sich der Patient auf den Bauch, und zwar mit dem Kopf zum Fußende des Gerätes. Die Füße des Patienten hängen am Kopfende des Untersuchungstisches frei herunter. Nun dreht sich der Patient auf die Seite des zu untersuchenden Beines, bis sich auch das Becken in strenger Seitenlage befindet. Das gesunde, obenliegende Bein wird im Hüft- und Kniegelenk abgewinkelt, so daß Knie, Unterschenkel und Fuß auf dem Schaumstoffblock aufliegen und die Lage des Patienten stabilisieren.

Jetzt wird der Patient gebeten, seine ganze Muskulatur locker zu lassen und vor allem in den Beinen zu erschlaffen. Ermahnungen sind hier jedoch weniger wirksam als ein ablenkendes Gespräch. Der Untersucher steht am Kopfende des Gerätes, also vor den Füßen des Patienten, und trägt Bleihandschuhe. Mit der linken Hand umfaßt er den proximalen Unterschenkel, mit der rechten Hand die Ferse des zu untersuchenden Beins.

Darstellung des Innenmeniskus

Zur Darstellung des Innenmeniskus sind 8 verschiedene Projektionen erforderlich. Sie unterscheiden sich durch Drehung des Oberschenkels um jeweils 15–20°. Die richtige Position ist jeweils aus der Stellung der Femurkondylen zueinander ablesbar. Für jede einzelne Aufnahme wird zunächst der Oberschenkel in die korrekte Position gedreht, wobei sich natürlich der Patient schrittweise mitdrehen muß. Für die Aufnahme wird dann der mediale Gelenkspalt aufgeklappt.

1. **Aufnahme** *(Vorderhorn):* Knie fast seitlich, leicht gebeugt und nach außen rotiert. Im Durchleuchtungsbild haben die vorderen Konturen der Femurkondylen einen Abstand von 1 cm (Abb. 8.2).

2. **Aufnahme** *(Vorderhorn):* Geringe Rotation des Patienten in Richtung Bauchlage. Der Abstand der Femurkondylen im Durchleuchtungsbild beträgt 2,5 cm. Das *Tibiaplateau wird unter Durchleuchtung senkrecht zum Film eingestellt* und das Kniegelenk auf der Innenseite aufgeklappt (Abb. 8.3).

Merke!

Maßgeblich für die korrekte Projektion ist die Drehung im *Oberschenkel*, erkenntlich an der Position der Femurkondylen zueinander. Eine Verdrehung des Unterschenkels gegen den Oberschenkel ist ungenügend.
Die Einstellung des Unterschenkels ist nur dann korrekt, wenn der vordere und der hintere Rand des Tibiaplateaus eine einzige Linie bilden.

3. Aufnahme *(Vorderhorn/Seitenstück):* Das Kniegelenk ist fast gestreckt, der Patient nähert sich der Bauchlage. Die Eminentia intercondylaris wird sichtbar, die vorderen Konturen der Femurkondylen haben einen Abstand von 4 cm (Abb. 8.4).

4. Aufnahme *(Seitenstück):* Strenge Bauchlage. Eminentia intercondylaris und Femurkondylen werden exakt im a.-p.-Strahlengang dargestellt. Das Kniegelenk ist gestreckt (Abb. 8.5).

5. Aufnahme *(Seitenstück/Hinterhorn):* Leichte Rotation des Patienten über die Bauchlage hinaus. Der Patient wird aufgefordert, seinen Kopf auf das andere Ohr zu legen. Der Körper dreht sich dabei von allein etwas mit. Die hinteren Konturen der Femurkondylen beginnen sich zu überschneiden (Abb. 8.6).

6. Aufnahme *(Hinterhorn):* Der Patient dreht sich weiter bis in eine 45°-Schrägposition. Das Kniegelenk muß jetzt vom Untersucher überstreckt und frei horizontal gehalten werden. Diese und die beiden letzten Projektionen erfordern die größte Kraftanstrengung, sie sollten daher zügig – ohne dazwischen abzusetzen – hintereinander aufgenommen werden. Das überstreckte Knie wird medial aufgeklappt und schrittweise weitergedreht. Der Abstand der hinteren Konturen der Femurkondylen beträgt zunächst 4 cm (Abb. 8.7).

7. Aufnahme *(Hinterhorn):* Der Abstand der hinteren Konturen der Femurkondylen beträgt 2,5 cm (Abb. 8.8).

8. Aufnahme *(Hinterhorn):* Das Kniegelenk projiziert sich fast seitlich, der Abstand der hinteren Konturen der Femurkondylen beträgt 1 cm (Abb. 8.9).

Anfänger haben oft die meisten Schwierigkeiten mit dem hintersten Hinterhorn. Sie nehmen dann gern 3 identische Aufnahmen in der 6. Projektion auf, ohne ausreichend weiterzudrehen. Eine derartige Meniskusdarstellung ist unvollständig, weil Einrisse gerade im hintersten Hinterhorn häufig sind. Bei der 8. Aufnahme darf der Abstand der hinteren Konturen der Femurkondylen nicht größer als 1 cm sein.
Jede noch so kleine Verkippung läßt das Tibiaplateau mit Doppelkonturen erscheinen; es nimmt dann die Form einer schmalen Ellipse an. Dementsprechend erscheint der Meniskus nicht überlagerungsfrei als klares Dreieck, sondern mit zusätzlichen Linien wie ein geöffneter Schnabel. Sobald sich das Tibiaplateau als Ellipse und der Meniskus als Schnabel darstellen, ist die Qualität der Projektion

Abb. 8.2 a, b

a Abstand der ventralen Konturen der Femurkondylen: 1 cm
b Mediales Vorderhorn, ganz ventral

Abb. 8.3 a, b

a Abstand der ventralen Konturen der Femurkonylen: 2,5 cm
b Mediales Vorderhorn

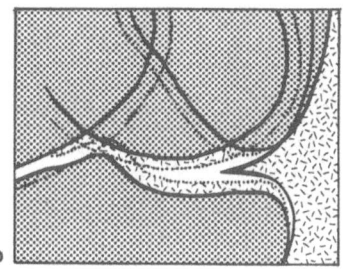

Abb. 8.4 a, b

a Abstand der ventralen Konturen der Femurkondylen: 4 cm
b Mediales Vorderhorn am Übergang zum Seitenstück

Abb. 8.5 a, b

a Kniegelenk, streng a.-p., Eminentia intercondylaris orthograd dargestellt
b Mediales Seitenstück

Abb. 8.6 a, b

a Die hinteren Konturen der Femurkondylen beginnen sich zu überschneiden
b Mediales Seitenstück am Übergang zum Hinterhorn

Abb. 8.7 a, b

a Abstand der hinteren Konturen der Femurkondylen: 4 cm
b Mediales Hinterhorn, vorderer Anteil

Abb. 8.8 a, b

a Abstand der hinteren Konturen der Femurkondylen: 2,5 cm
b Mediales Hinterhorn

Abb. 8.9 a, b

a Abstand der hinteren Konturen der Femurkondylen: 1 cm (nicht mehr!)
b Mediales Hinterhorn, dorsalster Anteil

ungenügend. Wenn die Röntgenstrahlen nicht parallel zur Meniskusebene einfallen, können kleine Einrisse übersehen werden. Gelegentlich besteht ein Mißverhältnis zwischen der *Muskelkraft* des Patienten und der des Untersuchers. In diesem Fall kann ein festes Kissen, das unter den distalen Oberschenkel gelegt wird, das Halten des Beins und das für die Aufnahmen notwendige Überstrecken im Kniegelenk erleichtern. Trotzdem darf die Kraftdifferenz zwischen Oberschenkel des Patienten und Oberarm des Untersuchers nicht zu groß sein. Ohne einen gewissen sportlichen Einsatz ist die kunstgerechte Arthrographie des Kniegelenks nicht durchführbar.

Darstellung des Außenmeniskus

Die Darstellung des lateralen Meniskus erfordert in der Regel weniger Kraft. Hier kommt es vielmehr auf die Geschicklichkeit des Untersuchers an, durch geeignete Drehung des Unterschenkels den Meniskus so auszuspannen, daß er an der Ober- und der Unterfläche durch einen deutlichen Luftspalt vom Knorpel des Femurkondylus und vom Knorpel des Tibiaplateaus getrennt ist.

Der Patient bleibt in derselben Drehung des Körpers liegen, die er für die letzte Projektion des medialen Meniskus eingenommen hat: nahezu seitlich auf der Seite des gesunden Beins. Die Reihenfolge der 8 Aufnahmen ist identisch mit der beim medialen Meniskus. Der Patient wird in Schritten von 15–20° zurück in die Bauchlage und dann auf die Seite des untersuchten Knies gedreht.

1. Aufnahme *(Vorderhorn):* Der Patient liegt fast seitlich. Das Kniegelenk ist um nahezu 90° gebeugt und hängt durch den erhobenen Fuß etwas nach unten durch. Die vorderen Konturen der Femurkondylen haben einen Abstand von 1 cm. Der laterale Gelenkspalt wird aufgeklappt. Die rechte Hand des Untersuchers umfaßt die Ferse und führt leichte, nahezu spielerische Rotationsbewegungen des Unterschenkels durch; ggf. muß die Beugung im Kniegelenk korrigiert werden. Die Einstellung ist erst dann korrekt, wenn sich das Vorderhorn als scharfes, allseits von Luft umgebenes Dreieck darstellt (Abb. 8.10).

Notfalls kann es hilfreich sein, zuerst die 2. oder 3. Projektion einwandfrei einzustellen und dann das Kniegelenk mit dem ganzen Patienten unter Durchleuchtung in die 1. Projektion zurückzudrehen. (Maßgeblich für die jeweilige Projektion ist der Abstand der Femurkondylen!)

2. Aufnahme *(Vorderhorn):* Geringe Rotation des Patienten in Richtung Bauchlage. Der Abstand der vorderen Konturen der Femurkondylen beträgt 2,5 cm (Abb. 8.11).

3. Aufnahme *(Vorderhorn/Seitenstück):* Das Kniegelenk wird weiter gestreckt, der Patient nähert sich der Bauchlage. Die Eminentia intercondylaris wird sichtbar. Die vorderen Konturen der Femurkondylen haben einen Abstand von 4 cm (Abb. 8.12).

4. Aufnahme *(Seitenstück):* Strenge Bauchlage. Das Kniegelenk ist fast gestreckt. Die Eminentia intercondylaris und die Femurkondlyen werden exakt im a.-p.-Strahlengang erfaßt (Abb. 8.13).

5. Aufnahme *(Seitenstück/Hinterhorn):* Leichte Rotation des Patienten über die Bauchlage hinaus (er wird aufgefordert, seinen Kopf auf das andere Ohr zu legen).

Die hinteren Konturen der Femurkondylen beginnen sich zu überschneiden. Das Kniegelenk ist gestreckt (Abb. 8.14).

6. Aufnahme *(Hinterhorn):* Das Kniegelenk ist gestreckt. Der Popliteusschlitz beginnt sichtbar zu werden. Der Abstand der hinteren Konturen der Femurkondylen beträgt 4 cm (Abb. 8.15).

7. Aufnahme *(Hinterhorn):* Der Abstand der hinteren Konturen der Femurkondylen beträgt 2,5 cm (Abb. 8.16).

8. Aufnahme *(Hinterhorn):* Das Kniegelenk projiziert sich fast seitlich, der Abstand der hinteren Konturen der Femurkondylen beträgt 1 cm (Abb. 8.17).

Bei der Darstellung des lateralen Meniskus darf sich der Untersucher nicht auf das Aufklappen des lateralen Gelenkspalts beschränken. Er muß vielmehr durch geschickte, wechselweise Rotation des Unterschenkels den Meniskus frei im Gelenkspalt ausspannen. Dies ist lateral etwas schwieriger, weil der laterale Meniskus sehr viel freier beweglich ist als der mediale (der mediale Meniskus beschreibt einen kleineren Teil eines Kreisbogens und ist mit dem medialen Seitenband verwachsen).

Durchleuchtung und ggf. Aufnahme des Kniegelenks seitlich

Sind alle Aufnahmen des medialen und lateralen Meniskus angefertigt, dreht sich der Patient ganz auf die Seite, damit das kranke Kniegelenk in ca. 60° Beugestellung streng seitlich durchleuchtet werden kann (das gesunde Bein ist gestreckt). Wenn der Verdacht auf eine kommunizierende Bursa semimembranoso-gastrocnemia, einen Knorpelschaden oder eine Chondromatose besteht, wird eine Aufnahme in seitlicher Projektion angefertigt, bei der sich die Femurkondylen exakt übereinander projizieren.

Die Aufnahmen werden sofort beurteilt. Sind einzelne Projektionen nicht erfaßt oder nicht befriedigend dargestellt, müssen diese Abbildungen wiederholt werden. Manchmal ist der Patient beim 2. Durchgang deutlich entspannter als beim 1. Allerdings muß man sich beeilen, da sich auch isotones Kontrastmittel nach 15–20 min bereits verdünnt hat und in die Umgebung diffundiert ist.

Abpunktieren von Luft und Kontrastmittel aus dem Kniegelenk

Ist die Untersuchung der Menisken beendet (und sollen keine Défiléaufnahmen des Femoropatellargelenks angefertigt werden), wird das Gemisch aus Luft und Kontrastmittel wieder *abpunktiert:* Der Patient liegt auf dem Rücken. Das Knie ist mit dem Schaumstoffkeil unterpolstert, der mit einer Vliesunterlage bedeckt ist. Die Punktionsstelle wird mit einem alkoholischen Desinfektionsmittel besprüht. Der Untersucher zieht frische sterile Handschuhe an und punktiert mit einer G-1-Nadel in typischer Weise das Gelenk. Dann umfaßt er mit beiden Händen das Kniegelenk oberhalb und unterhalb der Patella und preßt so viel Luft und Konstrastmittelschaum wie möglich heraus. Die Punktionsstelle wird mit einem kleinen Pflaster

Abb. 8.10 a, b

a Abstand der ventralen Konturen der Femurkondylen: 1 cm
b Laterales Vorderhorn, ganz ventral

Abb. 8.11 a, b

a Abstand der ventralen Konturen der Femurkondylen: 2,5 cm
b Laterales Vorderhorn

Abb. 8.12 a, b

a Abstand der ventralen Konturen der Femurkondylen: 4 cm
b Laterales Vorderhorn am Übergang zum Seitenstück

Abb. 8.13 a, b

a Kniegelenk (streng a.-p.), Eminentia intercondylaris orthograd dargestellt
b Laterales Seitenstück

Abb. 8.14 a, b

a Die hinteren Konturen der Femurkondylen beginnen sich zu überschneiden
b Laterales Seitenstück am Übergang zum Hinterhorn, der Popliteusschlitz beginnt
sichtbar zu werden

Abb. 8.15 a, b

a Abstand der hinteren Konturen der Femurkondylen: 4 cm
b Laterales Hinterhorn, vorderer Anteil. Popliteusschlitz voll sichtbar

Abb. 8.16 a, b

a Abstand der hinteren Konturen der Femurkondylen: 2,5 cm
b Laterales Hinterhorn. Popliteusschlitz voll sichtbar

Abb. 8.17 a, b

a Abstand der hinteren Konturen der Femurkondylen: 1 cm
b Laterales Hinterhorn, dorsalster Anteil

versorgt. War ein Erguß vorhanden, ist es zweckmäßig, das Kniegelenk mit einer elastischen Binde zu wickeln. Dem Patienten wird aufgetragen, sich für den Rest des Untersuchungstages zu Hause hinzulegen und das Bein für 2 weitere Tage zu schonen: Keine großen Strecken laufen, keine schweren Lasten tragen, keinen Sport treiben!

Darstellung des Femoropatellargelenks

■ Indikationen

* rezidivierende Gelenkergüsse ohne Nachweis einer Meniskusläsion,
* Schmerzen beim Treppabgehen,
* Schmerzen beim Aufstehen aus der tiefen Hocke,
* plötzliche Kraftlosigkeit bei einem Schritt nach unten,
* retropatellares Reiben,
* Druckschmerzhaftigkeit der Patellarückfläche.

■ Kontraindikationen, Komplikationen, Vorbereitung der Untersuchung durch MTRA

Siehe Kniegelenk (S. 124)

Zusätzlich erforderlich ist eine variable Unterpolsterung der Kniegelenke (z.B. durch große, prismenförmige Unterlegklötze, ein Gestell mit frei wählbarem Winkel der Auflagefläche oder eine fest zusammengerollte Decke), die es gestattet, beide Kniegelenke in Beugewinkeln von 30, 60 und 90° zu lagern. Zur Einstellung des korrekten Beugewinkels dient ein in der orthopädischen Röntgendiagnostik gebräuchliches Meßlineal mit Winkelmesser.

Die Aufnahmen werden in der Regel im Bucky-Raum angefertigt. Erforderlich sind eine Patientenliege mit ebener, harter Auflagefläche und eine Röntgenröhre mit kleinem Fokus, die sich bis in eine Höhe von ca. 60 cm über dem Fußboden herunterziehen läßt. Andernfalls ist ein fahrbares Röntgengerät zu benutzen.

Untersuchungsgang

In der Regel werden Défiléaufnahmen im Anschluß an die Arthrographie der Menisken durchgeführt. Der Patient wird auf einer Liege mit ebener, harter Auflagefläche in den Bucky-Raum gefahren. Beide Knie werden zunächst so unterpolstert, daß sich beim Anlegen des Meßlineals an Ober- und Unterschenkel ein Winkel von 90° ergibt. Als Strahlenschutz dient eine Bleischürze zwischen Polster und Oberschenkel.

Der Untersucher palpiert den oberen und den unteren Patellapol, um die Richtung der Patellalängsachse zu bestimmen. Die Röntgenröhre wird soweit gesenkt und gekippt, daß der Fokus etwa einen Meter von der Patella entfernt ist und der

Abb. 8.18 a–c

Défiléaufnahmen des Femoropatellargelenks. a Kniegelenk in 90°-Beugestellung, Röntgenröhre steil von unten nach oben gerichtet. b Kniegelenk in 60°-Beugestellung. Die Zehen und der Vorfuß sind nach unten gebeugt. c Kniegelenk in 30°-Beugestellung. Die Zehen und der Vorfuß müssen in der Regel mit einem kräftigen Pflasterstreifen nach unten gebeugt werden

Zentralstrahl genau in Richtung der Patellalängsachse verläuft. In der Regel ist dies der Fall, wenn der Zentralstrahl fast parallel zur Schienbeinvorderkante einfällt.

Der Patient richtet sich mit dem Oberkörper etwa auf, nimmt eine 24 × 30-cm-Kassette fest in beide Hände und drückt die Unterkante der Kassette auf seine distalen Oberschenkel. Die Kassette ist soweit geneigt, daß sie senkrecht zum Zentralstrahl der Röntgenröhre steht.

1. Aufnahme: Patella axial in 90°-Beugestellung der Kniegelenke. Es werden beide Patellae erfaßt. Filmformat: 24 × 30 cm, quer, freie Belichtung (Abb. 8.18 a).

Nun wird das Polster unter den Knien ausgewechselt oder umgebaut, so daß die Kniegelenke in einem Winkel von 60° gelagert sind. Der Untersucher stellt wiederum die Lage der Patellalängsachse fest, nach der der Zentralstrahl der Röntgenröhre ausgerichtet wird. Der Patient muß für diese Aufnahme seine Füße nach unten beugen, damit die Zehen nicht im Strahlengang liegen. Die Filmkassette wird vom Patienten wiederum senkrecht zum Zentralstrahl gehalten und mit ihrer Unterkante auf die distalen Oberschenkel gedrückt.

2. Aufnahme: Patella axial in 60°-Beugestellung der Kniegelenke (Abb. 8.18 b).

Die 3. Aufnahme erfolgt bei einer Beugung der Kniegelenke von 30°. Bei vielen Patienten müssen hierfür die Zehen mit einem Pflasterstreifen überspannt und nach unten gezogen werden, weil sie sonst in den bei dieser Projektion sehr flachen Strahlengang ragen. Die Kassette ist bei muskelkräftigen Patienten mit kurzen Extremitäten nicht am distalen Oberschenkel, sondern etwas weiter zur Oberschenkelmitte hin aufzusetzen, da sonst die Femurkondylen nicht abgebildet werden. Der Untersucher legt wiederum die Richtung des Zentralstrahls durch Palpation der Patellalängsachse fest.

3. Aufnahme: Patella axial in 30°-Beugestellung der Kniegelenke (Abb. 8.18 c).

Die 3 Défiléaufnahmen des Femoropatellargelenks sind ideal projiziert, wenn sich die Knorpelkonturen der Patellarückfläche und der Kondylenvorderfläche nicht überschneiden. Bei Patienten mit einer ausgeprägten, hervorragenden Tuberositas tibiae kann sich dieser Knochenvorsprung bei den 30°-Aufnahmen über die Fläche des Femoropatellargelenks projizieren. Diese Störung ist jedoch nicht vermeidbar. Wird versucht, sie durch eine andere Kippung der Röhre auszuschalten, wird die Projektion der Knorpelkonturen von Patella und Femurkondylen unzureichend.

Wenn sich die Knorpelkonturen nur gering überschneiden, sind die Aufnahmen noch gerade brauchbar. Sie müssen jedoch mit einer anderen Einstellung der Röntgenröhre wiederholt werden, wenn der Knorpel der Patella die Knochenkontur der Femurkondylen überschneidet.

Nach beendeter Untersuchung des Femoropatellargelenks wird das Kontrastmittel-Luft-Gemisch in gewohnter Weise abpunktiert.

Darstellung der Kreuzbänder

Die radiologische Darstellung der Kreuzbänder mit Hilfe der Computertomographie nach Luftfüllung des Kniegelenks ist nicht mehr indiziert, da die Magentresonanztomographie aussagekräftigere Ergebnisse liefert, keine extreme Beinhaltung in der Gantry erfordert und ohne Gelenkpunktion auskommt.

8.2 Sprunggelenk

■ Indikationen

Der Nachweis einer frischen Kapsel-Band-Läsion mittels Arthrographie ist leicht möglich aber ungebräuchlich.

Bei der Frage nach Osteochondrosis dissecans, freien Gelenkkörpern, Chondromatose oder Einheilung eines operierten Dissektates wird in aller Regel die Magnetresonanztomographie eingesetzt. Nur wenn dieses Verfahren nicht zur Verfügung steht oder wenn ein vermuteter Hämarthros aus therapeutischen Gesichtspunkten gleichzeitig abpunktiert werden soll, kann die Arthrographie indiziert sein.

■ Kontraindikationen, Komplikationen, Vorbereitung der Untersuchung durch MTRA

Siehe Kniegelenk (S. 124)

Untersuchungsgang

Die Punktion des Sprunggelenks ist leicht, sie kann in der Regel ohne Durchleuchtungskontrolle durchgeführt werden. Die Punktionsstelle ist durch Palpation zu ermitteln: Der Patient wird aufgefordert, seinen Fußrücken anzuziehen und die Zehen nach dorsal zu strecken. Dadurch spannen sich die zum Fußrücken führenden Sehnen an. Am weitesten medial liegt die besonders kräftige Sehne des M. tibialis anterior. Zwischen ihr und dem Innenknöchel ist eine deutliche Lücke zu tasten, in die der Untersucher mit der Kuppe seines Zeigefingers hineindrückt. Jetzt kann der Patient seinen Fuß wieder etwas locker lassen, so daß der Untersucher den Gelenkspalt zwischen distalem Tibiaende und Talusrolle als quere Einsenkung spürt. An dieser Stelle wird unter kontinuierlicher Injektion von Lokalanästhetikum die Injektionskanüle senkrecht eingeführt. Ein vorzeitiger knöcherner Widerstand weist darauf hin, daß die Nadel nicht im Gelenkspalt liegt, sondern an das distale Tibiaende oder die Talusrolle anstößt. Läßt sich die Nadel wenigstens 1,5 cm tief ohne Widerstand einführen, liegt die Spitze im Gelenkspalt.

Zum Erlernen der Punktionstechnik kann ein Vorgehen unter Durchleuchtungskontrolle sinnvoll sein, um die Höhe des Gelenkspalts nicht nur palpatorisch, sondern auch optisch festzulegen.

Ein evtl. vorhandener Erguß oder Hämarthros wird abpunktiert. Ist kein Erguß vorhanden, sollte wenigstens ein Tropfen des beim Vorschieben der Nadel injizierten Lokalanästhetikums zu aspirieren sein. Nun werden 2 ml des isotonen Kontrastmittels injiziert. Die Nadel wird entfernt, die Punktionsstelle mit einem Tupfer komprimiert und der Patient aufgefordert, seinen Fuß im oberen Sprunggelenk mehrmals zu beugen und zu strecken.

Das Kontrastmittel wird nach Beendigung der Untersuchung nicht abpunktiert. Der Patient soll das Bein 2 Tage lang nicht durch langes Stehen, Laufen oder sportliche Betätigung belasten.

8.3 Hüftgelenk

■ Indikationen

Dank der Vorsorgeuntersuchungen im Säuglingsalter, die eine Sonographie des Hüftgelenks einschließen, verschlimmern sich kongenitale Hüftdysplasien kaum noch zu Hüftluxationen, die operativ behandelt werden müssen. Damit entfällt auch die arthrographische Suche nach einem eventuellen Repositionshindernis.

Im Erwachsenenalter lassen sich praktisch alle Fragen, zu deren Beantwortung die Arthrographie indiziert war, mit Hilfe der Magnetresonanztomographie klären (z.B. Osteochondrosis dissecans, Gelenkchondromatose, Hüftkopfnekrose, Knorpelverhältnisse vor Umstellungsosteotomie).

Da die Punktion des Hüftgelenks beim Erwachsenen wegen der engen, straffen Kapsel schwierig ist, sollte bei jeder diagnostischen Hüftgelenkpunktion (z.B. zur bakteriologischen Untersuchung von Gelenkflüssigkeit wegen des Verdachts auf Koxitis) die korrekte Nadellage immer durch die Injektion einer kleinen Menge Luft oder Kontrastmittel verifiziert werden. Die Aussage, daß eine Probepunktion eine Punctio sicca gewesen sei, ist nur glaubhaft, wenn die intraartikuläre Nadellage durch eine Kontrastierung des Gelenkbinnenraums bewiesen wurde.

In sehr seltenen Ausnahmefällen kann eine Arthrographie nach Totalendoprothese des Hüftgelenks indiziert sein, wenn alle klinischen, röntgendiagnostischen und nuklearmedizinischen Verfahren den Verdacht auf Lockerung von Pfanne oder Schaft nicht schlüssig erhärten können. Allerdings gibt es auch bei der Arthrographie falsch-negative Ergebnisse, wenn das Kontrastmittel nicht in den Spaltraum zwischen gelockertem Fremdmaterial und Knochen eintreten kann, weil neugebildetes Bindegewebe den Weg versperrt.

■ Kontraindikationen, Komplikationen, Vorbereitung der Untersuchung durch MTRA

Siehe Kniegelenk (S. 124). Zusätzlich erforderlich sind Lumbalpunktionskanülen mit 1,2 und 0,8 mm Außendurchmesser.

Untersuchungsgang

Das Hüftgelenk ist ein sehr straffes Gelenk mit einer dicken Kapsel. Von den Bändern des Hüftgelenks, die mit der Kapsel zusätzlich noch verwachsen sind, gehört a   b

Abb. 8.19 a, b

a Punktion des Hüftgelenks. Die Einstichstelle liegt 3 cm lateral der A. femoralis und 1 cm kaudal des Leistenbandes. Die Nadel ist nach medial und kranial gerichtet. Der *untere Gelenkrezessus* wird durch tastende Bewegungen der Nadelspitze am Femurkopf entlang aufgesucht (vgl. Abb. 8.20). Bei der visuellen Beurteilung der Nadellage muß die Knorpeldicke des Femurkopfes berücksichtigt werden. – Der *obere Gelenkrezessus* ist kleiner und schwieriger zu punktieren. Neben der Knorpeldicke des Femurkopfes ist auch der Knorpel des Labrum acetabulare zu berücksichtigen, der nach lateral und kaudal vorragt. b Punktion des Hüftgelenks beim Säugling. Der untere Gelenkrezessus ist um so leichter aufzufinden, je stärker der Hüftkopf disloziert ist. Auch wenn nur der Femurkopfkern zu erkennen ist, muß der Untersucher aus dem Abstand zu den Beckenknochen auf die Knorpeldicke des Femurkopfes schließen. Der kaudale Gelenkrezessus liegt am Unterrand dieser im Nativbild nicht sichtbaren, sondern nur gedanklich rekonstruierbaren Begrenzung

das ventral gelegene Lig. iliofemorale zu den stärksten Bändern des ganzen Körpers. Es ist daher nicht sinnvoll, die Nadel einfach in Richtung auf den Schenkelhals oder den Femurkopf gewaltsam durch alle harten Gewebsschichten hindurchzustoßen. Man sollte sich vielmehr eine solche Stelle auswählen, an der die Kapsel dünner ist und an der ein Rezessus der Nadelspitze etwas Spielraum läßt. Hierfür bieten sich die Umschlagfalten der Gelenkkapsel am medialen und am lateralen Rand des Hüftkopfes an. Die Kapsel setzt sich zwar weit bis auf den Schenkelhals fort, doch lassen dort enge zirkuläre Fasern (die Zona orbicularis) kaum Platz für die Nadelspitze. Punktionsstelle der Wahl ist daher die Umschlagfalte am medialen und kaudalen Rand des Hüftkopfes, der Recessus articularis inferior (Abb. 8.19 a, b).

Die Einstichstelle an der Haut liegt beim Erwachsenen 3 cm lateral der A. femoralis und 1 cm kaudal des Leistenbandes.

Der Patient wird in Rückenlage auf den Untersuchungstisch gelagert. Bei einem Durchleuchtungsgerät mit Übertischröhre wird die Röhre mit Hilfe des Lichtvisiers in Position gefahren, so daß später nicht unnötig lange durchleuchtet werden muß, um das Hüftgelenk zu finden. Die Umgebung der Einstichstelle wird wie bei der Arthrographie des Kniegelenks rasiert, desinfiziert und abgedeckt (s. S. 124). Mit einer Injektionskanüle G 12 wird zunächst an der Einstichstelle eine Hautquaddel gesetzt und dann der Rest des Lokalanästhetikums in der 10-ml-Spritze mit einer Lumbalpunktionskanüle ohne Innenmandrin unter kontinuierlichem Vorschieben der Nadel infiltriert. Für Erwachsene empfiehlt sich eine Kanüle mit 1,2 mm Durchmesser, für Kinder eine Kanüle mit 0,8 mm Durchmesser. Bei Säuglingen ist eine kurz angeschliffene Kanüle G 1 zu verwenden.

Die Einstichrichtung ist durch kurze Durchleuchtungskontrolle festzulegen: In der Regel muß die Nadelspitze nach kranial und medial gerichtet sein (Abb. 8.19 a). Für die korrekte Einstichtiefe muß ein räumliches Vorstellungsvermögen entwickelt werden. Ein in der Ausbildung befindlicher Radiologe wird daher zunächst mit der Nadelspitze Knochenkontakt an der Grenze zwischen Femurkopf und Femurhals suchen und sich dann – ähnlich wie beim Schultergelenk (vgl. Abb. 8.20) – millimeterweise nach medial tasten. Der Durchtritt der Nadelspitze durch die Gelenkkapsel ist in der Regel gut zu spüren, man darf jedoch nicht zu tief stechen, da der zur Verfügung stehende Raum sehr eng ist. Die sichere intraartikuläre Lage läßt sich beweisen, indem 2 ml Luft injiziert werden, die sich unter Durchleuchtung im Gelenk verteilen. (Die Luft wird allerdings nur kranial und kaudal der Zona orbicularis sichtbar. Eine Kontrastierung des Gelenksspaltes erfolgt zunächst nicht.)

Schwierigkeiten bei der Punktion können auftreten, wenn sich der Untersucher bei Säuglingen und Kleinkindern nicht vergegenwärtigt, daß die sichtbaren Knochenkerne nur eine natürliche Lokalisationshilfe sind. Das Hüftgelenk ist zu diesem Zeitpunkt erst knorpelig angelegt und im Durchleuchtungsbild nicht zu erkennen. Der Untersucher muß daher die sichtbaren Strukturen in seiner Vorstellung so ergänzen, daß er ein Gefühl für die Größe der Pfanne und des Femurkopfes gewinnt. Seine Nadelspitze soll nicht den Knorpel, sondern den Recessus articularis inferior erreichen (Abb. 8.19 b).

Daß die Punktion bei Säuglingen und Kleinkindern mit besonders zarter Hand durchgeführt werden muß, versteht sich von selbst. Bei rüdem Vorgehen könnten sich sonst multiple Stanzbiopsien aus dem Knorpel des Femurkopfes in der Kanüle befinden.

Ist die intraartikuläre Lage der Nadelspitze bewiesen, werden beim Säugling 2–3, beim Kleinkind 5 und beim Erwachsenen 10 ml isotones Kontrastmittel injiziert.

Die Nadel wird zurückgezogen und die Punktionsstelle einige Sekunden mit einem Tupfer komprimiert. Der Patient muß jetzt – aktiv oder passiv – kräftige Bewegungen im Hüftgelenk ausführen, um das Kontrastmittel zu verteilen. Bei Erwachsenen kann das Gelenk so straff sein, daß praktisch kein Kontrastmittel sichtbar in den Gelenkspalt eintritt. In solchen Fällen muß dann für die Aufnahme am Bein gezogen werden, während sich der Patient an Handgriffen abstützt, die seitlich am Tischrand anzubringen sind.

1. Aufnahme: Hüftgelenk a.-p. (ggf. unter Zug am Bein).

2. Aufnahme: Hüftgelenk in Lauenstein-Position (bei Schulkindern und Erwachsenen) bzw. in „Froschposition" (bei Säuglingen und Kleinkindern).

Bei Säuglingen ist statt der typischen Lauenstein-Position eine „Froschposition" einzustellen (Beugung, Innenrotation und Adduktion), um eine eventuelle Luxationsneigung deutlicher hervortreten zu lassen. Diese „Froschposition" entspricht der Endstellung des Ortolani-Handgriffs, bevor durch Adduktion und Außenrotation ein fühlbares Zurückschnappen des luxierten Hüftkopfes in die Pfanne provoziert wird.

Falls eine Luxation besteht und falls diese Fehlstellung nicht in typischer Weise reponiert werden kann, sollte unter Durchleuchtung geprüft werden, ob nicht durch vorsichtiges Manipulieren in Adduktion mit Außen- oder Innenrotation eine Reposition zu erreichen ist oder ob tatsächlich ein anatomisches Repositionshindernis vorliegt. Die Kontrastfüllung des Hüftgelenks erlaubt oft, diejenige Stellung herauszufinden, in der eine vollständige Reposition gelingt, was vorher durch die klinische Prüfung allein gelegentlich nicht möglich ist. Die betreffende Stellung ist nicht mit einer Aufnahme zu dokumentieren, sondern sie muß dem Orthopäden und dem Pfleger, die den Spreizgips anlegen, demonstriert werden.

Spezielle Maßnahmen und Fragestellungen

Punktion bei eindeutiger Hüftluxation

Zeigt die Nativaufnahme eine eindeutige Hüftluxation an, ist die Arthrographie einfach: Der Gelenkspalt ist medial erweitert, so daß die Nadelspitze hier reichlich Platz findet. Manchmal ist der Hüftkopf so weit nach lateral und kranial getreten, daß die Pfanne völlig leer ist. In diesem Fall sticht man die Nadel einfach in die Höhlung der leeren Pfanne ein.

Punktion bei Totalendoprothese

Die Arthrographie bei Totalendoprothese des Hüftgelenks wird aufgrund der Frage nach einer Lockerung von Pfanne und Schaft durchgeführt. Vor der Kontrastdarstellung müssen Funktionsaufnahmen im Einbeinstand und unter maximalem Zug am operierten Bein durchgeführt werden. Liegt die Operation länger als 6 Monate zurück, kann ein Szintigraphie sinnvoll sein.

Unmittelbar vor der Arthrographie sind Aufnahmen in a.-p.-Projektion und in Lauenstein-Stellung anzufertigen. Die Filme sollten relativ stark geschwärzt sein, um die Grenzzone zwischen Pallakos und Knochen exakt beurteilen zu können. Eine freie Belichtung ist erforderlich, da das Metall der Prothese schon bei geringen Verschiebungen des Bildmittelpunkts starke Änderungen der Expositionszeit bewirkt.

1. Aufnahme: Hüftgelenk mit Totalendoprothese a.-p., unter Zug am Bein. Alle Anteile des implantierten Materials müssen sichtbar sein. 24 × 30 cm, hoch, seitlich eingeblendet, Universalfolie, freie Belichtung mit relativ starker Filmschwärzung.

2. Aufnahme: Hüftgelenk nach Totalendoprothese in Lauenstein-Projektion. 24 × 30 cm, hoch; Universalfolie, freie Belichtung mit relativ starker Schwärzung.

Die Punktion der postoperativ entstandenen Pseudokapsel des Kunstgelenks ist technisch einfach, nur müssen höchste Anforderungen an die Asepsis gestellt werden, da bekanntlich jedes Fremdmaterial die Infektionsgefahr stark erhöht. Grundsätzlich sollte der Untersucher Kopfhaube und Mundschutz tragen.

Die Einstichstelle auf der Haut liegt 2 cm kaudal des Leistenbandes und 4 cm lateral der A. femoralis. Die Nadelspitze soll den Hals der Prothese etwa 1 cm vom Kopf entfernt treffen. Das Metall der Prothese läßt die Nadel im Durchleuchtungsbild zum größten Teil nicht erkennen. Es ist jedoch nicht erforderlich, den Patienten schräg zu lagern, da der metallische Kontakt der Nadelspitze mit dem Prothesenhals einen eindeutigen Tastbefund ergibt. Meist tropfen mehrere Milliliter klare, gelbliche Flüssigkeit aus der Nadel ab, wenn die Pseudokapsel durchstoßen ist. Das Gelenk wird mit 10 ml isotonem Kontrastmittel gefüllt, die Nadel entfernt und die Punktionsstelle einige Sekunden mit einem Tupfer komprimiert.

3. Aufnahme: Hüftgelenk mit Totalendoprothese nach Kontrastfüllung a.-p. unter maximalem Zug am Bein. 24 × 30 cm, hoch, seitlich eingeblendet, Universalfolie, freie Belichtung mit relativ starker Filmschwärzung.

4. Aufnahme: Hüftgelenk mit Totalendoprothese nach Kontrastfüllung in Lauenstein-Projektion. 24 × 30 cm, hoch; seitlich eingeblendet, Universalfolie, freie Belichtung mit relativ starker Schwärzung.

Die Projektionen der Aufnahmen 3 und 4 müssen mit denen der unmittelbar vorher angefertigen Nativaufnahmen 1 und 2 identisch sein, um auch kleine Kontrastmitteleintritte zwischen Pallakos und Knochen erkennen zu können.

Gelegentlich finden sich bei einem operierten Hüftgelenk so viele Verkalkungen in den Weichteilen der Umgebung, daß der typische Zugang zur Pseudokapsel versperrt ist. In diesem Fall kann versucht werden, von lateral her den Hals der implantierten Prothese zu erreichen: Zunächst wird die Spitze des Trochanter major an der Außenseite des Oberschenkels getastet; sie liegt meist unmittelbar unter der Operationsnarbe. Die Einstichstelle liegt 2 cm weiter kranial. Die Nadel wird exakt in horizontaler Richtung auf den Prothesenhals vorgeführt, wozu die Spitze in der Regel etwas nach kaudal zeigen muß.

8.4 Schultergelenk

■ Indikationen

- Ruptur der Rotatorenmanschette,
- Verletzungen nach Schulterluxation (mit Computertomographie),
- Impingementsyndrom,
- Ruptur oder Luxation der langen Bizepssehne,
- Chondromatose, Synovitis, Kapselschrumpfung.

Für eine Reihe der aufgeführten Indikationen zur Arthrographie des Schultergelenks stellen die Sonographie und die Magnetresonanztomographie Alternativen dar. Welches Verfahren im Einzelfall eingesetzt werden sollte, hängt von der Verfügbarkeit der Geräte und der Erfahrung der Untersucher ab.

■ Kontraindikationen, Komplikationen, Vorbereitung der Untersuchung durch MTRA

Siehe Kniegelenk (S. 124)

Untersuchungsgang

Zunächst müssen Nativaufnahmen in den 3 für die Arthrographie erforderlichen Standardprojektionen (nach Lindblom) angefertigt werden. Der Patient sitzt auf der Fußstütze des senkrecht gestellten Durchleuchtungsgerätes mit Übertischröhre oder auf einem Hocker vor dem Rasterwandstativ. Er lehnt sich jedoch nicht mit dem ganzen Rücken gegen die Geräteplatte, sondern dreht die gesunde Gegenseite um ca. 20° nach vorn, so daß das Schulterblatt der zu untersuchenden Seite der Geräteplatte flach anliegt. Der Kopf wird zur Gegenseite weggewendet.

1. **Aufnahme:** Schultergelenk in Innenrotation. Der Oberarm hängt locker herunter, der Ellbogen ist rechtwinklig gebeugt, der Unterarm ruht horizontal vor dem Bauch und wird vom anderen Arm unterstützt. Die Röntgenröhre ist um ca. 25° in kraniokaudale Richtung gekippt (Abb. 8.20 a).

2. **Aufnahme:** Schultergelenk in Außenrotation. Der Ellbogen bleibt rechtwinklig gebeugt. Der Patient rotiert den Oberarm nach außen und umfaßt mit der Hand des zu untersuchenden Armes einen bereitgestellten Infusionsständer. Der Ellbogen

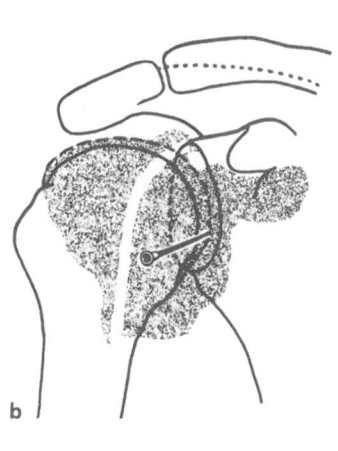

Abb. 8.20 a, b

a Schultergelenk in Innenrotation. Der Patient läßt den Arm locker herunterhängen und hält den Unterarm mit der anderen Hand horizontal vor den Bauch. Um den Gelenkspalt frei zu projizieren, muß das Schulterblatt dem Untersuchungstisch flach aufliegen, d.h. die Gegenseite ist um 15° nach vorn zu drehen. Die Röhre ist um 25° kraniokaudal gekippt. **b** Röntgenbild. Die lange Bizepssehne verläuft über dem medialen Drittel des Humeruskopfes

darf sich dabei nicht wesentlich von der lateralen Thoraxwand entfernen. Die Röntgenröhre ist um ca. 25° in kraniokaudale Richtung gekippt (Abb. 8.21 a).

3. Aufnahme: Schultergelenk in Elevation und Außenrotation. Der Patient erhebt den Oberarm in die Horizontale. Der Ellbogen bleibt rechtwinklig gebeugt, der Unterarm zeigt nach oben. Die Hand hält sich an einem Griff am Rand des Untersuchungstisches oder einer der waagerechten Aufhängestangen des Infusionsständers, wobei die Höhe der Körpergröße des Patienten angepaßt wird. Die Röntgenröhre ist um ca. 12° in kaudokraniale Richtung gekippt (Abb. 8.22 a).

Der Patient legt sich mit dem Rücken flach auf den horizontal gestellten Untersuchungstisch. Die zu arthrographierende Seite ist dem Untersucher zugewandt. Die Umgebung der Punktionsstelle wird in der gleichen Weise rasiert, desinfiziert und abgedeckt wie beim Kniegelenk (s. S. 126).

Abb. 8.21 a, b

a Schultergelenk in Außenrotation. Der Patient umfaßt die Stange eines Infusionsständers. Der Unterarm zeigt horizontal zur Seite. Röntgenröhre 25° kraniokaudal gekippt. **b** Röntgenbild. Die lange Bizepssehne verläuft an der lateralen Kontur des Humeruskopfes

Punktion

Der Patient legt den Arm locker neben den Körper. Der Unterarm befindet sich in leichter Pronationsstellung. Der Bezugspunkt für die Punktion ist die Spitze des Processus coracoideus. Diesen Knochenvorsprung findet man auch bei muskelkräftigen oder adipösen Patienten, wenn man vom äußeren Rand des Akromions ausgeht, sich entlang der Klavikula eine Humeruskopfbreite nach medial tastet und dann von der Klavikula 2–3 cm nach kaudal geht.

Ist die Spitze des Processus coracoideus sicher lokalisiert, liegt die Einstichstelle auf der Haut 1 cm kaudal und 1 cm lateral dieses Punktes. An dieser Stelle wird die Nadel – unter kontinuierlichem Injizieren von Lokalanästhetikum – so eingestochen, daß die Spitze um ca. 20° nach kranial und um 10° nach medial weist. Nach ca. 3–5 cm fühlt man mit der Nadelspitze den ersten Knochenkontakt. Jetzt wird die Nadel um 2 cm zurückgezogen und erneut vorgeschoben, so daß die Nadelspitze in der Tiefe etwa 2 mm weiter nach medial zu liegen kommt. Ist jetzt nochmals Knochenkontakt zu fühlen, muß man durch vorsichtiges Tasten so lange der Rundung des Humeruskopfes folgen, bis die Nadel tangential zu liegen kommt und plötzlich

Abb. 8.22 a, b

a Schultergelenk in Elevation und Außenrotation. Der Patient umfaßt einen Haltegriff des Untersuchungstisches, so daß der Oberarm horizontal und der Unterarm senkrecht gehalten werden. Röntgenröhre 15° kaudokranial gekippt. **b** Röntgenbild. Die Bizepssehne ist im Sulcus intertubercularis sichtbar

an der medialen Kontur des Humeruskopfes entlang in die Tiefe gleitet. Meist ist am Überwinden eines deutlichen Weichteilwiderstands zu spüren, daß die Kapsel durchstoßen ist (Abb. 8.23).

Einige Teilstriche des noch in der Spitze verbliebenen Lokalanästhetikums müssen sich jetzt ohne fühlbaren Widerstand injizieren lassen.

Liegt die Kanülenspitze dem Tastbefund nach korrekt, wird ihre Lage unter Durchleuchtung überprüft: sie muß etwa 1 mm medial neben der medialen Kontur des Humeruskopfes liegen. Bei muskelkräftigen Patienten ist es erforderlich, die Nadel bis zum Anschlag einzuführen und sogar etwas in die Haut hineinzudrücken, oder aber eine längere Nadel zu benutzen. Jetzt wird die Spritze mit Kontrastmittel aufgesetzt. 0,5 ml des Kontrastmittels werden probeweise injiziert. Unter Durchleuchtung muß zu erkennen sein, daß sich das Kontrastmittel im Gelenkspalt verteilt. Zeigt die erste Kontrastmittelinjektion ein Paravasat an, muß die Untersuchung von einem Erfahrenen zu Ende geführt werden. Mehrfache Probeinjektionen machen eine diagnostische Aussage unmöglich.

Knochenkontakt   zurückziehen!   korrekte Lage

Abb. 8.23

Punktionstechnik des Schultergelenks. Die Einstichstelle liegt 1 cm kaudal und 1 cm lateral der Spitze des Processus coracoideus. Die Nadel ist nach medial und kranial gerichtet. Zunächst wird Knochenkontakt mit dem Humeruskopf gesucht. Dann wird die Nadel zurückgezogen und millimeterweise weiter medial eingestochen, bis sie genau tangential zum Humeruskopf liegt und in die Kapsel eintreten kann

Verteilt sich das Kontrastmittel regelrecht im Gelenk, wird die volle Menge von 10 ml injiziert. (Bei einer hochgradigen Kapselschrumpfung merkt man am zunehmenden Widerstand, daß die Injektion nach 4–5 ml beendet werden muß.) Soll nach einer Luxation des Schultergelenks beurteilt werden, ob Läsionen von Knorpel oder Knochen am Rand der Facies glenoidalis vorliegen, sind 3 ml Kontrastmittel und 7 ml Luft in das Gelenk zu injizieren. Anschließend wird eine Computertomographie des Schultergelenks durchgeführt (CT-Arthrographie).

Die Nadel wird entfernt und die Injektionsstelle mit einem Tupfer komprimiert. Auch wenn der Patient wegen einer schmerzhaften Bewegungseinschränkung zur Untersuchung kommt, ist es für ihn jetzt unumgänglich, mehrere kreisende, möglichst weit ausholende Bewegungen im Schulterbereich auszuführen, um das Kontrastmittel in eine evtl. vorhandene Ruptur der Rotatorenmanschette eintreten zu lassen. Ohne ausreichende Bewegungen tritt kein Kontrastmittel durch einen kleinen Kapselriß aus. Selbst bei ausgiebig durchgeführten Bewegungen zeigt manchmal erst die 2. oder die 3. der 3 Standardaufnahmen einen kleinen Kontrastmittelaustritt an.

Jetzt können die Aufnahmen nach Kontrastmittelfüllung angefertigt werden.

4. Aufnahme: Schultergelenk in Innenrotation (identisch mit der 1. Aufnahme). Die Röhre ist um ca. 25° in kraniokaudale Richtung gekippt (Abb. 8.20).

5. Aufnahme: Schultergelenk in Außenrotation (identisch mit der 2. Aufnahme). Die Röhre ist um 25° in kraniokaudale Richtung gekippt (Abb. 8.21).

6. Aufnahme: Schultergelenk in Elevation und Außenrotation (identisch mit der 3. Aufnahme). Die Röhre ist um 12° in kaudokraniale Richtung gekippt (Abb. 8.22).

8.5 Ellbogengelenk

■ Indikationen

Die komplizierte Anatomie des Ellbogengelenks mit 3 knöchernen Anteilen kann auch mit Hilfe der Arthrographie nur unvollkommen dargestellt werden. Die wichtigsten pathologischen Veränderungen, die mit Hilfe der Kontrastmittelfüllung sichtbar zu machen sind, spielen sich jedoch am Capitulum humeri und in der Kapsel ab. Hier ist eine überlagerungsfreie Darstellung möglich. Auch die Region des Radiusköpfchens und des Lig. anulare ist relativ gut überschaubar. Die dorsalen Gelenkanteile in der Gegend der Incisura trochlearis ulnae lassen sich jedoch nur auf seitlichen Schichtaufnahmen – mit den Einschränkungen der tomographischen Technik – erfassen.

Durch ihre zunehmend verbesserte Ortsauflösung wird die Magnetresonanztomographie die wenigen Indikationen zur Arthrographie des Ellbogengelenks in absehbarer Zeit ablösen, auch wenn die Detailgenauigkeit im Augenblick noch zu wünschen läßt.

Die Arthrographie des Ellbogengelenks kann indiziert sein, wenn nach diskreten Veränderungen einer

- Osteochondrosis dissecans des Capitulum humeri oder einer
- Gelenkchondromatose gesucht wird.

■ Kontraindikationen, Komplikationen, Vorbereitung der Untersuchung durch MTRA

Siehe Kniegelenk (S. 124)

Untersuchungsgang

Unmittelbar vor der Arthrograpie sind Nativaufnahmen des Ellbogengelenks anzufertigen, um knöcherne Veränderungen nicht durch Kontrastmittel zu überdecken.

Der Patient legt sich so auf den Untersuchungstisch des Durchleuchtungsgerätes, daß der zu untersuchende Arm frei zugänglich ist. Mit dem Körper muß er möglichst weit zur gesunden Seite rücken, damit das Ellbogengelenk ungehindert durchleuchtet werden kann. Der Patient legt den Ellbogen auf einen mit einer Vliesunterlage bedeckten Schaumstoffblock und legt die Hand locker auf seinen Bauch

Abb. 8.24

Lagerung zur Punktion des Ellbogengelenks

(Abb. 8.24). Rasieren, Desinfizieren und Abdecken werden wie beim Kniegelenk (s. S. 126) durchgeführt.

Die Punktionsstelle sollte der Untersucher zunächst an seinem eigenen Ellbogen ertasten: Zwischen Epicondylus ulnaris des Oberarms und Olekranon läuft der N. ulnaris in dem nach ihm benannten Sulcus. Dieser als „Musikantenknochen" bekannte Druckpunkt ist für jedermann leicht und exakt zu lokalisieren. Genau auf der anderen Seite des Olekranons, also auf der Radial- oder Außenseite, findet sich ebenfalls eine kleine Einsenkung zwischen den Knochenvorsprüngen des Ellbogengelenks. Diese Vertiefung ist besonders gut zu tasten, wenn der Ellbogen um ca. 60–80° gebeugt ist und sich der Unterarm in lockerer Pronationsstellung befindet. Durch leichtes Beugen und Strecken sowie Pronieren und Supinieren im Ellbogengelenk läßt sich mit dem tastenden Finger der Punkt bestimmen, an dem die 3 Knochenvorsprünge aneinanderstoßen und zwischen sich einen dreieckigen Spalt frei lassen: Epicondylus radialis humeri, Olekranon und Radiusköpfchen.

Wenn man am eigenen Körper diesen Punkt sicher lokalisiert hat und ihn auch am anderen Arm leicht wiederfindet, sollte die Punktion beim Patienten keine Schwierigkeiten bereiten. Mit der dünnen Kanüle G 14 wird im beschriebenen Grübchen eine Hautquaddel gesetzt und die Nadel unter kontinuierlichem Injizieren von Lokalanästhetikum in das Zentrum des Ellbogengelenks vorgeschoben. Durch entsprechend vorsichtiges Tasten mit der Nadelspitze wird man leicht den Zugang zum Gelenk finden, ohne das Periost der Knochenvorsprünge zu tangieren. Die Kapsel ist erreicht, wenn die Nadel etwa 15 mm tief eingestochen ist. Die intraartikuläre Lage ist bewiesen, wenn sich die Gelenkkapsel nach Injektion von 1 ml Luft auf der Beugeseite entfaltet.

Die Entscheidung, ob die Untersuchung als Mono- oder als Doppelkontrastarthrographie durchgeführt werden soll, richtet sich nach der Fragestellung: Besteht der Verdacht auf freie Gelenkkörper oder eine Gelenkchondromatose, wird nur Luft injiziert. Sollen dagegen bei einer Osteochondrosis dissecans die Knorpeloberflächen beurteilt werden, ist die Doppelkontrastarthrographie vorzuziehen, da bei dieser Fragestellung kleine Kontrastmitteltröpfchen oder Schaumblasen in den Gelenkrezessus nicht stören.

Für die einfache Luftarthrographie werden insgesamt 5–10 ml Luft benötigt, nur sehr weite Kapseln erfordern in seltenen Fällen einmal 15 ml Luft.

Für die Doppelkontrastarthrographie werden zusätzlich zur Luft 0,5 ml isotones Kontrastmittel injiziert.

8.6 Handgelenk

■ **Indikationen**

• Läsion des Discus articularis,
• Ruptur interkarpaler Ligamente,

■ **Kontraindikationen, Komplikationen, Vorbereitung der Untersuchung durch MTRA**

Siehe Kniegelenk (S. 124)

Untersuchungsgang

Unmittelbar vor der Arthrographie sind Nativaufnahmen des Handgelenks anzufertigen, um knöcherne Veränderungen nicht durch Kontrastmittel zu überlagern. Die genaueste Detailerkennbarkeit wird erreicht, wenn für die Aufnahmen ein Mammographiegerät mit der zugehörigen Film-Folien-Kombination benutzt wird.

1. Aufnahme: Handgelenk dorsopalmar, Hand flach aufliegend, Unter- und Oberarm waagerecht (evtl. muß sich der Patient auf einen niedrigen Hocker setzen), Ellbogen- und Schultergelenk rechtwinklig gebeugt.

2. Aufnahme: Handgelenk dorsopalmar, Ulnarseite um 30° angehoben, um die Region des Discus articularis in voller Ausdehnung ohne Überlagerungen zu erfassen.

3. Aufnahme: Handgelenk seitlich, Ulnarseite plattennahe, jedoch um 15° überkippt, so daß sich der Handrücken etwas zur Platte hinwendet. Auf diese Weise wird die Region des Schlittengelenkes zwischen Os pisiforme und proximaler Handwurzelreihe frei projiziert.

Im Anschluß an die Nativaufnahmen legt sich der Patient so auf den Untersuchungstisch des Durchleuchtungsgerätes, daß der zu untersuchende Arm frei zugänglich ist. Mit dem Körper muß er möglichst weit zur gesunden Seite rücken, damit das Handgelenk ungehindert durchleuchtet werden kann.

Der Patient legt den Unterarm auf einen mit einer Vliesunterlage bedeckten Schaumstoffblock und läßt die Hand locker herabhängen (Abb. 8.25 b).

Abb. 8.25 a, b

a Lagerung zur Punktion des Handgelenks. b Einstichstelle zur Punktion des Handgelenks. Der Gelenkspalt zwischen distalem Radiusende und Os naviculare wird dort aufgesucht, wo die Sehnen des M. extensor indicis (1), M. extensor pollicis longus (2) und M. extensor carpi radialis brevis (3) eine Lücke lassen

Rasieren, Desinfizieren und Abdecken werden wie beim Kniegelenk durchgeführt (s. S. 126).

Zur Lokalisation der Punktionsstelle wird der Patient aufgefordert, abwechselnd seinen Zeigefinger und seinen Daumen zu überstrecken. Man kann dann die Sehnen des M. extensor indicis und des M. extensor pollicis longus palpieren. Zwischen diesen beiden Sehnen läßt sich der Gelenkspalt zwischen distalem Radiusende und Os naviculare durch Beugen und Strecken des Handgelenks tasten.

Selbstverständlich ist der Gelenkspalt auch im Durchleuchtungsbild zu erkennen, doch muß die seitliche Begrenzung der Einstichstelle durch die Palpation der aktiv angespannten Sehnen erfolgen. (Die rein röntgenologisch gezielte Punktion in den dreieckigen Raum zwischen distalem Radiusende, Os naviculare und Os lunatum ist wegen des noch engeren Raums schwieriger!) Außerdem besteht bei diesem Vorgehen die Möglichkeit, daß Kontrastmittel in eine der zahlreichen dorsalen Sehnenscheiden eintritt und ein scheinbar pathologisches Bild hervorruft.

Bei exakter Palpation zeigt sich jedoch, daß in der Tiefe zwischen den beiden genannten Sehnen in schräger Richtung noch eine weitere Sehne verläuft, nämlich die des M. extensor carpi radialis brevis, die ja an der dorsalen Fläche der Basis des Os metacarpale III ansetzt. Diese Sehne läßt sich gut tasten, wenn der Patient seine Mittelhand gegen den Widerstand der anderen Hand des Untersuchers nach dorsal zu strecken versucht.

Die genaue Begrenzung der Einstichstelle ist somit ulnar durch die Sehne des M. extensor indicis und radial durch die Sehnen des M. extensor carpi radialis brevis und des M. extensor pollicis longus definiert (Abb. 8.25 b). Ein Durchstechen der Sehnenscheiden ist sorgfältig zu vermeiden. Liegt die Einstichstelle fest, läßt der Patient seine Hand wieder locker herabhängen. Mit einer dünnen Nadel G 14 wird eine Hautquaddel gesetzt und die Nadel unter kontinuierlichem Injizieren von Lokalanästhetikum senkrecht in Richtung auf den Gelenkspalt vorgeführt. Oft wird

der Gelenkspalt nicht sofort getroffen, sondern man muß unter Durchleuchtungskontrolle mit der Nadelspitze tastend suchen. Damit hierbei keine Schmerzen auftreten, wird beim ersten Knochenkontakt ein Depot gesetzt, so daß insgesamt etwa
3 ml Lokalanästhetikum verbraucht werden. Manchmal ist es nützlich, daß der
Untersucher die locker herabhängende Hand des Patienten nach ulnar abwinkelt,
damit sich der Spaltraum zwischen distalem Radiusende und Os naviculare etwas
verbreitert. Sollte die Gelenkfläche des distalen Radiusende nicht genau senkrecht
verlaufen, kann die senkrecht vorgeschobene Nadel verständlicherweise nicht in den
Gelenkspalt eintreten. Durch entsprechende Kippung des Unterarms muß dann eine
geeignete Richtung eingestellt werden. Der Eintritt der Nadelspitze in die Gelenkkapsel ist deutlich daran zu spüren, daß die Nadel plötzlich um 3–4 mm tiefer tritt
als beim ersten Knochenkontakt.

Einige Tropfen Lokalanästhetikum müssen sich jetzt widerstandslos in das Gelenk injizieren lassen. Das Gelenk wird unter Durchleuchtungskontrolle mit 1,5–
2,5 ml isotonem Kontrastmittel gefüllt. Die Menge richtet sich danach, ob auch die
Interkarpalgelenke oder das distale Radioulnargelenk Anschluß besitzen. Eine Prallfüllung der Gelenkkapsel ist in jedem Fall zu vermeiden, da dann die Einzelheiten
der Knorpelkonturen überlagert würden. Nach beendeter Kontrastmittelinjektion
wird die Nadel entfernt und die Punktionsstelle mit einem Tupfer für einige Sekunden komprimiert. Die Röntgenaufnahmen müssen jetzt sehr rasch angefertigt werden, da schon eine geringe Kontrastmitteldiffusion Einzelheiten verschleiert.

4. Aufnahme: Handgelenk nach Kontrastfüllung dorsopalmar, Hand flach aufliegend.

5. Aufnahme: Handgelenk dorsopalmar, Ulnarseite um 30° angehoben. Der Discus
articularis und eine eventuelle Kommunikation mit dem distalen Radioulnargelenk
werden in voller Breite sichtbar.

6. Aufnahme: Handgelenk seitlich, Ulnarseite plattennahe, jedoch um 15° überkippt,
so daß sich der Handrücken etwas zur Platte hinwendet. Das häufig mit dem
Radiokarpalgelenk kommunizierende Schlittengelenk des Os pisiforme wird frei
projiziert.

Die Projektionen der Aufnahmen 4–6 müssen identisch mit denen der Aufnahmen
1–3 sein. Auch die technischen Daten der Aufnahmen sollten übereinstimmen.
Leicht überexponierte Aufnahmen sind aussagekräftiger als unterbelichtete.

9 • Bronchographie und bronchoalveoläre Lavage

W.S. RAU

Die Bronchographie liefert eine detaillierte, topographisch exakte Übersicht über die Morphologie des Bronchialsystems. Auch periphere Veränderungen können gut erfaßt werden. Mit Hilfe der Bronchographie ist es möglich, chronisch entzündliche Veränderungen und deren Lokalisation zu objektivieren. Bei Bronchiektasen lassen sich Ätiologie, Ausdehnung und Schweregrad bestimmen. Bei einem Bronchusverschluß kann jedoch in aller Regel nicht zwischen einer gutartigen oder bösartigen Ursache unterschieden werden. Hier ist die Endoskopie mit der Möglichkeit der gezielten Gewebsentnahme zur histologischen Untersuchung eindeutig überlegen.

Der zur Bronchographie eingesetzte Métras-Katheter eignet sich nicht nur zur Instillation von Kontrastmittel, sondern auch zur Durchführung einer (diagnostischen) bronchoalveolären Lavage und einer transbronchialen Biopsie. Bei lokalisierten Erkrankungen des Alveolarraums kann die Spitze des Métras-Katheters sehr exakt in die Richtung der röntgenologisch sichtbaren Verschattungen gesteuert werden, was durchaus ein Vorteil gegenüber dem bronchoskopischen Vorgehen sein kann.

■ Indikationen

Bei Verdacht auf einen endoluminalen Tumor, einen tumorbedingten Bronchusverschluß oder einen endoluminalen Fremdkörper ist die Bronchoskopie die Methode der Wahl, weil sie eine gezielte Gewebsentnahme zur histologischen Untersuchung ermöglicht. Die Bronchographie hat demgegenüber ihren Einsatzbereich bei peripheren Veränderungen – vor allem entzündlicher Genese – und bei der Klärung unübersichtlicher oder anomaler topographischer Verhältnisse.

Anomalien und Entwicklungsstörungen:
- fehlende, überzählige und aberrierende Bronchien,
- stenotische, hypoplastische und von außen komprimierte Bronchien,
- Differenzierung von Lungenzysten und zystischen Bronchiektasen,
- anomale Form oder mangelnde Stabilität von Knorpelspangen.

Entzündungsfolgen:
- Bronchiektasen,
- chronisch deformierende Bronchitis,
- Tracheobronchomalazie,
- Lymphknoteneinbruch in das Bronchialsystem,
- Fisteln zur Pleurahöhle oder zu Nachbarorganen.

Tumoren:
- periphere endoluminale Raumforderungen,
- Bronchusstenosen durch Kompression von außen.

Die *bronchoalveoläre Lavage* ist indiziert bei allen Erkrankungen, die mit einer Veränderung von Zahl und Art der im Alveolarlumen vorhandenen Zellen (und Proteine) einhergehen, wenn sich durch deren Quantifizierung und Differenzierung Hinweise zur Diagnose oder zur Erfolgskontrolle einer eingeschlagenen Therapie gewinnen lassen:

- allergische, toxische und andere Alveolitiden,
- Sarkoidose,
- Lungenfibrosen,
- nichtinfektiöse interstitielle Entzündungen,
- Erregernachweis bei typischen und atypischen Pneumonien (z.B. Pneumocystis carinii),
- Systemerkrankungen (z.B. Histiozytosis X),
- maligne Erkrankungen mit alveolärer Manifestation (z.B. Alveolarzellkarzinom, Lungenbefall bei Plasmozytom, Lymphangiosis carcinomatosa).

Zusätzlich zur bronchoalveolären Lavage kann bei den angegebenen Indikationen auch eine *transbronchiale Biopsie* (durch den Métras-Katheter hindurch) sinnvoll sein. Es ist im Einzelfall abzuwägen, ob die im Vergleich zur Lavage größere Invasivität der Biopsie gerechtfertigt ist. Dies ist immer dann der Fall, wenn der Verdacht auf eine Erkrankung besteht, die nur histologisch zu sichern ist und die eine eingreifende, mit Nebenwirkungen behaftete Therapie erfordert.

■ Kontraindikationen

- Schwere respiratorische oder kardiale Insuffizienz,
- schweres Asthma bronchiale oder stark hyperreagibles Bronchialsystem,
- schwere Herzrhythmusstörungen und Überleitungsstörungen, die durch das Lokalanästhetikum verstärkt werden könnten,
- Lungenödem,
- ausgedehnte Pneumonie.

Das Lokalanästhetikum kann Herzrhythmusstörungen und kardiale Reizleitungsstörungen hervorrufen oder verstärken.

Sowohl das Kontrastmittel bei der Bronchographie als auch die physiologische Kochsalzlösung bei der bronchoalveolären Lavage führen zu einer Behinderung des Gasaustauschs, u.U. auch zu einer Verkleinerung der Gasaustauschfläche. Ein Bronchospasmus kann diese Effekte verstärken.

Bei Blutgerinnungsstörungen darf keine transbronchiale Biopsie durchgeführt werden.

Patienten mit einem zerebralen Anfallsleiden müssen antikonvulsiv vorbehandelt werden, wenn die Indikation zur Bronchographie auch nach strenger Prüfung aufrechterhalten bleibt.

■ Komplikationen

Es werden 3 Komplikationsgruppen unterschieden:
- durch das Lokalanästhetikum,
- durch das Kontrastmittel,
- durch das instrumentelle Vorgehen und das Einführen des Katheters (vgl. Tabelle 9.1).

Tabelle 9.1

Komplikationen bei der Bronchographie. (Nach Ansel [1987])

Art	Vorbeugung	Behandlung
a) durch das Lokalanästhetikum		
Herzrhythmusstörung	Maximaldosis strikt einhalten Atropinprämedikation	1 Amp. Orciprenalin[a] à 0,5 mg in eine 500-ml-Infusionsflasche geben. Tropfgeschwindigkeit der Infusion nach Bedarf einstellen, um einen ausreichenden Blutdruck aufrechtzuerhalten
Herzstillstand	Maximaldosis strikt einhalten Atropinprämedikation	Herzmassage, Orciprenalin[a] in 500 ml Infusionsflasche verdünnt einlaufen lassen. Sauerstoffgabe
zerebrale Krämpfe	Maximaldosis strikt einhalten Diazepamprämedikation[b]	Diazepam[b] i.v.
b) durch das Kontrastmittel		
Bronchospasmus	Theophyllin[c] bereithalten	Theophyllin[c] langsam i.v.
Prallfüllung von Segmentbronchien und alveoläre Füllung	Kontrastmittel sparsam injizieren. Kontrastmittelinjektion nur unter Durchleuchtung in der korrekten Ebene	Patienten auf die nicht gefüllte Körperseite legen und abhusten lassen, ggf. Sauerstoff
c) durch das instrumentelle Vorgehen und Einführen des Katheters		
Verletzungen	behutsames Vorgehen	chirurgisch, wenn nötig
Vagusreizungen	Atropinprämedikation	Atropin

[a] z.B. Alupent
[b] z.B. Valium
[c] z.B. Euphyllin oder Aminophyllin

Komplikationen durch das Lokalanästhetikum

Zwischenfälle treten praktisch nur bei einer Überdosierung des Lokalanästhetikums auf. Sie manifestieren sich als Herzrhythmusstörungen oder Krampfanfälle. Die

Hemmung der Erregungsleitung im Herzen kann so stark sein, daß es zum Herzstillstand kommt. Die wichtigste Vorbeugung ist, die Maximaldosis auf keinen Fall zu überschreiten. Bei der Anästhesie des Mundes und Rachens darf der Patient überschüssiges Lokalanästhetikum nicht herunterschlucken, sondern muß es ausspukken. Bei der Anästhesie des Tracheobronchialbaums darf nur 0,5%iges Lokalanästhetikum verwendet werden. Die Prämedikation von Atropin vermindert nicht nur die Sekretion der Bronchialschleimhaut, sondern beugt auch Herzrhythmusstörungen vor. Auch vasovagale Reflexe beim Einführen des Katheters werden durch Atropin abgeschwächt.

Die für den Patienten zulässige Höchstmenge (abhängig von seinem Körpergewicht) ist vor der Untersuchung festzulegen. Sprühflasche und Kehlkopfspritze dürfen von vornherein nur mit der Menge gefüllt werden, die für den Patienten zulässig ist. Sollte es dennoch zu Herzrhythmusstörungen kommen, wird 1 Amp. Orcinprenalin à 0,5 mg (z.B. Alupent, Amp. mit 0,5 mg Orcinprenalinsulfat) in eine Infusionsflasche mit Elektrolytlösung gefüllt und mit der Geschwindigkeit infundiert, die erforderlich ist, um einen hinreichenden Blutdruck aufrechtzuerhalten. Beim Herzstillstand sind alle erforderlichen Notfallmaßnahmen zu ergreifen (s. Kap. 30), einschließlich Herzmassage, EKG-Überwachung usw. Zusätzlich muß die Orcinprenalininfusion (1 Amp. in 500 ml) anfangs schneller einlaufen, um die Rhythmusstörungen zu unterdrücken.

Das sicherste Mittel zur Vermeidung von *zerebralen Krämpfen* ist, ebenfalls die Maximaldosis des Lokalanästhetikums strikt einzuhalten. Allgemein hat sich die Prophylaxe mit Benzodiazepinen (z.B. Valium, Amp. mit 10 mg Diazepam) bewährt. Außerdem werden Erregung und Abwehrreflexe beim Patienten gemildert. Bei Patienten mit Krampfgefährdung ist die Indikation besonders streng abzuklären. Vor der Untersuchung ist eine antikonvulsive Vorbehandlung nach Absprache mit dem Neurologen durchzuführen. Sollten dennoch Krämpfe auftreten, ist ein Benzodiazepin (z.B. Valium, Amp. mit 10 mg Diazepam) i.v. zu injizieren (5–10–20 mg).

Komplikationen durch das Kontrastmittel

Bei Asthmatikern oder bei Patienten mit Neigung zu *Bronchospasmen* sollte vor Beginn der Untersuchung ein venöser Zugang gelegt und eine Infusionsflasche mit Elektrolytlösung angeschlossen werden. Eine Ampulle Theophyllin (z.B. Euphyllin, Amp. mit 200 mg Theophyllin; oder Aminophyllin, Amp. mit 240 mg) ist injektionsfertig aufgezogen bereitzuhalten. Im Falle eines Bronchospasmus ist das Theophyllin langsam (cave! Hypotonie) zu injizieren.

Selbst wenn in einem gesunden Bronchialsystem das Kontrastmittel so sparsam angewendet wird, daß ein reiner Doppelkontrastbeschlag erfolgt, tritt bereits eine Behinderung der Ventilation ein. Diese Störung wird um so ausgeprägter, wenn das Kontrastmittel – z.B. bei einem chronischen Bronchitiker – die basalen Bronchien komplett ausfüllt. Bei schweren restriktiven oder obstruktiven Lungenerkrankungen muß eine Lungenfunktionsprüfung klären, ob eine Bronchographie zumutbar ist. Das Kontrastmittel ist in diesen Fällen besonders sparsam zu verwenden, eine Prallfüllung ist zu vermeiden, und ein Überlaufen auf die Gegenseite darf keinesfalls vorkommen.

Die wichtigste und häufigste Komplikation durch das Kontrastmittel ist die *alveoläre Füllung*. Sie kann nur vermieden werden, wenn das Kontrastmittel sparsam injiziert wird, wenn der Verlauf der Injektion ständig unter Durchleuchtung kontrolliert wird und wenn der Segmentbronchus, in den das Kontrastmittel gerade injiziert wird, plattenparallel eingestellt ist. Falls die Verlaufsrichtung des Segmentbronchus anfangs nicht ganz eindeutig ist, muß der Patient zu Beginn der Injektion rotierend durchleuchtet werden.

Das Kontrastmittel darf auf keinen Fall erwärmt oder verdünnt werden, da sich sonst die Viskosität erniedrigt und ein Vordringen in die Peripherie begünstigt wird. So führen v.a. übermäßige Mengen von Lokalanästhetikum neben den eigenen Komplikationen zu einer Verdünnung des Kontrastmittels, zu einem schlechten Beschlag und zu einer alveolären Füllung.

Ist das Kontrastmittel in die Alveolen eingedrungen, kann die Kristallsuspension nur verzögert eliminiert werden und führt zu chronischen Pneumonien, evtl. zur Granulombildung. Eine Dosis von 20 ml Hytrast sollte möglichst nicht überschritten werden. Fieber, Pneumonien, Kopfschmerzen, Übelkeit und Erbrechen sind um so häufiger, je mehr Kontrastmittel verwendet wird. Eine kausale Therapie bei eingetretener alveolärer Füllung besteht nicht.

Komplikationen durch das instrumentelle Vorgehen und das Einführen des Katheters

Wie bei allen Untersuchungen, bei denen Katheter oder Sonden über den Nasen-Rachen-Raum eingeführt werden, kann es zu Perforation, Blutung und Vagusreizung mit vasovagaler Reaktion bis hin zum Herzstillstand kommen. Die Vagusreizung wird durch die Prämedikation von Atropin gemindert. Eine mechanische Verletzung wird zu vermeiden sein, wenn alle Bewegungen des Katheters mit leichter Hand durchgeführt und Hindernisse nicht gewaltsam überwunden werden.

Patienten mit reichlich Auswurf müssen wenigstens 3 Tage vor der Untersuchung intensiv Bronchialtoilette unter Ausnutzung aller physikalischen und medikamentösen Therapiemöglichkeiten betreiben. Das Rauchen ist ebenfalls für wenigstens 3 Tage völlig einzustellen.

Nach einer *bronchoalveolären Lavage* kann die Spülflüssigkeit bei Patienten mit latenter oder manifester Herzinsuffizienz nicht ausreichend schnell aus dem Alveolarraum resorbiert werden, so daß dieselben Symptome wie bei einem kardial bedingten alveolären Lungenödem auftreten.

Vorbereitung des Patienten

Der Patient soll vollständig nüchtern sein, damit es im Falle eines durch den Katheter ausgelösten Würgereizes nicht zu einer Aspiration von Mageninhalt kommen kann.

Soll nicht nur eine Sondierung mit dem weichen Métras-Katheter erfolgen, sondern auch eine transbronchiale Biopsie, müssen bei dem Patienten die Gerinnungsparameter aktuell bestimmt worden sein (vgl. Kapitel 14.1; S. 220, Vorbereitung zur Angiographie).

Eine halbe Stunde vor Beginn der Untersuchung erhält der Patient 2 Tbl. Atropin à 0,5 mg mit maximal 10 ml Wasser. Ist der Patient ängstlich und aufgeregt oder muß mit Bronchospasmus, Rhythmusstörungen, zerebralen Krämpfen oder anderen Komplikationen gerechnet werden, erhält der Patient eine Teflonvenenverweilkanüle, die so plaziert wird, daß sie auch bei Bewegungen im Ellbogen- oder Handgelenk nicht disloziert, und an die eine Elektrolytinfusion angeschlossen wird. Vor Untersuchungsbeginn werden in diesen Fällen 2 bis 5 mg Diazepam (z.B. Valium, Ampullen mit 10 mg Diazepam) langsam injiziert.

Vorbereitung der Untersuchung durch MTRA

Material und Zubehör:
Hals-Nasen-Ohren-ärztlicher Stirnreflektor, mit (möglichst integrierter) Lichtquelle,
Spiritusflamme, Gasfeuerzeug oder Netzmittel, um ein Beschlagen des Kehlkopfspiegels zu verhindern,
Nierenschale, saugfähige Servietten, Kompressen,
feststehender Stuhl für den Patienten, falls möglich mit Nackenstütze,
fahrbarer Stuhl auf Rollen für den Untersucher.

Sterile Instrumente:
Métras-Katheter mit starker und schwacher Krümmung (Spezialkatheter mit Krümmungen in 2 Ebenen sind praktisch nie erforderlich),
angiographischer Führungsdraht, gerade, kurz,
Kehlkopfspiegel (ggf. auf einen Handgriff mit Batterie und Lampe aufsteckbar),
gebogene Kehlkopfspritze mit Luer-Ansatz,
Zerstäuber mit 10 ml Fassungsvermögen und ca. 15 cm langem, leicht gebogenem Austrittsrohr,
kleine Schale oder kleines Becherglas mit ca. 20 ml Fassungsvermögen zum Verdünnen des Lokalanästhetikums,
Einmalspritzen mit 2 und 10 ml Inhalt,
Teflonvenenverweilkanüle,
Infusionsbesteck mit Verlängerungsschlauch und 500 ml Kochsalz- oder Ringerlösung
(dicke, drehstabile, individuell verformbare Metallführungssonde zum oralen Einführen des Katheters).

Pharmaka:
2 Tbl. Atropin à 0,5 mg,
Diazepam[1], Amp. à 10 mg,
Lokalanästhetikum 1%ig, Amp. mit 10 ml,
Lokalanästhetikumgel 1%ig, Tube,
Kochsalzlösung 0,9%ig, Amp. mit 10 ml,
Kochsalz- oder Ringerlösung, Infusionsflasche mit 500 ml,

---

[1] z.B. Valium, Ampullen mit 10 mg Diazepam.

Bronchographiekontrastmittel[2] (Zimmertemperatur, nicht erwärmen!),
Orciprenalin[3], Amp. à 0,5 mg,
Theophyllin[4], oder Aminophyllin[5].

Untersuchungsgang

Anamnese und Vorbefunde

Vor der Untersuchung ist die Fragestellung mit dem Kliniker abzustimmen. Der Untersucher muß die bereits angefertigten Röntgenaufnahmen, Tomogramme, Computertomographien, klinischen Befunde und ggf. Bronchoskopiebefunde kennen.

In einer kurzen Anamnese ist nach Atemnot, Husten, Auswurf, Fieber, Schmerzen, Asthma bronchiale, Herzrhythmusstörungen, Herzinsuffizienz, Thoraxoperationen und Dauer der Beschwerden zu fragen.

Untersuchungsablauf

Der Patient entkleidet den Oberkörper und zieht ein Kliniknachthemd ohne Knöpfe oder andere Metallteile an. Zahnprothesen sind herauszunehmen.

Der Patient nimmt so auf einem Stuhl Platz, daß er den Kopf gegen eine Nackenstütze oder die Wand lehnen kann. Er erhält eine Nierenschale mit ca. 10 Kompressen in die Hand.

Der Untersucher setzt sich auf einen Rollstuhl dem Patienten unmittelbar gegenüber, wobei er seine Knie zwischen die des Patienten stellt. Lichtquelle und Stirnreflektor werden auf den Mund des Patienten zentriert.

Lokalanästhesie

Der Zerstäuber wird mit 5 ml Lokalanästhetikum 1%ig gefüllt. In der kleinen Schale oder in dem kleinen Becherglas werden 5 ml Lokalanästhetikum 1%ig mit 5 ml physiologischer Kochsalzlösung verdünnt. Von dieser Lösung werden 2 ml in die Kehlkopfspritze gefüllt.

Der Patient öffnet den Mund, streckt die Zunge heraus und hebt die Zungenspitze nach oben. Mit dem Zerstäuber wird einmal auf das *Frenulum* gesprüht (die Unterseite der Zunge muß anästhesiert sein, damit der Patient später die Zunge ausreichend weit über die scharfe Kante der unteren Schneidezähne herausziehen kann). Anschließend läßt der Patient die Zungenspitze wieder nach unten zeigen, und es werden der *Zungengrund*, das *Uvulum* und der *weiche Gaumen* mit Lokalanästhetikum eingesprüht.

---

[2] z.B. Hytrast, Flaschen mit 20 ml Suspension von 9,2 g Iopydol und 6,1 g Iopydon.
[3] z.B. Alupent, Ampullen mit 0,5 mg Orciprenalinsulfat.
[4] z.B. Euphyllin, Ampullen mit 200 mg Theophyllin.
[5] z.B. Ampullen mit 240 mg Aminophyllin.

> **Merke!**
>
> Überschüssiges Lokalanästhetikum im Mund darf der Patient nicht herunterschlucken, sondern muß es ausspucken.

Nun prüft der Patient durch abwechselndes Zudrücken des rechten und des linken Nasenlochs, welches das besser durchgängige ist. Dieses *Nasenloch* wird zunächst vorn und nach einigen Sekunden auch weiter hinten mit Lokalanästhetikum eingesprüht.

Der Patient umgreift mit Hilfe einer Kompresse seine Zunge möglichst weit hinten mit Daumen und Zeigefinger der rechten Hand und zieht die Zunge so weit wie möglich aus dem weit geöffneten Mund heraus. Der Untersucher dehnt die Anästhesie durch weiteres Einsprühen auf die *Rachenhinterwand* und die dorsalsten Anteile des Zungengrundes aus. Der Patient wird aufgefordert, tief einzuatmen und lang und andauernd „A" zu sagen. Eine gewisse Hemmschwelle wird leichter überwunden, wenn der Untersucher gleichzeitig laut und anhaltend „A" sagt oder singt („jetzt spielen wir beide einmal Opernsänger an der Rampe, aber die Tür machen wir vorher zu"). Die weite Öffnung des Rachens während der Phonation wird ausgenützt, um auch den *tiefen Pharynx* zu anästhesieren.

Hat sich der Untersucher davon überzeugt, daß weicher Gaumen, Uvulum und Rachenhinterwand völlig unempfindlich sind, kann mit dem wichtigsten Schritt – der Anästhesie des Larynx – begonnen werden. Der Untersucher erwärmt den Kehlkopfspiegel über einer Flamme oder tropft ein Netzmittel darauf, um ein Beschlagen mit Wasserdampf im Rachen zu verhindern. Mit dem Handrücken wird geprüft, ob die Rückseite des Spiegels nicht zu heiß ist.

Der Patient zieht jetzt seine Zunge maximal aus dem Mund heraus nach unten. Nun spiegelt der Untersucher die Stimmbänder. Er nimmt dazu den Kehlkopfspiegel in die linke Hand und dirigiert ihn so an die Rachenhinterwand, daß er nicht nur die Epiglottis, sondern auch die Stimmbänder frei überblickt. Mit der rechten Hand führt er die gebogene Kehlkopfspritze an der Epiglottis vorbei und richtet die Öffnung – unter Sicht im Kehlkopfspiegel – voll zwischen die Stimmbänder, die nur noch 1–2 cm entfernt sein dürfen. Jetzt wird der Patient aufgefordert, tief zu exspirieren und wieder zu inspirieren. Im Augenblick der maximalen Inspirationsgeschwindigkeit werden 2 ml 0,5%iges Lokalanästhetikum mit kräftigem Strahl in die *Stimmritze* gespritzt. Wenn der größte Teil des Lokalanästhetikums wie beabsichtigt in die Trachea gelangt ist, reagiert der Patient mit einem plötzlichen und heftigen Hustenstoß. Nur wenn dieser Hustenstoß erfolgt, sind Stimmritze und obere Trachea anschließend ausreichend anästhesiert. Der Untersucher schützt sich vor den Folgen des Hustenstoßes, indem er sich auf seinem Rollstuhl schnell zur Seite schiebt.

> **Merke!**
>
> Die Bronchographie steht und fällt mit einer guten Anästhesie der Stimmritze.

Einführen des Katheters

Der Patient stellt sich seitlich in das Durchleuchtungsgerät. Sehr große Patienten müssen sich u.U. seitlich auf die Trittplatte setzen. Bei pathologischen Prozessen im Oberlappen ist der stark gebogene, bei pathologischen Prozessen im Mittel- und Unterlappen der leicht gebogene Métras-Katheter vorzuziehen. Der Katheter wird an der Spitze mit Xylocaingel bestrichen und in das anästhesierte *Nasenloch* eingeführt. Die Spitze zeigt dabei nach unten, der Katheter wird in horizontaler Richtung vorgeschoben. Die Halsregion wird im seitlichen Strahlengang durchleuchtet, um den Lauf des Katheters zu kontrollieren. Die Spitze des Katheters wird dabei nach ventral gedreht, so daß sie sich in Richtung auf den *Kehlkopf* einstellt. Die Katheterspitze verfängt sich jedoch sehr leicht in den Valleculae epiglotticae, in den Recessus piriformes oder den Ventriculi laryngis. Diese vorwiegend seitlich gelegenen Ausstülpungen des Larynx müssen durch vorsichtiges Tasten und Rotieren mit der Katheterspitze umgangen werden.

Der schwach gebogene Katheter kann in der Regel ohne ein weiteres Hilfsmittel eingeführt werden. Der stark gebogene Katheter muß mit dem harten Ende des angiographischen Führungsdrahtes gestreckt werden. Der *Führungsdraht* darf jedoch keinesfalls aus der Katheteröffnung herausragen, sondern muß 5 mm davor mit der freien Hand des Untersuchers am Katheterende fixiert werden. Hat der Katheter die Stimmritze passiert, wird er noch etwa 5 cm weit in die Trachea vorgeschoben.

Eine zweite, gelegentlich praktizierte Möglichkeit ist das Einführen des Katheters durch den Mund. Dieser orale Zugang ist der einzig mögliche, wenn in sehr seltenen Fällen einmal keines der beiden Nasenlöcher passierbar ist.

Läßt sich der Katheter durch keines der Nasenlöcher einführen, muß der *orale Zugang* gewählt werden. Der Patient bleibt dazu nach der Anästhesie der Stimmritze sitzen. Die Führungssonde wird in den Katheter eingeführt, ohne daß sie an der Spitze herausragen darf, und wird im vorderen Drittel zu einem Viertelbogen geformt. Der Kehlkopf wird erneut im Spiegel dargestellt. Mit Hilfe der Führungssonde wird der Katheter seitlich an der Epiglottis vorbei in die Stimmritze eingeführt. Der Lauf des Katheters muß dabei ständig im Spiegel kontrolliert werden. Ist die Stimmritze passiert, wird die Sonde zurückgezogen und die Katheterspitze 5 cm weit in die Trachea vorgeschoben.

Sondierung des Bronchialbaums

Die Sprühflasche wird jetzt mit 6 ml des auf 0,5% verdünnten Lokalanästhetikums gefüllt und an das Katheterende angeschlossen. Der Katheter darf erst dann schrittweise weiter vorgeschoben werden, wenn das nächste Segment des Tracheobronchialbaums von ca. 3 cm Länge durch Besprühen mit dem Lokalanästhetikum unempfindlich gemacht wurde. Nach dem Besprühen muß jeweils 10 s abgewartet werden, bis das Lokalanästhetikum wirkt und der Katheter in Schritten von 3 cm in die Äste des Bronchialsystems vorgeführt werden kann.

Wird der Katheter am stehenden Patienten vorgeschoben, tritt die Katheterspitze in den Mittellappenbronchus oder in den Bronchus der Unterlappenspitze ein. Die genaue Position der Katheterspitze läßt sich am besten im seitlichen Strahlengang feststellen. Hierzu erhebt der Patient die Arme und verschränkt sie über dem Kopf.

Jetzt werden nacheinander Mittellappen, Unterlappenspitze und die basalen Unterlappensegmente anästhesiert. Pro Segment werden etwa 0,4 ml benötigt.

> **Merke!**
>
> Das Besprühen der Bronchialschleimhaut mit einem Lokalanästhetikum hat praktisch denselben Effekt wie eine intravenöse Injektion.
>
> Durch die auf die Hälfte herabgesetzte (0,5%) Konzentration des Lokalanästhetikums werden die Komplikationsquote und die systemische Wirkung überproportional vermindert.

Nun dreht sich der Patient auf den Rücken zurück, und der Tisch wird in die Horizontale gekippt. Die Katheterspitze wird unter sukzessiver Lokalanästhesie in den Oberlappenbronchus eingeführt. Jetzt dreht sich der Patient auf die zu untersuchende Seite, so daß das jetzt eingesprühte Lokalanästhetikum ausschließlich in die Oberlappenbronchien fließt. Auf der linken Seite sollte die Lingula gesondert aufgesucht und anästhesiert werden.

> **Merke!**
>
> Die Anästhesie des Tracheobronchialbaums hat schrittweise und selektiv zu erfolgen.

Die Gesamtmenge des verbrauchten Lokalanästhetikums soll 7–9 ml nicht überschreiten. Bei Patienten mit geringerem Körpergewicht und bei Kindern ist die Höchstmenge proportional zum Körpergewicht zu reduzieren. Im einzelnen sind folgende Mengen bei einem normalgewichtigen Patienten zulässig:

Mund	2 ml 1%ig	Zerstäuber
Nase	1 ml 1%ig	Zerstäuber
Rachen	2 ml 1%ig	Zerstäuber
Stimmritze	2 ml 0,5%ig	Kehlkopfspritze
Trachea	2 ml 0,5%ig	Zerstäuber
Lappenbronchien	4 ml 0,5%ig	Zerstäuber

Wird mehr Lokalanästhetikum verwendet als angegeben, bedeutet das nicht nur eine zerebrale und kardiale Gefährdung für den Patienten (s. S. 163), sondern auch zuviel Flüssigkeit im Bronchialsystem. Dadurch aber wird das Kontrastmittel verdünnt, seine Viskosität nimmt ab, und es erzeugt statt eines Doppelkontrastbeschlages eine alveoläre Füllung.

Kontrastfüllung

Der Patient bleibt bei *horizontal* gestelltem Untersuchungstisch auf der Seite, die untersucht werden soll, liegen. Eine 20-ml-Spritze mit Bronchographiekontrastmittel wird an den Métras-Katheter angeschlossen. Zunächst wird das Kontrastmittel in den Hauptstamm des *Oberlappenbronchus* injiziert, von wo aus es in die Segmentbronchien zu fließen beginnt.

Cave!

Der Katheter darf bei der ersten Kontrastmittelinjektion nicht in einem Segmentbronchus oder noch weiter peripher stecken, da es sonst sofort zu einer alveolären Füllung kommt! In den meisten Fällen ist es möglich, einen guten Doppelkontrastbeschlag aller Oberlappenbronchien allein dadurch zu erreichen, daß das Kontrastmittel – der Schwerkraft folgend – bei tiefer Inspiration in die Peripherie fließt; ggf. muß der Patient etwas nach ventral oder dorsal gedreht werden, um die Segmente gleichmäßig zu füllen.

Falls in eines der Segmente keine ausreichende Menge Kontrastmittel eintritt, während sich die anderen schon fast zu weit peripher kontrastieren, muß es selektiv sondiert werden. Der Patient wird unter Durchleuchtung nach ventral und dorsal gedreht, bis die Verlaufsrichtung des Segmentbronchus eindeutig zu erkennen ist. Der Bronchus wird dann plattenparallel eingestellt, damit er sich über eine möglichst große Länge frei darstellt. Nun wird die Katheterspitze durch Drehen und gleichzeitiges Vorschieben in das betreffende Segmentostium eingestemmt. Hierfür ist in der Regel der stark gebogene Katheter erforderlich.

Sollten unüberwindliche Schwierigkeiten auftreten, muß ein mehrdimensional gebogener Katheter benutzt werden.

Falls es sich hierbei oder an einer anderen Stelle des Bronchialsystems erweisen sollte, daß ein ungeeigneter Katheter eingeführt wurde, ist es möglich, in Seldinger-Technik einen Katheterwechsel vorzunehmen: der angiographische Führungsdraht wird dazu mit dem weichen Ende voran in das Katheterlumen eingeführt und über das Katheterende hinaus in einen *Unterlappenbronchus* vorgeschoben. Über diesen Draht kann der Katheter entfernt und ein anderer mit geeigneter Krümmung eingeführt werden. Die Spitze des Drahtes muß jedoch stets mindestens 7 cm von der Pleura entfernt sein. Das gesamte Manöver muß unter permanenter Durchleuchtungskontrolle durchgeführt werden.

Sind die Bronchien des Oberlappens vollständig kontrastiert, dreht sich der Patient auf den Rücken zurück, und der Tisch wird *aufgerichtet,* um für die Füllung des Mittel- und Unterlappens die Schwerkraft auszunutzen. Ein Teil des Kontrastmittels fließt jetzt bereits in Richtung Unterlappen ab. Bei der Bronchographie der linken Lunge wird die Katheterspitze zunächst im Hauptstamm des Oberlappenbronchus belassen und nach dem Aufrichten des Patienten in den Lingulabronchus eingeführt. Bei der rechten Lunge bereitet die Sondierung des Mittellappen- und des Unterlappenspitzenbronchus in der Regel keine Schwierigkeiten.

Sind die Lingula bzw. der Mittellappen und die Unterlappenspitze ausreichend kontrastiert, müssen noch die basalen Unterlappensegmente dargestellt werden. Ein Teil des Kontrastmittels ist bereits der Schwerkraft folgend nach unten abgeflossen. Die unzureichend oder gar nicht kontrastierten Segmentbronchien müssen jedoch noch selektiv sondiert werden. Hierfür eignet sich der schwach gebogene Katheter besonders gut; mit einiger Übung ist es jedoch möglich, auch mit dem stark gebogenen Katheter alle Ostien der basalen Unterlappensegmentbronchien aufzusuchen. Sind auch die Unterlappensegmente vollständig gefüllt, nimmt der Untersucher eine Kompresse in die linke Hand, legt sie vor der Nase des Patienten um den Katheter und zieht den Katheter heraus.

Zeigt sich bei der Kontrastfüllung des Bronchialsystems eine Stenosierung, darf der Bronchus distal der Stenose nur mit einer geringen Kontrastmittelmenge gefüllt werden. Das zähe Kontrastmittel kann nur sehr schlecht wieder abgehustet werden und führt ähnlich wie Schleim zu Retentionspneumonien.

Ein gleichmäßiger Doppelkontrastbeschlag des gesamten Bronchialsystems – ohne alveoläre Füllung – ist nur zu erreichen, wenn

- das Ausbreitungsgebiet des Segmentbronchus, in den Kontrastmittel injiziert wird, im Durchleuchtungsbild vollständig und überlagerungsfrei erfaßt und sorgfältig beobachtet wird;
- der Untersucher die Anatomie so beherrscht und ein solches räumliches Vorstellungsvermögen besitzt, daß er auch die Ostien der Segmente, die sich nicht spontan füllen, gezielt aufsuchen kann;
- die Viskosität nicht durch zu viel Lokalanästhetikum herabgesetzt ist;
- das Kontrastmittel selektiv injiziert und knapp dosiert wird.

Merke!

Die kunstgerechte Doppelkontrastdarstellung im Bronchialsystem erfordert:
1. Kontrastmittelinjektion nur unter Durchleuchtungskontrolle,
2. konsequente selektive Sondierung jedes einzelnen Segmentostiums,
3. möglichst wenig Flüssigkeit im Bronchialsystem,
4. sparsame Verwendung des Kontrastmittels.

Röntgenaufnahmen

Sämtliche Aufnahmen werden in tiefer Inspiration angefertigt. Der Patient wird aufgefordert, *langsam* einzuatmen, da es bei forcierter Inspiration leicht zu Hustenreiz kommen kann. Besonders scharf und kontrastreich werden die Aufnahmen, wenn sie an einem Durchleuchtungsgerät mit Übertischröhre angefertigt werden.

1. Aufnahme: Kontrastierte Lunge a.-p., 24 × 30 cm, hoch; 90 kV, kleiner Fokus.

2. Aufnahme: Kontrastierte Lunge seitlich. Der Patient erhebt beide Arme und verschränkt sie über dem Kopf. Die kontrastierte Seite ist plattennahe.
24 × 30 cm, hoch; 100–110 kV, kleiner Fokus.

3. Aufnahme: Kontrastierte Lunge im schrägen Durchmesser. Der Patient hat die Arme noch erhoben. Er dreht sich mit dem Rücken in Richtung Platte, bis er sich im schrägen Durchmesser befindet. Auf diese Weise bleibt die kontrastierte Seite plattennahe, und der Mittellappen bzw. die Lingula liegen plattenparallel, d.h. bei der Bronchographie der *rechten Seite* nimmt der Patient *Boxerstellung* und bei der Bronchographie der *linken Seite Fechterstellung* ein.
24 × 30 cm, hoch; 95–100 kV, kleiner Fokus.

4.–7. Aufnahme: Zielaufnahmen des pathologischen Befundes. Der Patient wird so in verschiedene Projektionen gedreht, daß eine räumliche Vorstellung von den pathologisch veränderten Bronchien zu gewinnen ist.

24 × 30 cm, quer; viergeteilt; 90 kV, kleiner Fokus.

Wenn die Übersichtlichkeit der basalen Bronchien dadurch gestört war, daß das Kontrastmittel die Luftwege vollständig ausfüllte und sich Einzelheiten durch diese Monokontrastdarstellung gegenseitig überlagerten, wird der Patient zum Husten aufgefordert. Er erhält dazu eine Nierenschale mit Kompressen, um das zähe Kontrastmittel ausspucken zu können. Nach mehreren Hustenstößen stellen sich dann auch die basalen Bronchien im Doppelkontrast dar, so daß die erforderlichen Aufnahmen angefertigt werden können.

Bronchoalveoläre Lavage (und transbronchiale Biopsie)

Soll keine Bronchographie, sondern eine bronchoalveoläre Lavage durchgeführt werden, wird mit dem Métras-Katheter bei diffusen Erkrankungen der Mittellappenbronchus sondiert. Liegen herdförmige Infiltrate vor, wird die Katheterspitze unter Durchleuchtung in denjenigen Segmentbronchus gelenkt, der zur am deutlichsten sichtbaren Verschattung führt. Die Katheterspitze wird möglichst weit in den Segmentbronchus vorgeschoben. Dann wird der angiographische Führungsdraht noch einmal in das Lumen des Métras-Katheters eingeführt, um den Schaft zu versteifen. Die Spitze des Drahtes darf wiederum nicht aus der Katheterspitze herausragen. Der drahtversteifte Métras-Katheter wird dann möglichst fest in den Segmentbronchus eingestemmt.

Bei Sondierung des Mittellappenbronchus wird der Patient bequem auf den Rücken gelagert. Ist ein anderer Bronchus sondiert, dreht sich der Patient so weit auf die Seite, daß das Ostium des sondierten Segmentbronchus etwas tiefer als das versorgte Lungenareal gelegen ist. Damit wird dafür gesorgt, daß die Spülflüssigkeit der Schwerkraft folgend nach unten fließen und besser aspiriert werden kann.

Mit einer 20-ml-Spritze wird jetzt langsam handwarme physiologische Kochsalzlösung in den sondierten Segmentbronchus instilliert. Zu kalte oder zu warme Lösung ruft Hustenreiz hervor. Anschließend wird mit derselben Spritze möglichst viel von der Flüssigkeit wieder aspiriert. Dieser Vorgang wird noch 4mal wiederholt, so daß insgesamt 100 ml Kochsalzlösung in die Lunge eingebracht werden. Erfahrungsgemäß läßt sich aus dem Mittellappen am meisten Spülflüssigkeit gewinnen: von den ersten 20 ml können etwa 5 ml wieder abgesaugt werden; von den 20 ml der 5. Lavage erhält man etwa 15 ml zurück. Insgesamt können von den 100 ml physiologischer Kochsalzlösung, die in den Mittellappen instilliert werden, etwa 50 ml zurückgewonnen werden. Wird die Lavage in anderen Lungensegmenten durchgeführt, ist die wieder aspirierbare Flüssigkeitsmenge geringer.

Das gewonnene Material ist unverzüglich zur histologischen Untersuchung weiterzuleiten, damit die Zellen nicht durch zu lange Lagerung Schaden nehmen. Je nach Fragestellung ist eine Quantifizierung des Zellgehalts, eine Differenzierung der Granulozyten, der Lymphozytensubpopulationen (z.B. T 4/T 8) oder eine Bestimmung monoklonaler Antikörper (z.B. OKT 6) durchzuführen.

Soll in der Spülflüssigkeit nach Infektionserregern gesucht werden, ist zu beachten, daß das Lokalanästhetikum auch in geringen Konzentrationen eine bakteriostatische Wirkung besitzt. Im eigenen Patientengut hatten wir bei der bakteriologischen Untersuchung anfangs zu viele falsch-negative Befunde, weil wir mit der örtlichen Betäubung relativ großzügig waren.

Merke!

Wenn eine bakteriologische Untersuchung geplant ist, darf das Lokalanästhetikum nach Passage der Stimmritze mit dem Métras-Katheter wegen seiner bakteriostatischen Wirkung nur äußerst sparsam eingesetzt werden. Auch wenn sich nur geringe Mengen mit der Spülflüssigkeit vermischen, kann es den Keimnachweis und die Empfindlichkeitstestung verhindern.

An die bronchoalveoläre Lavage kann bei entsprechender Fragestellung eine Biopsie oder eine Bürstenzytologie angeschlossen werden: die gebräuchlichen endoskopischen Biopsiezangen passen durch das Lumen des Métras-Katheters ebensogut hindurch wie durch den Arbeitskanal eines Endoskops.

Unter Durchleuchtungskontrolle wird die Biopsiezange durch den Métras-Katheter hindurch in die Peripherie des sondierten Segmentbronchus vorgeführt, aber noch nicht fest eingestemmt. Dann wird die Zange geöffnet und weiter in die Peripherie gedrückt. Unter kontinuierlichem Druck wird die Zange geschlossen und durch den liegenbleibenden Métras-Katheter hindurch wieder entfernt. In der Regel gelingt es, eine transbronchiale Biopsie mit einem diagnostisch ausreichenden Anteil an Alveolen zu gewinnen. In gleicher Weise kann statt einer Faßzange auch eine Bürste zur Gewinnung zytologischen Materials eingeführt werden. Der Métras-Katheter wird anschließend noch einige Minuten in situ belassen, um eine Nachblutung auszuschließen. Bei einer ausreichend peripher durchgeführten Biopsie kommt es in der Regel nicht zu ernsthaften Blutungen. Wie nach jeder anderen Lungenbiopsie auch wird ca 4 h nach dem Eingriff eine Thoraxübersichtsaufnahme in 2 Ebenen angefertigt, um einen Pneumothorax oder eine Einblutung in das Lungengewebe auszuschließen.

■ Vorsichtsmaßregeln

Bevor der Patient das Durchleuchtungsgerät verläßt, muß der Untersucher prüfen, ob die Qualität der Aufnahmen und die gewählten Projektionen zur Beantwortung der klinischen Fragestellung ausreichen. Nun darf der Patient wieder seine normale Kleidung anziehen. Er muß sich für mindestens 4 h ins Bett oder auf eine Trage legen, und zwar mit der nicht untersuchten Seite nach unten. Auf diese Weise läuft das Kontrastmittel – der Schwerkraft folgend – in die nicht anästhesierte Lunge, wo es einen Hustenreflex auslöst und expektoriert wird. Dazu erhält der Patient eine Nierenschale mit Servietten und Kompressen.

Nach der Untersuchung darf der Patient 2 h lang nicht trinken oder essen (Aspirationsmöglichkeit wegen der Rachenanästhesie). Sollte ein Patient aus zwingenden Gründen vor Ablauf der 4 h entlassen werden müssen, so darf er an diesem Tag keinesfalls Auto fahren. Auf die sedierende und die Empfindlichkeit für Alkohol steigernde Wirkung der Prämedikation mit Benzodiazepinen ist speziell hinzuweisen.

Die nach einer *bronchoalveolären Lavage* in den Lungenalveolen verbleibende Flüssigkeit wird bei herzgesunden Patienten in kurzer Zeit von den Kapillaren aufgenommen, so daß die Lunge nach spätestens einer Stunde wieder „trocken" ist. Liegt jedoch eine latente oder manifeste Herzinsuffizienz vor, kann sich die Resorption verzögern. Der Patient zeigt dann u.U. dieselben Symptome wie bei einem kardial bedingten Lungenödem. Sauerstoffgabe und Diuretika können erforderlich werden. Bei Patienten mit vorbestehenden kardialen Problemen ist die Indikation zur Lavage daher sorgfältig zu bedenken und die Menge der Spülflüssigkeit auf ca. 50 ml zu beschränken.

Lymphographie

G.W. Kauffmann und W.S. Rau

Die Lymphographie ist im vergangenen Jahrzehnt so selten durchgeführt worden, daß sich nur noch wenige Untersucher finden, die die Technik der Präparation und Punktion des Lymphgefäßes beherrschen. Die Nachteile der Lymphographie (Darstellung nur retroperitonealer Lymphbahnen, nicht aber viszeraler oder mediastinaler Lymphbahnen und -knoten) und die der Computertomographie (Dignitätsparameter allein nach der Größe des Lymphknotens) sind bekannt. Die Vorteile der Lymphographie mit der Möglichkeit, anhand verschiedener Speichermuster morphologische Aussagen über die Dignität zu treffen, sind nicht ausreichend, um die Vorteile der Computertomographie mit der Erfassung sämtlicher Lymphknoten verschiedenster Abflußwege auszugleichen. So wird die Lymphographie (auch meist gemeinsam mit der Computertomographie) nur für wenige, ganz spezifische Fragestellungen angewandt.

■ Indikationen

Die Lymphographie ist heute fast nur noch indiziert bei Lymphabflußstörungen, z.B. beim chylösen Pleuraerguß oder bei der Lymphozele als Folge traumatischer oder iatrogener Verletzungen von größeren Lymphbahnen. Gelegentlich kann sie bei Systemerkrankungen (Ausschluß des Befalls retroperitonealer Lymphknoten bei Morbus Hodkin) oder bei Hodentumoren indiziert sein.

■ Kontraindikationen

Die wichtigsten Kontraindikationen für die Lymphographie stellen pulmonale Erkrankungen dar, wie Status nach Lungenembolie, obstruktive oder restriktive Erkrankungen, pulmonale leukämische Infiltrate und viele andere mehr. Die reduzierte Kohlenmonoxyddiffusionskapazität ist der beste prognostische Parameter für die Folgen einer nach Lymphographie immer eintretenden Ölembolie.

Eine vorangegangene Radiatio infradiaphragmaler Lymphknoten oder radikale Lymphadenektomie ist keine prinzipielle Kontraindikation zur Lymphographie, sollte jedoch Anlaß sein, die Kontrastmittelobergrenze auf 3–4 ml pro Seite zu begrenzen, da die Speicherfunktion der dem Ductus thoracicus vorgeschalteten Lymphknoten entfällt. Natürlich ist auch hier die Ermittlung der CO-Diffusionskapazität indiziert.

Vorbereitung des Patienten

Wegen der möglichen *anaphylaktischen Reaktion auf Patentblau* und/oder *Lipiodol* ist Nüchternheit erwünscht. Beim Aufklärungsgespräch wird der Patient auf die lange Liegedauer hingewiesen und ihm Gelegenheit gegeben, zwingenden hygienischen Bedürfnissen nachzukommen. Für Lektüre während der Untersuchung ist zu sorgen. Der Patient wird darauf aufmerksam gemacht, daß Stunden nach der Untersuchung die Gesichtshaut eine grüngraue Verfärbung annehmen und der erste Urin grünblau gefärbt sein kann. Grundsätzlich ist ein stationärer Aufenthalt von mindestens 24 h notwendig.

Auf weitere Nebenerscheinungen (s. unten) der Untersuchung ist der Patient im Aufklärungsgespräch hinzuweisen. Besteht der geringste Zweifel an der respiratorischen Kapazität des Patienten, sollte mindestens eine Prüfung der *Kohlenmonoxyddiffusionskapazitäts* erfolgen!

Vorbereitung der Untersuchung durch MTRA

1 oder 2 Siebe, jeweils mit den erforderlichen Metallinstrumenten, Tüchern, Kitteln und Tupfern sind fertig abgepackt und sterilisiert bereitzuhalten. Einzelteile sollten einzeln verpackt und sterilisiert vorrätig sein, um ein eventuell während der Operation unsteril werdendes Teil zu ersetzen.

Ein *Lymphographiesieb* hat folgenden Inhalt:
- 2 kleine gebogene Péan-Klemmen mit feiner Spitze (stumpf),
- 1 kleine gebogene anatomische Pinzette mit feiner Spitze,
- 1 mittelgroße chirurgische Pinzette,
- 1 mittelgroße gebogene Schere,
- 2 kleine gerade Kocherklemmen (scharf),
- 1 Nadelhalter,
- 4 Lymphographiekanülen mit passenden und funktionierenden Federmandrains; ersatzweise werden Einmalnadeln (ohne Mandrain) mit eingeschweißtem Verbindungsschlauch verwendet,
- 1 Metallschale mit ca. 500 ml Fassungsvermögen,
- 2 Kittel,
- 1 Unterlegetuch (75·75 cm),
- 2 Lochtücher (75·75 cm),
- 1 Abdecktuch (120·120 cm),
- Tupfer und Kompressen.
- 2 Glasspritzen à 10 ml (Luer-Lock),
- 2 Kornzangen zur mechanischen Reinigung und Desinfektion.

In gassterilisierten Einzelpackungen werden für eine Untersuchung benötigt:
- 4 Spritzen à 10 ml mit Luer-Schraubansatz,
- 3 Spritzen à 10 ml,
- 4 Injektionskanülen G 17,
- 1 Päckchen Nahtmaterial (z.B. 8 Fäden 4/0 geflochten),
- 1 Päckchen mit Hautnaht (z.B. 3/0, scharfe Nadel),
- 2 gassterilisierte Verbindungsschläuche mit Luer-Schraubansatz,

- 2 gassterilisierte Kragenstäbchen (oder entsprechend zugeschnittene Plastikstreifen von 6 · 20 mm Größe, z.b. aus dem Deckel eines stabilen Plastikschnellhefters oder eines Heftstreifens),
- gassterilisiertes Pflaster, 1 cm breit (z.b.: Hansapor steril),
- sterile Handschuhe,
- 1 Skalpell,
- 1 Aufziehkanüle.

Erforderliche Pharmaka:
- Alkoholisches Desinfektionsmittel (z.b. Kodan),
- 1%iges Lokalanästhetikum, ca. 20 ml,
- 1 Amp. Patentblau à 2 ml,
- 4 Amp. Lipiodol Ultrafluid à 5 ml,
- 10 ml physiologische Kochsalzlösung.
- 500 ml NaCl und 5 000 Einheiten Heparin.

Als weiteres Zubehör erforderlich:
- 1 Lymphographieinjektor für 2mal 10 ml Glasspritzen oder Injektionspumpe mit Aufsatz für 2mal 10-ml-Spritzen (z.b. Perfuser), unsterile Handschuhe zum Öffnen der Ampullen mit Patentblau,
- 2 elastische Binden, 8 cm breit,
- 1 gut gepolsterte bequeme Patientenliege,
- 1 prismenförmiger Unterlegkeil aus Schaumstoff zum Polstern der Kniekehle,
- Moltexunterlagen,
- Einmalrasierer,
- 1 fahrbarer Instrumententisch,
- 1 fahrbarer Drehstuhl,
- 1 fahrbare OP-Leuchte,
- 1 Röntgenfilmkassette, 20×40 cm oder 35×35 cm.

■ Komplikationen

Anaphylaktische Reaktionen auf Patentblau oder das Kontrastmittel sind möglich. Die wichtigste Komplikation ist die *Ölembolie,* wobei immer etwas Öl über den Ductus thoracicus ins Venensystem gelangt und bei geschlossenen Herzsepten in den Lungenkreislauf gelangt und dort in den Kapillaren steckenbleibt. Es resultiert die sog. Ölembolie, die sich in 2 Phasen auswirkt: In den ersten 24 h nach Injektion kommt es zur mechanischen Verlegung eines Teils der terminalen Lungenstrombahnen. Dadurch erhöht sich der periphere Widerstand des Lungengefäßsystems, der Druck im kleinen Kreislauf steigt an und insbesondere ein vorgeschädigtes rechtes Herz wird überlastet. Vom 2. bis 4. Tag setzt die Hydrolyse der Öltröpfchen ein: Als Spaltprodukt entstehen u.a. freie Fettsäuren, die entweder direkt oder in Form von Kalkseifen auf die Zellmembran toxisch wirken. Die Folge ist eine Exsudation eiweißreicher Flüssigkeit in die Alveolen. Ähnlich wie bei der traumatischen Fettembolie kann sich dadurch jetzt eine progrediente respiratorische Insuffizienz entwickeln.

Nicht als Komplikation zu werten, jedoch beim Aufklärungsgespräch ebenfalls erwähnenswert ist die Persistenz eines grünlichblauen Flecks (Patentblau an der Injektionsstelle), graue Verfärbung der Gesichtshaut Stunden nach dem Eingriff, grüne Verfärbung des Urins, trockener Reizhusten und Temperaturerhöhung um 1–1,5° C während der ersten 48 h. Dagegen sind die lokale Wundheilungsstörung (Lymphfistel) oder der Infekt (zu lange ungeschützte Öffnung der Wunde) erwähnenswerte Komplikationen.

Bei vorstehendem Lymphödem der unteren Extremität kann es zu einer Verschlechterung des Lymphabflusses kommen!

■ Vorsichtsmaßregeln

Bestimmung der *Diffusionskapazität für Kohlenmonoxyd,* Beschränkung der Injektion des injizierten Kontrastmittels beim Gesunden auf 7 ml pro Seite, beim am Lymphknotensystem Vorgeschädigten (s. oben) auf 3–4 ml pro Seite, beim älteren Patienten 4 ml pro Seite.

Untersuchungsgang

Injektion von Patentblau

Mit alkoholischem Desinfektionsmittel werden beide Füße vollständig eingesprüht, wobei insbesondere Fußrücken und Interdigitalräume zusätzlich mechanisch gereinigt werden. 2 ml Patentblau vermischt mit 6 ml 1%iges Lokalanästhetikum werden z.B. mit einer G-17-Kanüle in den 1. und 3. Interdigitalraum injiziert, wobei sich die o.g. Menge auf insgesamt 4 Interdigitalräume verteilt. Die Injektion erfolgt subkutan.

Nun wird durch aktive Bewegung (Beugen und Strecken der Zehen) der Abtransport des Farbstoffs über die Lymphgefäße beschleunigt. Nach frühestens 5, spätestens 15 min sind die Lymphgefäße subkutan am Fußrücken markiert.

Jetzt Einlegen einer 35×35 cm- oder 20×40 cm-Filmkassette, z.B. unter die Abdecktücher der Patientenliege. Lagern des Patienten mit Schaumgummikeil unter die Kniekehlen, evtl. flaches Kissen unter die Achillessehne und Vorbereitung der Inzision: Rasieren, Desinfektionsmittel, z.B. Braunol, und Abdecken mit sterilen Tüchern unterhalb der Füße und sterilen Lochtüchern auf die Fußrücken.

Der typische und bewährte Zugang liegt in Höhe der Tarso-Metatarsal-Gelenke I und II. Der häufigste Fehler ist eine zu *distale* Punktion der dort zu dünnen Lymphbahnen, die hier zahlreiche Verzweigungen aufweisen. Die etwas wanddickeren *proximalen* Lymphbahnen (daher schlechter durch die Haut durchschimmernd) müssen durch eine Inzision in Längsrichtung des Fußes nach abermaliger Lokalanästhesie freigelegt werden. Ein 1,5–2 cm langer Hautschnitt legt das subkutane Fettgewebe frei, danach wird mit der Péan-Klemme das subkutane Fettgewebe so auseinandergespreizt, daß die gesamte Schnittlänge aufgedehnt ist. Das Lymphgefäß liegt entweder bei korrekter Schnittführung direkt im geöffneten subkutanen Gewebe oder muß vom Unterrand der Haut (medial bzw. lateral) abgelöst werden. Das blaumarkierte Lymphgefäß wird mit der Péan-Klemme unterfahren und durch Aufspreizen freigelegt sowie mit einer feinen anatomischen Pinzette von seiner Bindegewebmanschette befreit. Das Gefäß sollte in der gesamten Länge des Hautschnittes frei beweglich sein und von sämtlichen bindegewebigen Hüllen befreit sein.

Punktion

Mit der geschlossenen Péan-Klemme wird das Lymphgefäß unterfahren, angehoben und ein ca. 6·20 mm großes flaches, gasterilisiertes Plastikteil untergeschoben. Ein Faden (zweckmäßigerweise geflochten, 4/0) wird zur Hälfte unter dem Kragenstäbchen durchgezogen und ein einfacher Knoten locker vorbereitet. Weder Faden noch Lymphgefäß dürfen dabei in sich verdreht sein. Zweckmäßigerweise wird jetzt die Wunde mit einer feuchten Kompresse abgedeckt (Kochsalz) und die Lymphbahn am gegenseitigen Fußrücken freigelegt (Abb. 10.1).

Die Spritzen mit Lipiodol, Verbindungsschläuche und sterile Pflaster werden vorbereitet und die Lymphographiekanülen überprüft. Hierzu sind entweder Lymphographiekanülen mit Federmandrains zur Mehrfachverwendung oder sehr feine einfache Lymphographiekanülen mit eingeschweißtem Verbindungsschlauch in Gebrauch. Mit der linken Hand wird die proximale Kante des unter dem Lymphgefäß befindlichen Stäbchens um ca. 10° angehoben und mit der rechten Hand der Fußrücken so massiert, daß sich das Lymphgefäß prall füllt. Die Punktion mit einem der vorbereiteten Systeme erfolgt nun, während gleichzeitig der distale Rand des Stäbchens angehoben wird und das Lymphgefäß durch Zug am Stäbchen oder am Faden gespannt wird. Bei Verwendung von Federmandrainkanülen wird die Kanüle 2 mm in das Lumen des Lymphgefäßes vorgeschoben, bevor der Mandrain zum Zurückgleiten freigegeben wird. Nun wird die Kanüle mehrere Millimeter weit vorgeschoben, das Stäbchen flachgelegt und das Lymphgefäß samt Kanüle z.B. mit dem linken Zeigefinger fixiert. Nun wird die Kanüle mit einem sterilen vorbereiteten Pflasterstreifen fixiert und der Mandrin kann entfernt werden. Nach Verschraubung der Kanüle an den Schlauch wird dieser nochmals mit Pflasterstreifen auf der Haut fixiert. Der vorbereitete Faden wird nun fest über der Kanüle zugezogen, wobei er ca. 2 mm hinter der Nadelspitze fixiert wird. Die korrekte Lage der Kanüle wird jetzt durch eine Probeinjektion durch Kochsalz oder Lipiodol dokumentiert, wobei keine Flüssigkeit austreten sollte und das Lymphgefäß sich drucksynchron entfalten muß.

Während des *Einlaufens des Kontrastmittels* wird die offene Wunde wiederum mit einer feuchten Kompresse abgedeckt. Ist die Präparation und Punktion des Gefäßes der Gegenseite ebenfalls abgeschlossen, werden die Lipiodolspritzen in den Perfusionspumpen eingespannt und an die Verbindungsschläuche angeschlossen. Die in den Spritzen enthaltenen Mengen sollten nicht mehr als 10% der für den Patienten geplanten Menge betragen (ca. 10% bleibt in den Verbindungsschläuchen). Die meisten Perfusorpumpen gestatten heute von vornherein nur noch eine Injektionsgeschwindigkeit, die den Spritzeninhalt über 60–90 min einlaufen läßt. Diese Injektionsgeschwindigkeit verhindert in aller Regel auch einen schmerzhaften Kontrastmittelaustritt. Die korrekte Lage der Kanüle (**cave!** Fehlpunktion eines Blutgefäßes!) wird ca. 5 min nach Beginn der Injektion durch eine

1. Röntgenaufnahme *beider Unterschenkel mit Kniegelenk* bewiesen: Dabei zeigen sich

Abb. 10.1 a-d

Punktion eines Lymphgefäßes. **a** Hautschnitt von 1 cm Länge über dem Tarsometatarsalgelenk I oder II. **b** Das Lymphgefäß ist freipräpariert. Kranial ist ein Faden locker um das Gefäß geschlungen und zum Knüpfen vorbereitet. Ein auf Plastikkarton geklebter steriler Wundnaht-streifen ist unter das Gefäß geschoben und mit dem kranialen Rand angehoben. Der Fußrük-ken wird in kraniale Richtung ausmassiert, damit sich das Lymphgefäß prall füllt. **c** Der kaudale Rand des Kragenstäbchens wird angehoben, damit das Lymphgefäß streng in der Punktionsrichtung der Kanüle liegt. **d** Der scharfe Innenmandrin ist entfernt, die Nadel vorge-schoben und der Faden geknüpft. Die Nadel wird mit einem sterilen Wundnahtstreifen auf der straff gezogenen Haut des Vorfußes fixiert

die Lymphbahnen als feine, netzartig verzweigte kontinuierliche Kontrastmittelstra-ßen; die Fehlinjektion von Lipiodol in eine Vene ist meistens durch eine tröpfchen-förmige, diskontinuierliche Ansammlung von Kontrastmittel in der V. poplitea an der Stelle des dort angebrachten Lagerungskeils sichtbar. Die erste Aufnahme ist auch aus juristischen Gründen wichtig: verzögert sich ihre Anfertigung, muß die Kontrastmittelinjektion abgebrochen werden. Die Gesamtmenge des Kontrastmit-tels darf erst injiziert werden, wenn die korrekte Lage im Lymphgefäßsystem ein-wandfrei bewiesen ist.

Nach Injektionsende werden die Kanülen und die fixierenden Nähte entfernt. Beim Durchtrennen der Knoten sollte das Lymphgefäß, um Wundheilungsstörungen zu vermeiden, nicht zerschnitten werden. Die Wunde ist sorgfältig zu säubern und der Hautschnitt wird mit mindestens 2 Nähten (z.B. Rückstichnähte) versorgt (Faden 3/0, monophil). Die Wunde wird mit sterilen Kompressen verbunden und mit einer elastischen Binde nicht zu straff gewickelt, die 1–2 Tage belassen werden kann. Die Fäden werden nach 7, spätestens 10 Tagen gezogen. Der Patient sollte sich in den nächsten 24 h vorwiegend im Bett aufhalten (jedoch mit dem Privileg, die Toilette aufzusuchen), um einen zu raschen Transport des Kontrastmittels an den Lymphknoten vorbei in den kleinen Kreislauf zu verhindern.

Neben der initialen Aufnahme der Unterschenkel (ausschließlich zur Dokumentation der korrekten Injektion) unterscheidet man die *lymphangiographische und lymphadenographische Phase*. Das Lymphangiogramm wird unmittelbar nach Abschluß der Wundversorgung durchgeführt. Das Lymphadenogramm 24 h später.

2. Aufnahme: Beckenübersicht a.-p. im Liegen, tief eingestellt, Gonadenschutz 30 · 40 cm hoch.

3. Aufnahme: LWS a.-p., 20×40 cm hoch; Dokumentation der paraaortalen Lymphbahnen bis zur Cysterna chyli.

4. Aufnahme: Thorax a.-p. Sämtliche Aufnahmen werden im Liegen angefertigt.

Wird nach einem Leck einer Lymphbahn gesucht, ist es zweckmäßig, den gesamten Untersuchungsgang auf einem Durchleuchtungstisch vorzunehmen, da bereits unter Injektion der Kontrastmittelaustritt stattfindet und unnötige Expositionen vermieden werden können. In diesem Fall erübrigen sich auch die Aufnahmen der lymphadenographischen Phase.

Lymphadenogramm

Mindestens 24, spätestens 32 h nach Injektionsende werden die diagnostisch entscheidenden Aufnahmen mit Darstellung der Lymphknoten angefertigt:

5. Aufnahme: Beckenübersicht a.-p., tief eingestellt. Männliche Patienten mit Gonadenschutz.

6. Aufnahme: LWS a.-p., 20×40 cm hoch.

7. Aufnahme: Abdomen LAO.

8. Aufnahme: Abdomen RAO.

9. Aufnahme: Thorax p.-a.

Anschließend sollten – bevor der Patient die Abteilung verläßt – die Aufnahmen sorgfältig inspiziert und Zielaufnahmen unter Durchleuchtung sämtlicher Lymphknotenstationen angefertigt werden.

H. Sahl, M. Forsting und K. Sartor

Die Myelographie ist ein invasives diagnostisches Verfahren zur Darstellung des spinalen Subarachnoidalraums durch intrathekale Injektion eines wasserlöslichen nichtionischen Kontrastmittels. Die Verteilung des Kontrastmittels unter dem Einfluß von Patientenlagerung und Schwerkraft wird unter Durchleuchtung verfolgt und mit Ziel- und Übersichtsaufnahmen dokumentiert. Infolge des Einsatzes von CT und MRT hat sich der Stellenwert der Myelographie gewandelt. Erkrankungen der Wirbelsäule und Bandscheiben werden heute in der Regel zunächst mit CT oder MRT, die der intraspinalen Weichteile vorzugsweise mit der MRT abgeklärt.

■ Indikationen

- Primär anstelle der CT bei Erkrankungen mit raumfordernder Wirkung im Spinalkanal, wenn bei fehlender MRT-Möglichkeit die mutmaßliche Höhe der Läsion nicht auf weniger als 3–4 Segmente eingegrenzt werden kann.
- Wenn klinisch Verdacht auf eine Kompression von Rückenmark oder Nervenwurzeln besteht und nichtinvasive Verfahren keinen ausreichenden Aufschluß über die Ursache ergaben.
- Bei fehlender Verfügbarkeit von CT und MRT.

■ Kontraindikationen

Absolut: Zeichen des erhöhten intrakraniellen Drucks, schwere Gerinnungsstörungen, frühere schwere allergische Kontrastmittelreaktion, manifeste Hyperthyreose (s. Kap. 29/30).

Relativ: Latente Hyperthyreose, erhöhte Bereitschaft zu epileptischen Anfällen (dann evtl. primäre CT-Myelographie, da weniger Kontrastmittel benötigt wird, plus antikonvulsive Prämedikation), Schwangerschaft. Liegt eine Lumbalpunktion weniger als eine Woche zurück, ist mit erschwerter Punktion und erhöhtem Risiko einer epi- oder subduralen Kontrastmittelplazierung zu rechnen.

■ Nebenwirkungen und Komplikationen

Neben Übelkeit und Erbrechen (18–35%) können (auch mehrere Tage anhaltende) Kopfschmerzen (20–55%) infolge des Liquorverlusts auftreten, unabhängig von der Punktionstechnik und der Menge des injizierten Kontrastmittels; auch meningeale

Reizerscheinungen treten gelegentlich auf. Sofern aufgrund der kardialen und renalen Situation der Patientin/des Patienten vertretbar, werden die Kopfschmerzen mit reichlicher Flüssigkeitszufuhr und Analgetikagabe bei strenger Bettruhe behandelt. Schwerwiegende Komplikationen sind allerdings selten, und allergische Reaktionen auf das Kontrastmittel kommen sehr viel seltener vor als nach intravasaler Kontrastmittelapplikation. In Einzelfällen kann es zu zerebralen Krampfanfällen oder zu Myoklonien kommen, die beide mit Clonazepam behandelt werden können. Erfolgt die Punktion nicht unter streng aseptischen Bedingungen, kann es zu einer eitrigen Meningitis und bei zu weit eingeführter Punktionskanüle sogar zu einer Spondylodiszitis kommen. Direkte Verletzungen des Nervengewebes und Kompression durch intraspinale Blutung sind Raritäten. Nach versehentlicher Injektion von Lokalanästhetikum in den Spinalkanal kann es zu mehrstündigen, potential lebensbedrohlichen Nervenfunktionsausfällen kommen.

Vorbereitung des Patienten

Der Patient sollte nüchtern, jedoch ausreichend hydratisiert zur Untersuchung kommen. Eine sedativ-analgetische Prämedikation (s. Kap. 19) ist bei der Mehrzahl der Patienten nicht erforderlich.

Ergibt das Aufklärungsgespräch am Vortag der Untersuchung Hinweise auf ein erhöhtes Untersuchungsrisiko bezüglich einer Kontrastmittelgabe, sind nach kritischer Prüfung der Indikation gemeinsam mit dem Zuweiser geeignete prophylaktische Maßnahmen zu ergreifen (s. Kap. 30 u. 29). Eine Behandlung mit Neuroleptika oder Antidepressiva sollte wegen der Senkung der Krampfschwelle 48 h vor und nach der Untersuchung ausgesetzt werden. Zu einer vorausgegangenen gastrointestinalen Untersuchung sollte wegen möglicher Überlagerung der Spinalregion durch Kontrastmittelreste ein genügend großer zeitlicher Abstand bestehen.

Vorbereitung der Untersuchung durch MTRA

Erforderliche Materialien:
- *Allgemein:* Abdecktuch für den Untersuchungstisch, Schaumstoffrolle als Bauchunterlage, evtl. Kinnstütze; Desinfektionsmittel, Pandy-Reagenz, angewärmtes Kontrastmittel, z.B. Solutrast M (Iopamidol), Isovist (Iotrolan) und ggf. Lokalanästhetikum ohne Adrenalinzusatz.
- *Steril:* Kleines Lochtuch (ca. 75 · 75 cm), ggf. Einmalspritze (5 ml) und Einmalkanüle (G 21) für Lokalanästhesie, Lumbalpunktionskanüle (G 20), Kunststoffverbindungsschlauch (15 cm), Spritze für Kontrastmittel (10 bzw. 20 ml), Laborröhrchen, Pandy-Schälchen, Kompressen, Pflaster, Handschuhe.

■ Vorsichtsmaßregeln

Zur Vermeidung postpunktioneller Kopfschmerzen sollte fürs Labor höchstens soviel Liquor entnommen werden, wie durch Kontrastmittel ersetzt wird. Während der Untersuchung von Patienten mit zervikaler Myelopathie ist eine übermäßige Extension der HWS unbedingt zu vermeiden, da sich die medulläre Symptomatik sonst verschlimmern kann. Nach der Myelographie soll der Patient zunächst etwa 6 h mit angehobenem Kopf auf dem Rücken liegen und insgesamt 24 h Bettruhe einhalten. Hierdurch und durch eine vermehrte Flüssigkeitszufuhr wird die Wahrscheinlichkeit meningealer Reizerscheinungen als Folge von Liquorverlust durch das Stichloch reduziert. Patienten mit herabgesetzter Krampfschwelle (Epileptiker, Alkoholiker) müssen 8 h lang sorgfältig beobachtet werden. Bei Erbrechen sind phenothiazinhaltige Antiemetika zu vermeiden.

Untersuchungsgang

Die heute für die Myelographie zur Verfügung stehenden Kontrastmittel mit bis zu 300 mg Jod/ml erlauben auch nach lumbaler Injektion meistens eine ausreichende Kontrastierung der Zervikalregion. Auf die risikoreichere laterale Punktion zwischen Atlas und Axis kann daher auch bei unbefriedigender zervikaler Kontrastierung und bei myelographisch komplettem Kontrastmittelstopp meist verzichtet werden, wenn die Möglichkeit zur anschließenden CT besteht. Die CT wird dank ihrer hervorragenden Dichteauflösung in der Regel eine ausreichende Darstellung des zervikalen Subarachnoidalraums bzw. der Begrenzung einer spinalen Raumforderung nach kranial ermöglichen.

Lagerung

Für die lumbale und die aszendierende zervikale Myelographie bevorzugen wir eine Punktion in Bauchlage, da hierbei die Möglichkeit zur Durchleuchtung ohne Umlagerung des Patienten besteht. Zum Ausgleich der Lendenlordose während der Punktion wird dem Patienten nötigenfalls eine Schaumstoffrolle unter den Bauch gelegt; der Patient soll möglichst entspannt und auch nicht verdreht liegen. Falls eine schmerzbedingte Fehlhaltung die Punktion voraussichtlich erschwert, müssen vor der Untersuchung ausreichend Analgetika verabreicht werden. Für die aszendierende Myelographie hat sich zur Fixierung des Patienten ein am Fußende des Untersuchungstisches befestigtes Schultergurtsystem bewährt. Alternativ können montierbare Schulterstützen verwendet werden, oder der Patient muß von Hilfspersonen festgehalten werden.

Punktionsstelle

Die Punktion sollte in Höhe von LWK 2/3 erfolgen. Zur Festlegung der Punktionsstelle tastet man sich von der Verbindungslinie zwischen den Cristae iliacae einen Dornfortsatz weiter nach kranial zum LWK 3. Die Punktionsstelle in der Mitte zwischen den Dornfortsätzen LWK 2 und 3 kann im Zweifelsfall auch mit einer quer aufgelegten Ampullensäge oder Kanüle markiert und unter kurzer Durchleuchtung kontrolliert werden, bevor der Untersucher hier exakt in der Mittellinie mit dem Fingernagel eine Markierung in die Haut drückt, die für einige Minuten sichtbar bleibt. Die Punktionsstelle und ihre Umgebung wird großflächig desinfiziert und mit einem Lochtuch abgedeckt.

Lokalanästhesie

Bei geübtem Untersucher und Verwendung dünner Punktionskanülen ist eine Lokalanästhesie nicht unbedingt erforderlich. Falls doch, wird zunächst mit einer kurzen Injektionsnadel eine Hautquaddel an der Punktionsstelle gesetzt. Die Nadel wird danach unter Injektion von Lokalanästhetikum in Punktionsrichtung weiter vorgeschoben. Sobald Knochenkontakt zu spüren ist, muß die Nadel zurückgezogen und in etwas geänderter Richtung vorgeführt werden. Bei schlanken Patienten kann fehlender Widerstand beim Vorführen der Nadel deren Eindringen in den Spinalkanal signalisieren, woraufhin die Injektion des Lokalanästhetikums sofort zu unterbrechen ist. Eine bis an den Spinalkanal reichende Anästhesie ist ohnehin zumeist unnötig.

Lumbalpunktion

Je nach Lordosierung der LWS wird die Punktionskanüle genau in der Mittellinie vertikal oder leicht nach kranial gerichtet sagittal eingestochen. Die Kanüle wird dann kontinuierlich vorgeschoben und sollte keinen Knochenkontakt spüren lassen. Das Überwinden eines federnden Widerstands mit plötzlichem Nachgeben zeigt an, daß ihre Spitze in den Spinalkanal eingedrungen ist. Die korrekte Lage der Kanülenspitze im Subarachnoidalraum wird aber meistens erst erreicht, wenn man die Kanüle noch um 1–2 mm weiter vorschiebt. Wird die Kanüle versehentlich zu weit vorgeschoben oder kommt sie in Kontakt mit Nervenwurzeln, kann das zu heftigen lokalen oder ausstrahlenden Schmerzen führen. Die Schmerzen lassen in der Regel nach, wenn man die Kanüle etwas zurückzieht. Entfernt man nun den Innenmandrin, tropft bei korrekter Kanülenlage Liquor ab, evtl. auch erst nach leichtem Aufrichten des Untersuchungstisches (Fußtieflage des Patienten) oder unter einem Valsalva-Manöver. Nach Aufsetzen des Verbindungsschlauchs werden die ersten Tropfen Liquor wegen möglicher artifizieller Blutbeimengung verworfen. Danach werden etwa 5 ml in einem Laborröhrchen aufgefangen und 2 Tropfen in das Pandy-Schälchen gegeben. Während der Liquor aufgefangen wird, kann der *Queckenstedt-Versuch* durchgeführt werden: Eine Hilfsperson komprimiert die Halsregion des Patienten, um die Vv. jugulares aufzustauen. Tropft der Liquor jetzt schneller ab, spricht dies für freie Durchgängigkeit des Spinalkanals.

Lumbale Myelographie

Kontrastmittelinjektion

Ohne Veränderung der Nadellage werden 10 ml Kontrastmittel durch den Verbindungsschlauch injiziert; der Untersuchungstisch steht dabei horizontal oder leicht aufgerichtet. Damit eine Sedimentierung des Kontrastmittels vermieden wird, darf die Injektion nicht zu langsam erfolgen. Epi- oder subdurale Injektionen werden vermieden, indem man sich durch anfängliche Durchleuchtung vergewissert, daß das Kontrastmittel korrekt in den Subarachnoidalraum fließt. Ist das nicht der Fall, muß die Nadellage korrigiert werden. Nach beendeter Injektion wird der Patient durch Tischkippung um ca. 45° aufgerichtet (Fußtieflage). Will man die Punktionshöhe dokumentieren, kann man die Kanüle zunächst in situ belassen. Sie muß jedoch spätestens dann entfernt werden, wenn der Patient sich bewegen (z.B. auf die Seite drehen) soll. Die Punktionsstelle wird mit einem kleinen Pflaster versorgt.

Röntgenaufnahmen. Je nach Anlage werden die Aufnahmen zunächst digital gespeichert und später mit der Laserkamera auf Film übertragen, oder es werden Aufnahmen auf Filmen vom Format 35 × 35 cm (dreigeteilt) angefertigt. Die Standardaufnahmen werden in Bauchlage angefertigt. Die korrekte Beschriftung (außer der Seitenbezeichnung möglichst auch Grad der Drehung) ist vom Untersucher genau zu überprüfen; zur Seitenbezeichnung bieten sich am Bildeingang des Zielgeräts festzuklebende Bleibuchstaben an. Das Filmformat soll in kraniokaudaler Richtung voll ausgenutzt werden, während seitlich sorgfältig eingeblendet wird, allerdings ohne für die Höhenlokalisation wichtige Strukturen auszublenden.

- Zunächst werden folgenden 6 Aufnahmen der LWS angefertigt: Sagittal (75 kV), linke/rechte Seite um 30° und 45° angehoben (75–80 kV) und seitlich (85–90 kV).
- Besteht Verdacht auf segmentale Instabilität, sind 2 ergänzende Funktionsaufnahmen der LWS in Seitenlage (hyperlordosiert bzw. kyphosiert) im Format 24 × 30 cm hoch, zweigeteilt, mit jeweils 85–90 kV empfehlenswert.
- Bei belastungsabhängigen Beschwerden können gelegentlich erst durch 2 weitere Aufnahmen pathologische Befunde dargestellt werden: LWS im Stehen, sagittal (75 kV) und seitlich (85–90 kV).

Während die Filme entwickelt und betrachtet werden, darf der Patient auf dem leicht in Fußtieflage gekippten Untersuchungstisch eine bequeme Körperhaltung einnehmen. Sind alle erforderlichen Aufnahmen angefertigt, wird er ins Bett umgelagert und erneut an die einzuhaltenden Verhaltensregeln erinnert.

Aszendierende Myelographie

Die *Indikation* (s. oben) zur aszendierenden Myelographie wird außerhalb neuroradiologischer Abteilungen meist nur notfallmäßig gestellt, vor allem bei akut eingetretener oder drohender Querschnittssymptomatik, typischerweise bei Trauma oder Metastasierung.

Thorakal

Lagerung

Gelegentlich wird eine Lumbalpunktion in Seitenlage bevorzugt, zumal die Lagerung auf dem Bauch nicht immer möglich ist (Polytrauma). Die gezielte myelographische Untersuchung des thorakalen Spinalkanals erfolgt ohnehin am besten in Rückenlage, weil so die natürliche Brustkyphose als „Wanne" für das Kontrastmittel ausgenutzt werden kann. Bei Verdacht auf Gefäßmißbildung ist die Untersuchung in Rückenlage besonders wichtig.

Punktion

Der Patient liegt dabei vom Untersucher abgewandt auf der Seite, wenn möglich mit angezogenen Knien, um die LWS maximal zu kyphosieren. Die Punktion ist wesentlich einfacher, wenn der Patient exakt seitlich liegt, und eine skoliotische Durchbiegung der Wirbelsäule durch eine Schaumstoffrolle oder ein Kissen ausgeglichen werden kann. Während der Untersuchung ist der Patient gegen ein Heruntergleiten vom Untersuchungstisch in Kopftieflage zu sichern (s. oben).

Kontrastmittelinjektion

Nach Punktion in Höhe LWK 2/3 werden bei horizontaler Tischkippung 10–15 ml Kontrastmittel injiziert. Nach Entfernung der Punktionskanüle wird das Kontrastmittel durch Tischkippung in Seiten- oder Rückenlage nach kranial verlagert. Die Spitze der Kontrastmittelsäule wird dabei unter Durchleuchtung sorgfältig verfolgt.

Röntgenaufnahmen. Es werden Übersichtsaufnahmen im Format 35 × 35 cm dreigeteilt in sagittaler, seitlicher und beiderseits schräger Projektion angefertigt (70–85 kV). Falls erforderlich sind zusätzliche Zielaufnahmen (24 × 30 cm, viergeteilt) anzufertigen. Ein pathologischer Befund muß zumindest in 2 Ebenen und zur exakten Höhenlokalisation auch unter Mitdarstellung des zervikothorakalen oder thorakolumbalen Übergangs dokumentiert werden. Zur gezielten Darstellung der zervikothorakalen Übergangsregion empfehlen sich Schrägaufnahmen, bei denen der Patient den röhrenfernen Arm nach oben über den Kopf nimmt („Schwimmerposition").

Zervikal

Lagerung

Sofern keine Schädigung des Halsmarks vorliegt, wird der Kopf des Patienten durch eine Kinnstütze in Retroflexion gebracht, auf diese Weise vermeidet man den Kontrastmittelabfluß nach intrakraniell.

Punktion

Der selektiven zervikalen Myelographie nach lateraler Punktion des Subarachnoidalraums zwischen Atlas und Axis (Nadelführung in Richtung auf den retromedullären spinalen Ausläufer der Cisterna magna, 7–10 ml Kontrastmittel) ziehen wir die aszendierende zervikale Myelographie nach Punktion in Höhe von LWK 2/3 vor (gleiche Technik wie bei der lumbalen Myelographie, s. oben).

Kontrastmittelinjektion

Es werden ca. 15 ml Kontrastmittel injiziert und durch Tischkippung bei Bauchlage des Patienten nach zervikal verlagert, jedoch nicht über das Foramen magnum hinaus. Gelangt dennoch ein Teil des Kontrastmittels nach intrakraniell, muß der Patient im Anschluß an die Untersuchung für einige Minuten aufgerichtet werden, damit das Kontrastmittel wieder zurückfließen kann. Bei gut ausgebildeter Halslordose kann diese wie eine „Wanne" zum Auffangen und Halten des Kontrastmittels genutzt werden.

Röntgenaufnahmen. Anzufertigen sind Aufnahmen im Format 18 × 24 cm, zweigeteilt, in sagittaler, seitlicher und schräger (15° und 25° beiderseits) Projektion (60–70 kV). Eventuell ergänzend abschließend eine seitliche Funktionsaufnahme in Anteflexionshaltung, wobei es aber leicht zu einem Abfließen des Kontrastmittels nach intrakraniell kommt. Auch um bei einem funktionellen Stopp infolge engen Spinalkanals (nach Dokumentation!) eine Passage des Kontrastmittels zu bewirken, kann gelegentlich ein vorsichtig ausgeführtes leichtes Anteflexionsmanöver hilfreich sein.

CT-Myelographie

Die der konventionellen Myelographie nachfolgende, ergänzende CT wird sekundäre CT-Myelographie genannt. Durch die transversale Darstellung einer myelographisch festgestellten spinalen Raumforderung kann sie wichtige differentialdiagnostische Informationen liefern und ersetzt heute die früher gelegentlich im Zusammenhang mit der Myelographie durchgeführte konventionelle Tomographie. Da einerseits eine nicht übermäßig hohe Kontrastmittelkonzentration im interessierenden Bereich anzustreben ist, andererseits schon bald der Kontrastmittelübertritt in den Extrazellulärraum des Nervengewebes zur Konturunschärfe des Rückenmarks führt, sollte das Intervall zwischen Myelographie und CT bei etwa 1 h liegen. Einzelheiten der *Durchführung* werden in Kap. 28 besprochen.

■ Indikationen

- Darstellung eines unklaren myelographischen Befundes und ggf. seiner extraspinalen Ausdehnung in einer 3. Ebene.
- Weitere Befundklärung bei eindeutiger, segmentbezogener neurologischer Symptomatik und unauffälligem Myelogramm (z.B. bei intraforaminal gelegenem Bandscheibenprolaps).
- Festlegung der oberen Begrenzung einer spinalen Raumforderung mit myelogra-

phisch komplettem (computertomographisch jedoch fast immer inkomplettem) Kontrastmittelstopp.
- Differenzierung zwischen knöcherner und diskogener Einengung des Spinalkanals, besonders zervikal.

Spinale MRT

Die Magnetresonanztomographie ist eine nichtinvasive Methode, deren wesentliche Vorzüge neben der fehlenden Strahlenexposition von Patient und Untersucher der hohe Weichteilkontrast und die multiplanare Abbildung sind. Die MRT kann heute vielfach die Myelographie ersetzen und ist bei Rückenmarkerkrankungen Methode der Wahl.

■ Indikationen

- Erkrankungen mit medullärer Symptomatik.
- Erkrankungen mit radikulärer Symptomatik, besonders zur Differenzierung zwischen Rezidivbandscheibenvorfall und postoperativem Narbengewebe.
- Kontraindizierte Strahlenexposition (Schwangerschaft).

Verkalkungen oder knöcherne Veränderungen, die z.B. degenerativ oder traumatisch entstanden sind, werden oft nach wie vor besser mit Röntgennativaufnahmen und CT diagnostiziert.

■ Kontraindikationen

Absolut: Bei Patienten mit ferromagnetischen Implantaten, besonders manchen Clips zur Behandlung intrakranieller Aneurysmen, und Metallfremdkörpern nahe kritischen anatomischen Strukturen. Auch Patienten mit Innen-(teilweise auch Mittel-)ohr-Implantaten oder Herzschrittmachern sind von der Untersuchung auszuschließen.

Relativ: Bei Patienten mit frisch eingesetzten größeren Metallimplantaten, z.B. Hüftgelenkendoprothesen, und bei Schwangeren sollte die Indikation zurückhaltend gestellt werden. Implantierte Infusionspumpen und Biostimulatoren können zu Komplikationen führen und sollten daher vor der Untersuchung deaktiviert werden.

■ Komplikationen

Bei Beachtung der Kontraindikationen hat sich die MRT bei Feldstärken bis 1,5 Tesla als gefahrlos erwiesen. Das Risiko einer Kontrastmittelreaktion ist sehr gering. Manche Patienten leiden im Gerät unter Klaustrophobie, was zum Abbruch der Untersuchung zwingen kann.

Vorbereitung des Patienten

Zunächst ist der Patient vom Untersucher in einem kurzen Gespräch zu seinen Beschwerden und möglichen Kontraindikationen zu befragen und ggf. über eine Kontrastmittelgabe aufzuklären. Vor Betreten des Untersuchungsraums muß der Patient alle metallischen Gegenstände ablegen, besonders aber ferromagnetische (s. Kontraindikationen); Magnetstreifenkarten (z.B. Kreditkarten) müssen ebenfalls draußen bleiben, weil sie sonst gelöscht würden. Da der Patient während der Untersuchung ruhig liegen muß und manche Personen im Gerät auch klaustrophobische Symptome bekommen, ist gelegentlich eine sedierende oder analgetische Prämedikation indiziert (s. Kap. 19). Falls eine Kontrastmittelgabe erforderlich ist, sollte bereits zu Beginn der Untersuchung ein venöser Zugang gelegt werden.

Vorbereitung der Untersuchung durch MTRA

Erforderliche Materialien. Abdecktuch für die Patientenliege, Kissen und Schaumstoffrolle als Lagerungshilfen, Desinfektionsmittel, Einmalhandschuhe, Stauschlauch, Tupfer, Braunülen, Pflaster, Verlängerungsschlauch für Kontrastmittelinjektion (z.B. Perfusorleitung 1,5 m), Einmalspritzen (10 ml), Kontrastmittel, isotone NaCl-Lösung, selbstklebende EKG-Elektroden.

Lagerung des Patienten. Der Patient wird in eine bequeme Rückenlage gebracht. Falls erforderlich wird zuvor eine Oberflächenspule auf die Patientenliege gelegt und anschließend exakt unter dem zu untersuchenden Wirbelsäulenabschnitt positioniert. Ist EKG-Triggerung vorgesehen, werden die Elektroden angelegt und angeschlossen. Bevor der Patient in die Magnetbohrung eingefahren wird, bekommt er eine pneumatische Klingel in die Hand, die evtl. mit einem Pflasterstreifen griffbereit befestigt wird.

■ Vorsichtsmaßregeln

Lose ferromagnetische Gegenstände wie Haarnadeln und Münzen können in der Nähe des Magneten zu gefährlichen Projektilen werden. Müssen dem Patienten sedierende Medikamente verabreicht werden, sollte er während der Untersuchung ggf. per EKG und Pulsoximeter überwacht werden; bei ambulanten Patienten ist auch ausdrücklich auf die eingeschränkte Verkehrstüchtigkeit hinzuweisen.

Untersuchungsgang

Spulen

Zur orientierenden Untersuchung der gesamten Wirbelsäule und zur exakten Höhenlokalisation von pathologischen Befunden an der BWS wird die Ganzkörperspule eingesetzt (in Zukunft wahrscheinlich ersetzt durch sog. *Phased-array-Spulen,* mit

denen lange Wirbelsäulenabschnitte in einem Untersuchungsgang erfaßt werden).
Zur Darstellung der HWS ist besonders die Kopf- oder die Helmholtz-Spule geeignet, während BWS und LWS am besten mit Oberflächenspulen untersucht werden.

Artefaktunterdrückung

Wichtig ist zunächst eine stabile und bequeme Lagerung des Patienten. Zur Unter-
drückung von Bewegungs- und Flußartefakten stehen je nach Gerät Oversampling,
Vorsättigung und EKG-Triggerung (BWS) zur Verfügung; gelegentlich empfiehlt sich
auch eine Drehung des Auslesegradienten. Das Field of view ist ausreichend groß zu
wählen, damit Einfaltungen vermieden werden.

Schichtebenen

Es werden zunächst sagittale und anschließend auf allen befundverdächtigen Höhen
transversale Schichten angefertigt. Koronare oder schräge Schichten liefern gelegentlich ergänzende Informationen.

Schichtdicke

In Abhängigkeit von der benötigten Meßzeit und dem erzielbaren Signal-Rausch-
Verhältnis sowie von der Größe der darzustellenden Läsion werden Schichtdicken
zwischen 1 und 5 mm verwendet.

Kontrastmittel

Außer bei Verlaufskontrollen ist grundsätzlich zunächst nativ zu untersuchen;
die Untersuchungsparameter von Nativ- und Kontrastmittelserien sollten übereinstimmen. Wie bei der spinalen CT kann eine Kontrastmittelgabe (Gd-DTPA i.v.,
0,1–0,2 mmol/kg KG) die Sensitivität und Spezifität der Untersuchung erheblich
steigern. Eine Indikation zur Kontrastmittelgabe besteht generell, wenn Entzündungen und Tumoren zur Diskussion stehen. Auch nach Bandscheibenoperation, zur
Differenzierung zwischen Rezidivvorfall und Narbengewebe, kann die i.v.-Kontrast-
verstärkung hilfreich sein.

Sequenzen

Wichtig für eine effiziente Planung der Untersuchung ist eine gezielte Fragestellung!
Während in der Diagnostik degenerativer Veränderungen der Wirbelsäule zunehmend Gradienten-Echo-Sequenzen verwendet werden, bevorzugen wir für die Untersuchung des Rückenmark derzeit noch die zwar zeitaufwendigeren, dafür aber

weniger artefaktanfälligen konventionellen *Spin-Echo-Sequenzen*; die Bedeutung der *schnellen* Spin-Echo-Sequenzen für die spinale Diagnostik ist noch nicht völlig klar. Einzelheiten über die jeweils zu wählenden Sequenzparameter sollten den Bedienungsanleitungen des jeweiligen Geräteherstellers und der aktuellen Literatur entnommen werden.

G.W. KAUFFMANN und W.S. RAU

Fisteln können an allen Körperpartien auftreten. Sie müssen dargestellt werden, um ihre Ausdehnung und eventuelle Verbindungen zu Körperhöhlen zu dokumentieren. Am häufigsten sind Fisteln in der Umgebung des Skelettsystems oder im Abdominalbereich, wobei das hier dargestellte Prinzip sinngemäß auch für Fisteln anderer Körperregionen anwendbar ist.

Fistelfüllungen bei Erkrankungen der Knochen und Gelenke

■ Indikation und Kontraindikationen

Die Frage nach Fisteln im Bereich des Skelettsystems richtet sich in aller Regel danach, ob ein entzündlicher Prozeß des Knochens und der Gelenke dem Fistelsystem zugrunde liegt. Dabei gilt im allgemeinen, daß die röntgenologisch nachgewiesene Osteitis oder Osteomyelitis in Zusammenhang mit der Hautfistel steht, wenn diese wenigstens den Knochen erreicht, da es häufig nicht gelingt, z.B. eine osteitische Höhle von perkutan aus zu füllen.

Die Gefahr einer Kontrastmittelreaktion (s. Kap. 29, 30) besteht – wenn auch in deutlich vermindertem Maße – auch bei einer Fisteldarstellung, da durch forcierte Injektion jederzeit ein Übertritt in das Gefäßsystem möglich ist.

Vorbereitung des Patienten und der Untersuchung durch MTRA

Ist nicht erforderlich, ebensowenig Nüchternheit. Bei abdominalen Fisteln ist darauf zu achten, daß sich innerhalb der interessierenden Region kein Kontrastmittel im Darm befindet. Zur Markierung der Fistelöffnungen werden Bleikugeln in Leukosilk eingeschloosen. Es werden an den Enden stumpfe, gerade oder gebogene sterilisierte Fistelbestecke, evtl. auch Plastikkatheter (z.B.: Verbindungsschläuche von Butterly-Kanülen) benutzt. Als Grundregel gilt, daß in einem Verhältnis zum Lumen des Fistelganges möglichst dickes Sondierungssystem benutzt wird, um sich nicht an den Wandunregelmäßigkeiten des Gangsystems zu verfangen und eine zu oberflächliche – und damit falsch-negative Fistelfüllung – anzufertigen. Gelegentlich sind auch kegelförmige Metalloliven zweckmäßig.

▪ Komplikationen

Bei forcierter Injektion können Keime aus dem infizierten Fistelsystem in die Blutbahn verschleppt werden und so zur Bakteriämie führen. Es gilt bei jeder Fistelfüllung der oberste Grundsatz, mit wohl dosierter Kraft zu injizieren und unter Durchleuchtungskontrolle das ungewünschte Aufspritzen von Hohlorganen oder Gefäßen zu vermeiden oder minimieren.

Untersuchungsgang

Verbände müssen entfernt werden. Die Umgebung der Fistel wird gereinigt und die Fistelgänge werden mit Bleikugeln markiert. Es ist zweckmäßig, bei Öffnungen eine unterschiedliche Anzahl von Bleikugeln in der Reihenfolge der nacheinander vorgenommenen Fistelfüllungen zu verwenden. Die *1. Aufnahme* sollte vor Kontrastmittelinjektion erfolgen und die Markierung der tangential eingestellten Fistelöffnung bereits enthalten. Nun wird eines der oben genannten Fistelbestecke eingeführt, wobei meist eine leicht gebogene Kanüle unter vorsichtig tastender Rotation vorgeführt wird. Bei sehr kurzem Fistelgang kann es erforderlich sein, mit Metallolive zu arbeiten. Bei Verwendung eines Katheters wird eine Kompresse auf die Hautöffnung gelegt und der Fistelgang durch den Patienten mit Fingerdruck abgedichtet. Die *2. und 3. Aufnahme* enthält nunmehr die Darstellung des Fistelgangsystems in 2 senkrecht aufeinanderliegenden Ebenen, um die dreidimensionale Ausbreitung des Gangsystems im Raum zu erfassen.

Fistelfüllungen bei Erkrankungen im Abdominalbereich

Das Kontrastmittel wird unter Durchleuchtungskontrolle wie oben beschrieben langsam injiziert und der Katheter auf dem durch das Kontrastmittel vorgezeichneten Weg noch etwas weiter tastend vorgeschoben, um eine bessere Kontrastierung zu erzielen. Sobald eine längere Strecke des Gangsystems sichtbar ist, wird die *1. Aufnahme* ausgelöst. Nun wird kontinuierlich weiter Kontrastmittel injiziert. Kommt frühzeitig ein Reflux zustande, wird der Patient aufgefordert, mit einer Hand die Fistelöffnung abzudichten. Kommt es trotz sachgerechter Abdichtung zum Reflux, muß angenommen werden, daß das Fistelsystem nunmehr komplett gefüllt ist. Wenn sich der Anschluß an eine Höhle (z.B. Abszeß) oder an eine Verbindung mit dem Darmlumen zeigt, ist die Fistelfüllung zu beenden und die *2. bzw. 3. Aufnahme* sind anzufertigen, wobei hier wiederum die räumliche Darstellung durch 2 senkrecht aufeinander stehende Aufnahmeebenen erfolgen muß. Unter Umständen ist es zweckmäßig, das Lumen des betreffenden Hohlorgans zu kontrastieren: für das Rektum und Kolon bieten sich die rektale Insufflation von Luft an. Bei Verbindungen zum Magen oder zum proximalen Dünndarm kann die Gabe von Bariumsulfat hilfreich sein.

T. Roeren und I. Theobald

Die *Dopplersonographie* (auch *Duplexsonographie*) verbindet die morphologisch ausgerichtete *B-Bildsonographie* mit der Messung von Strömungsgeschwindigkeiten in Gefäßen. Die zeitgleiche Akquisition der Daten erlaubt eine sehr sichere Zuordnung von Funktion und Morphologie. Die Methode kann dort eingesetzt werden, wo hämodynamisch relevante Gefäßveränderungen abzuklären sind. Eine Erweiterung dieser Untersuchungstechnik ist die farbkodierte Dopplersonographie (FDS), bei der die *Flußrichtung* und semiquantitativ auch die *Flußgeschwindigkeit* in Farbwerten auf ein korrespondierendes B-Bild übertragen werden.

Die komplexe Datengewinnung und die der Sonographie eigenen Fehlermöglichkeiten fordern vom Untersucher eine genaue Kenntnis der zugrunde liegenden physikalischen Vorgänge. Nur so können Artefakte erkannt und Fehlinterpretationen vermieden werden.

Das folgende Kapitel kann nur auf grundlegende Techniken, Indikationen und Fehlermöglichkeiten eingehen. Für weitergehende Ausführungen verweisen wir auf die Fachliteratur.

13•1 Technische Grundlagen

Dopplersonographie

Dopplerphänomen und Dopplergleichung

Das Phänomen einer *Frequenzverschiebung*, die durch Reflexion jeder Art von Schallwellen an sich bewegenden Körpern entsteht, wird nach ihrem Erstbeschreiber Christian Doppler (1842) als Dopplereffekt bezeichnet. Diese Frequenzverschiebung ist abhängig von der emittierten Schallfrequenz und der Geschwindigkeit des Körpers und wird als *Dopplerfrequenz* bezeichnet. Aufgrund dieses Effektes ist es möglich, mit Hilfe von Ultraschallwellen, die an strömenden Erythrozyten reflektiert werden, Blutflußgeschwindigkeiten zu ermitteln. Mathematisch wird der Dopplereffekt mit der folgenden Gleichung beschrieben:

$$F = 2 \, fo \times v/c \times \cos \phi$$

Dabei bedeuten die Gleichungssymbole auf die medizinische Anwendung der Duplexsonographie bezogen folgendes:

F: Dopplerverschiebefrequenz oder „Dopplershift". Sie entspricht der Differenz zwischen Senderfrequenz (Frequenz des Schallkopfes) und Empfängerfrequenz (Frequenz der an den Blutkörperchen reflektierten Schallwellen).

fo: *Sendefrequenz,* Frequenz des Schallkopfes.

v: *Blutströmungsgeschwindigkeit.*

c: *Schallausbreitungsgeschwindigkeit,* welche im menschlichen Weichteilgewebe mit 1540 m/s als konstant angenommen wird. Tatsächliche Abweichungen können bei der Bestimmung von Strömungsgeschwindigkeiten vernachlässigt werden.

φ: Winkel zwischen Dopplerstrahl und dem zu untersuchenden Blutgefäß.

Bei medizinischen Fragestellungen interessiert die Messung der Blutströmungsgeschwindigkeit, die der *Frequenzverschiebung F* zugrunde liegt. Löst man die obige Gleichung nach *v* auf, so wird deutlich, daß die Bestimmung der Blutströmungsgeschwindigkeit von der Wahl des *Einstrahlwinkels φ* und der *Sendefrequenz fo* abhängt. Es gibt 2 verfügbare Dopplertechniken: die *Continuous wave-Technik (CW),* die im Rahmen dieses Kapitel nicht näher beschrieben wird, und die gepulste oder *Pulsed wave-Technik (PW),* die hauptsächlich für duplexsonographische Untersuchungen angewendet wird. Hier wird eine definierte Anzahl von Dopplerimpulsen pro Sekunde emittiert; die Zeit zwischen den Impulsen dient zum Empfang der reflektierten und frequenzverschobenen Schallwellen.

Akquisitionsparameter

In einem gepulsten Dopplersystem sind bei Messung von Flußgeschwindigkeiten 3 Parameter von entscheidender Bedeutung: die Pulsrepetitionsfrequenz, der Dopplerwinkel und die Schallkopffrequenz.

Pulsrepetitionsfrequenz (PRF)

Die PRF entspricht der Zahl der vom Schallkopf emittierten Impulse pro Sekunde. Da erst nach Empfang des reflektierten Signals ein erneuter Impuls ausgesandt werden kann, ist die maximale PRF von der Schallausbreitungsgeschwindigkeit der Ultraschallwellen im Körpergewebe und dem Abstand des Meßvolumen vom Schallkopf abhängig. Das bedeutet, daß die PRF umgekehrt proportional zur Laufzeit des Ultraschallimpulses ist. Für Messungen in tiefer liegenden Gewebsschichten muß also die PRF abgesenkt werden, damit überhaupt Flußsignale empfangen werden. Da die maximale meßbare Frequenzverschiebung der Hälfte der PRF entspricht, wird die Messung hoher Flußgeschwindigkeiten mit zunehmendem Abstand zum Schallkopf problematisch.

Dopplerwinkel

Dieser ist definiert als der Winkel zwischen Dopplerstrahl und der Längsachse des untersuchten Gefäßes bzw. dessen Strömungsrichtung. Der Winkel kann zwischen 0 und 90° betragen. In der Dopplergleichung wird bei einem Winkel von 90° cos $\phi=0$; dies bedeutet, daß bei einer solchen Untersuchungstechnik nie Fluß nachgewiesen werden kann.

Die bisherigen Erfahrungen haben gezeigt, daß mit zunehmendem Dopplerwinkel die Meßfehler bei der maximal meßbaren Flußgeschwindigkeit entsprechend zunehmen. Der Dopplerwinkel bei klinischen Untersuchungen sollte daher nicht größer als 60° sein.

Schallkopffrequenz (Sendefrequenz)

Wie bei der B-Bildsonographie hängt auch die Wahl der Sendefrequenz von der gewünschten Eindringtiefe ab. Bei oberflächlich gelegenen Gefäßen (z.B. Halsgefäßen, Femoralarterien) werden üblicherweise 7,5-MHz-Schallköpfe, bei der Untersuchung abdomineller oder retroperitonealer Gefäße 3,5- oder 3,75-MHz-Schallköpfe eingesetzt.

Abbildungsparameter

Die Qualität und Genauigkeit einer Doppleruntersuchung wird auch von Faktoren beeinflußt, die sich nicht direkt aus der Dopplergleichung ableiten. Dies sind Parameter, die meist vom Untersucher frei wählbar sind und die Erfassung von Flußgeschwindigkeiten beeinflussen. Da häufig auch englischsprachige Terminologie verwendet wird, werden diese Begriffe in Klammern aufgeführt.

Wandfilter („wall filter")

Frequenzverschiebungen können nicht nur an wirklich fließenden Objekten (beim Blutfluß überwiegend rote Blutkörperchen) auftreten, sondern auch artefiziell durch mitgeteilte Pulsationen und Atembewegungen, insbesondere an Gefäßwänden. Da hier die Frequenzverschiebungen jedoch meist geringer sind als für fließendes Blut, werden Wandfilter eingesetzt, die sämtliche Dopplerfrequenzen unterhalb einer Schwelle herausfiltern und nicht in die Messung mit einbeziehen.

Bei der Auswahl des Wandfilters muß die zu untersuchende Gefäßregion berücksichtigt werden. Werden Gefäße mit niedrigen Blutflußgeschwindigkeiten (z.B. Pfortader) untersucht, müssen niederfrequente Wandfilter gewählt werden. Entsprechend lassen sich höherfrequente Wandfilter für arterielle Gefäße verwenden. Bei den meisten handelsüblichen Geräten liegt die geringste meßbare Flußgeschwindigkeit bei Verwendung des „kleinsten" Filters (in der Regel 100 Hz) bei 5 cm/s.

Meßvolumen („sample volume")

Das Meßvolumen ist eine räumliche Größe und wird bestimmt von der Breite des *Schallkegels* und der Fokuszone. Die *Fokuszone* (auch als „Dopplerfenster" bezeichnet) muß so positioniert werden, daß der größtmögliche Gefäßdurchschnitt erfaßt wird. Ansonsten können Meßartefakte (s. unten) auftreten.

Artefakte

Die Möglichkeiten artefizieller Meßfehler in der Dopplersonographie sind vielfältig und können im Rahmen dieses Kapitels nicht erschöpfend besprochen werden. Drei Möglichkeiten, fehlerhafte Messungen durchzuführen, sollen wegen ihrer Häufigkeit jedoch genannt werden.

Aliasing

Dieser Begriff beschreibt das Phänomen örtlich nicht mehr festlegbarer Dopplerfrequenzen, wenn die tatsächliche Flußgeschwindigkeit höher liegt als die meßbare Maximalgeschwindigkeit. Durch Verkleinerung des Dopplerwinkels oder durch Erhöhung der PRF kann die meßbare Maximalgeschwindigkeit erhöht und ein Aliasing reduziert oder vermieden werden. Gelingt dies nicht, so kann ein Aliasing bei manchen Geräten durch einen technischen Trick ausgeschaltet werden, indem einfach die Nullinie des Dopplerspektrums versetzt wird („zero-shift").

Verbreiterung des Spektrums („spectral broadening")

Dieses Phänomen entsteht, wenn zusätzlich zu den Dopplerfrequenzen des Blutflusses höhere Frequenzen auftreten und so das Frequenzspektrum verbreitert wird. Dies geschieht bei abrupter Zunahme der Strömungsgeschwindigkeit. Typischerweise tritt dieser Effekt bei *turbulenten Strömungen* (z.B. Stenosen) auf. Er kann aber auch bei *laminaren Strömungen* erzeugt werden, wenn das Meßvolumen bei hohen Strömungsgeschwindigkeiten zu klein gewählt wird und nur Teile eines Flußprofiles erfaßt werden, die eine Turbulenz vortäuschen. Physiologischerweise kann es auch an Gefäßaufzweigungen nachgewiesen werden.

Eine Verbreiterung der Dopplerfrequenzspektrums muß immer sorgfältig mit den Untersuchungsparametern und dem B-Bild korreliert werden, um die Ursache eindeutig festlegen zu können.

Meßfehler bei der quantitativen Volumenbestimmung

Anhand der Formel

$$V = Q \times v$$

(V = Flußvolumen/Sekunde, Q = Gefäßquerschnitt, v = Flußgeschwindigkeit) kann bei bekanntem Gefäßquerschnitt (B-Bild) eine Berechnung der Flußvolumina pro Zeiteinheit durch die Dopplersonographie erfolgen. Volumenmessungen an kleinen Gefäßen müssen mit Vorsicht interpretiert werden, da hier erhebliche Fehlmessungen auftreten können, wenn man berücksichtigt, daß in der Praxis der absolute sonographische Meßfehler im B-Bild 0,5–1 mm beträgt und dieser Wert im Quadrat in die Querschnittsberechnung eingeht.

Eine weitere Fehlerquelle ist der sog. *Blooming-Effekt.* Er beruht darauf, daß Ultraschallwellen an den Grenzflächen von Geweben sehr unterschiedlicher physikalischer Beschaffenheit – hierzu zählen auch Gefäßwand, Gefäßlumen und perivaskuläres Gewebe – überdurchschnittlich stark reflektiert werden und dadurch das eigentliche Gefäßlumen falsch (meist zu schmal) abgebildet wird. Diesem Effekt kann in Maßen begegnet werden, indem man die Sendeleistung des Schallkopfs genügend herunterregelt.

Farbdopplersonographie (FDS): Technische Grundlagen

Die FDS ermöglicht die Darstellung von Blutfluß sowie eine semiquantitative Beurteilung der Flußgeschwindigkeit. Dabei wird dem graukodierten B-Bild die farbkodierte Dopplerinformation überlagert. Die Farbkodierung hilft beim Auffinden von im B-Bild oft nur schwer darstellbaren Gefäßen und erlaubt dadurch die Führung des Dopplerfensters zur eigentlichen Messung der Flußgeschwindigkeit. Die FDS wird praktisch immer in Kombination mit einer Flußmessung durchgeführt, da die Farbkodierung allein relativ wenig Informationsgehalt hat.

Farbkodierung

Weil durch die digitale Verarbeitung des Dopplersignals die Farbkodierungen frei vertauschbar sind, wurden folgende Konventionen festgelegt:

Rot: Blutfluß auf den Schallkopf zu
Blau: Blutfluß vom Schallkopf weg

Diese korrekte Kodierung sollte am Beginn einer Untersuchung immer überprüft werden.

Die Blutflußgeschwindigkeit, die mit der Dopplerverschiebefrequenz korreliert (vgl. Dopplergleichung), wird wie folgt farbkodiert:

Helles Rot/Blau: Hohe Flußgeschwindigkeiten
Dunkles Rot/Blau: Niedrige Flußgeschwindigkeiten

Bei sehr hohen Flußgeschwindigkeiten können auch Kodierungen im gelben und weißen Bereich auftreten.

Mit *Grün* wird oft die Anzahl der unterschiedlichen Frequenzbereiche innerhalb eines definierten Meßvolumens („Varianz") kodiert. Somit können Unregelmäßigkeiten des Strömungsprofils z.B. an Shunts oder erkrankten Herzklappen dargestellt werden. Außerdem ist es möglich, mit Grün die höchsten Dopplerfrequenzen innerhalb eines umschriebenen Meßbereiches zu visualisieren. Diese müssen jedoch nicht immer den Spitzengeschwindigkeiten entsprechen, wenn nicht der gesamte Meßbereich farbkodiert wurde. Dieses „Markieren" kann zum Beispiel bei der Diagnose von Stenosen hilfreich sein.

Akquisitions- und Abbildungsparameter

Neben den im ersten Abschnitt beschriebenen Parametern wie Dopplerwinkel, PRF und Schallkopfwahl müssen bei der Farbdopplersonographie noch Parameter berücksichtigt werden, die Einfluß auf die zeitliche und räumliche Auflösung haben. Dazu gehören die Wahl der Liniendichte, der Fensterbreite, der „Dwell-Zeit" (Zeit, die für die Dopplermessung jeder Linie des Gesichtsfeldes gebraucht wird), die Bildaufbaurate und die Einstellung der Dopplersensitivität („Doppler-Gain").

Bei Farbdoppleruntersuchungen wird das B-Bild durch ein farbkodiertes Bild, dessen räumliche und zeitliche Auflösung schlechter ist als die des B-Bildes, überlagert. Die Entscheidung darüber, welche Parameter zugunsten anderer vernachlässigt werden können, muß davon abhängig gemacht werden, ob bei der zu untersuchenden Struktur die zeitliche oder die räumliche Auflösung wichtiger ist.

Empfangsverstärkung („Gain")

Dieser Parameter entscheidet über die Sensitivität. Er sollte so hoch eingestellt werden, daß gerade kein *Rauschen* im Bild auftritt. Dabei wird der Dopplergain soweit zurückgenommen, bis über soliden Geweben keine Farbsignale mehr kodiert werden. Es sollte jedoch beachtet werden, daß die Farbkodierung über sehr echoreichen B-Bildanteilen unterdrückt wird, so daß eine zu hohe B-Bildsensitivität irrtümlich Engstellungen in Gefäßen vortäuschen kann. Das B-Bildgain muß also ebenfalls entsprechend eingeregelt werden.

Bildaufbaurate

Bei der FDS ist der Bildaufbau generell langsamer als bei der Erstellung von B-Bildern. Auf die Schnelligkeit des Bildaufbaus haben die Größe des *Bildausschnitts, Eindringtiefe* und die *Liniendichte* einen Einfluß.

Eine Vergrößerung des Bildsektors reduziert die Bildaufbaurate ebenso wie eine Erhöhung der Eindringtiefe, da mehr Informationen zur Bilderstellung herangezogen werden. Eine Erhöhung der Liniendichte, welche die laterale Auflösung verbessert, reduziert ebenfalls die Bildaufbaurate pro Sekunde.

Zur Messung niedriger Flußgeschwindigkeiten müssen niedrige PRF und längere „Dwell-Zeiten" (s. unten) eingestellt werden, die eine niedrige Bildaufbaurate zur Folge haben.

Insgesamt kann also eine schnellere Bildaufbaurate nur auf Kosten der räumlichen Auslösung, der Dopplergenauigkeit („Dwell-Zeit") und des Bildausschnittes erfolgen.

Pulsrepetitionsfrequenz (PRF)

Hier ist zusätzlich zu dem unter 1. Gesagten darauf zu achten, daß sich bei einigen Dopplersystemen die Skala, mit der Dopplerfrequenzen farbkodiert werden, gemeinsam mit der PRF ändert. Ebenso erfolgt oftmals mit der Erhöhung der PRF eine automatische Zunahme der Wandfilterfrequenz. Sind diese Größen technisch miteinander gekoppelt, ist es möglich, daß niedrige Flußgeschwindigkeiten nicht erfaßt werden.

„Dwell-Zeit"

Unter „Dwell-Zeit" versteht man die Zeit, die für die Dopplermessung jeder Linie des Gesichtsfeldes gebraucht wird. Lange „Dwell-Zeiten" erhöhen folglich die Auflösung und damit die Sensitivität der Dopplermessung, insbesondere für langsame Flüsse. Dies geschieht über eine Reduktion der Bildaufbaurate jedoch auf Kosten der zeitlichen Auflösung.

Artefakte

Spiegelartefakte

Diese Artefakte sind nicht nur der FDS eigen, sondern treten bei allen sonographischen Verfahren auf, wenn eine Struktur, unter der das Zielgefäß liegt, nahezu 100% der Sendeleistung reflektiert. Hierdurch kommt es zu einer nur partiellen oder fehlenden Farbkodierung dieses Gefäßes. Spiegelartefakte durch Reflektion am Lungenparenchym können bei der FDS der A. subclavia und des rechten Leberlappens entstehen. Ebenso werden sie an den Karotiden und der A. brachialis gefunden. Durch Veränderung des Dopplerwinkels oder durch Herabsetzen des Dopplergain können sie verhindert werden.

Aliasing

Aliasing (s. auch oben) kann auch bei Farbdoppleruntersuchungen auftreten. Hierbei kommt es zu einem schnellen Farbumschlag zwischen hellen Farbtönen (Kodierung hoher Flußgeschwindigkeiten), z.B. von hellrot zu hellblau. Aliasing darf nicht mit dem Farbumschlag bei *Strömungsumkehr* verwechselt werden. Hierbei erfolgt der Farbwechsel über dunkle Farbtöne (langsame Flußgeschwindigkeiten), z.B. dunkelrot, schwarz, dunkelblau.

Tritt Aliasing auf, so kann es u.a. ein Hinweis für Gefäß*stenosen* sein. Es kann reduziert werden durch Erhöhung von PRF und Dopplerwinkel oder durch Wahl eines niederfrequenten Schallkopfes.

13•2 Allgemeine Untersuchungstechnik

■ **Indikationen, Kontraindikationen, Komplikationen**

Doppleruntersuchungen sind zur Abklärung arterieller und venöser Gefäßprozesse indiziert, wenn diese dem Ultraschall zugänglich sind. Eine Farbdoppleruntersuchung sollte zusätzlich duchgeführt werden, wenn Gefäße im B-Bild nicht lokalisiert werden können, turbulente Strömungen lokalisiert werden müssen oder *Flußrichtungen* nicht eindeutig festgelegt werden können. Es gibt keine Kontraindikationen. Doppleruntersuchungen können sinnlos sein, wenn der Patient nicht kooperationsfähig ist, oder wenn zu untersuchende Gefäße durch Überlagerung nicht genügend eingesehen werden können. Komplikationen sind nicht bekannt.

Vorbereitung des Patienten

Vor der Untersuchung ist keine spezielle Vorbereitung notwendig. Nach unserer Erfahrung hat sich ein Nahrungsverbot ab dem Vorabend einer abdominellen Untersuchung nicht bewährt, da nüchterne Patienten häufig Luft schlucken und so insbesondere die Ober- und Mittelbauchregion nicht mehr beurteilbar ist.

Untersuchungsgang

In Abhängigkeit sämtlicher eingangs genannter Parameter wird nach der Wahl der geeigneten Schallkopffrequenz das zu untersuchende Gefäß im B-Bild so eingestellt, daß es in möglichst größter Längsausdehnung erfaßt wird. Danach werden Dopplerwinkel, PRF und Wandfilter in Abhängigkeit von der zu untersuchenden Gefäßprovinz, der zu erwartenden maximalen Strömungsgeschwindigkeit und der Eindringtiefe gewählt. Bei der Untersuchung sämtlicher Strukturen werden natürlich auch die Informationen des B-Bildes zur Diagnosestellung miteinbezogen, da ohne eine exakte B-Bild-Beurteilung eine Dopplersonographie nicht durchführbar bzw. nicht aussagefähig ist.

Grundregeln der optimierten Doppleruntersuchung

Aus den o.g. Ausführungen ergeben sich folgende Grundregeln für eine lege artis durchgeführte Dopplersonographie:

1. Vertrautheit mit den Optionen des Ultraschallgerätes und Kenntnis der Standardeinstellungen.
2. Richtige Wahl des Schallkopfes (Sendefrequenz).
3. Optimierte B-Bildeinstellung und dessen Analyse.
4. Wahl des optimalen Dopplerwinkels, des adäquaten Meßvolumens und der geeigneten PRF.
5. Eventuell Zusatzinformation der Farbdopplersonographie zur Evaluierung hämodynamischer Parameter, wie Flußumkehr, Turbulenzen etc.
6. Vor Diagnose eines pathologischen Befundes Artefaktquellen ausschließen.
7. Sorgfältige *Bilddokumentation* der Befunde nach laboreigenen Schemata und schriftliche Befunderfassung.

13•3 Spezielle Untersuchungstechniken

Ohne Anspruch auf Vollständigkeit werden im folgenden Abschnitt kurz die wichtigsten gerätetechnischen Anforderungen, Indikationen und Probleme bei der Diagnosestellung für verschiedene Gefäßregionen zusammengefaßt.

Periphere Gefäße: Halsarterien

■ Indikationen:

Evaluierung von Stenosen, Abschätzung des Stenosegrads bei Z.n. transitorisch ischämischer Attacke (TIA), Hirninfarkt, Strömungsgeräuschen über den Karotiden; präoperative Evaluierung möglicher Stenosen vor herzchirurgischen Eingriffen; postoperatives Monitoring bei Z.n. Endarterektomie; Verlaufskontrolle bekannter Stenosen.

Schallkopffrequenz: 7,5–10 MHz.

Untersuchungsgang

Ableitung der Strömungssignale am liegenden oder halbsitzenden entspannten Patienten. Seitenvergleichende Ableitung der einzelnen Untersuchungsstellen in laboreigenen festgelegter Reihenfolge. Vor jeder Untersuchung Aufzeichnung der Kalibrierungssignale, wobei als minimale Kalibrierung 1 cm Signalamplitude = 1 KHz Dopplershift entspricht.

Registrierung der Signale mit einer effektiven Registrierbreite von 8 cm, dabei muß die Zuordnung der Registrierabschnitte zu dem untersuchten Gefäß eindeutig gekennzeichnet sein. Nach Beendigung der Untersuchung muß die abgeleitete Kurve inkl. Beschreibung und Beurteilung archiviert werden, wobei besonders auf Lageanomalien, Untersuchungsschwierigkeiten, sowie auf vom internen Ableitungsprotokoll abweichende Untersuchungsmanöver hingewiesen werden muß.

B-Bild

Darstellung von Plaques, Stenosen/Verschlüssen, Aneurysmata.

Doppler

Richtlinien zur *Klassifizierung von Stenosen:*

50–75% Stenosen: Messung von maximalen Flußgeschwindigkeiten in der A. carotis interna von 110–175 cm/s.
75–90% Stenosen: Maximale Flußgeschwindigkeiten von bis zu 250 cm/s.
Kritische Stenosen (> 90%) weisen maximale Flußgeschwindigkeiten bis 300 cm/s auf.

Anmerkung

Kalkdichte Strukturen können durch akustische Überlagerung die Aussagefähigkeit beeinflussen. Die maximale Flußgeschwindigkeit kann wegen Aliasing unterschätzt werden.

Periphere Gefäße: Aa. brachiales und Aa. femorales

▮ Indikationen

Verdacht auf Verschluß, Differenzierung zwischen *Pseudoaneurysma-* bzw. *Hämatom* oder Fistelbildung nach Punktion. Für Stenosen s. Halsarterien.

Schallkopffrequenz: 3–4 MHz (femoral), 7,5–10 MHz (brachial).

Untersuchungsgang

Darstellung der Arterien im weiteren Punktionsbereich, bei Untersuchung der Aa. femorales vom Leistenband bis distal der Femoralisgabel. Untersuchung im Gefäßlängs- und Querschnitt.

B-Bild

Bei Pseudoaneurysmata oft echofreie RF, welche durch einen dünnen Stiel mit der Arterie verbunden ist. Hämatom oft gemischt echohaltige Raumforderung, je nach Alter des Hämatoms.

Doppler

Bei Pseudoaneurysmata Darstellung einer Raumforderung mit teilweise turbulenten und systolischen Flußsignalen, im Gegensatz zum nicht durchströmten Hämatom. Bei arteriovenösen Fisteln können arterielle Strömungssignale in den Venen abgeleitet werden.

Periphere Gefäße: Tiefe Beinvenen

■ Indikationen

Abklärung einer tiefen *Beinvenenthrombose,* insbesondere bei Patienten mit schweren *Kontrastmittelallergien,* nicht zu punktierenden distalen Fußrückenvenen (z.B. infolge Ödems), eingeschränkter Nierenfunktion.

Schallkopffrequenz: 3–4 MHz.

Untersuchungsgang

Tiefe Bein- und Beckenvenen: in Rückenlage für Vv. iliaca, femoralis communis und superficialis, tibiales posteriores, saphena magna.
V. poplitea: Bauchlage mit leichter Unterpolsterung der Sprunggelenke.

B-Bild

Vergrößerter Venendurchmesser mit perivasalem Ödem, gelegentlich Nachweis eines intraluminalen Thrombus, fehlende Kompression der Vene, kein Nachweis respiratorischer Kaliberschwankungen bei Valsalvamanöver.

Doppler

Erhöhter Fluß in den oberflächlichen Venen, kein Nachweis eines Flußsignals in der thrombosierten Vene, gelegentlich mit FDS Darstellung eines partiell umströmten Thrombus.

Anmerkung

Manchmal keine ausreichende Beurteilbarkeit der tiefen Beckenvene infolge Darmgasüberlagerung. Bezüglich der Unterschenkelvenen ist die Validität der Untersuchung fraglich. Für die tiefen Bein- und Beckenvenen bestehen eine Sensitivität und Spezifität von über 95%.

Viszerale Gefäße: Nierenarterien

Für *alle viszeralen Gefäße* ist anzumerken, daß die Dopplersonographie durch die anatomische Lage und Überlagerungsprobleme (Darmgase, Adipositas) häufig sehr aufwendig ist und in diesen Fällen auch oft keine definitive Aussage erlaubt. Gerade bei abdominellen und retroperitonealen Gefäßen wird die Grenze des z.Z. technisch

Möglichen erreicht. Bei unklaren Befunden muß eine Klärung durch andere bildgebende Verfahren, meist Angiographie, erfolgen.

■ Indikationen

Identifikation und Quantifizierung arterieller Stenosen oder Verschlüsse bei *Hypertonie* oder eingeschränkter Nierenfunktion, Nierenarterienaneruysma.

Schallkopffrequenz: 3–4 MHz.

Untersuchungsgang

Patient in Rückenlage. Aufsuchen der Abgänge der Nierenarterien aus der Aorta abdominalis und Verfolgung bis zum Nierenhilus.

B-Bild

Suche nach Veränderungen des Gefäßes, z.B. Plaques, aneurysmatische Erweiterungen; Gefäß soweit wie möglich in seinem Längsverlauf darstellen; auf Organveränderungen wie Schrumpfnieren, pyelonephritische Veränderungen, Konkremente achten.

Doppler

Stenosekriterien: Erhöhte Spitzengeschwindigkeiten, turbulenter Fluß, Verlust des frequenzfreien Fensters (nach systolischem Peak) sowie Verbreiterung des Dopplerspektrums, kein Nachweis eines diastolischen Blutflusses. Mit Hilfe dieser Kriterien ist eine Sensitivität von 89% und eine Spezifität von 73% in der Diagnostik von Nierenarterienstenosen gegeben.

Beim Gefäßverschluß sind keine Dopplersignale über der Stammarterie abzuleiten. Über intrarenalen Arterien läßt sich durch Kollateralversorgung gelegentlich noch Fluß nachweisen (**cave!** falsch – negativer Befund!)

Anmerkungen

Die Untersuchung hängt wesentlich von der Kooperation des Patienten ab, z.B. sind längere Atempausen zum Ableiten von Dopplersignalen notwendig. Daneben machen Adipositas, Meteorismus, ausgedehnte Verkalkungen der Gefäße die Untersuchung oft unmöglich. Es ist zu bedenken, daß bei *multiplen Nierenarterien* nicht alle Gefäße dopplersonographisch dargestellt werden können.

Viszerale Gefäße: Nierenvenen

■ Indikationen

Verdacht auf Thrombose bei *nephrotischem Syndrom*, Gerinnungsstörungen, nach Operation, Trauma, Infektion etc.

Schallkopffrequenz: 3–4 MHz.

Untersuchungsgang

Aufsuchen der Nierenvenen in Rückenlage des Patienten und Darstellung vom Nierenhilus bis zur Einmündung in die V. cava inferior.

B-Bild

Oft homogen vergrößertes Organ mit Verschmälerung des zentralen Reflexbandes, Parenchym oft echoarm, dilatierte Nierenvene mit echoarmem thrombotischen Material, keine respiratorischen Kaliberschwankungen.

Doppler

Kein Flußsignal bei korrekter Geräteeinstellung und Darstellbarkeit des Gefäßes.

Anmerkungen

Bei unklaren Befunden sind als Alternativmethoden die CT oder eine Cavographie durchzuführen.

Viszerale Gefäße: Pfortader

■ Indikationen

V.a. *Pfortaderverschluß*, Abklärung der Flußgeschwindigkeit, des Volumens und der Flußrichtung bei *portaler Hypertension*.

Schallkopffrequenz: 3–4 MHz.

Untersuchungsgang

Patient in Rückenlage. Darstellung des gesamten, auch intrahepatischen Pfortadersystem. Ableitung von Flußsignalen über intra- und extrahepatischer Pfortader, Vv. lienalis und mesenterica superior sowie Kollateralgefäßen.

B-Bild

Bei frischeren Thrombosen teilweise Nachweis echoreichen, endoluminalen Materials. Bei älteren Thrombosen kann in bis zu 30% eine kavernöse Pfortadertransformation nachgewiesen werden. Auf Leberparenchymveränderungen, wie *Regeneratknoten*, höckrige Leberoberfläche, Lobus-caudatus – Hypertrophie, Rarefizierung der Lebervenenstruktur, Kaliberschwankungen der Lebergefäße achten. Nach Kollateralgefäßen suchen (rekanalisierte Nabelvenen, Kollateralen am Pankreaskopf, retropankreatisch, kleinkurvaturseitig, im Milzhilus).

Doppler

Verschluß: Kein Nachweis eines Flußsignals im Pfortaderhauptstamm bzw. in den Pfortaderästen. Verlust respiratorischer Schwankungen in Milz- und Mesenterialvenen. Im Bereich der *kavernösen Transformation* können niederfrequente Flußsignale abgeleitet werden.

Portale Hypertension: reduzierte Geschwindigkeiten (<15 cm/s) im Farbdoppler; Umkehrfluß bei hepatofugaler Flußrichtung.

Anmerkung

Zur Beurteilung des Pfortaderflusses ist eine korrekte Geräteeinstellung unerläßlich, insbesondere muß auf die Wahl eines niedrigen (z.B. 100 Hz) *Wandfilters* geachtet werden, um nicht fälschlicherweise Nullflüsse abzuleiten.

Viszerale Gefäße: Mesenterialarterien

■ Indikationen

Abklärung intestinaler Ischämie (in 20–40% der Fälle sind arterielle Thrombosen der A. mesenterica superior für eine intestinale Ischämie verantwortlich), Aneurysma, fibromuskuläre Dysplasie.

Schallkopffrequenz: 3–4 MHz.

Untersuchungsgang

Patient in Rückenlage, nüchtern. Darstellung der Aorta abdominalis und Aufsuchen der Gefäßabgänge des Truncus coeliacus und der A. mesenterica superior.

B-Bild

Nachweis von Plaques an der Arterienwand oder im Abgangsbereich aus der Aorta, bei Ischämie auch Veränderungen des Darms, die meisten Thromben finden sich in den proximalen 4 Zentimeter des Gefäßes.

Doppler

Fehlende Flußsignale bzw. hohe Flußgeschwindigkeiten (bis 4 m/s) und Verbreiterung des Frequenzspektrums bei Stenosen; nach Gabe einer Mahlzeit Anstieg der Spitzengeschwindigkeit.

Nierentransplantate

Bei der Untersuchung von Transplantatnieren steht vor allen Dingen die Frage einer Transplantatabstoßung und einer arteriellen Minderperfusion im Vordergrund. Die beiden histologischen Typen der Abstoßungsreaktion (vaskulärer oder interstitieller Typ) können sonographisch nicht differenziert werden.

■ Indikationen

Verlaufskontrolle nach *Nierentransplantationen,* nichtinvasive Frühdiagnostik bei V.a. *Transplantatabstoßung* oder *Nierenarterienstenose.*

Schallkopffrequenz: 3–4 MHz.

Untersuchungsgang

Patient in Rückenlage, bei frischoperierten Patienten Ankopplung des Schallkopfes mittels desinfizierender Lösung, Untersuchung bei entleerter Harnblase.

B-Bild

Bestimmung von Länge, Breite und Tiefe des Transplantats. Beurteilung der Differenzierung Mark, Rinde, des Verhältnisses Parenchym/Pyelon, der Echogenität der Markpyramiden, des Nierenbeckens (Harnaufstau?). Ausschluß perirenaler Raumforderungen (Lymphozele, Hämatom etc.).

Doppler

Ableitung von Flußsignalen in der A. renalis, den Aa. segmentales, interlobares und arcuatae; erleichterte Identifikation der Gefäße durch Farbdoppler. Die Dopplerspektren einer Transplantatniere sind bis auf das fehlende frequenzfreie Fenster unterhalb des systolischen Maximums identisch mit denen einer Eigenniere.

Während Abstoßungsreaktionen ändern sich die Dopplerspektren. Es kommt zu einer Abnahme des diastolischen Blutflusses als Folge der peripheren Widerstandserhöhung. Dies kann bis zum Versiegen oder zu einer Umkehr des diastolischen Blutflusses führen.

Die Dopplerspektren werden mit Hilfe zweier Indizes beurteilt:

1. *Pulsatilitätsindex* = PI (nach Gosling):

   PI = (V max − V min)/V

   (V max = maximale systolische Amplitude, V min = minimale diastolische Amplitude, V = über Herzaktion gemittelte Amplitude)

Der PI ist ein Parameter zur Beurteilung des Schweregrades peripherer Gefäßobstruktionen. Bei vielen Geräten wird er automatisch durch Integration über einer Fläche, die manuell durch das Umfahren des maximalen systolischen Peaks bis zum minimalen diastolischen Peaks einer Herzaktion bestimmt wird, errechnet. Als Normwerte gelten Werte bis 1,5.

2. *Resistenzindex* = RI (nach Pourcelot):

   RI = (V max−V min)/V max

   (Abkürzungen s. oben)

Dieser Index ist ein Parameter zur Beurteilung des *peripheren Widerstandes* in den Arterien. Als Normwerte gelten Werte bis 0,75; Werte über 0,85 sprechen für eine Widerstandserhöhung.

Die Bestimmung der beiden Indizes eignet sich sehr gut zur Verlaufsbeobachtung nach Nierentransplantationen. Änderungen der Parameter sind sehr sensible Hinweise für eine beginnende Abstoßung. Bei Erstuntersuchungen ist zu berücksichtigen, daß es interindividuelle Variationen der Indizes gibt, so daß erhöhte Werte nicht primär als pathologisch angesehen werden dürfen; auch klinische Parameter müssen zur Beurteilung mit herangezogen werden.

Lebertransplantate

■ Indikationen

Postoperative Kontrolle zur Beurteilung der Gefäßanastomosen, der arteriellen, portalen und venösen Leberdurchblutung; Erstuntersuchung bei V.a. Pfortaderverschluß oder Leberarterienverschluß.

Schallkopffrequenz: 3–4 MHz.

Untersuchungsgang

Patient in Rückenlage, Aufsuchen aller 3 Gefäßsysteme und Ableitung von Flußsignalen.

B-Bild

Beurteilung des Parenchyms der transplantierten Leber, Ausschluß perihepatischer Raumforderungen, Beurteilung der *Gallenwege* (z.b. Galleaufstau) und der Leberpforte.

Doppler

Ableitung von venösen Flußsignalen aus der Pfortader mit antegrader Flußrichtung, guter arterieller Flußsignale, die denen nicht transplantierter Organe entsprechen, sowie Ableitung von venösen, der Pfortader entgegengesetzten Strömungssignalen aus den Lebervenen und der intrahepatischen Kava. Gut ableitbare intrahepatische arterielle und portalvenöse Siganle. FDS erleichtert das Auffinden der Gefäße.

14•1 Allgemeine Grundlagen der nichtselektiven und selektiven Arteriographie

G.W. Kauffmann, J. Scharf und W.S. Rau

Allgemeine Grundlagen und Untersuchungstechnik am Beispiel der A. femoralis

Die Angiographie ist im letzten Jahrzehnt durch Verbesserung der Sonographie (Dopplersonographie, Farbdoppler) und der Computertomographie (mit 3-D-Rekonstruktionsmöglichkeit) auf bestimmte Indikationsbereiche eingeschränkt worden. Darüber hinaus ist in Zukunft zu erwarten, daß sich im folgenden Jahrzehnt die MR-Angiographie Indikationsbereiche erobert, die bisher der Katheterangiographie zugerechnet wurden. Die Angiographie stellt keine Suchmethode dar, sondern wird gezielt eingesetzt, um Indikationen zu einem therapeutischen Eingriff zu definieren und die Strategie der Behandlung festzulegen. Da die Angiographie Ausgangspunkt für perkutane Behandlungsverfahren am Gefäßsystem ist, müssen besondere Qualitätskriterien für Indikation, Durchführung und Befundung gelten, um bei sinkenden Untersuchungszahlen gestiegenen Ansprüchen gerecht zu werden.

■ **Indikationen**

Hauptindikationen sind verschiedene Formen der Arteriosklerose wie Aortenaneurysma, Dissektion sowie arterielle Verschlußkrankheit mit Stenose und Verschluß. In selteneren Fällen sind Gefäßverletzungen beim Trauma, Gefäßbeteiligung bei der Entzündung und Gefäßarchitektonik bei Gefäßdysplasien und Tumoren vor operativen Eingriffen die Indikation zur Angiographie.

■ **Kontraindikationen**

Es gelten die üblichen Kontraindikationen für Kontrastmittelgaben, wie z.B. bekannte Unverträglichkeitsreaktionen mit schwerem oder gar lebensbedrohlichem Verlauf, Schilddrüsenüberfunktion ohne entsprechende Vorbehandlung, Paraproteinurie bei Plasmozytom, Blutgerinnungsstörungen, vorbestehende Herzvitia und Erhöhung der harnpflichtigen Substanzen (Dekompensationsgefahr) (s. Kap. 29 u. 30). Bei Patienten mit Aneurysmen oder lange bestehender Hypertonie besteht häufig ein stark vorgeschädigtes Gefäßsystem; bei Aneurysmen kann durch den Katheter thrombotisches Material mobilisiert werden, so daß hier zunächst im Sinne einer Schadensbegrenzung der kleinere Eingriff als intravenöse Subtraktionsangiographie durchgeführt wird.

■ Komplikationen

Unter Ausschluß von Komplikationen *ohne therapeutische Konsequenz* ergibt die Studie von Hessel (1981), die als Multicenterstudie ausgelegt war (n=83 068):

- 0,03% Todesfälle,
- 1,73% schwere Komplikationen,
- 0,26% Hämatome und
- 0,14% Thrombosen.

Von F-8- oder F-9-Kathetern zu solchen mit F-5- ist die Zahl der durch den Katheter bedingten lokalen Komplikationen wie Thrombose oder Hämatom von 1 auf 0,8% zurückgegangen (Waugh 1992). Dabei gilt, daß bis zu 90% der Komplikationen die Punktionsstelle betreffen, mit *Thrombose, Hämatom, Blutung, Dissektion, Embolie, Pseudo-Aneurysma, arteriovenöser Fistel* und *Infektion.* Unverändert gilt als Hauptzugangsweg die transfemorale Punktion. Der translumbale und transaxilläre ist zugunsten des transbrachialen Zugangsweges mit der Einführung von F-5- und F-4-Kathetern weitgehend verlassen worden. Hierfür sind keine verläßlichen Zahlen publiziert; es kann von ca. 3% Komplikationen ausgegangen werden. Als typische – sehr seltene – Komplikation gilt die Thrombose der A. brachialis mit Verlust der oberen Extremität. Unverändert gilt, daß die Zahl angiographischer Komplikationen an einem Institut um so höher ist, je weniger Untersuchungen pro Jahr dort durchgeführt werden – wobei der kritische Wert bei 500 Untersuchungen/Jahr in Bezug auf die 1%-Komplikationsrate zu liegen scheint. Neben den Komplikationen der Kathetermanipulation kommen natürlich Komplikationen wie allgemeine Reaktionen aufgrund von Kontrastmittelunverträglichkeit oder direkte kardiale, renale, nervale und zerebrale Schädigungen hinzu (s. Kap. 14.5, 14.6, 29 u. 30).

■ Vorsichtsmaßregeln

Gefährdung einer Gefäßprothese durch die Angiographie. Durch Infektion und ein infiziertes Hämatom nach Angiographie kann sich eine Gefäßprothese infizieren und damit Ausgangspunkt einer lebensbedrohlichen Komplikation werden. Es sollte daher Konsensus mit dem behandelnden Gefäßchirurgen hergestellt werden, daß die Seite punktiert wird, die voraussichtlich *nicht* in den operativen Eingriff einbezogen ist, um ein unnötiges Risiko (Hämatom mit nachfolgender Infektion) zu vermeiden. Bei einem Quick-Wert (PT) unter 30% und einer Thrombozytenzahl unter 80 000 ist die Angiographie nur bei vitaler Indikation zulässig. Üblicherweise sollte der Quick-Wert jedoch über 60% liegen. Bei heparinisierten Patienten ist die PTT zusätzlich so einzustellen, daß sie nicht mehr im therapeutischen Bereich liegt (<50 s). Zur Verhinderung einer Nachblutung ist die Verlängerung der Kompressionsdauer wichtig, insbesondere bei Patienten mit hohem Alter, starker Arteriosklerose, Adipositas, Hypertonie, Dialyse und therapeutisch herabgesetzter Gerinnung. Zu vermeiden sind die *Punctio alta*, die zu tiefe Punktion der schwer komprimierbaren A. femoralis superficialis, multiple frustrane Punktionen, die Arteriographie eines Gefäßes, dem multiple Blutgasanalysen entnommen wurden, und ungenügende Kompression.

Folgende *Grundsätze* gelten für die Kompression: Der Punkteur komprimiert, die Kompressionsdauer muß objektiviert und es muß mit Beharrlichkeit und Kontinuität komprimiert werden.

Die *Nachsorge* ist für das zeitige Erkennen von Gefäßverschluß und Hämatom im Hinblick auf die mögliche Notwendigkeit der chirurgischen Intervention besonders wichtig. Mangelhafte Überwachung, insbesondere bei Verlegung in ein anderes Krankenhaus bzw. innerhalb eines Klinikums auf Stationen, die selten mit der Nachsorge angiographierter Patienten konfrontiert werden, ist gehäuft mit Problemen in der Patientennachsorge vergesellschaftet. Dies ist ganz allgemein immer dann zu erwarten, wenn Schwestern und Ärzte nicht ausreichend mit dem Erkennen und der Behandlung von Nachblutungen vertraut sind. Bei Außendurchmessern von F-5- und darunter gilt 8 h Bettruhe. Bei Verwendung von Kathetern und Schleusen, deren Außendurchmesser F-5- überschreiten, wird nach wie vor 24 h Bettruhe empfohlen. Thrombosen sind – insbesonders im Kindesalter – wegen der Spasmusneigung und bei Raynaud-Patienten häufig.

Arteriovenöse Fisteln treten vor allem bei gehäuften Punktionsversuchen in derselben Höhe auf, so daß bei versehentlicher Punktion der Vene der Punktionswinkel geändert werden muß. *Dissektionen* kann man dadurch vermeiden, daß Führungsdraht und Katheter nicht gegen Widerstand vorgeschoben werden (s. unten). Bei einem Hindernis sollten – auch wenn Blut aus dem Katheter zurückfließt – 0,5 ml Kontrastmittel injiziert werden, um die intraluminale Lage des Katheters zu verifizieren. Fließt das Kontrastmittel nicht frei ab, sondern bleibt ein Teil schalenförmig liegen, muß der Katheter in die Position zurückgezogen werden, in der alles Kontrastmittel sofort frei abfließt. Da der Katheter bei einem erneuten Vorschieben meist wieder in den Dissektionsspalt eintritt, muß die Angiographie von einem erfahrenen Untersucher, ggf. sogar von einer anderen Punktionsstelle zu Ende geführt werden. Zweckmäßig ist es, sich vorsichtig mit einem Selektivkatheter (z.B. Kobrakonfiguration) auf die Gegenseite der Dissektion zu tasten und unter Rotation des Katheters mit dem vorwärtstastenden Führungsdraht zu versuchen, im freien Lumen zu bleiben.

Während bei diesem Vorgehen eine *Dissektion* in *retrograder* Richtung meist folgenlos verheilt (wenn man von dem Spätrisiko einer intimalen Proliferation der Gefäßwand absieht) und sich die abgehobene Intima häufig wieder von alleine anlegt, sind die Auswirkungen einer *antegraden* Dissektion meist sehr schwerwiegend: Das strömende Blut wühlt sich in den neu entstandenen Spaltraum ein und hebt die Intima polsterförmig ab, um so das Lumen zu verlegen. Diese Gefahr besteht besonders bei superselektiven Sondierungen, z.B. am Truncus coeliacus und im supraaortalen Bereich, aber auch bei allen antegraden Punktionsverfahren.

Die *Thrombose* an der Einstichstelle entsteht meist durch zu starke Kompression. Insbesondere wenn die Angiographie Stenosen in der Umgebung der Einstichstelle gezeigt hat, darf nur unter ständiger Pulskontrolle in der Peripherie komprimiert werden. Bei Kindern und bei Patienten mit sehr spastischen Gefäßen (z.B. M. Raynaud) muß die Kompression besonders vorsichtig erfolgen. Sind die Kinder jünger als 10 Jahre, verzichten wir auf einen Druckverband.

Die *Embolisation* von Partikeln über den Angiographiekatheter ist besonders in superselektiver Position gefährlich. Dies gilt für die Injektion von Kochsalzlösung wie Kontrastmittel, wobei Verunreinigungen oder Luftblasen injiziert werden können. Untersuchungen exstirpierter Organe oder bei Autopsien zeigten, daß Glassplitter von Ampullen, Baumwollfäden von Tupfern, Gummipartikeln von Flaschenverschlüssen und kleine Blutgerinnsel embolisiert werden können. Diese kleinsten Partikel haben in kritischen Organen wie Hirn und Herz deletäre Folgen. Das bedeutet aber nicht, daß in anderen Gefäßprovinzen mit minderer Sorgfalt vorgegangen werden darf. Die Spülung mit der vorbereiteten Kochsalz-Heparin-Lösung ist besonders bei Kathetern mit Seitlöchern wichtig und wird im 5-min-Abstand wiederholt. Sie spielt bei Selektivkathetern eine geringere Rolle. Als seltene – aber verheerende – Komplikation ist die sog. Cholesterinembolisation („shower") zu nennen, die bei der Passage von Aortenaneurysmen oder bei der PTA ausgelöst werden kann und immer zu irreversiblen ischämischen Schäden führt.

Um die Injektion von Luftblasen zu vermeiden, muß die Spritze stets mit der Öffnung nach unten und mit dem Stempel nach oben gehalten werden. Vor jeder Injektion (auch nach dem Entfernen des Führungsdrahtes) wird etwas Blut in die Spritze aspiriert.

Bei der Verbindung des Katheters mit der Druckspritze ist besonders auf dichte Schlauchverbindungen zu achten. Hohe Injektionsgeschwindigkeiten, z.B. bei der Darstellung des Aortenbogens, können an den Engstellen der Verbindungsstücke den Effekt einer Wasserstrahlpumpe hervorrufen und so Raumluft in das Gefäßsystem eindringen lassen! Tritt eine Komplikation ein, ist der verantwortliche Radiologe hinzuzuziehen und evtl. der zuständige Gefäßchirurg oder Anästhesist zu konsultieren. Etwa 6–12 h nach der Untersuchung sollte man den angiographierten Patienten besuchen, um durch persönliche Kontrolle eventuelle Komplikationen zu erkennen.

Nach jedem *Drahtgebrauch* sollte der Katheter, beginnend mit einer kräftigen Aspiration, gespült werden. Dies ist bei Übersichtskathetern mit mehreren Seitlöchern obligat und kann bei Selektivkathetern, abhängig von der Katheterposition, weniger strikt gehandhabt werden (**cave!** zerebrale und kardiale Angiographie). Ein *thrombosierter Katheter* darf dagegen nicht durch forcierte Injektion freigespült, sondern muß gewechselt werden. Naturgemäß darf auch nicht der Führungsdraht eingeschoben werden. Will man dennoch eine erneute Punktion vermeiden, kann man das Katheterende abschneiden und dann über das freie Katheterende eine Schleuse gleicher Frenchzahl in das Gefäß vorschieben. Der Katheter wird aus der Schleuse zurückgezogen und über die Schleuse der neue Katheter eingeführt. Eine zweite Möglichkeit besteht darin, einen Draht neben dem Katheter in das Gefäß einzubringen: Der verschlossene Katheter wird zunächst bis in Höhe der Bifurkation zurückgezogen; dann wird nahe der Punktionsstelle mit der Punktionskanüle ein Seitloch in den Katheter gestanz und ein Führungsdraht 2–3 cm in den verschlossenen Katheter eingeführt. Nun kann durch Vorschieben des Katheters der Draht quasi im Seitschluß in das Gefäß und weiter bis in die kaudale Bauchaorta vorgeschoben werden. Der Draht wird 3 cm zurückgezogen und kommt frei. So kann der verschlossene Katheter entfernt und über den Führungsdraht ein neuer Katheter ins Gefäß gebracht werden.

Ein Katheter oder Draht darf *nie gegen Widerstand* vorgeführt werden. Außer im Herzen und im venösen System sollte in der Regel auch nicht auf eine Drahtführung verzichtet werden. Einen Katheter, der sich unter ein Plaque eingestemmt hat, sollte man nicht durch weiteres Drehen oder Vorschieben unter Spannung setzen; hier helfen sägezahnartige kleine Hin- und Herbewegungen weiter. Ragt der Draht nur bis 1 cm aus dem Katheterende heraus, ist er auch bei weich konstruierter Drahtspitze starr und kann so die Intima verletzen. Deshalb sollte das Katheterdrahtsystem in dieser relativen Lage nicht vorgeschoben werden (Ausnahme: Rekanalisationsversuche, bei denen man sich diesen Effekt zunutze macht). Wenn die Katheterspitze nicht frei im Gefäß liegt, soll aus dem gleichen Grund der Draht nicht durch kräftiges Vorschieben ins Gefäß gebracht werden. Er ist vielmehr, nachdem er das Katheterende erreicht hat, durch Zurückziehen des Katheters (über den fixierten Draht) freizubekommen.

Die Kombination von Katheter und Draht muß aufeinander abgestimmt sein: Ist eine Sondierung nur durch Katheteraustausch über den liegenden Draht wahrscheinlich, so muß die Drahtlänge ausreichend sein, den Katheter zu entfernen, ohne die selektive Position des Drahtes aufgeben zu müssen.

Vorbereitung des Patienten

Der Patient muß nüchtern zur Untersuchung erscheinen. Als Ausnahme gilt die am Nachmittag angesetzte Untersuchung, bei der ein leichtes Frühstück gestattet wird. Wegen der großen Kontrastmittelmengen ist eine Dehydrierung des Patienten auf alle Fälle zu vermeiden. Harnstoff-, Kreatinin-, Quick- und PTT-Werte sollten vorliegen, bevor der Patient von der Station abgerufen wird.

Die Punktionsstelle wird rasiert. Der Ort des Zuganges ergibt sich aus dem klinischen Beschwerdebild, dem Pulsstatus und dem potentiellen operativen Zugang: Punktiert wird das Gefäß, das einerseits gute Pulse aufweist, andererseits nicht in einem zukünftigen Operationsfeld liegt.

Vorbereitung der Untersuchung bzw. des Eingriffs durch MTRA

Es sind sterile Siebe mit Standardinstrumenten und folgendem Inhalt bereitzuhalten:

Resterilisierbare Instrumente
- 1 Seldinger-Nadel (Metall nur bei antegrader Punktion),
- 1 Luer-Hähnchen (Metall),
- 2 Metallschüsseln für je 500 ml NaCl und 5000 Einheiten Heparin,
- einige Kompressen und Tupfer,
- 2 Kittel,

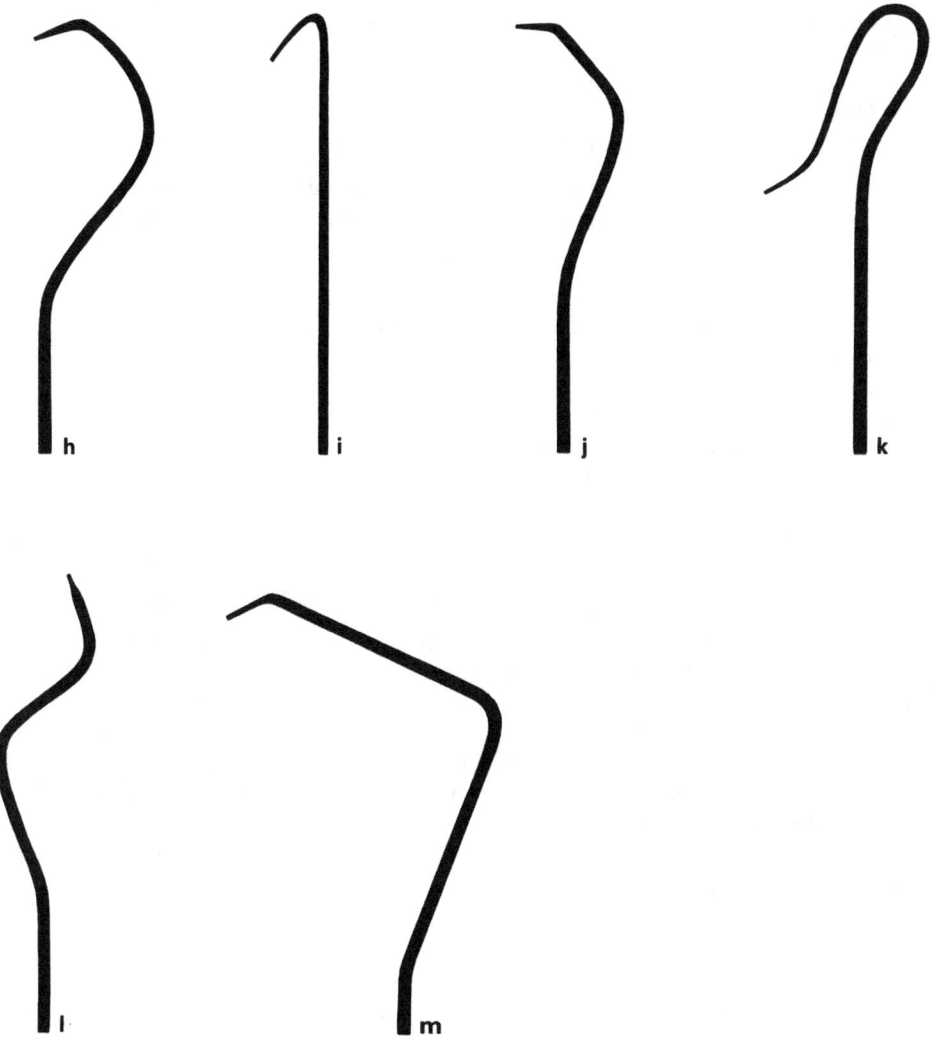

Abb. 14.1 a–m

Kathetertypen zur Angiographie. **a** Pigtailkatheter zur ungezielten Kontrastmittelinjektion in die Aorta. **b** Pulmonaliskatheter zur seitengetrennten Darstellung der Pulmonalarterien. **c** Universal-(Multipurpose-)Katheter für superselektives Arbeiten supraaortal und im Viszeralarterienbereich (Verwendung vorwiegend mit Schleuse). **d** Einfacher Selektivkatheter mit hirtenstabförmiger Krümmung (großer bzw. kleiner Krümmungsradius). **e** Viszeralarterienkatheter mit Sidewinderkonfiguration, kurzschenklig. **f** Viszeralarterienkatheter mit Sidewinderkonfiguration, langschenklig. **g** Sidewinder (Typ Simmons 1). **h** Kobrakatheter. **i** Katheter zur Sondierung der V. spermatica rechts. **j** Headhunter für supraaortale Gefäße (z.B. A. vertebralis). **k** Sidewinder (Typ Simmons 3, langschenklig). **l** Selektivkatheter (Bentson) zur Blutentnahme aus den Nebennierenvenen. **m** Selektivkatheter zur Darstellung von Bronchialarterien und V. spermatica links

- 1 Lochtuch (vorzugsweise 200 · 150 cm),
- mehrere Abdecktücher (z.B. 150 · 75 cm),
- 1 Druckschlauch (resterilisierbar),
- 1 Metallschüssel (für 50 ml Kontrastmittel),
- 2 Kornzangen (1. zur mechanischen Reinigung, 2. zur Desinfektion).

Das sterilisierte Sieb wird auf einem fahrbaren Tisch ausgepackt. Zusätzlich wird unter sterilen Kautelen zusätzliches Einmalmaterial auf dem Tisch plaziert:

- 1 sterile Folie als Tischunterlage,
- 1 Seldinger-Nadel (z.B. Einwegmaterial),
- 1 Führungsdraht (J-Draht, Durchmesser 0,89 mm, Länge 150 cm,
- 1 Hautritzer,
- 1 Aufziehkanüle,
- 2 Einmalspritzen à 10 ml (Luer-Lock),
- 1 Einmalspritze à 10 ml (Standard),
- 2 Einmalspritzen à 20 ml (Luer-Lock),
- 1 Injektionskanüle G 21,
- Angiographiekatheter nach Angabe des Untersuchers,
- Kochsalz-Heparin-Lösung,
- große Schüssel für Drähte, Katheter etc., kleine Schüssel als Spülung.

Verwendet werden heute ausschließlich F-5-, für Spezialindikationen (Zugang über A. brachialis, ambulante Untersuchung, Angiographie im Kindesalter) sogar F-4-Katheter, die mit ihrem Innenlumen einen Draht von 0,89 mm Durchmesser aufnehmen und allen Druckbelastungen der früher verwendeten F-7-Katheter entsprechen. Eine Auswahl der Kathetertypen ist in Abb. 14.1 zusammengestellt.

Der Patient wird bequem auf dem Untersuchungstisch gelagert und, falls noch nicht geschehen, an der Punktionsstelle rasiert. Die Punktionsstelle wird mit alkoholischer Desinfektionslösung 2fach gereinigt und anschließend mit sterilen Tüchern sorgfältig abgedeckt.

Untersuchungsgang

Eine routinemäßige *Prämedikation* wird meist nicht mehr durchgeführt; die Sedierung mit modernen Sedativa erfordert die Überwachung von Herz-Kreislauf-Funktionen und Sauerstoffsättigung (s. Kap. 19). Bei bekannter Kontrastmittelüberempfindlichkeit ist nach einem bestimmten Schema (s. Kap. 30) zu verfahren. Im folgenden ist der Untersuchungsgang am Beispiel der A. femoralis erläutert.

Lokalanästhesie

Das Leistenband (als Verbindung zwischen Spina iliaca anterior superior und Symphyse) und die A. femoralis werden palpiert. Die Einstichstelle liegt ca. 3–4 cm unterhalb des Leistenbandes (Abb. 14.2). Hier wird mit dem Lokalanästhetikum eine Hautquaddel gesetzt, so daß sich die Haut linsenförmig vorwölbt und entfärbt (auf

Einstichstelle für die Punktion der A. femoralis. Das Leistenband ist gestrichelt dargestellt. Die Einstichstelle in der Haut liegt bei der retrograden Punktion 3 bis 4 cm unterhalb, bei der antegraden Punktion 2 bis 4 cm oberhalb des Leistenbandes. Die Punktionsstelle der Arterie liegt jedoch in jedem Fall unterhalb des Leistenbandes, und zwar bei der retrograden Punktion 1 bis 2 cm, bei der antegraden Punktion unmittelbar unterhalb des Leistenbandes

ca. 1 cm Durchmesser). Danach werden 3 Depots des Lokalanästhetikums injiziert: ventral in Stichrichtung sowie lateral und medial der Arterie.

Seldinger-Technik. Im folgenden ist die Punktion der rechten Seite mit der rechten Hand beschrieben. Bei Punktion der linken Seite bzw. durch den Linkshänder muß entsprechend gegensinnig vorgegangen werden. Mit einer Lanzette wird in die Quaddel in Richtung der Spaltlinien der Haut eine etwa 2 mm lange Inzision geritzt. Das Gefäß wird korrekterweise so palpiert, daß Zeigefinger und Mittelfinger der linken Hand den Längsverlauf der A. femoralis verfolgen können. Ist dieser Verlauf festgelegt, kann entweder punktiert werden oder die Hand wird um 90° gedreht, so daß das Gefäß zwischen Zeige- und Mittelfinger mit der linken Hand palpiert und fixiert wird und mit der rechten Hand punktiert werden kann. Mit Hilfe der durch den Obturator verschlossenen Seldinger-Nadel wird in einem Winkel von 30–45° die Arterie punktiert und dorsal perforiert. Die dorsale Perforation hat bei Patienten mit erhöhtem Blutungsrisiko zu unterbleiben, die Untersuchung sollte jedoch dann vom Erfahrenen durchgeführt werden, um eine Dissektion zu vermeiden. Anschließend wird der Obturator entfernt und die Nadel unter Beibehaltung des ursprünglichen Einstichwinkels zurückgezogen, bis hellrotes Blut kräftig pulsierend austritt. Nun wird die Nadel um 10–20° abgesenkt und der Führungsdraht 20–30 cm weit eingeführt, wobei darauf zu achten ist, daß keinerlei Widerstand besteht. Dabei kann der Punktionskanal durch zartes Vorschieben der Seldinger-Nadel über den harten Teil des Drahtes leicht gedehnt und gesichert werden. Widerstand bedeutet, daß der Draht unter Durchleuchtungskontrolle manipuliert werden muß. Sieht man dabei, daß sich der Draht immer am selben Ort verhakt und spürt man einen federnden Widerstand beim Vorführen des Drahtes, ist nach Sicherung der Nadel (Vorschieben) ein Drahtwechsel indiziert (s. unten).

Beim freien Vorlaufen des Drahtes wird nun mit der rechten Hand die Nadel zurückgezogen, während die linke die Punktionsstelle komprimiert. Dabei komprimieren Mittel- und Ringfinger der linken Hand das Gefäß, während Zeigefinger und Daumen den Draht am Zurückgleiten hindern. Während mit Ring- und kleinem Finger der rechten Hand die Seldinger-Nadel über den Draht zurückgeschoben wird, werden mit einem in Kochsalz-Heparin-Lösung getränkten Tupfer, der zwischen Daumen und Zeigefinger derselben Hand geklemmt ist, gleichzeitig sämtliche Koagel und eventuellen Kontrastmittelreste sorgfältig vom Draht abgestreift.

Nun formt die rechte Hand mit dem Draht eine große Schleife, wobei unter kontinuierlicher Kompression der linken Hand das Ende des Drahtes zwischen Zeigefinger und Daumen gedrückt und dort festgehalten wird, so daß ein 2 cm langes, freies Ende nach distal zeigt. Über dieses freie Ende wird der Katheter der Wahl mit der rechten Hand eingeführt. Unter kontinuierlicher Kompression der linken Hand wird jetzt der Katheter in ganzer Länge auf den Draht aufgezogen und wenige Millimeter subkutan vorgeführt. Das Einführen des Katheters in das Gefäß erfolgt nach demselben Prinzip: während die Punktionsstelle mit Mittel- und Ringfinger der linken Hand weiter komprimiert bleibt, wird die Spitze des Katheters mit Zeige- und Mittelfinger der linken Hand in kleinen Schüben vorgeführt. Wichtig ist es dabei, mit der rechten Hand den Draht zu straffen bzw. wenige Millimeter zurückzuziehen, um eine Knickbildung im subkutanen Bereich des Drahtes zu vermeiden.

Der *Anfänger* sollte diese Schritte für einige Wochen *mit Assistenz* üben, da das Einführen des Katheters ohne Assistenz besondere Konzentration und Geschicklichkeit erfordert.

Liegt die Katheterspitze in der Bauchaorta, kann der Führungsdraht entfernt werden. Es muß sich ungehindert Blut aspirieren lassen, so daß jetzt mit einer Kochsalz-Heparin-Lösung gespült werden kann. Es hat sich dabei als zweckmäßig erwiesen, zunächst evtl. angesammelte Blutkoagel in eine großlumige (20 mm) Heparin-Kochsalz-Spritze zu aspirieren, um den mit nichtkoaguliertem Blut angefüllten Katheter anschließend (nach nochmaliger kurzer Aspiration) über eine 2. Kochsalz-Heparin-Spritze zu spülen. Mit diesem Vorgehen ist man sicher, keine Koagel, insbesondere bei einer evtl. nachfolgenden Hochdruckinjektion, zu embolisieren. Bei länger dauernden Untersuchungen sollte der Katheter alle 5 min durch Spülen mit Kochsalz-Heparin-Lösung offengehalten werden, falls es sich um einen Seitlochkatheter handelt.

Besonderheiten der Untersuchungstechnik

Punktion der A. brachialis

Verwendet wird ausschließlich F-4- oder F-5-Punktions-, Draht- und Kathetermaterial. Die *Aufklärung* muß den *Verlust der Extremität* als sehr seltene – aber leider typische – Komplikation beinhalten, eine Information, die zwar von Untersuchungen mit F-7-Kathetern herrührt, bislang jedoch nicht durch Sammelstatistiken widerlegt ist.

Die Einstichstelle an der Haut liegt in der Hautfalte der Ellenbeuge ulnar und distal der Bizepsaponeurose bzw. des Lacertus fibrosus. Es ist auf eine besonders gute Anästhesie der Haut zu achten, in der Tiefe wird deutlich weniger als bei der Femoralispunktion injiziert (sonst Verschleiern des Palpationsbefundes bzw. Spasmus durch Irritation der Gefäßwand).

Sollen die *Handarterien* dargestellt werden, wird im Sinne einer Nadelangiographie (s. S. 231) vorgegangen. Zusätzlich sollte hier mit Vasodilatanzien (150 μg Nitroglyzerin langsam i.a.; 10–20 mg Nifedipin sublingual) gearbeitet werden. Aufnahmen im Abstand von 3 s.

Ist der Zugang ausnahmsweise Ausgangspunkt für eine Katheterangiographie, wird wie üblich in Seldingertechnik vorgegangen. Das Einlaufen des Drahtes wird in jeder Phase unter Durchleuchtung kontrolliert, um ein Abweichen in die A. vertebralis zu verhindern. Der Katheter wird in der Regel bei Erreichen der Aorta nachgeführt. Sollen der Aortenbogen und/oder seine Äste aufgesucht werden, sind meist keine besonderen Sondierungstechniken nötig. Hingegen erfordert die Sondierung der deszendierenden Aorta das Ausnutzen von vorgegebenen Krümmungen des Katheters (ersatzweise auch Drahtes), um die nach links dorsal ziehende Schlagader zu erreichen (Ausnutzung einer schrägen Durchleuchtung!).

Anschließend wird der Katheter über den wieder eingeführten Draht entfernt. Nach einer 10minütigen Kompression wird ein dachziegelartiger (kein zirkulärer) Druckverband angelegt. Obligat ist eine Visite des Patienten nach 4–6 h. **Cave!** Gefäßverschluß!!!

Punktion der A. axillaris

Die Punktion der A. axillaris zum Einführen eines Katheters ist mit einer Komplikationsrate von über 3% behaftet, die insbesondere den Gefäßverschluß, die Blutung, neurologische Ausfälle und falsche Aneurysmen betreffen. Wenn auch der Gefäßverschluß der A. axillaris – anders als der der A. brachialis – die Extremität nicht sofort unmittelbar bedroht, so sind es insbesondere bleibende neurologische Ausfälle, die als Komplikationen (ca. 5%) das Verfahren stark in den Hintergrund gedrängt haben. Wichtig ist dabei, daß die Punktion jenseits des Abganges der Kollateralgefäße, also nicht zu zentral, stattfindet.

Daraus ergibt sich, daß der transaxilläre Zugang zur Arteriographie nur dann gewählt werden darf, wenn die Fragestellung nicht durch eine venöse digitale Selektionsangiographie (DSA) beantwortet werden kann bzw. andere Alternativen wie der transfemorale oder der transbrachiale Zugang verwehrt sind.

Untersuchungsgang

Dem Patienten wird eine Operationshaube aufgesetzt, und er muß den Arm oberhalb des Kopfkissens aufstützen. Nach Rasieren und Desinfektion erfolgt die Abdeckkung. Die Einstichstelle zur Punktion in der Haut liegt etwa 7 cm vom tiefsten Punkt der Achselhöhle entfernt. Die A. axillaris ist oft unter dem Rand des M. pectoralis major versteckt, und ihr Puls ist nur schwach tastbar. Man darf sich nicht verleiten lassen, in der Mitte der Achselhöhle ein kräftig pulsierendes Gefäß aufzusuchen, sondern muß die Randfasern des M. pectoralis mit dem palpierenden Finger zur Seite schieben, um den oft schwierig zu ertastenden Hauptstamm der A. axillaris zu finden. Die Lage des Arms ist so zu verändern, daß der Puls optimal zu palpieren ist; ggf. kann ein kleines Kissen unter der Schulter die Palpation erleichtern. Punktiert werden darf erst, wenn der Puls sicher getastet werden kann. Zur Lokalanästhesie wird die Arterie sparsam umspritzt, um den Palpationsbefund nicht zu verfälschen. Der Hautritz wird an der Stelle des Arms vorgenommen, an der der gemeinsame Ursprung des kurzen Bizepskopfes und des M. coracobrachialis in der Tiefe unter dem M. pectoralis major verschwindet.

Der Punktionswinkel beträgt ca. 45° zur Horizontalen. Die Punktionsrichtung muß besonders sorgfältig gewählt werden, da das Gefäß häufig einen Bogen beschreibt. Auch hier ist anzustreben, das Gefäß möglichst mit dem 1. Stich zu treffen, da mit der Zahl der Punktionen auch die Gefahr der Plexusläsion wächst. Wird der Plexus axillaris getroffen, ruft dies beim Patienten einen heftigen elektrisierenden Schmerz hervor. Die Einführung des Drahtes ist oben unter „A. brachialis" beschrieben.

Beim Entfernen des Katheters soll darauf geachtet werden, daß die Endkrümmung durch Einführen des Führungsdrahtes aufgerichtet ist; zuvor sollte der Katheter in nicht gefährdender Position kräftig mit Kochsalz gespült werden. Die Kompression muß mit besonderer Sorgfalt erfolgen, wobei die minimale Kompressionsdauer 15 min beträgt. Wichtig ist die persönliche Visite auf der Station (4–6 h nach dem Eingriff), um ein chirurgisch behandelbares Hämatom, das zur Nervenlähmung führt, zeitig zu erkennen!

Antegrade Punktionstechnik der A. femoralis communis

Die antegrade Punktion der A. femoralis ist meist vor dem interventionellen Gefäßeingriff indiziert. Da die Hände des Untersuchers einer höheren und u.U. direkten Strahlenexposition ausgesetzt sind, sollten zunächst die Möglichkeiten des kontralateralen Zuganges (sog. Cross-over-Technik) ausgelotet werden. Die antegrade Punktion ist deutlich schwieriger als die retrograde und erfordert zur sicheren Durchführung genaue anatomische Kenntnisse und Erfahrung. Wir bevorzugen die unter Durchleuchtung durchgeführte genaue Markierung der Punktionsstelle, die unter allen Umständen *unterhalb des Leistenbandes* erfolgen muß. Der hinsichtlich einer potentiellen retroperitonealen Blutung kritische Punkt am Übergang der A. iliaca externa zur A. femoralis communis ist markiert durch die Abgänge der A. epigastrica inferior und der nach lateral ziehenden A. circumflexa ilei inferior. Darüber liegt anatomisch das Leistenband. Unter Durchleuchtung projiziert sich dieses in weit über 90% in das kraniale Drittel der Wegstrecke, die die A. femoralis communis über dem Hüftkopf einnimmt. Eine Blutlanzette oder eine Kanüle wird mittels Durchleuchtung genau über der Mitte des Femurkopfes in gedachtem Schnittpunkt mit der Arterie auf die Haut des Patienten plaziert. Die Lokalanästhesie beginnt dann 1 cm kranial der Lanzette und wird über der Arterie nach kaudal zu verteilen. Für die Punktion wird das Einstichloch der Lokalanästhesie benutzt. Sie erfolgt palpationsgezielt etwa im Winkel von 30° (flacher als üblich) auf die Femoralarterie zu. Bei korrektem anatomischem Vorgehen ist die Punktionsrichtung dabei deutlich mediolateral. Diese Vorgehensweise führt in der Regel dazu, daß die Arterie deutlich über der Aufgabelung getroffen wird. Nur so ist die meist gewünschte Sondierung der A. femoralis superficialis erleichtert. Dennoch läuft der Führungsdraht bei korrekter Punktion sehr häufig zunächst in die A. profunda femoris, da die Nadelspitze nach dorsal auf ihren Abgang zeigt. Die A. femoralis superficialis entspringt jedoch in ventraler Richtung. Dies macht häufig die Verwendung eines steuerbaren Drahtes erforderlich, da Lagekorrekturen (meist Absenken) der Nadel zur Sondierung der A. femoralis superficialis nicht immer ausreichen. Roadmap-Techniken sind hierbei sehr hilfreich. Aus strahlenhygienischen Gründen sollten diese jedoch sparsam mit sehr streng eingeblendetem Feld erfolgen.

Nadelangiographie

Die Darstellung der Gefäße eines einzelnen Beines oder des Unterarmes bzw. der Hand über eine Seldinger-Nadel ist eine relativ einfache und risikoarme Untersuchung. Sie sollte insbesondere bei der unteren Extremität dann bevorzugt werden, wenn auf die Kontrastierung der distalen Bauchaorta und der Gefäße des anderen Beines verzichtet werden kann, da die Gefäßdarstellung insbesondere im Hinblick auf die Unterschenkel- und Vorfußarterien besonders kontrastreich wird.

Nach Ziehen des scharfen Innenmandrains der Seldinger-Nadel wird der Führungsdraht wie gewohnt ca. 10–20 cm weit eingeführt und die Nadel über den liegenden Führungsdraht um 2–4 cm in das Gefäß hineingeschoben. Die Nadel ist beim Vorschieben genauso flach zu halten wie beim Einführen des Drahtes, d.h. in einem Winkel von maximal 20° zur Horizontalen. Bei Entfernung des Drahtes kann Kochsalz bzw. Kontrastmittel injiziert werden. Bei Kontrastmittelinjektion müssen Menge und Injektionsgeschwindigkeit gegenüber der Katheterangiographie fast halbiert werden. Nach der Entfernung der Nadel gelten grundsätzlich die gleichen Sicherheitsvorkehrungen für die Kompression wie bei der Katheterangiographie, wenn man von der heute üblichen Verwendung von 5-F-Systemen ausgeht.

Gegenstromarteriographie

Ist die Darstellung des Gefäßsystems beider Beine indiziert und gelingt es jedoch nicht, den Führungsdraht oder Katheter bis in die distale Bauchaorta vorzuführen, kann die sog. „Gegenstromangiographie" versucht werden. Hierzu wird – wie bei der direkten Nadelangiographie – die Nadel über den Führungsdraht bis zum Anschlag vorgeschoben. Um das Kontrastmittel entgegen dem Blutstrom in die distale

Bauchaorta und in die Gefäße der Gegenseite zu injizieren, muß die Injektionsgeschwindigkeit auf 16–18 ml/s erhöht werden. Das Injektionsvolumen liegt etwas höher als bei einer Katheteraortoarteriographie.

Schwierigkeiten beim Einführen des Führungsdrahtes

1. Der Draht kann nicht durch die Nadel hindurch in das Gefäß vorgeschoben werden, obwohl das Blut frei im Strahl spritzt. In diesem Fall muß die Nadel möglichst weit gesenkt werden, so daß sie nahezu horizontal liegt, Blut jedoch immer noch frei spritzt. Nun wird der Draht nochmals vorsichtig tastend eingeführt. Eventuell muß die Nadel hierbei zusätzlich etwas nach medial oder lateral gerichtet werden. Bringen auch diese Manöver keinen Erfolg und spritzt das Blut weiterhin frei, muß der Verlauf der A. femoralis communis durch eine kurze Kontrastmittelinjektion in die Seldinger-Kanüle sichtbar gemacht werden. Nach dem Ergebnis dieser Untersuchung kann eventuell ein anderer Draht verwendet werden bzw. eine Änderung der Richtung der Seldinger-Nadel indiziert sein. Spritzt kein Blut mehr, ist diese zu entfernen und eine Kompression für mehrere Minuten anzuschließen.

2. Der Draht läßt sich nur 5–10 cm weit in das Gefäß einführen. In diesem Fall wird die Seldinger-Nadel über den liegenden Führungsdraht unter Beibehaltung der Punktionsrichtung mit leicht drehenden Bewegungen 1–2 cm weiter vorgeführt, während das Nadelende gleichzeitig leicht gesenkt wird, damit sich die Nadel sicher im Lumen befindet. Wichtig ist, daß die Nadel über den Draht gleitet und durch dieses Manöver der Draht nicht weiter vorgeführt wird. Anstelle des geraden wird jetzt ein an der Spitze J-förmig gekrümmter Führungsdraht oder ein sog. Benson-Draht eingefädelt: Mit Hilfe dieser Spezialdrähte gelingt es meist Stenosen zu passieren. Auch hier empfiehlt es sich, das Gefäß kurz retrograd anzuspritzen und eventuelle drehstabile Drähte unter kontinuierlicher Rotation vorsichtig über die Stenose zu manipulieren. Ist auch mit J-Draht keine Passage möglich, sollte ein erfahrener Untersucher hinzugezogen werden, bevor eine Gegenstromarteriographie indiziert wird.

3. Der Draht läßt sich nur bis in die A. iliaca communis, nicht aber bis in die Bauchaorta vorführen. In diesem Fall wird über den liegenden Draht ein Selektivkatheter in die A. iliaca externa eingeführt. Während der Katheter vorgeschoben wird, muß unter Durchleuchtung sichergestellt werden, daß der Draht nicht unkontrolliert in die Stenose hineingestoßen wird. Die meist exzentrische Stenose darf nur mit leichter Hand passiert werden. Der Draht ragt dabei wenige Zentimeter weit über die Katheterspitze hinaus. Durch Drehbewegungen des Katheters wird der Winkel, in dem sich der Draht zur Gefäßwand einstellt, verändert. Gleichzeitig wird unter vorsichtigem Tasten versucht, den Draht oder Draht und Katheter gemeinsam durch die Stenose hindurchgleiten zu lassen. Ein Katheterwechsel (z.B. Kobrakatheter) kann sehr zweckmäßig sein. Falls sich ein gekrümmter Führungsdraht oder Katheter nicht mehr drehen läßt, muß eine Dissektion angenommen und der Draht zurückgezogen werden. Unter *vorsichtigen* Anspritzen mit Kontrastmittel wird der

Katheter so weit zurückgezogen bis Kontrastmittel frei abfließt, statt im Dissekat stehenzubleiben.

Spezielle Untersuchungstechniken sind in den folgenden Kapiteln beschrieben. Ist die Angiographie beendet, wird der Katheter wieder aus dem Gefäßsystem unter Kompression entfernt. Heute sind üblicherweise keine starren Katheter mehr im Handel, die eine starke Krümmung ihres Endes aufweisen, so daß in aller Regel kein *Wiedereinführen* des *Führungsdrahtes* zum Aufrichten erforderlich ist. Ausnahmen:

- fortgeschrittene Arteriosklerose (arteriosklerotische Plaques können aufgerissen werden), sowie Zustand nach Katheterpassage;
- hochgradige Stenosen und
- sehr dünnlumige Gefäßzugänge (enge Iliakaachse beim Raynaud-Patienten,
- Zugang über die A. brachialis und
- direkt nach Stentimplantation).

Arteriographie bei Kindern

Das kindliche Gefäßsystem beantwortet jede Irritation mit einem ausgeprägten Spasmus. Jede Berührung der Gefäßwand mit einer Anästhesiekanüle, Punktionskanüle, Führungsdraht oder Katheter ruft eine heftige Kontraktion der glatten Muskulatur hervor. Daraus resultiert, daß ein Vasospasmus für mindestens 60 min weitere Punktionen verhindert. Wird die Punktion in dieser Situation erzwungen, kann das Einführen des Drahtes in die verengte Arterie bleibende Schäden hervorrufen. Nach Untersuchungsende bedeutet das Entfernen des Katheters eine erneute Traumatisierung der Gefäßwand mit Vasospasmus. Durch den verlangsamten Blutfluß und dem im Vergleich zum Arteriendurchmesser sehr großen Punktionsloch ist daher die Gefahr einer Thrombose gegenüber einer Untersuchung beim Erwachsenen um ein Vielfaches erhöht. Arteriographien bei Kindern gehören in die Hand eines erfahrenen Angiographikers. Darüber hinaus erfordert die Untersuchung hohe Aufmerksamkeit und Konzentration des Untersuchers; dem muß organisatorisch Rechnung getragen werden.

■ Indikation

Die Indikation zur Angiographie bei Kindern ist entsprechend der psychischen Traumatisierung und der erhöhten Komplikationsrate besonders streng zu stellen, folgt jedoch im Prinzip der Indikation im Erwachsenenalter mit Ausnahme der arteriellen Verschlußkrankheit.

Untersuchungsgang

Die heute verwendeten F-5- und F-4-Systeme erlauben ein wesentlich komplikationsfreieres Arbeiten als dies in der Vergangenheit der Fall war. Der Punktionsort liegt einen Querfinger unter dem Leistenband. Es ist anzustreben, das Gefäß mit dem ersten Stich zu treffen. Nach beendeter Untersuchung muß bei der Kompression der Punktionsstelle der mit dem Finger ausgeübte Druck wesentlich schwächer sein als nach den Körperproportionen zu erwarten wäre. Der Kompressionsverband entfällt. Die Gefahr ist weniger die des Hämatoms, sondern des iatrogenen Verschlusses.

Entfernung des Katheters und Kompression

Die Punktionsstelle wird mit einem Tupfer komprimiert, wobei der Druck über der Einstichstelle am Gefäß und nicht über der Hautöffnung ausgeübt wird. Als Grundsatz gilt, daß nur der Untersucher komprimiert, der die Arterie punktiert hat. Die Kompression darf nicht so massiv ausgeführt werden, daß die Blutversorgung des Beines vollständig unterbrochen ist, sondern muß so dosiert sein, daß distal der Kompressionsstelle der Arterienpuls noch schwach tastbar bleibt: 2 Finger komprimieren, der 3. tastet den Puls. Die Kompressionsdauer beträgt 5 min, nach mehrfachem Katheterwechsel, nach Benutzung einer Schleuse oder bei Patienten mit Hypertonie entsprechend länger zwischen 10 und 15 min. Bei Kombination mehrerer Risikofaktoren im Sinne einer Blutungsneigung und großlumigen Zugängen muß über 20–30 min komprimiert und ein entsprechender Druckverband angelegt werden.

> **Merke!**
>
> 1. Kompression nur vom Untersucher.
> 2. Kompression immer im Stehen, nicht im Sitzen.
> 3. Während der Kompression gilt die volle Aufmerksamkeit der Punktionsstelle, keine Betrachtung von Röntgenbildern über die Schulter!
> 4. Objektivierung der Zeit durch Stoppuhr oder Wecker.
> 5. Die Kompression ist erst beendet, wenn der Patient mit einem Druckverband im Bett liegt.

Während der Kompression wird der Patient über den Befund insofern informiert, als Absprachen mit dem zuweisenden Kollegen bestehen. Ausmaß dieses Gesprächs muß die Verständnislage und Belastbarkeit des Patienten zum Zeitpunkt der Untersuchung sein. Es ist durchaus vertretbar, den Patienten auf die Notwendigkeit einer subtilen Befundung durch mehrere Spezialisten hinzuweisen, die erst nach Entwicklung aller Bilder und Abschluß der Untersuchung stattfinden kann.

Anschließend werden die Verhaltensmaßregeln, die beim Aufklärungsgespräch bereits angedeutet wurden, nochmals wiederholt: der Patient muß bei der Punktion mit F-5-Kathetern 3–4 h in flacher Rückenlage sein, was ein Aufsitzen ausschließt. Für 8 h ist strenge Bettruhe einzuhalten (auch Essen, Trinken, Wasserlassen, Stuhlgang flach im Bett liegend!). Danach kann der Kompressionsverband entfernt werden und dem Patient wird gestattet, sich im Umfeld der Station vorsichtig zu bewegen.

Bei Verwendung von Schleusen und Kathetern > F-5 ist die Liegedauer auf 24 h auszudehnen.

Der Patient muß darauf hingewiesen werden, daß gefährliche Nachblutungen auftreten, wenn diese Anweisungen nicht befolgt werden. Wurden größere Kontrastmittelmengen injiziert, kommt es zur osmotischen Diurese, so daß der Patient dazu angehalten werden muß, reichlich Flüssigkeit zu trinken *(jedoch cave: Herzinsuffizienz)*. Externen Patienten ist vor dem Heimtransport, insbesondere im Hochsommer, Tee oder Mineralwasser anzubieten.

Druckverband

Das punktierte Bein wird im Hüftgelenk um 45° gebeugt und um 30° abgespreizt. Eventuelle Blutreste auf der Haut werden beseitigt. 2 neue Tupfer werden mit 2 Pflasterstreifen (2,5 cm Leukosilk) so fixiert, daß die Tupfer allseits umschlossen sind und beim Strecken des Beins mit Spannung auf die Punktionsstelle drücken (Abb. 14.3). Zu diesem Zweck werden die Pflasterstreifen von der Innenseite des Oberschenkels zur seitlichen Bauchwand gezogen und überlappen sich x-förmig über dem Tupfer.

Haare an der Innenseite des Oberschenkels müssen vor dem Aufkleben des Pflasterstreifens abrasiert werden; der Verband haftet besser und das Pflaster ist später leichter zu entfernen. Jetzt wird der Patient in das Bett umgelagert, wobei der

Abb. 14.3 a, b

Kompressionsverbände nach Femoralisarteriographie. **a** Normaler Kompressionsverband. **b** Zusätzlicher Kompressionsverband bei erhöhter Gefahr der Nachblutung

Untersucher ständig mit der Hand auf die Tupfer über der Punktionsstelle drückt. Erst wenn der Patient bequem liegt, nimmt der Untersucher seine Hand von der Punktionsstelle. Die zusätzliche Kompression mit einem Sandsack wird nicht mehr durchgeführt.

Merke!

Es gehört zu der Pflicht des Radiologen, 4–8 h nach einer Arteriographie ersatzweise auch am nächsten Vormittag seinen Patienten zu besuchen. Nur so kann eine falsche Kompressionstechnik (Thrombose oder Hämatom) erkannt und abgestellt werden.

Konventionelle Filmdokumentation und digitale Subtrationsangiographie

Grundsätzlich bietet die *konventionelle Technik* die Vorteile einer:
- höheren räumlichen Auflösung (gegenüber 1024 × 1024 noch ca. um den Faktor 3);
- geringeren Bewegungsartefaktanfälligkeit;
- Möglichkeit eine größere „region of interest" in einem Bild darzustellen;
- bedingt höheren „Standardisierung" gegenüber der Manipulierbarkeit des digitalen Bildes, was das Nachvollziehen der Befunde für die klinischen Kollegen u.U. erleichtert.

Bei der *digitalen Subtraktionsangiographie (DSA)* wird ähnlich der konventionellen (photographischen) Subtraktion ein Leerbild der zu untersuchenden Körperregion (Maske) von einem Füllungsbild – allerdings elektronisch – subtrahiert.

Folgende *Vorteile der intraarteriellen DSA* sind hervorzuheben:
- Höhere Kontrastauflösung, die auch durch die konventionelle Subtraktion nicht erreicht wird.
- Geringerer Kontrastmittelbedarf entsprechend geminderter Risiken großer Kontrastmittelmengen.
- Vermeiden der Nachteile von Druckinjektionen (Intimaverletzung, Rückstoß), wenn diese durch Handinjektionen ersetzt werden können).
- Sofortige Verfügbarkeit des digitalen Bildes und entsprechend
- vermindertes Risiko durch kürzere Untersuchungszeit und
- kürzere Arbeitsplatznutzungs- und Untersucherzeit.
- Geringere Filmkosten.

Die *Nachteile der DSA* sind:
- Höhere Empfindlichkeit gegenüber Bewegungsartefakten (Patientenbewegung, Atmung, Schlucken, Darmmotilität [Unterdrückung durch Buscopan i.v./i.a. Nebenwirkungen s. S. 19 u. 545], Pulsation). Entsprechend ist eine
- bessere Patientenkooperation erforderlich;
- je nach Anlage eventuell keine ausreichend schnelle Bildfolge im gepulsten Betrieb möglich.

Die DSA bietet eine Reihe von *elektronischen Nachverarbeitungsmöglichkeiten*. So können Helligkeit und Kontrast verändert und der Kontrast kann invertiert werden. Durch spätes Setzen einer Maske (Remasking) können Artefakte durch zeitlich vor der Maske liegende Bewegungen ausgeklammert werden und es ist möglich frühe und späte Füllungen in einem Bild mit komplementärem Kontrast zusammenzufassen. Integrierte Bilder erhöhen das Signal-Rausch-Verhältnis. Durch elektronisches Verschieben der Maske (Pixelshift) können Translationsbewegungen z.T. kompensiert werden. Zusammenfassen hoher Kontraste über eine Bildfolge hinweg zu einem errechneten neuen Bild (Vascular tracing) ermöglicht den Gefäßverlauf auch bei langsamem Fluß übersichtlich darzustellen. Während der Untersuchung kann das Unterlegen des aktuellen Durchleuchtungsbildes mit einem „eingefrorenen" unmittelbar zuvor gewonnenen Durchleuchtungsbild mit Kontrast (sog. Road map) eine komplizierte Sondierung erheblich erleichtern. Ist bei der Auswertung einer DSA-Serie nicht zu entscheiden, ob es sich um einen Subtraktionsartefakt handelt, kann jederzeit auf das nicht subtrahierte Bild zurückgegriffen werden.

Oft werden DSA-Aufnahmen mit zu hohem Kontrast dokumentiert. Die Einstellung von Helligkeit und Kontrast sind dann optimal, wenn die kontrastmittelbedingte Verschattung im interessierenden Gefäßabschnitt so wiedergegeben wird, daß das entsteht, was in der Fotografie ein „durchgezeichneter Schatten" genannt wird. Das heißt, Kontrastunterschiede durch unterschiedliches freies Lumen (z.B.: Plaque) bzw. unterschiedliche Kontrastfüllung des Gefäßes sollten noch aufgelöst werden. Dem Untersucher steht während der Bearbeitung einer Bildfolge sehr viel mehr Information zur Verfügung, als in den wenigen dokumentierten Bildern festgehalten wird.

14•2 Übersichtsaortographie

J. Scharf und G.W. Kauffmann

Darstellung des Aortenbogens und seiner Äste

■ Indikation

Die Indikation zur Aortenbogendarstellung ist heute auf wenige Fragestellungen eingeengt. Variationen des Aortenbogens können in den Schnittbildverfahren schwer übersichtlich darzustellen sein. Die Arteriosklerose des Aortenbogens kann Ausgangspunkt arterio-arterieller Embolien sein. Einige Erkrankungen wie die Takayasu-Arteriitis erfassen vorzugsweise die Abgänge der brachiozephalen Gefäßstämme. Bei der Aortendissektion, die prinzipiell genauso gut mit der CT oder besonders sensitiv mit dem transösophagealen Ultraschall erfaßt werden kann, sind wichtige Fragestellungen wie Reentry, Einbeziehung der Viszeral- und Nierenarterien in die Dissektion und die Perfusion der abhängigen Organe besser mit der Angiographie zu beantworten.

Für die Untersuchung von Stenosen der A. carotis interna oder gar von intrakraniellen Gefäßen wird man die Injektion in den Aortenbogen nicht als ausreichend ansehen und eine selektive Gefäßdarstellung anstreben (s. S. 275). Allenfalls als präoperative Verdeutlichung der Morphologie von Befunden an den hirnversorgenden Halsgefäßen und zur Bestätigung des Dopplerbefundes kann die Aortenbogeninjektion genügen. Wenn Übereinstimmung mit den Dopplerbefunden besteht und eine klare klinische Operationsindikation gegeben ist, die nicht mehr von der Detailmorphologie der Stenosen abhängt, muß das gerade bei arteriosklerotischen Gefäßen erhöhte Risiko einer selektiven Sondierung nicht unbedingt eingegangen werden.

Die *i.a.*-DSA bietet bei moderner Ausstattung für alle Fragestellungen eine ausreichende Auflösung. Gerade in Notfällen, in denen der Patient durch den Anästhesisten begleitet wird, fallen eine Reihe der auf S. 236 genannten Nachteile nicht ins Gewicht. Obwohl die i.a. DSA das Risiko einer zerebralen Embolie beinhaltet, sind bei der Erwägung einer *i.v.*-DSA folgende Nachteile zu bedenken: Die bei intravenöser Injektion erforderlichen großen Kontrastmittelmengen führen zu einem erhöhten kardialen und renalen Risiko. Die Wahrscheinlichkeit einer Unverträglichkeitsreaktion oder von gastrointestinalen Nebenwirkungen mit Erbrechen nimmt zu. Der Kontrast ist gegenüber einer i.a. DSA schlechter und bei insuffizienter Herzauswurfleistung oft unzureichend. Gefäßüberlagerungen beeinträchtigen zusätzlich die Abbildungsqualität. Nichtinvasive bildgebende Verfahren (MR-Angio) erreichen schon jetzt vergleichbare Darstellungsgenauigkeit und werden die i.v.-DSA in den hier besprochenen Fragestellungen verdrängen.

■ Kontraindikationen und Komplikationen

Da die Untersuchung zu irreversiblen neurologischen Ausfällen führen kann, die vital gefährdend bis letal sein oder zu erheblichen Beeinträchtigungen führen können, ist die Indikation besonders streng zu stellen. Eine Untersuchung ohne therapeutische Konsequenz verbietet sich wie bei jeder invasiven Arteriographie. Der Befund der Doppelsonographie der hirnversorgenden Halsarterien, falls indiziert auch der Befund des transkraniellen Dopplers müssen bei Beginn der Untersuchung vorliegen. Nur so kann die Indikation auf klare Kriterien gegründet und die Untersuchung auf den Einzelfall abgestimmt und sinnvoll beschränkt oder zu einer selektiven Darstellung erweitert werden. Die besonderen Risiken sind in die Aufklärung einzubeziehen. Neurologische Grundkenntnisse des Untersuchers sind wünschenswert, damit die Differentialdiagnose etwa zwischen einer Aphasie oder einer Hirnstammischämie und einer Kontrastmittelreaktion schnell gestellt und die entsprechenden Konsequenzen gezogen werden können. Selbstverständliche Voraussetzung ist eine präzise Dokumentation eines pathologischen neurologischen Ausgangsbefundes.

■ Vorsichtsmaßregeln

Zur Vermeidung einer iatrogenen Embolie sind folgende Vorsichtsmaßregeln genau zu beachten (s. auch S. 222):

1. Die Spritze wird so eingestellt, daß die letzten 10–15 ml nicht injiziert werden.
2. Eventuell an der Wand haftende Luftblasen werden durch Beklopfen mit den Fingerknöcheln zum Aufsteigen gebracht.
3. Der Verbindungsschlauch der Druckspritze wird blasenfrei gespült (Licht einschalten!).
4. Die Spritze wird steil mit der Öffnung nach unten und dem Stempel nach oben gestellt.
5. Beim Anschließen des Pumpenschlauches läßt der Untersucher Spülflüssigkeit retrograd aus dem Katheter zurücklaufen und gleichzeitig die Pumpe tropfenweise vorlaufen, so daß die Verbindung beim Konnektieren von Luft freigespült wird.
6. Der Pigtailkatheter als Seitlochkatheter erfordert regelmäßiges kräftiges Spülen, wenn es zwischen den Serien zu technischen Verzögerungen kommt.
7. Werden die bisherigen angiographischen Serien durchgesehen, um zu entscheiden, ob die Untersuchung abgeschlossen werden kann, wird zuvor der Katheter in die Aorta abdominalis zurückgezogen! Gegebenenfalls muß er dann für ergänzende Aufnahmen neu plaziert werden.
8. Ein technisch zufriedenstellender Pigtailkatheter sollte sich unter der Druckinjektion nicht entrollen. Die Wendung der Katheterspitze nach innen (zum Lumen, nach medial zur Konkavität des Aortenbogens hin), verhindert für diesen Fall eine akzidentelle Sondierung und Injektion in eine Koronararterie.

Untersuchungsgang

Ein langer (100 cm) F-5-Pigtailkatheter wird in Seldinger-Technik transfemoral eingeführt und über den vorauslaufenden Führungsdraht in die Aorta ascendens vorgeschoben.

Übersichtsaortographie der supraaortalen Äste

Die ideale Position des Katheters ist 2–3 cm proximal des Abgangs des Truncus brachiocephalicus. Als Injektionsrate reichen 15 ml/s (DSA) mit 30 ml Injektionsmenge aus. Bildfolge 2/s (konventionell: 60 ml; 30 ml/s). Es werden Serien in 30–45° LAO-Projektion mit maximal rechts gewendetem Kopf, 30–45° RAO mit nach links gewendetem Kopf und a.-p. aufgenommen. Einblendung nach Fragestellung. Die Fragestellung entscheidet auch über die Wahl der Vergrößerungen oder eine ergänzende Serie mit Vergrößerung und die Dauer der Serie (z.B. „Subclavian steal").

Aortenbogendarstellung bei Aneurysma verum oder traumatischer Aortenruptur

Der Verdacht auf eine traumatische Aortenruptur ergibt sich oft aus der Anamnese (Dezelerationstrauma) in Kombination mit einem auffälligen Thoraxübersichtsbild: Mediastinalverbreiterung, Auslöschung des Aortenknopfes (nicht obligat), Rechtsverlagerung der Trachea oder des Ösophagus (Magensonde) und Verschattung über der linken Lungenspitze durch extrapleurale Blutansammlung („apical cap"). Im Zweifelsfall sollte angiographiert werden. Liegt nur ein unsicheres Zeichen (z.B. nur Mediastinalverbreiterung) vor, kann bei klinisch stabilem Patienten eine CT schnell Klärung bringen.

Der Katheter wird weiter proximal plaziert als bei der Darstellung der brachiozephalen Gefäße. Die Zentrierung wird 10–15 cm tiefer eingestellt, so daß die Aortenbogenabgänge noch erfaßt sind, die automatische Belichtung aber auf den Thorax abgestellt ist. Ausgangsprojektion sind 30–45° LAO und a.-p., weitere Einstellungen nach Befund. Injektionsmenge (30–50 ml) und Flußgeschwindigkeit (15–18 ml/s) werden dem Alter des Patienten und den Dimensionen der Gefäße (Aneurysma) angepaßt.

Aortenbogendarstellung bei Aneurysma dissecans

Im Ensemble der bei V.a. Aortendissektion zur Verfügung stehenden Methoden ist die Aortographie das älteste und damit am besten hinsichtlich hoher Sensitivität überprüfte und dokumentierte aber auch das riskanteste Verfahren, das den Untersucher im Einzelfall vor technische Probleme stellen kann. Zunehmende Bedeutung haben die transthorakale Echokardiographie, transösophageale Echokardiographie, Computertomographie (insbesondere Spiraltechniken lösen die Katheterangiographie bei bestimmten Indikationen ab) und Magnetresonanztomographie erlangt.

Da sich die Aortendissektion bis in die Iliakal- oder sogar Femoralarterien ausdehnen kann, hat die Wahl der kräftiger pulsierenden Leistenarterie als Zugang besondere Bedeutung. Beim Vorschieben des Katheters ist wiederholt durch Probeinjektionen zu prüfen, daß das wahre Lumen sondiert wird. Es kommt vor, daß das wahre Lumen transfemoral nicht erreicht und nur transbrachial angiographiert werden kann. Der Pigtailkatheter muß soweit proximal in die Aorta ascendens plaziert werden, daß die Ebene der Aortenklappe dargestellt ist. Die Aufnahmeserie sollte lang genug sein, um auch die Füllung des falschen Lumens zu zeigen. Wird die Reentrystelle in der thorakalen Serie nicht erfaßt, wird eine Serie in abdominaler Einstellung (bei gleicher Katheterposition) angeschlossen. Besteht Unklarheit darüber, ob Viszeral- oder Nierenarterien aus dem falschen oder wahren Lumen gefüllt werden, wird der Katheter im wahren Lumen in die entsprechende Höhe vorgeschoben oder zurückgezogen (antegrade oder retrograde Durchströmung des Dissekates) und die Serie wiederholt.

Darstellung der Bauchaorta und ihrer Äste

◼ Indikationen

Die Darstellung der Bauchaorta erfolgt meist isoliert zur Abklärung einer *renalen Hypertonie* als Katheterangiographie. Bei dieser Indikation ist die intravenöse DSA häufig nicht aussagekräftig, so daß sie bei uns nicht durchgeführt wird. Vor gefäßchirurgischen Eingriffen an der Bauchaorta, z.B. wegen Aneurysmen, führen wir die Übersichtsaortographie als venöse DSA durch, erweitern aber den Eingriff zur Katheterangiographie, falls die Fragestellung nach der operativen Strategie im Hinblick auf die Nierenarterienabgänge (Stenosen, Einbeziehung in das Aneurysma) wegen eines schlechten Herzminutenvolumens nicht klärbar ist. Selten wird der Eingriff als seitliche Aortographie bei der Frage nach Viszeralarterienstenosen im Rahmen einer intestinalen Stenosesymptomatik (Orthner-Erkrankung) durchgeführt.

◼ Kontraindikation, Komplikationen und Vorsichtsmaßregeln

Es gelten die üblichen Komplikationen (s. S. 220) und Kontraindikationen wie bei der Katheterarteriographie in bezug auf Kontrastmittelschädigung der Nieren (s. Kap. 29) bzw. anaphylaktische Reaktionen (s. Kap. 30).

Untersuchungsgang

Die Einführung des Katheters ist beschrieben. Verwendet werden F-5-Pigtailkatheter, die in Höhe der Nierenarterienabgänge, plaziert werden, um z.B. bei der Frage nach Nierenarterienstenosen Überlagerungen durch Viszeralgefäße zu vermeiden. Die Kontrastmittelmenge beträgt 40 ml bei 18–20 ml/s; sie kann bei der arteriellen DSA auf 1:1 verdünntes Kontrastmittel (Menge: 30 ml; Flußgeschwindigkeit: 15 ml/s) reduziert werden. Oberhalb des Truncus coeliacus wird eine um 20% höhere

Kontrastmittelmenge und Flußrate erforderlich sein, um eine adäquate Kontrastierung zu erreichen.

Darstellung der Becken-Bein-Arterien

■ Indikation

Die Untersuchung der Becken-Bein-Etage wird am häufigsten bei arterieller Verschlußkrankheit vorgenommen.

Nach dem Prinzip – kein invasiver Eingriff ohne therapeutische Konsequenz – gilt als *Indikation in erster Linie Stadium II b bis IV nach Fontaine.*

Das Stadium II a muß im Hinblick auf die Indikation zur Arteriographie besonders sorgfältig geprüft werden, da therapeutische Konsequenzen hier nur bei entsprechendem Leidensdruck und Wunsch des Patienten auf berufliche und freizeitliche Aktivität gegeben sein kann. In seltenen Fällen ist der Eingriff auch zur Planung der operativen Strategie (vor Tumoreingriffen oder vor Gefäßperfusion) indiziert, wird jedoch dann meist als *Nadelangiographie* durchgeführt.

■ Kontraindikation, Komplikationen und Vorsichtsmaßregeln

Es gelten die üblichen Komplikationen (s. S. 220) und Kontraindikationen wie bei der Katheterarteriographie in bezug auf Kontrastmittelschädigung der Nieren (s. Kap. 29) bzw. anaphylaktische Reaktionen (s. Kap. 30). Speziell bei den hier untersuchten Patienten ist auf Gefäßprothesen (Infektionsgefahr!!) und geplante operative Eingriffe zu achten (*Vorsichtsmaßregeln*, s. S. 220).

Vorbereitung und Untersuchung des Patienten

Es werden die oben (Kap. 14.1) beschriebenen vorbereitenden Maßnahmen für Patienten und MTRA eingesetzt. Für die Untersuchung selbst werden F-5-Pigtailkatheter verwendet. Da zur Planung einer operativen Strategie venöse DSA-Aufnahmen meist nicht ausreichen, wird auf arterielle konventionelle oder arterielle DSA-Untersuchungen zurückgegriffen und der Patient entsprechend vorbereitet.

Untersuchungsgang

Die Punktion erfolgt üblicherweise auf der Seite, auf der der Patient die geringeren Beschwerden angibt und auf der der Puls meist auch besser zu tasten ist. Das Gefäßsystem, das geringer vorgeschädigt ist, wird eine niedrigere Komplikationsquote bei der Gefäßuntersuchung erwarten lassen (s. auch Vorsichtsmaßregeln S. 220).

In Seldinger-Technik wird der Pigtailkatheter handbreit über der Aortenbifurkation plaziert und unter Durchleuchtung die Flußgeschwindigkeit einer Probeinjektion von ca. 8 ml Kontrastmittel verfolgt, um einen Anhalt für die Geschwindigkeit der Tischverschiebung zu erhalten. Bei konventionellen Anlagen gelten die Tischverschiebegeschwindigkeiten, die in Tabelle 14.1 angegeben sind. Dabei ist entsprechend der Flußgeschwindigkeit, Stenose- bzw. Verschlußsymptomatik, die sich bei der Probeinjektion andeutet, ein entsprechender Vorlauf von 1–5 s zu wählen.

Insbesondere bei schlechtem Herzminutenvolumen, dilatativer Arteriopathie und einer Kombination mit Aneurysma und Stenose müssen Vorlaufzeiten von über 6 s gewählt werden, um eine adäquate Darstellung der Becken-Bein-Region zu erhalten. Um schonend vorzugehen (Einsparen von Kontrastmittel, Einsparen von Strahlendosis), ist hier besondere Sorgfalt bei der Wahl des Aufnahmezeitpunktes angebracht.

Bei der arteriellen DSA wird (Ausnahme: arterielle DSA mit Tischverschiebung) für jede Position eine eigene Vorlaufzeit von jeder Kontrastmittelinjektion bis zum Beginn der Aufnahmen zu wählen sein. Die konventionelle Arteriographie ist der arteriellen DSA (falls ohne Tischverschiebung) vorzuziehen, da bei sorgfältiger Wahl der Tischverschiebegeschwindigkeit letztlich geringere Kontrastmittelmengen resultieren (Tabelle 14.1).

Tabelle 14.1

Tischverschiebung bei Becken-Bein-Angiographie. _1_ bei Pt ohne AVK/normales Herzminutenvolumen, _2_ bei Pt mit AVK/normales Herzminutenvolumen [a], _3_ bei Pt AVK/langsamer KM-Fluß in Ao [a], _4_ bei Pt AVK/schlechte Herzfunktion/dilatative [a] Arteriopathie, Aneurysmen

		1	2 [b]	3	4	5
Fluß bei Probeinjektion		schnell	„normal"	langsam	äußerst langsam	Gegenstrom
KM/ml		70	70	80	80	80
KM ml/s		12	12	11	11	16–18
Becken	[s] [c]	1	2	3	4–7	22,5
		1,5	2,5	3,5	5–9	33,5
Oberschenkel	[s]	4	5	7	8/10	6
		4,5	5,5	8	9/13	6,5
Knie	[s]	7	8	10	12/13	9
		7,5	9,5	11	14/16	10
Unterschenkel	[s]	10	11	14	17/20	13
		11	12	16	19/23	15, 17
			13, 15	17, 19		

[a] Variation durch Vorlauf: nach Durchleuchtungsbefund Vorlauf verlängern, z.B. auf 3–6 s.
[b] Tischverschiebung deckt 80% aller Patienten mit AVK ab, falls der Vorlauf zwischen 2 und 6 s variiert wird.
[c] Vorlauf bzw. Verzögerung in Sekunden.

14•3 Selektive Gefäßdarstellungen

J. Scharf

Grundsätzlich werden die Punktionstechnik und das Einführen von Draht und Katheter in den vorangegangenen Teilkapiteln abgehandelt. Im folgenden wird nur auf die speziellen Indikationen, Komplikationen, Vorsichtsmaßregeln und Techniken eingegangen, die für selektive Arteriographien und einzelne Gefäßprovinzen typisch sind.

Besonderheiten der selektiven Angiographie

Die *Sondierung* folgt dem Grundprinzip der longitudinalen leichten Auf- und Abbewegungen bei simultaner Rotation um die Katheterachse um wenige Grad. Dadurch wird der Reibewiderstand deutlich gemindert. Die Frage nach der Richtung der Katheterspitze (dorsal/ventral) läßt sich mit einer einfachen Manipulation beantworten: zeigt der Katheter nach rechts, wird ihn die Rotation im Uhrzeigersinn nach vorne, die Drehung entgegen dem Uhrzeigersinn nach hinten ausrichten. Es empfiehlt sich, diese Schritte im „Trockenen" zu üben.

Die *Steifigkeit von Katheter- und Drahtende* müssen an das Sondierungsproblem angepaßt werden: Ist z.B. die Sekundärkrümmung für die Sondierung ideal, wird aber die Katheterkrümmung durch den steifen vorgeführten Draht aufgerichtet, kann der Katheter evtl. beim Einführen des Drahtes aus dem Abgang zurückgedrückt werden. Umgekehrt kann es wünschenswert sein, daß der Draht die Primärkrümmung teilweise aufrichtet, z.B. beim transbrachialen Sondieren der Aorta descendens mit Pigtail- oder Häkchenkatheter oder zum partiellen Aufrichten einer im Verhältnis zum Aortendurchmesser zu klein gewählten *Katheterkrümmung*. Wird ein Draht mit einer langen Transitionszone zum Überwinden eines spitzen Abgangswinkels gewählt, muß er weit genug nach peripher vorgeschoben werden können, um mit seinem steifen Teil den Katheter führen zu können. Ist andererseits die Sondierung mit einer kurzen Drahtübergangszone auch nicht möglich, kann ein weichmachbarer Draht helfen.

Neben der Katheterkrümmung sind das *Katheterkaliber*, die *Drehstabilität* und der *Ausstromteil* (zugespitzt/nicht zugespitzt; meist mit, nur ausnahmsweise ohne Seitlöcher) auszuwählen. Die Möglichkeiten müssen oft gegeneinander abgewogen werden. Die Anpassung des Katheters an den *Aortendurchmesser* erleichtert die

Sondierung bzw. macht sie erst möglich und sichert eine stabile selektive Lage. Als Faustregel sollten jeweils die Länge der Katheterspitze und die Weite der Krümmung etwa 10% größer gewählt werden als der Aortendurchmesser in der Höhe der Sondierung. Die *Drehstabilität* ist materialabhängig, wird durch Drahtverstärkung auf das 3- bis 6fache erhöht und ist in erster Näherung bei sonst gleichen Größen der 4. Potenz des Außendurchmessers proportional. Die Rotationsstabilität kleinerer Katheter (F 5) ist für selektive Viszeralangiographien fast immer ausreichend. Sie haben dann bei peripherer Lage den Vorteil eines besseren Flusses, da sie weniger leicht Spasmen erzeugen und sich weniger leicht in eine Wedge-Position legen. Außerdem folgt ein kleinerer Katheter dem Führungsdraht leichter, und das kleinere Kaliber mindert das lokale Komplikationsrisiko am Zugang.

Ein Katheter mit *Seitlöchern* erlaubt höhere Flüsse und mindert das Risiko einer Intimaverletzung durch Druckinjektion. Er disloziert weniger leicht durch den Rückstoßeffekt, was in ungünstigen Fällen bei Viszeralangiographien zur akzidentellen Überspritzung z.B. der A. radicularis magna (meist zwischen TH 9 und L 2) mit neurologischen Ausfallserscheinungen führen kann. Auf der anderen Seite kommt es bei Seitlochkathetern leichter zu einer Thrombosierung des distalen Katheterabschnitts jenseits der proximalen Seitlöcher. Regelmäßiges Spülen ist deshalb bei Kathetern mit mehreren Seitlöchern besonders wichtig. Bei superselektiver Lage (rechte oder linke Leberarterie, A. gastroduodenalis, A. gastrica sinister etc.) wird man auf Grund der geringen Flüsse in der Regel auch einen Endlochkatheter verwenden können.

Probeinjektion

Während der Sondierung führt der Anfänger Probeinjektionen zur anatomischen Orientierung oft zu zaghaft aus, so daß schließlich mehr Kontrastmittel gebraucht wird als dann, wenn *eine* Injektion die Situation klärt. Umgekehrt kann in bestimmten Versorgungsgebieten, z.B. Nebennieren und Lumbalarterien, Überspritzen zu Parenchymschäden führen.

Vor *Druckinjektionen* mit Kontrastmittel erfüllt eine Probeinjektion die Aufgabe, die freie intraluminale Lage des Katheters zu bestätigen und eine Wedge-Position auszuschließen. Der Abfluß läßt erkennen, ob eine durchschnittliche, eine niedrigere oder eine höhere Flußrate angezeigt ist. Durch eine kräftige Injektion mit NaCl kann man unter fluoroskopischer Kontrolle die stabile Lage des Katheters kontrollieren. Der Rückstoßeffekt kann durch Herabsetzen der Anstiegssteilheit der Injektionsgeschwindigkeit („Rampe") zeitlich gedehnt werden. Dadurch wird die Gefahr der Dislokation des Katheters herabgesetzt. Gleichzeitig ist der langsamere Druckaufbau ein Schutz gegen subintimale Injektion, da ein der Gefäßwandung anliegender Katheter vor dem vollen Injektionsdruck erst abgehoben wird.

Schleuse

Sind häufige Katheterwechsel vorherzusehen, sollte zur Schonung des Zugangs primär eine Katheterschleuse verwendet werden. Sie kann bei schlechter peripherer Manipulierbarkeit helfen, Reibungswiderstände in der präselektiven Sondierungsstrecke herabzusetzen. Das gleiche Ziel kann bei elongierter A. iliaca evtl. durch eine linksseitige Punktion erreicht werden. Durch den Gebrauch einer Schleuse erhöht sich automatisch die postangiographische Liegedauer des Patienten von 8 auf 24 h.

Zugang: Bei Planung einer selektiven Sondierung oder wenn diese im Verlauf einer Angiographie große technische Probleme bereitet, ist zu überlegen, ob sich die Bedingungen durch einen anderen Zugang erleichtern lassen: Bei elongierter A. iliaca rechts kann eine linksseitige Punktion evtl. die Sondierungsbedingungen, z.B. der linken Nierenarterie, erheblich verbessern. Schwierige Abgangsbedingungen, z.B. am Truncus coeliacus bei der selektiven Leberarteriensondierung, können in einigen Fällen erst über den transbrachialen Zugang gemeistert werden (besserer Kraftvektor in Richtung eines spitzen Gefäßabganges).

Ausnutzung der Atemverschieblichkeit der Abdominalorgane: Durch Ausnutzung der Atemverschieblichkeit der Abdominalorgane kann die Sondierung ungünstiger Viszeralarterienabgänge erleichtert werden. So kann a) die Sondierung eines steilen Truncus-coeliacus-Abgangs durch kurzfristigen Atemstillstand in Exspiration abgeflacht werden, b) die Sondierung mit einem Simmons-Katheter bei stumpfwinkligem Mesenterialarterienabgang durch Inspiration erleichtert und umgekehrt c) die Gefäßkompression des Truncus coeliacus durch ein Lig. arcuatum diaphragmalis in Exspiration verschärft werden.

Heparinisierung: Wird eine komplizierte Arteriographie voraussichtlich länger als 2 h dauern, ist bei normaler Ausgangsgerinnung des Patienten und Berücksichtigung der Kontraindikationen eine Heparinisierung durch einen initialen Bolus, 5000 IE Heparin i.a. durch die Katheterschleuse, sinnvoll (Ausnahme: Blutungssuche). Die Kompressionsdauer wird dadurch in der Regel nicht verlängert. (Antidot Protaminsulfat, Faustregel: 1 ml = 10 mg für je 1000 IE Heparin; Halbwertszeit von Heparin beachten.)

Selektive Darstellung der A. renalis

Bei Nierentumoren erreicht die Arteriographie nicht die Sensitivität der CT, die besonders zur Erfassung niedrig vaskularisierter Raumforderungen empfindlicher ist. Dagegen ist die Spezifität für maligne Nierenparenchymtumoren hoch. In der Diagnostik unklarer Hämaturie bei Patienten mit vaskulären Malformationen ist die Arteriographie bisher durch kein gleichwertiges Verfahren zu ersetzen.

■ Indikationen und Kontraindikationen

Die selektive Nierenarteriendarstellung, einschließlich der Pharmakoangiographie, kann zur Abklärung von Raumforderungen unklarer Dignität eingesetzt werden. Ist die Operationsindikation gestellt, dient sie zusammen mit der Aortenübersicht zur präoperativen Darstellung des arteriellen Versorgungstyps, der Vaskularisation großer Tumoren und der Indikationsstellung zur Embolisation. In der Diagnostik des renovaskulären Hypertonus, der auf eine Segmentarterienstenose zurückgeht, in Fällen von fibromuskulärer Dysplasie, arteriovenösen Fisteln, renalen Aneurysmata und die Niere befallenden Arteritiden (z.B. Panarteriitis nodosa) ist die Arteriographie derzeit das aussagefähigste Untersuchungsverfahren. Bei problematischen dopplersonographischen Befunden an Transplantatnieren kann sie Klarheit herbeiführen und gleichzeitig den Weg für eine transluminale Therapie vorzeichnen.

Wenn relative *Kontraindikationen* gegen den Einsatz von Kontrastmitteln bestehen, sollte überlegt werden, ob eine tragfähige therapeutische Entscheidung schon anhand der vorliegenden Untersuchungsergebnisse gefällt werden kann oder ob zusätzliche Informatonen auch anders gewonnen werden können (z.B. durch Punktion). Meist ist der Einsatz der i.a.-DSA wegen der Einsparung von Kontrastmittelmenge und -konzentration angezeigt (Ausnahme: DD Tumor).

Vorbereitung des Patienten

Da es sich oft um Patienten mit Nierenvorschädigung handelt, sind renale Kontrastmittelnebenwirkungen besonders zu beachten (s. Kap. 29 u. 30). Dazu gehört die Vermeidung beeinflußbarer Risikofaktoren: Vor der Untersuchung ist eine gute Hydrierung des Patienten anzustreben. Bei erhöhtem Kreatinin ist eine gesteigerte Diurese während und nach der Untersuchung aufrechtzuerhalten. Das *Fünftageintervall* zu anderen Kontrastmitteluntersuchungen sollte nicht ohne zwingenden Grund unterschritten werden. Eine optimale Planung des angiographischen Vorgehens stützt sich auf die vorliegenden (!) Untersuchungen und Befunde, vor allem auf das Ausscheidungsurogramm, das retrograde Pyelogramm und die Ureteroskopie, Sonographie, CT, evtl. die MRT und die Radioisotopenuntersuchung.

■ Komplikationen

Risikofaktoren für eine Kontrastmittelschädigung der Nieren haben besonderes Gewicht und sind in Kap. 29 erläutert. Das Risiko einer Nierenarteriendissektion ist bei arteriosklerotischen Veränderungen und fibromuskulärer Dysplasie erhöht. Sie kann zum kompletten Verschluß der Arterie führen und einen notfallmäßigen gefäßchirurgischen Eingriff erforderlich machen. Auf der Station muß bei einem auffallenden Blutdruckanstieg eines Patienten nach Nierenarteriographie mit oder ohne Flankenschmerz an diese Komplikation gedacht werden.

■ Vorsichtsmaßregeln

Hohe Blutdruckwerte (diastolisch > 110) sollten maßvoll gesenkt werden. Durch Applikation von Nifedipin (10–20 mg p.o./sublingual) kann damit gleichzeitig eine Vorbeugung gegen *Nierenarterienspasmen* verbunden werden. Mit dem Auftreten arterieller Spasmen muß gerechnet werden, und eine entsprechende Medikation sollte bereitliegen (Nitroglyzerin à 100 μg Bolus i.a. durch den Katheter). 5 ml der handelsüblichen Lösung entsprechen 5 mg. Davon wird 1 ml auf 10 ml verdünnt aufgezogen, so daß 1 ml dieser Lösung 100 μg enthält.

Untersuchungsgang

Die Nierenarterien zweigen in Höhe des Zwischenwirbelraumes L1/2 bis L2 ab, die rechte oft etwas kranialer als die linke und leicht nach anterior, die linke meist leicht nach posterior. Der Untersucher sollte sich der Tatsache bewußt sein, daß das klassische Versorgungsmuster der Nieren aus einem Hauptstamm, der sich in einen ventralen und einen posterioren Zweig teilt, aus denen die Segmentarterien abgehen, nur in etwa 60% der Fälle anzutreffen ist. Ektopische Nierenarterien können aus der kaudalen thorakalen Aorta, den Mesenterialarterien, bis zu den Lumbal- und Iliakalarterien (externa u. interna) entspringen. Besonders bei ektoper Nierenlage ist mit atypischen Nierenarterienabgängen zu rechnen. In ca. 4% kommen 3 und mehr Nierenarterien vor.

Bei kleinen Nierentumoren, besonders bei nierenbeckennaher Lage, sollte die selektive Nierenarteriendarstellung vor der Übersichtsarteriographie erfolgen, um eine Überlagerung durch Kontrastmittel im Hohlraumsystem zu vermeiden. Wenn durch vorrangige Kriterien (Claudicatio der unteren Extremität, Pulsstatus, Bypass) die Seite der Punktion nicht vorgezeichnet ist, erleichtert der ipsilaterale transfemorale Zugang oft die Sondierung, da er das Abstützen der Sekundärkrümmung des Katheters an der gegenüberliegenden Aortenwand begünstigt. Grundsätzlich kann in der Regel mit verschiedenen Katheterformen mühelos sondiert werden: üblicherweise mit einem einfachen Häkchenkatheter, bei leicht kaudalwärts gerichtetem Nierenarterienabgang mit dem kurzschenkligen Simmons-Katheter (S1). Die Wahl der Katheterform wird sich oft nach zusätzlichen Kriterien, wie Selektivdarstellung weiterer Arterien oder in gleicher Sitzung geplanter Intervention, richten.

Der häkchenförmige Katheter wird in der Aorta bis L1 vorgeschoben. Durch Einstemmen in einen Gefäßabgang nimmt er seine präformierte Konfiguration an (1). Dann wird er zur Seite gewendet und unter leicht sägeförmigem Hin- und Herdrehen bis L3 zurückgeführt (2). Die Sondierung des Ostiums ist an einem kleinen Sprung nach lateral und kaudal zu erkennen (3). Die Lage wird jetzt je nach Katheter durch Zurückziehen oder Vorschieben vorsichtig gesichert. Das unfreiwillige Passieren einer meist im proximalen Drittel gelegenen Stenose sollte vermieden werden.

Durch eine Probeinjektion von wenigen Milliliter Kontrastmittel wird die freie intraluminale Lage des Katheters bestätigt (4). Zeigt sich als Hinweis auf eine relevante arteriovenöse Fistel eine vorzeitige Venenfüllung, sind Fluß und Kontrastmittelmenge entsprechend zu erhöhen. Gegebenenfalls wird durch eine kräftigere Injektion von Kochsalz die rückstoßstabile Lage des Katheters geprüft. In konventioneller Technik beginnt die Aufnahmeserie mit 2/s (bei hohem Fluß 3/s) für 2 s, dann 1/s für 3 s, gefolgt von 0,3–0,5/s bis nach 10–12 s die venöse Phase sicher dargestellt ist. Die Flußrate von 5–6 ml/s und Injektionsmenge von 12 ml für Eingefäßversorgung werden bei mehreren Nierenarterien entsprechend aufgeteilt. In DSA-Technik kann das Kontrastmittel je nach Kontrastauflösung der Anlage verdünnt werden, und es genügen Handinjektionen. Nach Lage der Läsion wird in Einzelfällen die Untersuchung durch ipsi- oder kontralateral angehobene Schrägaufnahmen ergänzt, die die Niere im Profil oder en face abbilden.

Zur Klärung einer fraglichen Neovaskularität kann nach Ausschluß der vor allem kardialen Kontraindikationen die *Pharmakoangiographie* eingesetzt werden. Sie be-

ruht auf der fehlenden neurovaskulären Reaktivität primitiv aufgebauter Tumorgefäße, während die Gefäße im gesunden Nierenparenchym durch Katecholaminwir-
kung zur Kontraktion gebracht werden. Wird die handelsübliche Injektionslösung
Epinephrin (1:1000, 1 mg in 1 ml) in einer 500-ml-Flasche mit 5%iger Glucose oder
isotonischer Kochsalzlösung verdünnt, entsprechen 3–5 ml dieser Lösung dem ange-
strebten intraarteriellen Bolus von 6–10 μg Epinephrin (durch den Katheter). Unmittelbar anschließend wird eine Kontrastserie mit reduziertem Fluß und etwa 2mal
langsamerer und längerer Bildfolge wiederholt.

Bestehen Zweifel an der Vollständigkeit der arteriellen Darstellung, wird die
Untersuchung mit einer abdominalen Übersichtsaortographie abgeschlossen. Ließ
sich bei einem Tumorleiden die venöse Seite nicht ausreichend kontrastieren, kann
eine Nierenphlebographie ergänzt werden. Bei kontralateral funktionstüchtiger und
morphologisch unauffälliger Niere kann auf deren Angiographie verzichtet werden.

Selektive Darstellung der Arteriae suprarenales

Die bildgebende Diagnostik der Nebennieren ist in den letzten Jahren durch die
Weiterentwicklung der Computertomographie (Spiral-CT) und die Etablierung der
MRT mehr und mehr verfeinert worden, und ihre Einbettung in das retroperitoneale
Fett macht sie schon primär den genannten Verfahren gut zugänglich. Kleinere
(< 3 cm) nichthormonaktive Tumoren können so ohne weitere Maßnahmen wenig
invasiv beobachtet werden. Ultraschall, CT-gesteuerte Feinnadelpunktion, selektive
venöse Blutentnahme – evtl. mit Nebennierenvenendarstellung – und der ^{131}I-MIBG-
Scan (Phäochromozytom) ergänzen das Repertoire diagnostischer Möglichkeiten.
Die Befunde in den angeführten Verfahren entscheiden über den selten gewordenen
Einsatz der Angiographie. In Einzelfällen aber liefert die Arteriographie wichtige
Hinweise auf das Ursprungsorgan großer Tumoren (Niere/Nebenniere/Retroperito-
neum/Leber), sie dient zur präoperativen Abklärung der Gefäßversorgung und
ergänzt das Spektrum artdiagnostischer Anhaltspunkte.

■ Indikationen

Die Untersuchung ist indiziert zur präoperativen Darstellung der Gefäßversorgung
großer Tumoren, zur Sicherung artdiagnostisch unklarer Befunde (z.B. Nebennie-
renkarzinom, computertomographisch normaldimensioniertes Organ vor allem bei
Verdacht auf Nebennierenhyperplasie [mikronoduläre Hyperplasie]).

■ Kontraindikationen und Vorsichtsmaßregeln

Spezifische Risiken bestehen in der Auslösung einer hypertensiven Krise bei Phäochromozytom (Terminabsprache mit Intensivmediziner; Medikamente: s. „Medikamente zur Notfallbehandlung" Innenseite hinten) und meist reversiblem Funktions-
ausfall des Organs bis zu Nekrosen bei übermäßiger Kontrastmittelinjektion
(„Überspritzen"). Ein Phäochromozytom sollte behandelt oder ausgeschlossen sein.

Vorbereitung des Patienten

Über die allgemeine Angiographievorbereitung hinaus sollte bei Verdacht auf einen Nebennierenmarktumor ein stabiler venöser Zugang vor Beginn der Untersuchung gelegt und durch Infusion offengehalten werden. Das Anlegen einer Blutdruckmanschette und eine fortlaufende Blutdruck- und EKG-Überwachung sind erforderlich. Nach Absprache mit dem behandelnden Internisten ist der Patient mehrere Tage durch Prämedikation mit α-Blockern vorzubehandeln, und während der Untersuchung sollten 25 mg Ebrantil zur i.v.-Injektion bereitliegen.

Untersuchungsgang

Die Untersuchung wird mit einer Übersichtsaortographie mit einem in Höhe Th 11/12 plazierten Pigtailkatheter begonnen.

Die Anatomie der Aa. suprarenales ist außerordentlich variantenreich. Der „Lehrbuchtyp" (3 Arterien: Aa. suprarenales superior, medialis und inferior aus der A. phrenica inferior, Aorta abdominalis und A. renalis) macht nur ca. 1/3 der Fälle aus. Am häufigsten ist ein Abgang aus der A. renalis. In der Reihenfolge der Häufigkeit ist eine Versorgung aus 2, 3 oder einem übergeordneten Gefäß zu erwarten. Dabei können die Aa. suprarenales inferiores einzeln (2/3) oder mit gemeinsamem Stamm (1/3) aus der Aorta, dem Truncus coeliacus, der A. gastrica sinistra oder weniger häufig (einzeln) aus den Aa. renales abgehen (Abb. 14.4).

Selektive Sondierungen der A. phrenica inferior und Aa. suprarenales mediae aus der Aorta gelingen mit einem kobraförmigen Katheter oder dem kurzschenkligen Simmons-Katheter (S1). Zur Konfigurierung des Sidewinderkatheter s. unten „Kathetertechniken"). Das Abtasten der Aortenwand orientiert sich an der Übersichtsaortographie. Für die superselektive Sondierung des Abgangs der A. suprarenalis inferior aus der A. renalis (oder dem Truncus coeliacus) ist ein Katheter mit gegenläufiger Endkrümmung (s. Abb. 14.1) erforderlich. Alternativ kann der Kobrakatheter in Schleifenkonfiguration eingesetzt werden (s. unten). Zunächst wird das übergeordnete Gefäß sondiert. Im Rückzug aus der A. renalis (oder dem Truncus coeliacus, s. dort) kann die nach kranial gewendete Katheterspitze in das 1–2 cm distal der Aorta abgehende Ostium eingehängt werden. Die Kontrastmittelprobeinjektionen sollten vorsichtig erfolgen (1–2 ml). Bei selektiver Lage und fehlendem Fluß ist von okkludierender Katheterlage auszugehen und der Katheter gleich zurückzuziehen. „Überspritzen" des Organs ist zu vermeiden. In DSA-Technik kann das Kontrastmittel 2:1 verdünnt werden. Für die Aufnahmeserien reichen 1–3 ml/s, Gesamtmenge 4–6 ml.

Dokumentation/Röntgenaufnahmen

Die Untersuchung kann sowohl in konventioneller als auch in DSA-Technik durchgeführt werden. Bei konventioneller Technik sind Filmsubtraktionsaufnahmen anzufertigen. Gleiche Atemlage bei Einblendung und Serie – am besten entspannt-exspiratorischer Atemstillstand – sind zu beachten. In DSA-Technik werden wenige

A. phrenica inferior

A. suprarenales superiores

Aa. suprarenales mediae

Kapselarterie

A. suprarenalis inferior

A. renalis

a   34%

b   26%   33%   2%

5%

c   2%   1%   2%

Abb. 14.4 a–c

Verschiedene Möglichkeiten der Blutzufuhr und ihre anatomische Häufigkeit. **a** Zufuhr aus 3 Gefäßen (34%): A. phrenica inferior, Aorta abdominalis und A. renalis. **b** Zufuhr aus 2 Gefäßen (61%): A. phrenica inferior und Aorta, häufiger links- als rechtsseitig (*links*); A. phrenica inferior und A. renalis, häufiger rechts- als linksseitig (*Mitte*); Aorta abdominalis und A. renalis (*rechts*). **c** Zufuhr aus einem Gefäß (5%): A. phrenica inferior (*links*); Aorta abdominalis (*Mitte*); A. renalis (*rechts*). (Nach: Lippert H, Pabst R (1985) Arterial variations in man. Bergmann, München)

Milliliter verdünntes Kontrastmittel mit der Hand injiziert. Bildfolge 1/s ist ausreichend, maximal 10 Aufnahmen.

Darstellung der kontralateralen A. iliaca communis und A. iliaca interna

■ Indikationen

Die Sondierung der kontralateralen A. iliaca communis ist Ausgangspunkt für superselektive Sondierungen der A. iliaca externa und interna. Erstere wird zur antegraden Darstellung bei gezielter Fragestellung im Verlauf einer AVK wie z.B. Prothesenverschluß, weit peripherer Vaskularisation distal von proximalen Verschlüssen, Druckgradientenmessung von Beckenachsenstenosen und bei Interventionen eingesetzt. Superselektive Darstellungen der A. iliaca interna sind bei Beckentumoren angezeigt, für die Embolisationsbehandlung arterieller Blutungen infolge von Frakturen und Tumoren prä- und postoperativ erforderlich und haben in der Diagnostik der vaskulären Impotenz einen gewissen Stellenwert.

■ Komplikationen

Wie bei jeder antegraden Katheterisierung ist durch entsprechende Technik die Gefahr einer Dissektion möglichst gering zu halten. Häufige Katheterwechsel erhöhen das Risiko an der Punktionsstelle (Hämatom, periphere Thrombembolie). Uneingeschränkt gelten die allgemeinen Kontraindikationen, Komplikationen und Vorsichtsmaßregeln, wie sie im allgemeinen Teil aufgeführt sind. Beim Kompartmentsyndrom ist die Angiographie nur bei zusätzlichen Fragestellungen indiziert (z.B. traumatischer Gefäßabriß) und kann schädlich sein.

Vorbereitung

Wenn mit pathologischen Befunden an den Becken-Bein-Arterien zu rechnen ist, sollte besonders Gewicht auf den Pulsstatus gelegt werden, um Komplikationen rechtzeitig richtig einschätzen zu können. Je nach Fragestellung, z.B. bei vaskulärer Impotenz, kann es sinnvoll sein, durch Legen eines Blasenkatheters vor Beginn der Untersuchung Überlagerungen durch ausgeschiedenes Kontrastmittel zu vermeiden.

Untersuchungsgang

Eine stumpfwinklige Aortenbifurkation kann leicht mit einem kobraförmigen Katheter (C1–C3) passiert werden (Abb. 14.5): Der F-5-Katheter wird mit einem J-Draht (0,035 oder 0,038 in 3 mm Radius) geschient, bis in die kaudale Bauchaorta vorgeschoben (1), der Draht zurückgezogen und beim Zurückziehen des Katheters dessen Spitze nach kaudal gewendet (2). Über den in die kontralaterale A. iliaca communis eingehängten Katheter wird der Draht weit in die A. iliaca externa vorgeschoben und dann der Katheter über den Draht nachgeführt (3). Bei schlecht laufendem Katheter kann gleichzeitiges Zurückziehen des Drahtes beim Vorschieben des Katheters helfen (3 a). Umgekehrt kann man evtl. auch den bis in die kontralaterale A. femoralis vorgeführten Draht hier beim Vorschieben des Katheters manuell fixieren (3 b). Wird der bis in die A. iliaca externa vorgeschobene Katheter mit nach medial und posterior zeigender Spitze zurückgezogen, kann er in der Abgang der A. iliaca interna eingehängt werden (4). Die fluoroskopische Kontrolle der A.-iliaca-interna-Sondierung wird durch kontralateral anteriore Schrägprojektion (kontralateral angehoben) erleichtert.

Schwierigkeiten, die Aortenbifurkation zu überwinden, treten auf, wenn diese spitzwinklig konfiguriert ist und/oder der kaudale Abschnitt der abdominalen Aorta eingeengt ist. In diesen Fällen kann man einen häkchenförmigen Katheter einsetzen, dessen Krümmung nicht wesentlich weiter sein darf als der kaudale Aortenabschnitt. Die Katheterkrümmung wird durch Einstemmen der Katheterspitze in einen Gefäßabgang (im einfachsten Fall ist dies schon die kontralaterale A. iliaca communis) und durch weiteres Vorschieben nach kranial ausgebildet (1). Dann wird der J-Draht mehrere Zentimeter über die Katheterspitze vorgeführt und der Katheter unter leicht drehenden Bewegungen in die Bifurkation zurückgezogen (2 a). Alternativ kann das steife Ende des Führungsdrahtes entsprechend dem Aortendurchmesser vorgebogen werden und der Katheter über diese Biegung hinweg in die kontralaterale A. iliaca geführt werden (2 b). Es versteht sich von selbst, daß bei diesem Verfahren das Drahtende den Katheter nicht verlassen darf, so daß sorgfältige Durchleuchtungskontrolle ab dem Einführen des Drahtes erforderlich ist! Bei sehr spitzwinkliger Aortenbifurkation ist es empfehlenswert, einen Simmons-Katheter zu verwenden. Dieser wird im Aortenbogen konfiguriert (s. S. 258, 260) und unter kleinen Drehbewegungen zur Aortenbifurkation zurückgezogen. Wird die Sondierung der kontralateralen A. iliaca direkt nach einer Übersichtsaortographie begonnen, kann auch der zurückgezogene Pigtailkatheter eingesetzt werden, um einen Führungsdraht über die Bifurkation zu bringen. Der Draht muß so gewählt werden, daß er distal steif genug ist, um den Pigtailkatheter teilweise aufzurichten (s. Abb. 14.5 g). Wenn der Draht sicher in der kontralateralen A. iliaca externa plaziert ist, wird über diesen der Selektivkatheter eingetauscht.

Selektive Darstellung der Viszeralarterien

■ Indikationen

Trotz der Fortschritte in den Schnittbildverfahren hat die viszerale Angiographie besonders in der präoperativen Diagnostik weiterhin große Bedeutung. Zu den Indikationen zählen vaskuläre Erkrankungen, wie arterielle Verschlußkrankheiten an den zentralen und peripheren mesenterialen Gefäßen, Aneurysmen, Thrombosen, Embolien, nichtokklusive mesenteriale Ischämie, Angina abdominalis, Lig.-arcuatum-medianum-Kompressionssyndrom und Angiitiden (Panarteriitis nodosa). Bei den Tumoren parenchymatöser Organe geht es um den individuellen Gefäßversorgungstyp, einen Beitrag zur Artdiagnose und die Frage der Operabilität bei möglicher Gefäßinfiltration. Im Rahmen von Erkrankungen mit portalvenöser Hy-

Abb. 14.5 a–g

Sondierung der kontralateralen A. iliaca communis und A. iliaca interna. **a** Einhängen der Katheterspitze in die kontralaterale A. iliaca communis. **b** Vorschieben eines J-förmigen Führungsdrahtes in die A. iliaca externa. **c** Nachführen des Katheters, eventuell unter gleichzeitigem Zurückziehen des Drahtes. **d** Im Rückzug Einhängen der Katheterspitze in die kontralaterale A. iliaca interna. **e** Vorführen des Drahtes. **f** Nachführen des Katheters. **g** Sondierung der kontralateralen A. iliaca communis mit dem Pigtailkatheter nach Übersichtsaortographie. Die Krümmung des Pigttailkatheters wird durch einen Führungsdraht teilweise aufgerichtet und dieser in die A. iliaca externa vorgeführt. Anschließend wird über den fixierten Draht ein Selektivkatheter eingetauscht.

Tabelle 14.2

Schema organbezogener selektiver Arteriographen: *Trcl* Truncus coeliacus, *Ah* A. hepatica, *Ah d/s* A. hepatica dextra/sinistra, *Agd* A. gastroduodenalis, *Al* A. lienalis, *Ams* A. mesenterica superior, *Ami* A. mesenterica inferior, *Ags* A. gastrica sinistra. ++ Regeldarstellung, + häufig sinnvolle Ergänzung, o bei besonderen Fragestellungen.

Organ	Trcl	Ah	Ah d/s	Agd	Al	Ams	Ami	Ags
Leber[a]	++	+	o/o			++		+
Gallenblase	++		+/− [b]					
Pankreas	++			+	+	++		
Magen	++			+		++		+
Milz[c]	++				+			
Darm	o					++	++	

[a] Direkte Abgänge der rechten und linken Leberarterie aus der Aorta kommen vor (< 1%).
[b] Die A. cystica kann direkt aus der Aorta, aus der Agd oder Ahs abgehen.
[c] Abgangsvarianten der A. lienalis oder von Polarterien aus der Ams oder direkt aus der Aorta sind zu berücksichtigen.

pertension wird über splenale oder mesenteriale Injektion die Pfortader dargestellt. Die akute gastrointestinale Blutung ist zugleich eine therapeutische Indikation.

Die entwicklungsgeschichtlichen, anatomischen und funktionellen Zusammenhänge der Viszeralarterien sind eng. Es bestehen zahlreiche Variationen und Anastomosen, und die Versorgung einzelner Organe erfolgt meist aus mehreren Gefäßprovenienzen. Eine funktionell-territorial ausgerichtete Analyse ist hilfreicher als das Denken in Verzweigungsvarianten. In der Regel ist die Sondierung von A. mesenterica superior und Truncus coeliacus notwendig, die dann nach Fragestellung und Befund durch superselektive Injektionen ergänzt werden muß. Die organbezogenen Anhaltspunkte der Tabelle 14.2 sind entsprechend der Wertung des Einzelfalls nach Anamnese und Voraufnahmen und der oft wichtigen Rücksprache mit dem zuweisenden Arzt zu modifizieren.

Besondere Kathetertechniken

Schleifentechnik

Für das Aufsuchen kranial gerichteter Gefäßabgänge sowohl im viszeralen als auch im iliakalen Stromgebiet bietet die Schleifenformierung des kobraförmigen Katheters oft eine elegante und schnelle Sondierungstechnik.

Die 3. Kurve des 2fach gekrümmten (kobraförmigen) Katheters wird idealerweise in dem Hauptgefäß ausgebildet, dessen Äste aufgesucht werden sollen. Die Schleifenkonfiguration kann aber auch die Sondierung eines Hauptgefäßabganges erst ermöglichen. Das Vorgehen ist am Beispiel der kontralateralen A. iliaca (Abb. 14.6) gezeigt: Zunächst wird die A. iliaca der Gegenseite sondiert. Wie weit der Katheter über die Bifurkation geführt wird, bestimmt die Länge der Schleife; 10–12 cm sind meist günstig. Dann wird der Draht bis zur Aortenbifurkation zurückgezogen und

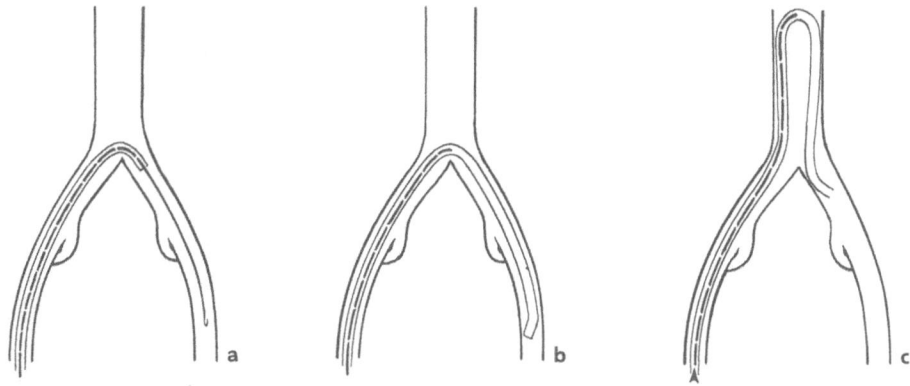

Schleifenkonfigurierung des kobraförmigen Katheters (Loop-Technik). **a** Zunächst wird die kontralaterale A. iliaca sondiert und **b** der Führungsdraht bis zur Aortenbifurkation zurückgezogen. **c** Die Inversion des distalen Schenkels wird durch Vorschieben des Katheterdrahtsystems an der Punktionsstelle bei gleichzeitigem Drehen im Uhrzeigersinn erreicht. Die gleiche Technik wird in Viszeralgefäßabgängen angewandt (a–c: Beispiel einer Lumbalarterie)

das Katheterdrahtsystem an der Punktionsstelle bei gleichzeitiger Rechtsdrehung vorgeschoben. Die Drehung führt zur Inversion des distalen Schleifenschenkels, so daß die Konfiguration eines gegenläufig gekrümmten Katheters mit ähnlichen funktionellen Eigenschaften wie der Simmons-Katheter entsteht.

Die Schleife kann bei F-5-Kathetern instabil sein, die Technik ist aber auch mit diesen Kathetern in der Regel ausreichend gut zu beherrschen. In einer sehr engen Aorta ist die Methode wegen der Gefahr, daß der Katheter abgeknickt wird und okkludiert, nicht brauchbar. In einer elongierten Aorta mit starkem Kinking wird durch die Abknickung der Schleife die Katheterspitze von der Aortenwand weggelenkt. Das Schleifensegment sollte nicht überdreht werden. Besonders vor dem Dekonfigurieren der Schleife muß diese glatt aufgedreht sein, damit kein Katheterknoten entsteht. Werden die genannten Hinweise beachtet, hat die Schleifentechnik gegenüber dem Simmons-3-Katheter den Vorteil, daß ohne Katheterwechsel eine Konfigurierung weitab der hirnversorgenden aortalen Gefäßabgänge erfolgen kann.

■ Konfigurierung des Simmons-Katheters

Wird der Sidewinderkatheter über die Leiste in die Aorta eingeführt, streckt er sich und verliert dabei seine Ausgangsform. Diese muß, bevor mit dem Katheter selektiv sondiert werden kann, zunächst wiedergewonnen werden: der Katheter muß rekonfiguriert werden.

Das *klassische Verfahren* geht von der linken A. subclavia aus (Abb. 14.7). Mit dem gestreckten Katheter wird der Abgang der linken A. subclavia aufgesucht (1). Über einen J-förmigen Führungsdraht wird der Katheter bis zum Scheitelpunkt der Sekundärkrümmung vorgeführt (2). Der Draht wird bis zu diesem Punkt, später weiter, zurückgezogen (3) und dann wird das System Katheter/Draht gemeinsam vorgeschoben (4). Dadurch zieht sich der distale Schenkel des Katheters aus der

Abb. 14.7 a–d

Konfigurierung des Simmons-Katheters nach dem klassischen Verfahren. **a** Sondierung der linken A. subclavia. **b, c** Nach Zurückziehen des Drahtes wird das Katheterdrahtsystem vorgeschoben, bis die Schleife formiert ist. **d** Die Katheterspitze wird nach innen gewendet und der Katheter an den brachiozephalen Gefäßabgängen vorbei nach kaudal zurückgezogen

A. subclavia zurück und die Schleife formt sich (5). Die Katheterspitze wird nach innen gewendet, um den Katheter an den brachiozephalen Abgängen vorbei nach kaudal zurückziehen zu können (6). Auch das Zurückziehen des Katheters hat unter Durchleuchtungskontrolle zu erfolgen.

Mehrere *Probleme* können auftreten: Bei stark elongiertem Aortenbogen und spitzwinkligem Abgang der A. subclavia kann ihre Sondierung mit dem gestrecktem

Katheter mißlingen. Katheter und Draht können in die A. vertebralis laufen, so daß grundsätzlich die Möglichkeit einer *Verletzung der A. vertebralis besteht, ein Risiko, mit dem sonst Viszeralarteriographien nicht verbunden sind.* Bei gestrecktem A.-subclavia-Abgang in der Achse der Aorta läuft evtl. (Schritt 4) das Katheter-Draht-System nach peripher, anstatt sich aus der A. subclavia zurückzuziehen.

Die Methode des *„quick aortic turn"* kommt ohne Sondierung eines aortalen Gefäßabganges und ohne Draht aus. Sie ist beim kurzschenkligen Simmons-Katheter, sofern dieser nicht schon in der abdominalen oder deszendierenden thorakalen Aorta konfiguriert wurde (was vorzuziehen ist), stets anwendbar: Der Katheter wird mit seinem Scheitelpunkt bis über den Aortenbogen vorgeschoben. Dann folgt eine schnelle Drehung im Uhrzeigersinn, die mit einer kurzen ruckartigen Vorwärtsbewegung kombiniert ist. Die Katheterspitze schnappt in die Aorta descendens um (Abb. 14.8). Die Schleife formiert sich, wenn der Katheter gegen den Uhrzeigersinn aufgedreht und mit seinem Scheitelpunkt in die Aorta ascendens vorgeschoben wird. Zurückziehen des Katheters wie oben (6).

In sehr schwierigen Fällen kann der Katheter in der *Aorta ascendens* konfiguriert werden. Der Katheter wird im Uhrzeigersinn gedreht und so weit vorgeschoben, daß die Katheterspitze an der Aortenklappe zurückgestoßen wird und sich die Schleife formiert. Die Technik kann durch einen Führungsdraht unterstützt werden, der dann, wenn die Katheterspitze an der Aortenklappe reflektiert wird, bis zum Scheitelpunkt des Katheters zurückgezogen wird. Die Methode kann durch Eindringen von Draht und Katheter in den linken Ventrikel zu Rhythmusstörungen führen und birgt das Risiko einer Verletzung der Aortenklappe oder von Koronararterien.

Wurde vor dem Einsatz des Sidewinderkatheters schon mit einem anderen Katheter (Pigtail, häkchenförmiger Katheter oder Kobrakatheter) untersucht, kann auch ohne zusätzlichen Aufwand *über der Aortenbifurkation* konfiguriert werden: Die kontralaterale A. iliaca wird nach der beschriebenen Methode (s. oben) sondiert. Über den liegenden Draht wird der Sidewinderkatheter eingetauscht. Das weitere Vorgehen gleicht dem oben für das klassische Verfahren angegebenen: Der Katheter wird mit seinem Scheitelpunkt bis zum Apex der Aortenbifurkation vorgeschoben, der Draht bis hier zurückgezogen und dann das System Draht und Katheter durch Vorschieben in der Leiste in die Aorta gebracht. Hat sich die Schleife formiert, wird der Draht zurückgezogen.

Selektive Sondierungen

Eine Übersicht über die Indikation bei verschiedenen Organerkrankungen gibt Tabelle 14.2. Komplikationen und allgemeine Sondierungstechniken sind für die Viszeralarterien zusammenfassend beschrieben (s. S. 244), zu Flußparametern s. Tabelle 14.3.

Truncus coeliacus

Der Abgang des Truncus coeliacus liegt ventral in Höhe Th 12 bis L 1. Der initiale Verlauf kann nach kaudal gerichtet, fast rechtwinklig sein oder leicht kranial

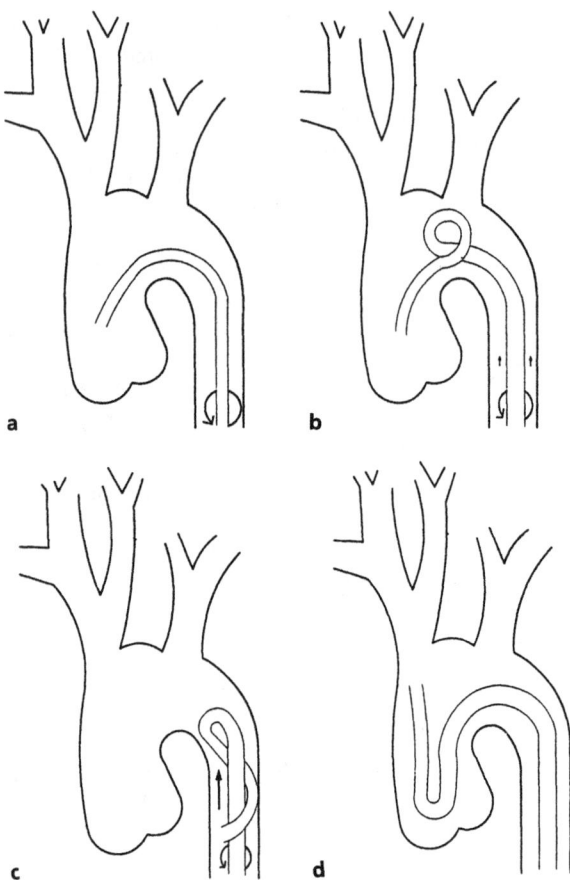

a   b   c   d

Abb. 14.8 a–d

Methode des „quick aortic turn". **a** Der Katheter wird so weit vorgeschoben, daß er mit seinem späteren Scheitelpunkt über den Aortenbogen liegt. **b** Durch eine Kombination aus schneller Drehung im Uhrzeigersinn und ruckartiges Vorschieben schnappt die Katheterspitze in die Aorta descendens um. **c, d** Der Katheter wird gegen den Uhrzeigersinn aufgedreht und gleichzeitig in die Aorta ascendens vorgeschoben, so daß sich die Schleife formiert. (Aus Silberstein M, Tress B, Hennessy (1992) Selecting the right technique to reform a reverse curve catheter (Simmons style): Critical review. Cardiovasc Intervent Radiol 15: 171–176)

zeigen. Besonders adipöse Patienten haben häufig einen stumpfen Abgangswinkel. Bei diesen Fällen gelingt die Sondierung mit einem kobraförmigen Katheter. Der Katheter hat den Vorteil, gut superselektiv weiter verwendet werden zu können. Kann er aber nur knapp im Trunkus plaziert werden, hat der Katheter den Nachteil, durch seine weniger stabile Lage bei Druckinjektionen zu dislozieren. Eine stabile Lage erreicht dagegen der häkchenförmige Katheter, der so tief eingehängt wird, daß er seine Krümmung gerade noch behält. In schwierigen Fällen (insbesondere beim schlanken Patienten) ist ein kleiner Sidewinderkatheter (S 1) oder der kobraförmige Katheter in Schleifenkonfiguration hilfreich (s. oben). Nachdem der Katheter in der üblichen Seldinger-Technik in die Aorta abdominalis eingeführt wurde, kann das Ostium durch Abtasten der Aortenvorderwand mit leicht hin und her rotierenden Auf- und Abbewegungen in der angegebenen Höhe gefunden werden. Bei zu langsamer Bewegung ist das Einspringen des Katheters in den Gefäßabgang u.U. schlecht zu erkennen. Gelingt es nicht, den Truncus coeliacus zu sondieren, wird mit der im allgemeinen ohnehin erforderlichen Darstellung der A. mesenterica superior fortgefahren, die weitere Hinweise auf einen möglichen Verschluß des Truncus coeliacus geben kann. Alternativ wird mit der Übersichtsaortographie im seitlichen Strahlengang fortgefahren.

A. mesenterica superior

Die A. mesenterica superior kann 0,5–2 cm unterhalb des Truncus coeliacus ebenfalls nach ventral abgehen. Sie verläuft zunächst horizontal und nach 1 cm steil nach kaudal. Die Sondierung bereitet in der Regel keine Schwierigkeiten. Das Vorgehen entspricht dem für den Truncus coeliacus beschriebenen. Kann der Katheter aufgrund ausgeprägter atheromatöser Plaques in der Bauchaorta nicht oder schlecht nach proximal geschoben werden, wird er über den Führungsdraht nach kranial vorgeschoben und im Rückzug sondiert. Eine stabile Lage wird mit einem häkchenförmigen Katheter erreicht. Im Unterschied zum Truncus coeliacus läßt sich auch der kobraförmige Katheter fast immer durch etwas tiefere Positionierung stabil gegen Rückstoßeffekte einlegen. Er kann nach Umformung in die sidewinderähnliche Konfiguration vorteilhaft zur superselektiven Sondierung benutzt werden. Wurde die Sekundärkrümmung des Katheters gegenüber dem Aortendurchmesser zu klein gewählt, kann sie durch Einführen eines steiferen Drahtes etwas aufgerichtet werden. Ist eine stabile Einstellung nach ventral nicht zu erreichen, kann die Rotationsstabilität des Katheters durch teilweises Einschieben des Führungsdrahtes erhöht werden. Eventuell muß ein drehstabilerer Katheter eingewechselt werden. Zu Fluß und Dokumentation s. Tabelle 14.3.

Kommt es auf die Darstellung der *V. porta* oder der *Mesenterialvenen* an, wird die Injektionsmenge auf 60–80 ml erhöht, und der Fluß wird nach Gabe von 25 mg Tolazolin (1 Amp. Priscol) i.a. (durch den Katheter) auf 8 ml/s gesteigert. In DSA-Technik kann das Kontrastmittel ohne Informationsverlust um 1/3 verdünnt werden. Für die V. mesenterica superior ist in konventioneller Technik durch 20° LAO (= links angehoben) eine Freiprojektion von der Wirbelsäule zu erreichen. Die Serie wird bei erwarteter portaler Hypertension auf 22–29 s verlängert.

A. mesenterica inferior

Die A. mesenterica inferior entspringt ventral aus der Aorta in Höhe L 3 bis ZWR L 3/4 und zieht nach kaudal links. Die Sondierung erfolgt nach den gleichen Prinzipien wie bei A. mesenterica superior und Truncus coeliacus. Zu beachten ist der kleinere Durchmesser der Aorta abdominalis kaudal der Nierenarterienabgänge, so daß der häkchenförmige Katheter mit enger Krümmung die rascheste Sondierung erlaubt. Der Gefäßabschnitt kann darüber hinaus besonders von atherosklerotischen Veränderungen betroffen sein, so daß ein drehstabilerer Katheter gebraucht wird. Gelingt die Sondierung innerhalb einer angemessenen Zeit (erfahrungsabhängig) nicht, ist beim älteren Patienten an den nicht seltenen Verschluß des Gefäßes zu denken und der Befund durch eine Übersichtsaortographie abzuklären. Bei der Suche nach der Blutungsquelle einer gastrointestinalen Blutung, die im Kolon vermutet wird, ist mit der Darstellung der A. mesenterica inferior zu beginnen.

Superselektive Sondierungen

Die superselektiven Sondierungen der A. lienalis und A. hepatica communis sind annähernd spiegelbildlich. Um Wiederholungen zu vermeiden, werden die Verfahren entweder bei der einen oder der anderen Arterie ausführlicher beschrieben.

A. lienalis

Neben den sich aus Tabelle 14.2 ergebenden Indikationen (Milz, Magen und Pankreas, s. oben) ist die arterielle Splenoportographie hervorzuheben, die eine vergleichbar gute Portalvenendarstellung wie die Mesenterikoportographie erreicht.

Die A. lienalis geht in der Regel distal der A. gastrica sinistra nach links aus dem Truncus coeliacus ab. Sie kann aber auch nach ventral oder rechts aus dem Hauptstamm abgehen und in selteneren Fällen direkt aus der Aorta oder aus einem Truncus splenomesentericus hervorgehen. Meist verläuft sie als kaliberkräftigster Ast initial so in Verlaufsrichtung des Truncus, daß sich die superselektive Sondierung beim Vorschieben von Führungsdraht und Katheter fast von selbst ergibt. Gut geeignet sind der kobraförmige Katheter und, falls die Sondierung damit nicht gelingt, der langschenklige Sidewinderkatheter (S 3-Konfiguration), oder entsprechend der loopkonfigurierte Kobrakatheter. Läuft nach Sondierung des Truncus coeliacus der Führungsdraht statt in die A. lienalis wiederholt in die A. hepatica, wird er hier weit genug vorgeschoben und der Katheter zunächst in die A. hepatica nachgeführt (1). Dann wird der Draht entfernt und der Katheter unter leichter Linksdrehung der Spitze und kleinen Probeinjektionen zurückgezogen (2). Außer beim jugendlichen Patienten wird die A. lienalis leicht an ihrem stark geschlängelten Verlauf erkannt. Ist das Ostium sondiert, wird der Katheter unter Spannung gehalten und ein weicher Führungsdraht (J-Draht, 3 mm Endkrümmung oder Bentson-Draht) in die A. lienalis vorgeschoben (3). Ist der steife Teil des Drahtes sicher in der A. lienalis plaziert, wird über diesen dann der Katheter vorgeführt (4). Wie allgemein bei selektiven Sondierungen kann stockendes Vorlaufen des Katheters bei ausreichender Drahtreserve durch gleichzeitiges Zurückziehen des Drahtes erleichtert werden (4 a). Beim Simmons-Katheter ergibt sich dabei ein nicht ganz leicht abzustimmendes gleichzeitiges Zurückziehen von Draht und Katheterende. Für die Splenoportographie sollte der Katheter 4–5 cm weit in die A. lienalis gelegt werden, um den Rückfluß in die A. hepatica zu vermeiden. Prinzipiell sind auch Sondierungen mit dem häkchenförmigen Katheter oder mit dem kurzen Sidewinderkatheter möglich.

A. hepatica communis

Wurde der Truncus coeliacus mit dem einfach gekrümmten häkchenförmigen Katheter sondiert, kann bei einfachen anatomischen Verhältnissen, ein J-förmiger (3 mm Krümmung, 3-4 cm weiche Spitze) Führungsdraht in die A. hepatica soweit vorgeschoben werden, daß der steife Katheterabschnitt weit genug in der Arterie liegt (a). Über diesen wird der Katheter, eventuell unter leichtem Zurückziehen des Drahtes nachgeschoben (b). Die A. hepatica communis kann analog wie oben für die A. lienalis angegeben auch mit dem Kobrakatheter sondiert werden (spiegelbildlich wie oben angegeben, entsprechend den Schritten 1-4 bei Vertauschen lienalis/hepatica und li/re).

Gelingt die beschriebene Fortsetzung einer selektiven zur superselektiven Sondierung nicht zügig, sollte zu einer technisch sicheren Methode übergegangen werden. Dann – *sofort* in schwierigeren Fällen: steiler Abgang, langer „stierhornförmiger" Truncus, Lig. arcuatum – wird der langschenklige Simmons-Katheter (S 3) oder schleifenkonfigurierte Kobrakatheter verwendet, der idealerweise gleich im Truncus coeliacus geformt wird. Der konfigurierte Katheter wird in üblicher Weise in den Truncus coeliacus (s. dort) eingehängt (1). Durch Zurückziehen gelangt die Spitze des Katheters zur Trunkusbifurkation und wird dann meist in die A. lienalis laufen (2). Der Katheter wird jetzt unter leichter Rotation millimeterweise nach rechts hochgeschoben, so daß sich seine Spitze wieder in Richtung Aorta bewegt (3). Durch häufige kleine Probeinjektionen wird die Katheterposition erfaßt, von der aus sich die A. hepatica communis zuerst kontrastiert. Sobald diese Position erreicht ist, wird die Drehung nach rechts verstärkt (4) und der Katheter zurückgezogen, so daß seine Spitze in die A. hepatica communis läuft (5). Die angegebene Drehung nach rechts bedeutet am Katheterende eine Drehung gegen den Uhrzeigersinn. Dadurch gelangt das aortale Segment der Sekundärkurve nach links und die Katheterspitze nach rechts. Im a.p.-Strahlengang kann die Figur einer 8 entstehen.

Spiegelbildlich Entsprechendes gilt für die Sondierung der A. lienalis. Das Vorlaufen des Katheters in die A. hepatica communis kann in leichter Modifikation des beschriebenen Vorgehens erleichtert werden, wenn der Draht während der Schritte (3) bis (5) kurz [nicht zu kurz, s. oben (2)] über das Katheterende hinausragt. Läuft der Katheter nicht in die A. hepatica, muß zunächst ein Führungsdraht plaziert werden: Nach Schritt (4) wird ein Führungsdraht mit flexibler Spitze in die A. hepatica communis vorgeschoben (5 a).

Die allgemeinen Grundsätze für Katheter-Draht-Kombinationen sind zu beachten: der Draht muß ein langes weiches Ende haben. Ein weichmachbarer J-Draht oder ein Golddraht mit langer (20 cm) flexibler Spitze sind geeignet. Besteht nur eine leichte Vorspannung des eingehängten Katheters, kann dagegen selbst ein Bentson-Draht den Katheter aus dem Ostium drängen, bevor er stabil genug in die A. hepatica vorgeschoben ist, und der Simmons-Katheter muß neu konfiguriert werden. Der Golddraht hat in schwierigen Fällen den Vorteil, daß er drehstabil ist und gesteuert werden kann, wenn das distale Ende ein wenig gekrümmt ist.

Der Draht wird möglichst weit peripher in die A. hepatica geführt (5 b). Er läuft dann in einen beliebigen peripheren Ast. Über den stabil liegenden fixierten Draht wird die Katheterspitze durch Zurückziehen vorgeführt (6). Die Bewegung des Katheters kann wiederum dadurch erleichtert werden, daß gleichzeitig der Draht etwas zurückgenommen wird (6 a). Zu diesem Zweck muß gleichzeitig an Draht und Katheterende gezogen werden.

Zu Kontrastmittelfluß und Serie vgl. Tabelle 14.3.

A. hepatica propria

Die Sondierung der A. hepatica propria ist aus diagnostischen Gründen selten erforderlich. Sie kann für bestimmte CT-Techniken eingesetzt werden und der gezielten Chemotherapie bzw. Chemoembolisation dienen. Es werden dann einzelne hepatische Äste aufgesucht.

Die Sondierung der A. hepatica communis kann in Schritt (1) oder (5 b, 6) direkt in eine Sondierung der A. hepatica propria fortgesetzt werden, wenn der Führungsdraht bereits über den Abgang der A. gastroduodenalis hinausgelaufen ist. Wird dagegen davon ausgegangen, daß ein Katheter in der A. hepatica communis liegt, muß im Fall des Kobrakatheters erst ein Führungsdraht vorgeschoben werden, der den Katheter über den Abgang der A. gastroduodenalis schient; der Simmons-Katheter läuft leicht'von selbst bei weiterem Zurückziehen in die A. hepatica propria. Auch bei diesem Katheter ist es schonender, ihn nur über einen Führungsdraht weiter in die Peripherie vorzubringen. Bei selektiver Lage ist besonders zu beachten, daß der Katheter nicht in einer Wedge-Position plaziert werden soll. Der kobraförmige Katheter kann sich mit seiner Spitze so gegen die Intima stemmen, daß bei Druckinjektionen Intimaläsionen hervorgerufen werden können.

Grundsätzlich ist der Simmons-3-Katheter am besten geeignet, sowohl die A. hepatica communis bei schwierigen Verhältnissen zu sondieren als auch nach Lage in der A. hepatica communis in die A. hepatica propria zu gelangen. Für die selektive Sondierung einzelner A.-hepatica-Äste wird dann der kobraförmige Katheter über einen langen (2 m) Draht, der in superselektiver Lage fixiert gehalten wird, eingetauscht. Alternativ kann die weitere Sondierung durch steuerbare Führungsdrähte vorbereitet oder koaxial weitergeführt werden. In diesem Fall wird ein 2. dünner Katheter durch den superselektiv liegenden Katheter eingeführt. Der Innenkatheter hat einen eigenen, dünnen, steuerbaren Führungsdraht, der zum Aufsuchen einzelner Äste eingesetzt wird.

A. gastroduodenalis

Für die Sondierung der A. gastroduodenalis muß ein 2fach gleichsinnig gebogener (kobraförmiger) Katheter eingesetzt werden. Der Simmons-Katheter ist nicht geeignet. In der einfachsten Ausgangssituation ist die A. hepatica communis mit dem kobraförmigen Katheter sondiert (1). Der Führungsdraht wird dann weiter in der A. hepatica communis vorgeschoben (2). Läuft er in die A. gastroduodenalis (3 a), muß der Katheter nur nachgeführt werden (4 a). Läuft er in die A. hepatica propria (3 b), wird der Katheter über den Abgang der A. gastroduodenalis nachgeführt (4 b). Dann wird der Draht zurückgezogen (5 b). Meist richtet sich die Katheterspitze von selbst nach kaudal aus. Im Rückzug hängt sich die Katheterspitze in den Abgang der A. gastroduodenalis ein (6 b). Nach Probeinjektion wird der Führungsdraht in das

Tabelle 14.3

Anhaltswerte für Kontrastmittelmengen, Fluß und Bildfolge bei Viszeralangiographien. Abkürzungen der Arterien s. Tabelle 14.2. Bei digitaler Technik kann das Kontrastmittel um 20–30% verdünnt oder die Flüsse können entsprechend reduziert werden. Bei portaler Hypertension gelten die hohen (bis 80) Flußmengen für die SMA, die Serien mit Portalvenendarstellung müssen im Einzelfall bis 30 s verlängert werden. (Abkürzungen s. Tabelle 14.2 auf S. 256)

konventionell	Trcl	Ams	Ami	Al	Ah	Agd
Menge (ml)	45	45–80	15	35–60	25–35	15
Fluß (ml/s)	7	7–8	4	6–7	6	5
Bildfolge						
A/s	1	1	1	1	1	1
Anzahl	4–5	4–5	4	3–4	5	4
weiter						
A/s	1/2	1/2	1/2	1/2	1/2	1/2
mit Anzahl	5	5	5	5	4	5

Gefäß vorgeschoben und über diesen der Katheter 2–4 cm sicher in die A. gastroduodenalis gelegt (7 b).

War die Sondierung der A. hepatica communis nur über einen Sidewinderkatheter möglich, wird ein Wechseldraht (Länge 2 m) weit nach peripher, in der Regel in die A. hepatica dextra, vorgeschoben und unter fluoroskopischer Kontrolle der stabilen peripheren Lage des Führungsdrahtes in einen Kobrakatheter ausgetauscht. Dann wird wie oben beschrieben (5 b–7 b) verfahren.

Zu Injektionsrate und Serie s. Tabelle 14.3.

A. gastrica sinistra

Selten sind Abgänge der A. gastrica sinistra aus der A. hepatica, der A. lienalis oder direkt aus der Aorta. Sehr selten ist ein Abgang aus der A. mesenterica superior. Wird die Arterie in der Trunkusinjektion nicht dargestellt, liegt es fast immer an einer zu tiefen Positionierung des Katheters. Das Gefäß kann von jedem Punkt zwischen Aorta und dessen Bifurkation aus dem Truncus coeliacus abgehen. Im Unterschied zu den bisher besprochenen superselektiven Sondierungen, bei denen der aufzusuchende Gefäßast in der Verlängerung des Hauptgefäßes lag oder nach kaudal abging, ist in diesem Fall der Abgang nach kranial gerichtet.

Ideal ist ein Katheter mit einer gegenläufigen, stärker nach kranial gebogenen Primärkrümmung (s. Abb. 14.1). Das Vorgehen entspricht dem in den Schritten 2, 3 b–6 b für die A. gastroduodenalis beschriebenen, nur mit dem Unterschied, daß die Katheterspitze nach kranial ausgerichtet wird und der nach kranial gerichtete Abgang aufgesucht wird.

Ohne Katheteraustauschmethode kann auch der schleifenkonfigurierte Kobrakatheter oder seine Modifikation mit ausgeprägterer Sekundärkrümmung („Waltman loop") eingesetzt werden. Die Schleife wird vorzugsweise in der A. hepatica oder lienalis gebildet. Im Rückzug unter wiederholten kleinen Probeinjektionen wird mit nach kranial gewendeter Katheterspitze das Ostium der A. gastrica sondiert. In

Einzelfällen kann es auch gelingen, durch vorsichtiges „Überziehen" eines im Truncus coeliacus liegenden Simmons-1-Katheters dessen Sekundärkrümmung so aufzufalten, daß seine Katheterspitze weit genug nach kranial zeigt, um das Ostium der A. gastroduodenalis zu finden.

14•4 Angiographie der Pulmonalarterien

W.S. Rau

Die Angiographie der Pulmonalarterien ist das aussagekräftigste Verfahren zur Beurteilung der Lungenstrombahn. Szintigraphische Methoden sind als Screening geeignet und werden eingesetzt, wenn kein akuter oder bedrohlicher Notfall vorliegt. CT- und MR-Angiographie sind noch keine Standardverfahren und scheinen die Gefäßperipherie noch nicht im erforderlichen Umfang darstellen zu können. Immer dann, wenn der Verdacht auf eine fulminante Lungenembolie besteht, die eine chirurgische Embolektomie oder eine Thrombolysetherapie indizieren würde, oder wenn detaillierte Aussagen über periphere Gefäßveränderungen, arteriovenöse Fisteln oder Gefäßanomalien erforderlich sind, ist die so selektiv wie möglich durchzuführende Angiographie der Pulmonalarterien die Methode der Wahl.

■ Indikationen

* akute Lungenembolie,
* pulmonalarterielle Hypertonie: rezidivierende (Mikro-)Embolien, primäre, z.B. medikamentös bedingte Gefäßveränderungen,
* arteriovenöse Fisteln und Aneurysmen,
* Tumorinfiltration,
* Differentialdiagnostik der „einseitig hellen Lunge",
* Gefäßanomalien.

■ Kontraindikationen

In einer Notfallsituation darf der Therapiebeginn nicht durch Unzulänglichkeiten bei der angiographischen Diagnostik verzögert werden. Die *selektive* Pulmonalisangiographie ist zu unterlassen, wenn ein erfahrener Untersucher nicht oder erst nach längerer Anfahrtzeit zur Verfügung steht. In diesem Fall muß die schlechtere Bildqualität der ungezielten Kontrastmittelinjektion (z.B. in den rechten Vorhof) zugunsten einer raschen Entscheidungsfindung in Kauf genommen werden.

Die Passage des rechten Ventrikels mit dem Katheter hat zu unterbleiben, wenn bereits schwere Rhythmusstörungen bestehen oder wenn ein frischer Herzinfarkt eine erhöhte Perforationsgefahr bedingt.

Ein bestehendes Lungenödem ist eine *relative* Kontraindikation, denn die Flüssigkeitseinlagerung kann durch die Kontrastmittelgabe verstärkt werden. Andererseits kann aber eine Verlegung der Pulmonalstrombahn die Ursache von Hypoxie und eingeschränkter linksventrikulärer Pumpfunktion sein. Spricht daher die klinische Symptomatik für die Möglichkeit einer hämodynamisch wirksamen und therapiebedürftigen Lungenembolie, muß das Ödemrisiko in Kauf genommen werden.

▣ Komplikationen

Bei der Passage des rechten Ventrikels mit dem Angiographiekatheter kommt es regelmäßig zu einigen Extrasystolen. Nur selten muß auf die selektive Sondierung der Pulmonalarterien verzichtet werden, wenn die Herzleistung durch ganze Salven von Extrasystolen beeinträchtigt wird.

Bei dilatiertem rechtem Ventrikel oder nach Myokardinfarkt kann die Dicke der Muskulatur so abgenommen haben, daß die Herzwand von der Spitze des Katheters oder des Führungsdrahtes perforiert wird. Sogar Kontrastmittelinjektionen in die Perikardhöhle sind schon vorgekommen. Muß aufgrund des Katheterverlaufs oder eines Kontrastmittelaustritts in den Herzbeutel eine Perforation festgestellt werden, ist der Patient spätestens von nun an intensivmedizinisch zu überwachen, um eine Herzbeuteltamponade rechtzeitig erkennen und behandeln zu können.

Die Häufigkeit von Lungenödemen nach der Pulmonalisangiographie scheint seit Einführung der nichtionischen Kontrastmittel und der Reduzierung der Kontrastmittelmenge durch die Beschränkung auf 2 selektive Aufnahmeserien in DSA-Technik abgenommen zu haben. Der Untersucher muß jedoch evtl. vorangegangene Kontrastmittelgaben, die zur Phlebographie oder Kavographie eingesetzt wurden, mit in Betracht ziehen. Auch für die Plazierung eines Kavaschirms ist weiteres Kontrastmittel erforderlich.

Beim Einführen des Katheters ist sorgfältig eine Arterienpunktion zu vermeiden, gleichgültig, ob der typische Zugangsweg von der linken Ellbeuge gewählt werden kann oder ob von der Leiste ausgegangen werden muß. Wird im Anschluß an die Pulmonalisangiographie die Indikation zur lokalen oder systemischen Thrombolyse gestellt, kann es aus einer akzidentiellen Punktionsstelle der Arterie bedrohlich bluten, so daß die Thrombolyse abgebrochen werden muß. Fatal wäre in dieser Situation, wenn bei der vorangegangenen Pulmonalisangiographie versehentlich die A. femoralis *oberhalb* des Leistenbandes punktiert wurde. Die aus diesem Gefäßwanddefekt austretenden Blutmassen breiten sich im Becken und im Retroperitoneum aus. Sie sind weder als Hämatom am Oberschenkel sichtbar, noch besteht eine Kompressionsmöglichkeit der Punktionsstelle.

Muß wegen schlechter Venen in den Ellbeugen der Zugang von einer Leiste aus erfolgen, ist selbstverständlich diejenige Seite zu wählen, auf der keine Beinvenenthrombose zu vermuten ist. Trotzdem kann es vorkommen, daß der Katheter in den Beckenvenen oder in der V. cava inferior an frischen Thromben entlang vorgeschoben wird. Hierbei ist es jederzeit möglich, daß durch die Kathetermanipulation Thrombenteile abreißen und noch zusätzlich in die Lungenstrombahn embolisieren. Bei sehr behutsamen Bewegungen des Führungsdrahtes und des Katheters scheint ein solches Ereignis in der Praxis jedoch nur selten vorzukommen. Auf jeden Fall darf ein Pigtailkatheter nur im geradlinig gesteckten Zustand – über den Führungs-draht – an den Thromben vorbeigeführt werden.

Vorbereitung des Patienten

Die Aufklärung des Patienten hat sich an der Akuität und Bedrohlichkeit des Krank-heitsbildes zu orientieren. Sie darf um so kürzer ausfallen, je größer die vitale Gefährdung ist. In einer Notfallsituation darf das Einverständnis von intubierten Patienten zu lebensrettenden Maßnahmen – auch zu diagnostischen Maßnahmen – vorausgesetzt werden. Bei einer elektiven Pulmonalisangiographie hat die Aufklä-rung selbstverständlich in vollem Umfang und mit ausreichender Bedenkzeit zu erfolgen.

Wünschenswert ist es, wenn der Patient nüchtern ist und wenn die Laborunter-suchungen normale Parameter der Blutgerinnung ergeben. In Notfallsituationen muß darauf verzichtet werden.

Patienten mit einer fulminanten Lungenembolie leiden unter schweren Dyspnoe, die durch pleurale Schmerzen und die heftige Angst ersticken zu müssen noch verstärkt wird. Sie müssen über eine Nasensonde Sauerstoff erhalten oder sogar intubiert werden, um überhaupt flach auf dem Angiographietisch liegen zu können. Auch bei Patienten mit weniger schwerem Krankheitsbild ist die Sauerstoffzufuhr über eine Sonde in der Nase nützlich, um die Atemfrequenz zu senken.

Eine vom Angiographiekatheter unabhängige großkalibrige Venenkanüle, EKG-Überwachung und regelmäßige Blutdruckmessung sind selbstverständlich. Soll eine selektive Katheterisierung der Pulmonalarterien mit Passage des rechten Ventrikels erfolgen, muß ein Defibrillator kurzfristig einsetzbar sein.

Vorbereitung der Untersuchung durch MTRA

Bevor der Patient auf den Angiographietisch gelagert wird, ist zu prüfen, ob in der linken Ellbeuge eine Vene mit ausreichendem Kaliber für einen 5-F-Katheter zur Verfügung steht. Wenn Zweifel bestehen, muß der die Untersuchung durchführende Radiologe entscheiden, ob er auf die rechte Ellbeuge oder eine Leiste ausweicht.

Der Patient ist so auf den Untersuchungstisch zu lagern, daß zur Punktionsstelle freier Zugang besteht. Wenn eine Ellbeugenvene punktiert werden kann, empfiehlt es sich, am Tisch eine Armstütze anzubringen und den Arm um etwa 45° zu abdu-zieren.

Die Punktionsstelle wird in üblicher Weise rasiert (falls erforderlich), desinfiziert und mit großen sterilen Tüchern abgedeckt.

Instrumente und Verbrauchsmaterial:
Standardisiertes, steriles Zubehör zur Angiographie (s. S. 223);
Pigtailkatheter (5 F, 90 und 110 cm lang);

für die nichtselektive Pulmonalisangiographie muß der Pigtailkatheter eine Injektionsge-schwindigkeit von mindestens 25 ml/s erlauben (unverdünntes Kontrastmittel: 370 mg J/ml);

Standardführungsdraht mit J-förmig gebogener Spitze (150 cm lang);
hydrophil beschichteter Führungsdraht mit gebogener Spitze (180 cm lang);
zur Venenpunktion am Arm: Teflonvenenverweilkanüle (1,1 mm Innendurchmesser);
zur Venenpunktion in der Leiste: Seldinger-Nadel;
10–20 ml Lokalanästhetikum;
100 ml nichtionisches Kontrastmittel, verdünnt auf ca. 200 mg J/ml.

Für die nichtselektive Pulmonalisangiographie in Blattfilmtechnik ist unverdünntes Kontrastmittel mit 370 mg J/ml zu verwenden.

Untersuchungsgang

Anamnese und Vorbefunde

Beim Verdacht auf eine fulminante Lungenembolie ist schnelles Handeln erforderlich, so daß sich der Untersucher auf wenige orientierende Fragen an den Patienten beschränken wird, sofern der Patient überhaupt zu einem Gespräch in der Lage ist. Trotzdem muß sich der Radiologe in der Zeit zwischen der ersten Information über die bevorstehende Pulmonalisangiographie und dem Untersuchungsbeginn mit den verfügbaren Befunden vertraut machen, soweit sie durchgeführt wurden und vorliegen: vorangegangene Operation, Thoraxübersichtsaufnahme, Phlebographie, Kavographie, Perfusions- und Inhalationsszintigraphie der Lunge, kapilläre Sauerstoffsättigung, EKG. Diese Untersuchungen können hilfreich für das Vorgehen bei der Angiographie sein, sind aber keinesfalls zwingend erforderlich.

Bei der elektiven Pulmonalisangiographie (z.B. Suche nach arteriovenösen Fisteln) sind selbstverständlich eine eingehende Anamnese und ein sorgfältiges Studium der Vorbefunde und der bereits durchgeführten bildgebenden Diagnostik erforderlich.

Untersuchungsablauf

Zur Punktion wird am zweckmäßigsten eine zur V. basilica ziehende Vene in der linken Ellbeuge benutzt. (Der Zugangsweg vom linken Arm erleichtert durch den gleichmäßigen Bogen des Katheterverlaufs die Passage des rechten Ventrikels.) Alternativ ist eine zur linken V. cephalica ziehende Vene, ein Vene in der rechten Ellbeuge oder die V. femoralis desjenigen Beines zu wählen, das aufgrund des phlebographischen oder klinischen Befundes keine tiefe (Oberschenkel- und Bekken-)Venenthrombose aufweist. Nur in Ausnahmefällen kann einmal die Punktion einer V. jugularis erforderlich werden.

Bei Punktion einer *Ellbeugenvene* wird zunächst mit einer G-22-Nadel eine kleine Hautquaddel mit Lokalanästhetikum gesetzt, die Vene mit der Verweilkanüle punktiert und deren Teflonhülle vorgeschoben. Bei noch liegendem Metallinnenteil wird die Einstichstelle mit einem feinen, spitzen Skalpell um 2 mm erweitert. Nach Entfernung des Metallinnenteils der Kanüle wird der Führungsdraht unter Durchleuchtungskontrolle vorgeschoben. Treten beim Vorführen des Drahtes Hindernisse auf (z.B. an der Einmündungsstelle der V. cephalica in die V. subclavia) kann es hilfreich sein, den Standarddraht gegen einen hydrophil beschichteten, an der Spitze leicht gebogenen Draht auszuwechseln.

Liegt der Führungsdraht mit der Spitze in der V. cava superior, wird ein ausreichend langer Pigtailkatheter (je nach Körpergröße des Patienten 90 oder 110 cm) in Seldinger-Technik vorgeführt. Kurz oberhalb des Zwerchfells wird die Krümmung so gedreht, daß der Führungsdraht die Katheterspitze nach links in Richtung des rechten Vorhofs verlassen kann. Die Passage von rechtem Vorhof und rechtem Ventrikel fällt in der Regel etwas leichter, wenn man den Führungsdraht vorher an der Spitze flachbogig um etwa 90° krümmt (Krümmungsradius ca. 5 cm). Durch die Form des Drahtes nimmt der Katheter dann annähernd die Konfiguration des früher gebräuchlichen Grollmann-Katheters an.

Gelegentlich verfangen sich der Kringel des Pigtailkatheters oder die Spitze des Führungsdrahtes in den Trabekeln oder Papillarmuskeln eines dilatierten rechten Ventrikels. Um den Ausgang in Richtung Pulmonalklappe zu finden, ist der mit dem Führungsdraht stabilisierte Katheter zunächst etwas zurückzuziehen, damit er sich im rechten Ventrikel frei bewegen kann. Dann wird der Katheter unter gleichzeitigem Vorschieben so gedreht, daß sich seine gekrümmte Spitze von kaudal nach ventral bewegt, an der Vorderwand des rechten Ventrikels nach kranial gleitet und dann noch weiter kranial – unter kontinuierlichem Vorschieben – in den Truncus pulmonalis gelangt. Dieses Manöver gelingt bei „gesunden" Patienten mit normal großem Herzen leichter als bei Patienten mit Rechtsherzdilatation oder -hypertrophie. Da gelegentlich sehr viel Fingerspitzengefühl und Erfahrung erforderlich sind, darf die selektive Sondierung der Pulmonalarterien nur angestrebt werden, wenn sie von einem in diesem Verfahren geübten Radiologen beaufsichtigt oder durchgeführt wird.

Bei der Passage des rechten Ventrikels kommt es regelmäßig zu einigen Extrasystolen, die meist harmlos sind. Nur wenn sie salvenartig gehäuft auftreten, wenn sie beim Patienten zusätzliche Beschwerden oder Angst hervorrufen, wenn sie vorbestehende Rhythmusstörungen bedrohlich verschlimmern oder die Herzleistung weiter beeinträchtigen, muß der Versuch einer selektiven Sondierung abgebrochen und das Kontrastmittel in den rechten Vorhof oder in den rechten Ventrikel injiziert werden.

Hat der Pigtailkatheter die Pulmonalklappe passiert, hängt das weitere Vorgehen davon ab, ob die Angiographie als DSA oder in Blattfilmtechnik durchgeführt werden soll.

Selektive Pulmonalisangiographie in DSA-Technik

Wird die Angiographie in DSA-Technik durchgeführt, ist es nicht sinnvoll, eine Aufnahmeserie in strenger a.-p.-Projektion durchzuführen. Die Dichteunterschiede zwischen Mediastinum und Lungenperipherie sind so groß, daß es auch bei Verwendung von Ausgleichsfiltern regelmäßig zu Überstrahlungsartefakten kommt. Statt dessen ist es zweckmäßig, schon primär die linke Lunge in LAO- und die rechte Lunge in RAO-Projektion abzubilden.

Eine Übersichtsdarstellung in a.-p.-Projektion ist nur in Form einer Blattfilmangiographie sinnvoll, da der photographische Film im Gegensatz zur Bildverstärker-Fernseh-Technik über einen ausreichend großen Schwärzungsumfang verfügt.

Aus dem Truncus pulmonalis gleitet der Pigtailkatheter beim weiteren Einführen meist in die linke Pulmonalarterie. Er darf aber nicht zu weit in die Peripherie vorgeführt werden, da sonst die Oberlappenarterien zu wenig Kontrastmittel erhalten könnten. Die korrekte Katheterlage wird durch die rasche, manuelle Probeinjektion von ca. 7–8 ml Kontrastmittel verifiziert.

Aufnahmeserie zur Darstellung der linken A. pulmonalis. Der C-Bogen des Angiographiegerätes wird um ca. 40° nach links gedreht, so daß sich der linke Hemithorax des Patienten in LAO-Projektion abbildet. Steht kein C-Bogen zur Verfügung, ist der Patient entsprechend zu drehen (linke Seite anheben) und in dieser Lage mit Schaumstoffkeilen zu stabilisieren.

Die Angiographieserie wird mit 3 Bildern/s und 3 s Vorlauf angefertigt; injiziert werden 40 ml verdünntes Kontrastmittel (200 mg J/ml) mit einer Geschwindigkeit von 20 ml/s. Dadurch stehen 9 Nativbilder zur Verfügung. Patienten mit Lungenembolie, die nicht intubiert sind, können auch bei Sauerstoffzufuhr über eine Nasensonde oder eine Maske nicht 10- bis 15 s lang die Luft anhalten. Es ist daher besser, sie während der Kontrastmittelinjektion flach weiteratmen zu lassen. Bei den 9 Nativbildern findet sich in der Regel immer eines, das mit ausreichender Übereinstimmung von Herz- und Atemphase als Maske benutzt werden kann.

Selbstverständlich ist es vorzuziehen, die Aufnahmeserie bei intubierten Patienten und bei Patienten, die ausreichend lange die Luft anhalten können, in Atemstillstand anzufertigen.

Eine EKG-Triggerung der Aufnahmeserie bringt meist keine Vorteile. Die Zahl der Aufnahmen ist insgesamt geringer, so daß die kurze Füllungsphase der Pulmonalarterien nicht immer vollständig erfaßt wird. Außerdem stehen auch für die Auswahl von Maske und Füllungsbild weniger Aufnahmen zur Verfügung. Zwar werden alle Aufnahmen in identischen Phasen der Herzaktion angefertigt, aber schon kleine Unterschiede in der Inspirationstiefe können ein gutes Subtraktionsergebnis verhindern.

Aufnahmeserie zur Darstellung der rechten Pulmonalarterie. Die Sondierung der rechten Pulmonalarterie erfordert ebenfalls etwas Übung und Fingerspitzengefühl. In der Regel gelangt die Katheterspitze leichter auf die rechte Seite, wenn sie aus dem Truncus pulmonalis nach kranial geschoben wird und dabei über die Vorderwand gleitet. Auch in die rechte Pulmonalarterie darf der Katheter nicht zu weit peripher eingeführt werden, da sonst der Truncus superior nicht kontrastiert wird.

Die Darstellung der Arterien der rechten Lunge erfolgt in RAO-Projektion. Dazu wird der C-Bogen um 30° nach rechts gedreht (oder der Patient mit seiner rechten Seite angehoben). Die übrigen Parameter sind identisch mit denen für die linken Pulmonalarterien: 3 Bilder/s, 3 s Vorlauf, 40 ml Kontrastmittel, 20 ml/s.

Nichtselektive Pulmonalisangiographie in Blattfilmtechnik
Ist ein Patient so unruhig oder atmet er so heftig und ungleichmäßig, daß nicht mit verwertbaren Bildern in Subtraktionstechnik zu rechnen ist, sollte eine konventionelle Angiographie in Blattfilmtechnik durchgeführt werden.

Voraussetzung für eine aussagekräftige Kontrastierung der Pulmonalarterien bei konventioneller Technik ist eine ausreichende Injektionsgeschwindigkeit des unverdünnten Kontrastmittels (mindestens 25 ml/s). Um den Flußwiderstand so gering wie möglich zu halten, ist die Viskosität des Kontrastmittels durch Erwärmung auf Körpertemperatur zu vermindern. Der Katheter soll nicht länger als 90 cm sein und ein weites Lumen besitzen (durchgängig für einen Führungsdraht 0,89 mm). Die Röhrenspannung soll nicht mehr als 85 kV betragen, auch bei großem Thoraxtiefendurchmesser und dicken Weichteilschichten; notfalls ist der Fokus-Film-Abstand zu vermindern. Wegen des großen Dichteunterschieds von Mediastinum und Lungen sind die Aufnahmen stärker zu exponieren als korrekt belichtete Thoraxübersichtsaufnahmen: Auch im Mediastinum müssen die Pulmonalarterien mit eventuellen Kontrastmittelaussparungen darin sichtbar sein.

Die Kontrastdichte ist um so höher, je weniger das Kontrastmittel verdünnt wird, d.h., je weiter zentral es injiziert wird. Daher ist es zweckmäßig, die Spitze des Pigtailkatheters bis in den Truncus pulmonalis vorzuführen.

Injiziert werden 50–60 ml unverdünntes Kontrastmittel (370 mg J/ml) mit einer Geschwindigkeit von 25 ml/s. Die Aufnahmefolge beginnt gleichzeitig mit der Kontrastmittelinjektion und beträgt 6 s lang 2 B/s und 10 s lang 1 B/s.

Nichtselektive Pulmonalisangiographie in DSA-Technik

Muß auf eine selektive Katheterisierung der linken und der rechten A. pulmonalis verzichtet werden, weil nicht sofort ein erfahrener Untersucher zur Verfügung steht, aber keine Zeit zu verlieren ist, kann die Katheterspitze auch in den rechten Vorhof plaziert und die Untersuchung in DSA-Technik durchgeführt werden. Die Kontrastmittelmenge von 50–60 ml pro Serie ist beizubehalten, als Konzentration reichen jedoch 300 mg J/ml aus.

Auch wenn das Kontrastmittel bei Injektion in den Vorhof die Pulmonalarterien beidseits erreicht, sollten wegen der zu erwartenden Überstrahlungsartefakte bei a.-p.-Projektion die linke und die rechte Lungenstrombahn nacheinander in LAO- und in RAO-Projektion dargestellt werden. Die hierfür erforderliche Verdoppelung der Kontrastmittelmenge muß in Kauf genommen werden.

Eine Untersuchung in DSA-Technik mit peripherer Kontrastmittelinjektion, z.B. in eine Ellbeugenvene, sollte unterbleiben. Dieses Vorgehen läßt auch an modernen DSA-Anlagen nur grobe Befunde erkennen und führt nur bei „gesunden" Patienten zu einer diagnostisch verwertbaren Kontrastierung der Pulmonalarterien.

■ Vorsichtsmaßregeln

Kontinuierliche EKG-Überwachung.
Defibrillator muß kurzfristig einsatzbereit sein.
Sauerstoffzufuhr über Nasensonde (falls Patient nicht intubiert ist).
Die versehentliche Punktion einer Arterie ist sorgfältig zu meiden (→ Blutungskomplikationen bei nachfolgender Thrombolysetherapie).
Kontrastmittelmenge so gering wie möglich halten (zur Vermeidung eines Lungenödems). Das erforderliche Volumen kann zum Beispiel durch selektive Katheterisierung der rechten und der linken Pulmonalarterie vermindert werden.

Die selektive Angiographie erfordert jedoch die Katheterpassage durch den rechten Ventrikel und ist nur dann zulässig, wenn Durchführung oder Überwachung durch einen erfahrenen Untersucher gewährleistet sind.

14•5 Selektive Darstellung der supraaortalen Arterien

M. Forsting, H. Sahl und K. Sartor

Die selektive Darstellung der *supraaortalen Arterien* erfolgt heute fast ausschließlich transfemoral in Kathetertechnik; Karotisdirektpunktion und retrograde Brachialis-angiographie werden nur noch ausnahmsweise angewandt. Generell sind bei der Abklärung intrakranieller Läsionen die selektive Injektion in die einzelnen zum Kopf führenden Arterien der globalen Injektion in den Aortenbogen vorzuziehen. Auch extrakranielle Gefäßstenosen, wie die an der Karotisgabel, sollten möglichst durch selektive Injektionen in das symptomatische Gefäßterritorium dargestellt werden.

■ Indikationen

Durch die Einführung der CT und der MRT hat sich das Indikationsspektrum zur zerebralen Angiographie erheblich gewandelt. Anders als früher werden Hirntumor-patienten heuten nur noch selten angiographiert, gewöhnlich nur dann, wenn vor dem chirurgischen Eingriff die Devaskularisierung einer vermutlich gefäßreichen Geschwulst durch Embolisation angestrebt wird, oder wenn noch differentialdia-gnostische Fragen offen sind. Unverändert häufig sind Untersuchungen bei Verdacht auf ein potentiell behandelbares Gefäßverschlußleiden. Auch zum Nachweis von Aneurysmen, Angiomen und anderen möglichen Blutungsquellen bei Subarachno-idalblutungen und Blutungen in das Hirnparenchym ist die invasive, konventionelle Angiographie vorerst noch unverzichtbar.

■ Kontraindikationen

Es gibt keine absolute Kontraindikationen gegen die zerebrale Angiographie. Man muß aber die Einschränkungen und Gegenanzeigen der intravasalen Kontrastmittel-gabe bei Patienten mit Hyperthyreose, allergischer Diathese, eingeschränkter Nie-renfunktion usw. beachten (s. auch Kap. 29, 30).

■ Komplikationen und Vorsichtsmaßregeln

Die *Komplikationsrate bei zerebralen Angiographien* hängt im wesentlichen von der Erfahrung des Untersuchers, der Sondierungstechnik und der Katheterwahl ab; fast alle Komplikationen sind thrombembolischer Art. Über die Häufigkeit von neurologischen Komplikationen bei zerebralen und spinalen Angiographien (s. S. 285) liegen keine verläßlichen Zahlen vor. Für das Aufklärungsgespräch mit dem Patienten ist daher empfehlenswert, auch die Komplikationsrate der eigenen Abteilung zu nennen. Die Zahlen in Tabelle 14.4 sind nur als Anhaltswerte aus der Literatur zu verstehen:

Tabelle 14.4

Komplikationsrate bei der zerebralen Angiographie

Flüchtige neurologische Ausfälle	3%
Bleibende neurologische Ausfälle	0,2%
Todesfälle	< 0,1%

Da jede versehentliche Embolisation in die intrakraniellen Arterien irreversible neurologische Ausfälle verursachen kann, müssen bei der Vorbereitung selektiver supraaortaler Angiographien über die in Kap. 29, 30 genannten allgemeinen Kautelen hinaus folgende Vorsichtsmaßregeln beachtet werden:

- Es ist ratsam, möglichst dünne Katheter (F 5 oder dünner, besonders bei Kindern) und antithrombotisch beschichtete Führungsdrähte zu verwenden. Bei etwa 80% aller Patienten gelingt die selektive Sondierung der hirnversorgenden Arterien mit einem sog. Universalkatheter, dessen kurze Spitze um etwa 45° abgewinkelt ist.
- Das Endstück des Führungsdrahtes sollte weich und distal auf einer Strecke von 3 cm J-förmig gekrümmt sein.
- Der Führungsdraht muß nach jeder Benutzung mit einem feuchten Tupfer gesäubert und in einer Schale mit heparinisierter Spülflüssigkeit (200 IE Heparin/500 ml physiologischer Kochsalzlösung) vollständig untergetaucht werden. So kann verhindert werden, daß Blutgerinnsel am Draht haftenbleiben und bei der nächsten Einführung des Drahts eine zerebrale Embolie verursachen.
- Bei Verwendung von nichtionischen Kontrastmitteln darf die Injektion nicht mit Glasspritzen erfolgen, denn sonst resultiert eine erhöhte Thrombogenität! Günstig sind 10-ml-Luer-Lock-Spritzen aus Plastik.
- Die Kontaktzeit von Blut und Kontrastmittel sollte minimiert werden. Der Katheter sollte möglichst nicht mit Kontrastmittel gefüllt werden, um ihn unter Durchleuchtung besser sichtbar zu machen. Anders als bei den ionischen Kontrastmitteln kann es bei den nichtionischen an der Grenzfläche zum Blut zur Thrombininduktion kommen. Durch den *Heparinzusatz* zum Kontrastmittel (5 IE/ml) kann der Thrombinbildung zusätzlich entgegengewirkt werden.
- Bei jeder Injektion ist die Spritze senkrecht zu halten: Öffnung nach unten, Stempel nach oben.
- Vor jeder Injektion von Kontrastmittel oder Kochsalzlösung muß der Spritzenstempel zurückgezogen werden bis Blut luftblasenfrei in die Spritze eintritt.
- Die letzten 2 ml Kontrastmittel oder Kochsalzlösung dürfen nicht injiziert werden, da sich hier Luftblasen und Blutkoagel ansammeln können.
- Kontrastmittel und Kochsalzlösung sollten nicht aus Ampullen entnommen wer-

den, da hierbei Kontaminationsgefahr mit kleinen Glassplittern besteht. Statt dessen sind Flaschen mit Gummistopfen zu verwenden, deren Verschluß vollständig zu entfernen ist, so daß der Inhalt in eine Schale gegossen werden kann. Ein Durchstechen des Gummistopfens zur Entnahme des Kontrastmittels darf unter keinen Umständen erfolgen, da so immer kleine Gummipartikel ausgestochen werden.

- Tupfer und Kompressen dürfen nicht in der Schale mit Spülflüssigkeit angefeuchtet werden, denn hierbei können sich kleine Baumwollpartikel ablösen, die später als Embolus injiziert werden; das Anfeuchten sollte daher in einer eigenen Schale erfolgen. Auf dem Instrumentiertisch sind also mindestens 4 Metallschalen bereitzuhalten: für Spülflüssigkeit, für Kontrastmittel, zum Aufbewahren des Führungsdrahts und zum Anfeuchten von Tupfern.
- Vor jeder Injektion in eine hirnversorgende Arterie muß sichergestellt sein, daß die Schraubverbindung zwischen Spritze und Katheter fest und luftdicht ist und sich keine Luftblasen im Injektionssystem befinden; dies gilt für die manuelle Injektion wie für die maschinelle. Letzteres erreicht man am besten dadurch, daß man vorsichtig Blut in die Spritze aspiriert und gleichzeitig an die Luer-Lock-Verbindung klopft.
- Zwischen den Kontrastmittelinjektionen muß der Katheter mit Spülflüssigkeit gespült werden. Dies kann intermittierend manuell oder kontinuierlich über einen angeschlossenen Infusomaten geschehen. Bei längeren Intervallen zwischen den einzelnen Injektionen ist die kontinuierliche Spülung vorzuziehen. Dabei wird Spülflüssigkeit mit einer Infusionsgeschwindigkeit von 200 ml/h infundiert.
- Die Zahl der Komplikationen wächst mit der *Untersuchungsdauer!* Der Untersuchungsablauf sollte daher genau geplant sein. Ein erfahrener Untersucher sollte jeden Untersuchungsabschnitt überwachen.
- Vor jeder zerebralen Angiographie muß ein sicherer venöser Zugang (Braunüle) gelegt sein. Nur so können Komplikationen unverzüglich behandelt werden.
- Es ist nicht nötig, den Patienten nach jeder Kontrastmittelinjektion neurologisch zu untersuchen. Der Untersucher sollte jedoch die für jede Gefäßprovinz typischen neurologischen Störungen kennen und jede Reaktion des Patienten auf die Kontrastmittelinjektion klinisch einordnen können. Die meisten neurologischen Ausfälle sind durch genaues Beobachten des Patienten erkennbar. Plötzliches Hängen des Mundwinkels oder Abrutschen des Arms vom Angiographietisch zeigen die Hemiparese an. Inadäquate oder ausbleibende Antwort des Patienten nach Injektion in die linke Karotis können Ausdruck einer Aphasie durch embolischen Gefäßverschluß sein. Durchblutungsstörungen in der hinteren Hirnzirkulation sind häufig assoziiert mit Augenbewegungsstörungen (Nystagmus) und plötzlich auftretenden Schwindel.
Ist es zu einer solchen Komplikation gekommen, sollte der Katheter zunächst in die Aorta descendens zurückgezogen werden. Wenn sich die neurologischen Störungen nicht innerhalb von wenigen Minuten zurückbilden, muß die entsprechende Gefäßprovinz erneut dargestellt werden, um einen Gefäßverschluß als Ursache der Symptomatik zu sichern und ggf. sogar eine thrombolytische Therapie (s. Kap. 30) einzuleiten.
- Wegen der geringeren Neurotoxizität und der geringer ausgeprägten subjektiven

Nebenwirkungen sollten nichtionische Kontrastmittel verwendet werden. Die schon erwähnte höhere Thrombogenität dieser Kontrastmittel kann durch die Verwendung von *Plastikspritzen* und Spülung des Injektionssystems mit heparinisierter Kochsalzlösung ausgeglichen werden.

Vorbereitung des Patienten

Der Patient sollte nüchtern sein; die Laborwerte zur Blutgerinnung (PTT, Quick) und Nierenfunktion (Harnstoff, Kreatinin) sollten im Normbereich liegen. Der Patient muß am Vortag in einem ausführlichen Gespräch über die speziellen Komplikationen der kraniozerebralen Angiographie aufgeklärt worden sein, besonders im Hinblick auf zerebrale Durchblutungsstörungen. Außerdem sollte ein kraniales CT vorliegen (s. auch Kap. 29 u. 30).

Untersuchungsgang

Allgemeines und gerätetechnische Voraussetzungen

Wenn möglich sollte die DSA eingesetzt werden, idealerweise mit sog. Roadmapping. Die sofortige Verfügbarkeit von Angiographiebildern ohne Knochenüberlagerung verkürzt die Untersuchungszeit bzw. die Verweildauer des Katheters im Gefäß; bei Einsatz des Roadmapping werden die Sondierungszeiten noch kürzer. Die hohe Kontrastauflösung der DSA erlaubt eine wesentliche Verringerung von Kontrastmittelmenge und -dosis pro Untersuchung. Die übliche Jodkonzentration kann von 300 mg/ml auf die Hälfte reduziert werden.

Die Kontrastmittelinjektion kann bei Nutzung der DSA-Technik wahlweise manuell oder mit der automatischen Druckspritze erfolgen; steht nur eine konventionelle Blattfilmanlage zur Verfügung, ist die maschinelle Injektion vorzuziehen. Vorteil der maschinellen Injektion ist die geringere Strahlenbelastung des Untersuchers (dieser kann während der Injektion hinter eine Bleiwand treten) und eine besser reproduzierbare Bolusgeometrie mit deutlicherer Trennung in eine arterielle, kapilläre und venöse Phase. Die manuelle Injektion ist in der Regel schneller durchführbar und – besonders bei dünnen Gefäßen (A. vertebralis) – „dosierter" an das Gefäßlumen adaptierbar. Empfehlungen für die Dosierung und die Art der Applikation des Kontrastmittels sind in Tabelle 14.5 aufgeführt.

Truncus brachiocephalicus

Die Sondierung dieses Gefäßstamms mit dem Universalkatheter (= Multi Purpose-Katheter) gelingt fast immer. Da dieser Katheter sehr weich ist, empfiehlt sich unbedingt eine Einführungsschleuse (F 5 oder F 6) zu verwenden! Der Katheter wird zunächst über den Aortenbogen hinaus in die Aorta ascendens vorgeschoben, was leichter ist, wenn man einen am Ende J-förmig gebogenen Führungsdraht verwendet. Eine mehrfache „versehentliche" Sondierung der linken A. subclavia oder gar

Tabelle 14.5

Kontrastmittelapplikationen bei der zerebralen Angiographie

	Dosis [ml]	Flow [ml/s]	Konzentration [mg Jod/ml]
Blattfilmangiographie			
– Aortenbogen	40–60	20–25	300–370
– A. carotis communis	10–12	8–10	300
– A. carotis interna	8	6	300
– A. carotis externa	4	3	300
– A. vertebralis	7	6	300
Intraarterielle DSA			
– Aortenbogen	20–30	15–20	300
– A. carotis communis	6– 8	manuell	300
– A. carotis interna	6	manuell	150
– A. carotis externa	3	manuell	150
– A. vertebralis	6	manuell	150

die Sondierung der linken A. vertebralis sollte unbedingt vermieden werden. Sobald der Katheter die Aorta ascendens erreicht hat, wird der Führungsdraht entfernt, und man aspiriert kräftig mit einer 10-ml-Spritze. Anschließend wird der Katheter mit einer 2. heparinisierten Kochsalzlösung enthaltenden Spritze gespült. Die früher übliche Technik, den Katheter dann mit Kontrastmittel zu füllen, um ihn unter Durchleuchtung besser erkennen zu können, sollte wegen der erhöhten Thrombogenität der nichtionischen Kontrastmittel unterbleiben. Wird die Katheterspitze dann nach kranial gedreht, nötigenfalls unter langsamem Zurückziehen des Katheters, springt sie fast immer in das Ostium des Trunkus hinein.

A. carotis communis dextra

Zeigt die Katheterspitze im Truncus brachiocephalicus nach oben und medial, ist mit dem Universalkatheter die Sondierung der rechten A. carotis communis oft ohne Führungsdraht möglich. Bei proximal stark geschlängelten Gefäßen kann ein J-förmig gebogener Führungsdraht aber hilfreich sein. Generell gilt, daß ein weicher Katheter dem Führungsdraht bei anatomisch schwierigen Verhältnissen besser folgt als ein rigider Katheter (z.B. vom Typ Sidewinder). Projiziert sich der Katheter bei der Durchleuchtung dann auf die Halsweichteile lateral der Processus transversi, wird er in der A. carotis communis liegen; die A. vertebralis verläuft durch die Querfortsatzlöcher der HWS und damit weiter medial. Bei versehentlicher Sondierung eines zervikalen Asts der A. subclavia würde man das am Widerstand beim Vorschieben des Katheters merken.

Sämtliche Probeinjektionen in den Katheter erfolgen nach dem gleichen Schema: Zunächst Aspiration von Blut mit einer 10-ml-Spritze. Kann man nicht mühelos aspirieren, liegt der Katheter der Gefäßwand unmittelbar an oder die Katheterspitze ist durch ein Blutkoagel verlegt. Ist auch nach Drehen der Katheterspitze keine Aspiration möglich, darf die Injektion unter keinen Umständen erfolgen, sondern der Katheter muß bei ständigem Sog an der Spritze entfernt werden. Ist die Aspiration aber möglich, werden unter Durchleuchtung 1–2 ml Kontrastmittel zur Kontrolle der Katheterlage injiziert.

A. carotis interna dextra

Befindet sich der Katheter in der A. carotis communis, wird entweder der Kopf des Patienten zur Seite gedreht, oder man bringt den C-Bogen des Angiographiegeräts in mehr oder minder seitliche Projektion. Entscheidend ist, daß die Karotisgabel zur Sondierung „aufgedreht" wird. Bei Durchleuchtung im seitlichen Strahlengang geht die A. carotis interna meist nach dorsal ab, so daß durch entsprechendes Drehen der Katheterspitze die Gefäßsondierung oft ohne Führungsdraht möglich ist. Ist der Führungsdraht nötig, wird er etwa 3–4 cm in die A. carotis interna vorgeschoben und dient dann als Leitschiene für den Katheter. Bei wesentlichen arteriosklerotischen Veränderungen im Anfangsteil der A. carotis interna, besonders aber bei atheromatösen Ulzera, verbietet sich die selektive Sondierung. Zur Darstellung des Internakreislaufs sind 6–8 ml verdünnten Kontrastmittels pro Untersuchungsserie ausreichend. Serien in 2 Projektionen (a.-p. und seitlich) sind obligat, je nach Fragestellung müssen auch noch Serien in verschiedenen Schrägprojektionen angefertigt werden (Aneurysmen!). Die a.-p.-Projektion sollte um etwa 20° von der Deutschen Horizontalen abweichen, so daß sich Orbitadächer und Oberkanten der Schläfenbeinpyramiden aufeinander projizieren. In der Regel reicht eine Bildfrequenz von 2 Bildern/s aus, bei arteriovenösen Malformationen sollte man jedoch 3–6 Bilder/s anfertigen können.

A. carotis externa dextra

Liegt der Katheter in der A. carotis communis dextra, läßt sich die A. carotis externa am einfachsten im seitlichen Strahlengang sondieren. In der Mehrzahl der Fälle geht das Gefäß nach ventral ab. Nach einer Probeinjektion mit 1–2 ml Kontrastmittel wird zunächst der Führungsdraht in den proximalen Anteil der A. maxillaris vorgeschoben, wobei die Sondierung über einen weichen Führungsdraht das Risiko von Gefäßspasmen minimiert. Bei besonders empfindlichen Patienten muß das Kontrastmittel u.U. mehr als sonst verdünnt werden, damit das Hitzegefühl möglichst gering bleibt. Wiederum gilt, daß vor jeder Angiographieserie die freie Lage der Katheterspitze durch die Aspiration von Blut zu überprüfen ist. Läßt sich kein Blut aspirieren, muß die Katheterspitze leicht gedreht oder um wenige Millimeter gezogen werden. In der Regel sind 5–7 ml verdünnten Kontrastmittels pro Untersuchungsserie ausreichend. Vorzugsweise wird man Serien im seitlichen Strahlengang anfertigen, selten sind zusätzliche Serien im a.-p.-Strahlengang (z.B. bei duralen Gefäßmalformationen) nötig.

A. subclavia dextra

Bei jungen Patienten ist die Sondierung der rechten A. subclavia mit dem Universalkatheter einfach. Die Katheterspitze wird im Truncus brachiocephalicus nach lateral gedreht und kann dann meist ohne den Führungsdraht in die A. subclavia vorgeschoben werden. Bei älteren Patienten muß dieses Manöver häufig durch einen J-förmig gebogenen Führungsdraht unterstützt werden. Eine versehentliche Sondierung der A. vertebralis dextra kann vermieden werden, wenn man die Spitze des J (Katheter oder Draht) immer nach kaudolateral richtet. Bei ausgeprägter Gefäßschlängelung sollte der Führungsdraht bis auf die Höhe des Schultergelenks vorgeschoben werden. Durch Dreh- und Vorwärtsbewegungen gelingt es dann fast immer, den Katheter aus dem Truncus brachiocephalicus in die A. subclavia vorzuschieben.

A. vertebralis dextra

Der Katheter wird zunächst in den Anfangsabschnitt der A. subclavia plaziert. Dann wird entweder eine Probeinjektion mit 2–3 ml Kontrastmittel oder – bei unsicherem Durchleuchtungsbefund – eine Angiographieserie durchgeführt. Hat die A. vertebralis normales Kaliber, darf sie mit dem F-5-Katheter selektiv sondiert werden, was in der Regel durch einfaches Drehen der Katheterspitze nach oben gelingt. Ein J-förmig gebogener Führungsdraht kann bei Elongation der A. subclavia hilfreich sein, indem er eine sichere Schiene für den Katheter bildet; in ein normalkalibriges Gefäß kann er bis zur Höhe von 3 HWK vorgeschoben werden. Bei allen Kathetermanipulationen über den Führungsdraht gilt, daß Drehbewegungen unter leichtem Druck häufiger zum Erfolg führen als alleiniges Vorschieben. Gerade bei Gefäßelongation führt Vorschieben eher zum Zurückspringen von Draht *und* Katheter in den Trunkus oder den Aortenbogen als zur Vorwärtsbewegung. Die zu injizierende Kontrastmittelmenge richtet sich zwar auch nach dem Gefäßkaliber, doch kann als Faustregel gelten, daß 4–6 ml ausreichen. Der Injektionsdruck sollte bei einem normalkalibrigen Gefäß so hoch sein, daß es zu Reflux in das intradurale Vertebralissegment der Gegenseit kommt. Wird der Patient wegen Subarachnoidalblutung zum Ausschluß eines intrakraniellen Aneurysmas angiographiert, kann man sich damit die Sondierung der anderen A. vertebralis ersparen; in der Regel wird man aber den Kontrastmittelreflux durch Injektion der (meist kaliberkräftigeren und leichter zu sondierenden) linken A. vertebralis erzeugen (s. unten). Während bei normalem Vertebraliskaliber der Katheter für alle nötigen Angiographieserien im Gefäß bleiben kann, empfiehlt es sich bei dünnen Gefäßen, den Katheter nach jeder Injektion zurückzuziehen, besonders wenn das Kaliber der gegenseitigen A. vertebralis unbekannt ist; die Injektionen sind dann auf ein Minimum zu reduzieren.

Eine genügend kontrastreiche Vertebralisangiographie kann häufig auch bei Plazierung des Katheters in die A. subclavia erreicht werden, wenn am gleichseitigen Oberarm für die Dauer der Injektion eine Blutdruckmanschette auf suprasystolische Werte aufgeblasen wird. Läßt sich so keine befriedigende Darstellung des hinteren Hirnkreislaufs erreichen, bleibt als Ausweg die retrograde Brachialisangiographie (s. unten).

Das Vertebralisangiogramm sollte grundsätzlich im seitlichen und halbaxialen Strahlengang (Projektion nach *Towne*) durchgeführt werden. Für spezielle Fragestellungen können auch streng a.-p. eingestellte Serien (hier stellt sich die A. basilaris unverkürzt dar) oder auch Schrägserien (Aneurysmasuche) erforderlich sein.

A. subclavia sinistra

Bei jungen Patienten liegt das Ostium der linken A. subclavia geradewegs in der Verlängerung der Aorta descendens. Statt die Katheterspitze zur Passage des Aortenbogens nach ventromedial zu drehen, wendet man sie nach lateral und gelangt so fast zwangsläufig in die linke A. subclavia. Vor Sondierung der linken A. vertebralis muß aber in jedem Fall deren Abgang mit Hilfe einer durchleuchtungskontrollierten Probeinjektion oder einer kurzen Angiographieserie dargestellt werden.

A. vertebralis sinistra

Bei jungen Patienten ist durch einfaches Drehen der Katheterspitze in der A. subclavia eine Sondierung der linken A. vertebralis auch ohne Führungsdraht möglich. Je älter der Patient aber ist, desto häufiger ist die A. vertebralis besonders proximal elongiert, weshalb das Ostium zunächst von der A. subclavia aus mit einem J-förmigen Führungsdraht sondiert werden muß. Bei stabiler Lage des Drahts kann dann der Katheter unter Drehbewegungen in das Gefäß vorgeschoben werden. Die Angiographieserien erfolgen nach dem gleichen Schema wie bei Injektion über die A. vertebralis dextra.

A. carotis sinistra

Bei jungen Patienten gelingt die Sondierung der linken A. carotis communis fast immer auch mit dem Universalkatheter, den man zunächst wie beschrieben bis in die Aorta ascendens vorschiebt. Dann zieht man den Katheter langsam zurück, wobei die Katheterspitze nach kranial gerichtet sein muß. Die Katheterspitze wird zunächst in das Ostium des Truncus brachiocephalicus springen. Zieht man den Katheter mit nach wie vor kranialwärts zeigender Spitze jetzt um wenige Millimeter weiter zurück, springt er in das Ostium der linken A. carotis communis. Von hier aus kann der Katheter nach leichter Drehung der Spitze nach links häufig ohne Hilfe des Führungsdrahtes vorgeschoben werden. Bei einem sehr spitzwinkligen Abgang – über die genauen Abgangsverhältnisse kann man sich durch eine Probeinjektion von 2–3 ml Kontrastmittel bei Lage der Katheterspitze im Ostium orientieren – hilft wieder der J-Führungsdraht. Von der A. carotis communis aus erfolgt die Sondierung der Aa. carotis interna et externa in gleicher Weise wie bei der A. carotis dextra.

Bei älteren Patienten ist die Sondierung der A. carotis sinistra mit dem Universalkatheter manchmal jedoch nicht möglich. Hier werden wir dann einen Sidewinderkatheter und einen etwas härteren, aber ebenfalls J-förmig gekrümmten Führungsdraht. Die Kombination Sidewinderkatheter und härterer Führungsdraht erhöhen allerdings das Risiko der Untersuchung!

Handhabung des Sidewinderkatheters

Der Sidewinderkatheter (Abb. 14.9) nimmt seine Form nicht sofort an, wenn er über den Führungsdraht gestreckt in die Aorta eingeführt wird, er muß daher rekonfiguriert werden. Die Rekonfiguration des Katheters erfolgt am besten über eine Sondierung der linken A. subclavia. Liegt der Katheter in der Aorta descendens, wird zunächst über den J-Draht die A. subclavia sondiert. Der Draht darf dabei aber nicht

Abb. 14.9 a–e

Sondierung der A. carotis sinistra (s. a. Abb. 37, S. 209). **a** Nach Sondierung der A. subclavia sinistra wird der Führungsdraht zurückgezogen und der Katheter vorgeschoben, so daß er die typische Sidewinderkonfiguration annimmt. **b** Der Katheter wird vorsichtig tastend weiter vorgeschoben, bis seine Spitze in das Ostium der A. carotis sinistra springt. Die Lage ist evtl. durch die Injektion von 1 ml Kontrastmittel zu überprüfen. **c** Jetzt wird am Katheter gezogen, so daß seine Spitze 1–2 cm weit in die A. carotis sinistra hineingleitet. **d** Durch weiteres Ziehen am Katheter gleitet die Spitze weiter in die A. carotis sinistra hinein. Durch Vorschieben des Führungsdrahtes wird die Streckung der Katheterkrümmung unterstützt. **e** Nach weiterem Vorschieben von Draht und Katheter erreicht der Katheter eine sichere Lage in der A. carotis communis sinistra (jetzt entweder Kontrastmittelinjektion oder selektive Sondierung von Karotisästen)

versehentlich in die A. vertebralis geraten, sondern sollte eher am Vertebralisostium vorbei weit in die A. subclavia vorgeschoben werden. Über den Draht wird dann der Katheter 5–7 cm weit in die A. subclavia vorgeschoben. Beim Zurückziehen des Drahts (der meist ganz entfernt werden kann) wird der Endabschnitt des Katheters nicht mehr gestreckt und kann daher die typische Sidewinderkonfiguration annehmen. Wird der Katheter jetzt vorgeschoben, läuft er nicht weiter in die A. subclavia hinein, sondern schiebt sich in den Aortenbogen. Aus dieser Position ist eine Sondierung aller supraaortalen Gefäße möglich. Oft gelingt es, nach Verlassen der A. subclavia, durch millimeterweises Vorschieben des Katheters das Ostium der linken A. carotis communis zu sondieren. Manchmal ist es aber leichter, das Ostium der linken A. carotis communis von der Aorta ascendens aus zu sondieren. Hierzu wird zunächst die Katheterspitze proximal des Truncus brachiocephalicus nach medial gedreht. Durch langsames Zurückziehen des Katheters (dabei gelangt die Katheterspitze weiter in Richtung Aortenbogen) versucht man dann, das Ostium der linken A. carotis communis zu sondieren. Gelingt das, rutscht bei weiterem Ziehen des Katheters dessen Spitze tiefer in das Gefäß hinein. Für die selektive Sondierung der Aa. carotis interna et externa muß dann wieder der Führungsdraht benutzt werden.

Retrograde Kontrastmittelinjektion in die A. brachialis

Mißlingt die transfemorale Darstellung der supraaortalen Gefäße, kann über die rechte A. brachialis in Gegenstromtechnik eine Simultandarstellung der rechten A. vertebralis und der rechten A. carotis communis, über die linke A. brachialis eine überlagerungsfreie Einzeldarstellung der linken A. vertebralis erreicht werden. Die Untersuchung muß bei Verwendung moderner, nichtionischer Kontrastmittel auch nicht in Allgemeinanästhesie durchgeführt werden. Die Punktion der A. brachialis wird bei gestrecktem, supiniertem Arm gewöhnlich etwas oberhalb der Ellenbeuge vorgenommen. Statt der früher üblichen geschliffenen Stahlkanülen vom Seldinger-Typ, werden heute fast ausschließlich sog. Braunülen verwendet. Die genaue Punktionstechnik ist auf S. 229 beschrieben. Nach der Punktion wird ein mit Kochsalzlösung luftblasenfrei gefüllter Hochdruckverbindungsschlauch an die Kanüle angeschlossen. Unmittelbar unterhalb der Punktionsstelle wird eine Blutdruckmanschette auf suprasystolische Werte aufgeblasen. Für die Aufnahmeserie werden 40 ml Kontrastmittel mit einer Geschwindigkeit von 10 ml/s mit einer automatischen Druckspritze injiziert. Dabei wird die angiographische Aufnahmeserie 2 s nach Beginn der Injektion ausgelöst.

Direktpunktion der A. carotis

Die Direktpunktion der A. carotis wird heute nur noch sehr selten durchgeführt. Der Patient liegt auf dem Rücken, die Schultern sind mit einem aufblasbaren Gummikissen unterpolstert, der Hals wird überstreckt. Zeige- und Ringfinger der linken Hand fixieren das Gefäß gegen die Querfortsätze der Halswirbelsäule. Nach Lokalanästhesie wird das Gefäß mit einer Karotisnadel punktiert, wobei selbst der Erfahrene häufig auch die Hinterwand durchsticht. Der Innenmandrin wird herausgezogen und der äußere Nadelzylinder langsam zurückgezogen, bis arterielles Blut frei spritzt. Mit einem stumpfen, die Spitze der Nadel etwas überragenden Mandrin kann die Nadel dann wenige Zentimeter tiefer ins Gefäß vorgeschoben werden, damit sie eine sichere Lage erhält. Für die Angiographieserie kann das Kontrastmittel über einen Verbindungsschlauch mit einer 10-ml-Spritze manuell injiziert werden. Dabei sind 8 ml Kontrastmittel fast immer ausreichend. Nach Entfernung der Kanüle muß die Punktionsstelle mindestens 10 min lang komprimiert werden.

14•6 Selektive spinale Angiographie

M. Forsting, H. Sahl und K. Sartor

▬ Indikationen und Kontraindikationen

Hauptindikation zur selektiven *spinalen Angiographie* ist der Verdacht auf eine spinale Gefäßmißbildung oder Durafistel. Vorher sollte immer eine Myelographie oder eine spinale MRT durchgeführt worden sein. Gefäßreiche Tumoren wie Hämangioblastome oder Wirbelmetastasen sind weitere Indikationen zur selektiven spinalen Angiographie, letztere gewöhnlich in Verbindung mit einer präoperativen Devaskularisation. Der klinische Verdacht auf eine Durchblutungsstörung des Rückenmarks rechtfertigt dagegen keine selektive spinale Angiographie.

▬ Vorsichtsmaßregeln und Komplikationen

Genaue Zahlen zur Komplikationsrate bei spinalen Angiographien liegen nicht vor. Generell ist das Risiko bezüglich passagerer oder bleibender neurologischer Ausfälle etwa mit dem einer zerebralen Angiographie vergleichbar (s. dort). Zur Vermeidung einer angiographisch bedingten Schädigung des Rückenmarks und somit des Risikos einer bleibenden Querschnittssymptomatik sollten unbedingt folgende Regeln eingehalten werden:

- Es sollten nur nichtionische Kontrastmittel angewandt werden.
- Die Kontrastmittelmenge sollte so gering wie möglich behalten werden. Für die Interkostal- und Lumbalarterien ist die manuelle Injektion von 2–3 ml im Verhältnis 1:1 verdünnten Kontrastmittels ausreichend. Für die zervikalen Zuflüsse zur Versorgung des Rückenmarks (A. vertebralis, Truncus thyreocervicalis und Truncus costocervicalis) können etwas größere Mengen dieser Mischung (bis zu 7 ml für die A. vertebralis) injiziert werden.
- Im Anschluß an die Injektion in eine Interkostal- oder Lumbalarterie sollte die Katheterspitze sofort aus dem Gefäßabgang genommen werden.
- Bei Auftreten *spinaler Reizerscheinungen* kann Diazepam (2–5 mg) durch den Katheter in die Arterie injiziert werden.

Vorbereitung des Patienten

Die Vorbereitung des Patienten zur spinalen Angiographie unterscheidet sich nicht von der zu anderen angiographischen Untersuchungen. Gerinnungsstatus und Nierenretentionswerte sollten normal sein. Am Vortag muß der Patient in einem ausführlichen Gespräch über die speziellen Komplikationen der spinalen Angiographie, besonders ischämische Rückenmarkschäden mit bleibender Querschnittsymptomatik, aufgeklärt worden sein. Um Darmgasüberlagerungen zu verringern, sollten 24 h vor der Untersuchung entblähende Medikamente verabreicht werden.

Vorbereitung der Untersuchung

Der Angiographietisch wird wie üblich vorbereitet (s. S. 223). Es sollte ein Kessel zur Erzeugung von Wasserdampf bereitstehen, damit man die Katheterform notfalls individuell gestalten kann; gut geeignet ist auch ein elektrischer Eierkocher, in dessen „Deckel" man eine kleine Öffnung macht, durch den der Wasserdampf in feinem Strahl entweichen kann. Vor Beginn der Untersuchung müssen am Rücken des Patienten paravertebral röntgendichte Markierungen angebracht werden, damit während der Untersuchung und später auf den Angiographieserien eine rasche Höhenzuordnung der injizierten Segmentalarterien möglich ist. Die Lage dieser Markierungen (z.B. Bleikugeln) zu den Wirbeln muß mit Übersichtsaufnahmen dokumentiert werden. Diese Aufnahmen können dann auch zur Vermeidung von Doppelinjektionen dazu benutzt werden, erfolgreich injizierte Segmentalarterien „abzuhaken". Um Katheterwechsel zu erleichtern, die besonders bei Untersuchung langer Spinalabschnitte notwendig werden, empfiehlt sich die Verwendung einer Einführschleuse (F 6).

Untersuchungsgang

Eine vollständige spinale Angiographie erfordert die beiderseitige selektive Darstellung der A. vertebralis, der A. cervicalis ascendens bzw. des Truncus thyreocervicalis, des Truncus costocervicalis, aller Interkostal- und Lumbalarterien und der iliolumbalen Arterien. Da die Sondierung dieser Gefäße nie mit einem Katheter allein gelingt, sollte immer eine arterielle Einführschleuse (F 6) benutzt werden (s. oben). Die zervikalen Zuflüsse lassen sich in der Regel leicht mit einem F-5-Universalkatheter der erwähnten Art sondieren. Die Abgänge der Interkostal- und Lumbalarterien liegen an der dorsolateralen Aortenwand. Bei den meisten Patienten wird man hier mit Selektivkathetern vom Typ Kobra oder sog. Hirtenstabkathetern mit Gegenkrümmung (s. Schemazeichnung S. 224) die Gefäßostien sondieren können. Immer wieder wird es jedoch nötig sein, die vorgegebene Katheterkrümmung in heißem Wasserdampf den individuellen Erfordernissen anzupassen. Ähnlich wie zerebral ist auch spinal die DSA-Methode der Wahl. Für die Darstellung der normalen Gefäßanatomie sind 3–5 Angiographiebilder pro Serie bei einer Aufnahmefrequenz von 1 Bild/s ausreichend. Sobald aber der Verdacht auf pathologische Verhältnisse besteht, sollte die Filmserie länger ausgedehnt werden, nötigenfalls auf 7–10 s, manchmal sogar länger.

Die Hauptzuflüsse zum Rückenmark kommen für das obere Halsmark aus der A. vertebralis, für das übrige Halsmark vor allem aus dem Truncus costocervicalis. In der oberen und mittleren Thorakalregion besteht der Zufluß zur A. spinalis anterior häufig nur aus einem radikulomedullärem Gefäß, das die 4. oder 5. Thorakalwurzel begleitet und häufiger rechts entspringt. Die untere thorakale und die lumbosakrale Region des Rückenmarks wird in der Regel auch nur durch eine, allerdings kaliberstarke Arterie versorgt, die *A. radicularis magna* Adamkiewicz. In über 80% entspringt dieses Gefäß aus den Segmentarterien Th 9 bis L 2 der linken Seite. Die Cauda equina wird von Gefäßen versorgt, die aus unteren lumbalen, iliolumbalen und sakralen Arterien hervorgehen.

Wegen der segmentalen Blutversorgung der Wirbelsäule und der angrenzenden Weichteile haben pathologische Gefäßprozesse meist mehr als einen arteriellen Zufluß. Deshalb darf die Untersuchung erst beendet werden, wenn je 2 Etagen oberhalb und unterhalb der Wirbelläsion angiographisch ohne pathologische Gefäße sind. Bei Verdacht auf ein arteriovenöses Angiom oder Durafisteln ist immer eine vollständige selektive spinale Angiographie nötig, es sei denn, der Nidus der Läsion bzw. der Ort des AV-Shunts ist vom Myelogram oder MRT her bekannt; dann kann die Untersuchung u.U. auf eine Region, beispielsweise die thorakale, beschränkt werden.

15•1 Obere Extremität

G.M. RICHTER und V. HOFFMANN

■ Indikationen

Die Phlebographie der Armvenen ist indiziert beim Verdacht auf Thrombose der V. axillaris (Paget-von-Schroetter-Syndrom) sowie der Vv. brachiocephalicae und zur präoperativen Orientierung bei verschiedenen raumfordernden Prozessen im Bereich der oberen Thoraxapertur, des Halses und des Schulter-Arm-Bereiches.

■ Kontraindikationen

Ein chronisches Lymphödem, z.B. nach Ablatio mammae mit Axilladissektion sowie die Phlegmasia coerulea dolens, sind eine Kontraindikation. Ebenfalls darf nicht durch infizierte Bereiche, wie etwa beim Erysipel, punktiert werden.

■ Komplikationen und Vorsichtsmaßnahmen

Die häufigste Komplikation ist mit 0,7% die lokale *Thrombophlebitis.* Zur Vorbeugung sollte daher unter sterilen Bedingungen punktiert und ein Extravasat vermieden werden. Multiple Punktionsversuche begünstigen eine lokale Infektion und einen Kontrastmittelaustritt in das Unterhautfettgewebe.

Im Anschluß an die Kontrastmittelinjektion ist mit etwa 20 ml Kochsalz zu spülen, wobei die erste Hälfte bei angelegter, die zweite Hälfte bei gelöster Staubinde injiziert werden sollte.

Bei nicht korrekter Nadellage können so große Kontrastmittelparavasate auftreten, daß es lokal zur Nekrose kommt. Dies ist eine zwar seltene, für den Patienten jedoch äußerst schmerzhafte Komplikation, die zu wochenlanger Krankheit und in Extremfällen zur Amputation einer Gliedmaße führen kann. Bei sehr dünnen Gefäßen muß eine entsprechend feine Kanüle benutzt werden, und die Injektionsgeschwindigkeit ist so zu vermindern, daß das Gefäß nicht platzt.

Allgemeine und spezielle Vorbereitungsmaßnahmen und Gefahren bei Kontrastmittelgaben sind im Kap. 29 und 30 dargestellt.

Vorbereitung des Patienten

Eine spezielle Vorbereitung ist nicht erforderlich; bei intravaskulärer Kontrastmittelgabe gelten jedoch die allgemeinen Vorsichtsmaßnahmen (s. Kap. 29, 30).

Vorbereitung der Untersuchung

Die Untersuchung läßt sich an jedem Durchleuchtungsgerät mit Zieleinrichtung durchführen.

Folgende Materialien werden benötigt:
- Stauschlauch, Desinfektionsspray;
- 2 Butterflykanülen G 16 oder 2 Braunülen G 16 oder G 18 bei Verwendung einer Druckspritze;
- Pflasterstreifen;
- 1 Spritze mit 50 ml oder 2 mit je 25 ml nichtionischem Kontrastmittel (z.B. Solutrast, Ultravist, Omnipaque, meist als 300 mg I/ml);
- 1 Spritze mit 20 ml physiologischer Kochsalzlösung.

Untersuchungsgang

Die Punktionsstelle ist distal des vermuteten Venenverschlusses zu wählen. In der Regel wird in der Ellbeuge punktiert. Nur wenn die hier verlaufenden Venen eine Entzündung oder einen Verschluß aufweisen, sollte weiter distal punktiert werden. Die Punktionsrichtung soll nach medial verlaufen, damit das Kontrastmittel vorzugsweise die V. basilica und nicht die V. cephalica erreicht. Liegt die Kanüle in der Vene, wird sie mit Pflasterstreifen fixiert. Durch Probeinjektion von 1–2 ml Kochsalz muß die korrekte intravasale Lage sichergestellt werden. Der Patient ist so zu lagern, daß sich das Durchleuchtungsgerät ohne weiteres über Oberarm, Schulter und obere Thoraxapertur einstellen läßt. Dabei ist der Arm zu strecken.

Bei muskulösen Patienten kann eine Stenosierung oder sogar ein Verschluß der V. axillaris vorgetäuscht werden, wenn der Arm nicht um etwa 30° abduziert wird. Der Patient muß daher mit Becken und Oberkörper zur Gegenseite rutschen, so daß der zu untersuchende Arm auf dem Untersuchungstisch ausreichend Platz hat.

Proximal der Injektionsstelle wird ein Stauschlauch angelegt. Nach Injektion von 25 ml nichtionischem Kontrastmittel (300 mg I/ml) wird die Stauung gelöst und die weitere Kontrastmittelgabe unter Durchleuchtung verfolgt. Die Aufnahme wird so ausgelöst, daß der Film im Augenblick der maximalen Venenfüllung exponiert wird (Filmformat 24 × 30 cm quer, in der Höhe leicht eingeblendet). Besteht ein Kollateralkreislauf über die Venen des Halses oder der oberen Thoraxapertur, wird der Befund durch Zusatzaufnahmen dokumentiert. Der venöse Abfluß sollte bis zum rechten Vorhof dargestellt werden.

15•2 Untere Extremität

G.M. Richter und V. Hoffmann

■ Indikationen

Die Phlebographie der unteren Extremität wird bei Verdacht auf eine frische Beinvenenthrombose, zur Differenzierung zwischen primärer und sekundärer Varikose mit Prüfung der Klappenfunktion und auch vor Venenentnahme in der Bypasschirurgie durchgeführt. Die genaue Fragestellung hat dabei direkte Auswirkungen auf den Untersuchungsgang.

Der Patient muß außer über die Risiken der venösen Kontrastmittelinjektion auch über die lokalen Komplikationsmöglichkeiten unterrichtet sein. Ein Loslösen von Thromben durch die Kontrastmittelinjektion selbst ist nicht eindeutig nachgewiesen, es muß jedoch jede manuelle Kompression bei röntgenologisch sichtbaren Füllungsdefekten unterbleiben.

■ Kontraindikationen

Kontraindikationen sind das chronische Lymphödem und die Phlegmasia coerulea dolens. Auch durch infizierte Bereiche sollte man eine Vene nicht punktieren. Damit ist ein manifestes Erysipel eine Kontraindikation.

■ Komplikationen und Vorsichtsmaßnahmen

Diese sind im wesentlichen identisch mit den bereits unter „Obere Extremitäten" besprochenen.

Nach einer Phlebographie der unteren Extremität ist das Bein sorgfältig auszustreichen (sofern keine Thrombose vorliegt!), mit 2 elastischen Binden bis über das Knie hinaus zu wickeln und für 30 min hochzulagern. Dem Patienten ist zu empfehlen, anschließend zu laufen oder – mit hochgelagertem Bein – zu liegen. Auf jeden Fall ist längeres Stehen oder Sitzen am Untersuchungstag zu vermeiden.

Vorbereitung des Patienten

Die Vorbereitung erfolgt wie bei allen Untersuchungen mit intravenösen jodhaltigen Kontrastmitteln.

Die Punktion von Fußrückenvenen ist gelegentlich schwierig und kann für den Patienten schmerzhaft sein. Es hat sich, nicht nur in der kalten Jahreszeit, bewährt, die Venen daher durch ein heißes Fußbad weit zu stellen und dabei auch die relativ harte Vorfußkutis zu erweichen.

Vorbereitung der Untersuchung

Die Untersuchung kann grundsätzlich an jedem Durchleuchtungsgerät, das 3 konsekutive Zielaufnahmen auf Kassetten mit einem Format von 35 × 35 oder 35 × 43 cm erlaubt, durchgeführt werden. Am besten geeignet sind Übertischröhren wegen der Strahlengeometrie.

Folgende Materialien werden benötigt:
- Wasserbad, 40° C für 15–30 min;
- Stauschlauch, Desinfektionsspray;
- 1 Butterflykanüle G 18 oder G 21, Pflasterstreifen;
- 1 Spritze mit 50 ml nichtionischem Kontrastmittel (z.B. Solutrast, Ultravist, Omnipaque, meist 300 mg I/ml);
- 1 Spritze mit 20 ml physiologischer Kochsalzlösung;
- 2 elastische Binden;
- Holzklotz (15 · 15 · 20 cm).

Untersuchungsgang

Lagerung des Patienten und Punktion der Vene: ein 15 · 15 · 20 cm großer Holzklotz wird auf das Trittbrett des Untersuchungsgeräts gestellt und mit einer Moltexunterlage bedeckt. Der Patient tritt mit dem nicht zu untersuchenden Bein auf den Holzklotz und läßt das zu untersuchende Bein frei hängen. Das Becken kippt auf dieser Seite nach kaudal ab. Der Patient hält sich mit beiden Händen an den Handgriffen fest, die auf die jetzt eingenommene Position eingestellt werden. Falls vorhanden, wird ein Bauchgurt angelegt. Der Tisch wird um 45° gekippt. Ein Stauschlauch wird unmittelbar oberhalb der Malleolengabel angelegt. Die Punktion wird in der Regel am um 45° aufgerichteten Patienten durchgeführt. Bei sehr dünnen Venen kann die Punktion auch am mit herunterhängenden Beinen sitzenden Patienten erfolgen.

Bei Patienten mit ödematös geschwollenem Fuß sollte eine eventuell erforderliche Wartezeit durch Hochlagerung der Beine auf einer Trage genutzt werden. Entscheidend ist allerdings, unmittelbar vor der Punktion das Ödem manuell zu exprimieren, bis sich eine tiefe, breite Delle zeigt. In der Regel schimmern jetzt am Grund dieser Vertiefung gestaute Venen erkennbar durch.

Für phlebologisch orientierte Untersuchungen wird eine in die tiefen Beinvenen drainierende Vene, in der Regel am Hallux, gewählt. Es soll möglichst kein Gefäß gewählt werden, das unmittelbar in die V. saphena magna übergeht, sondern eine Vene des mittleren Fußrückens oder Vorfußes. Varixknoten eignen sich nicht zur Punktion.

An den Verbindungsschlauch der Butterflykanüle wird zunächst keine Spritze angeschlossen, sondern die spontane Füllung des Verbindungsschlauchs abgewartet. Die Nadel wird mit einem Pflasterstreifen über den Flügeln der Butterflykanüle fixiert. Der Anschlußschlauch wird einmal in einer Schlaufe um den großen Zeh gelegt und mit einem Pflasterstreifen fixiert. Durch probeweise Injektion von 3 ml Kochsalzlösung wird geprüft, ob die punktierte Vene dem Injektionsdruck standhält. Kommt es zu keinem Paravasat, kann die Spritze mit Kontrastmittel angeschlossen werden. Der Tisch bleibt um 45° gekippt.

Für die Untersuchung wird eine röntgendichte Meßlatte mit der Nullmarke auf das obere Sprunggelenk gelegt und an Unter- und Oberschenkel befestigt.

Abbildungsprogramm

Das Kontrastmittel wird unter Durchleuchtungskontrolle bei innenrotiertem Bein injiziert. Hierbei ist auf 3 Dinge zu achten:

- Am Fußrücken darf sich kein Paravasat bilden, und
- die Spannung des Stauschlauches muß dem Durchmesser des Unterschenkels angepaßt sein. Bei zu schwachem Kompressionsdruck füllt das Kontrastmittel die oberflächlichen, subkutanen Venen, bei zu stark angezogenem Stauschlauch stellen sich die Vv. tibiales anteriores nicht dar.
- Insuffiziente Perforatoren werden beobachtet. Ist gezielt nach insuffizienten Vv. perforantes gefragt, können die Durchtrittsstellen dieser Gefäße durch die Faszie unter Verwendung eines Metallstabes mit einem Filzstift markiert werden.

Hat das Kontrastmittel den distalen Oberschenkel gerade erreicht, so werden die ersten Aufnahmen angefertigt. Dabei sollte der Objekt-Film-Abstand möglichst klein sein.

Teil 1

Kassette 35 × 35 cm dreigeteilt, Aufnahmen unter Pressen mit etwa 60 kV, oder in digitaler Technik.

1. Aufnahme: Proximaler Unterschenkel in maximaler Innenrotation zur Prüfung der Insuffizienz der V. saphena parva.

2. Aufnahme: Distaler Unterschenkel 5–10° Innenrotation, dabei soll der Abstand zwischen Tibia und Fibula möglichst groß sein.

3. Aufnahme: Distaler Unterschenkel streng seitlich, also maximal außenorientiert (gleiche Höhe wie Aufnahme 2).

Teil 2

Während der Patient sein Bein in die a.-p. Richtung zurückdreht, werden entweder eine neue Kassette (35 × 35 cm dreigeteilt) eingelegt bzw., falls möglich, digitale Aufnahmen angefertigt. Aufnahmen unter Pressen mit 70 kV nach Erreichen der Beckenvene.

1. Aufnahme: Distaler Oberschenkel a.-p. mit Kniegelenk.

2. Aufnahme: Proximaler Oberschenkel mit Leistenregion; die Einmündung der V. saphena magna sollte sichtbar sein; während der Aufnahme maximal pressen lassen, um die Krossensuffizienz zu prüfen. Durch manuelle Kompression des Fußgewölbes bzw. des Unterschenkels wird der nach kranial verlaufende Kontrastmittelfluß deutlich verbessert. Die Aufnahme muß erfolgen, bevor das Kontrastmittel über das oberflächliche System die Krosse erreicht, und ist auch im Liegen möglich und bei ausgeprägter Thrombose sinnvoll. Bei Insuffizienz der Mündungsklappen der V. saphena magna ist der Kontrastmittelsäule nach distal zu folgen, um den distalen Insuffizienzpunkt zu bestimmen, ggf. zu dokumentieren.

3. Aufnahme: Beckenvene bis zur Einmündung in die V. cava inferior, am besten im Liegen, um einen guten Kontrastmittelfluß zu erhalten, wobei das Abkippen des Tisches in Atemstillstand und Valsalva-Manöver, die Aufnahme zum Ausschluß einer Beckenvenenthrombose im Ausatmen erfolgt. Falls keine sichtbare Venenthrombose vorliegt, kann die Kontrastierung der V. iliaca verbessert werden, indem das in den Unterschenkelvenen enthaltene Kontrastmittel nochmals kräftig manuell exprimiert wird. Durch das Abkippen des Beckens auf der zu untersuchenden Seite verläuft die V. iliaca etwa in Längsrichtung des Filmformats.

Teil 3
Abschließend Durchleuchtung der Venen und ggf. isolierte Darstellung des distalen Insuffizienzpunktes.

Für die *Notfallphlebographie* reichen 4 Aufnahmen, besonders dann, wenn der Zustand des Patienten (z.B. wegen Frakturen) mehrere Projektionen des Unterschenkel nicht zuläßt: Kassette 35 × 35 cm dreigeteilt mit Unterschenkel, Knie, Oberschenkel jeweils a.-p.; dann Beckenaufnahme 24 × 30 cm quer zur Darstellung eines Kollateralkreislaufs bei Beckenvenenthrombose. Kurz vor der Exposition wird der Patient aufgefordert, seinen Fuß auf und ab zu bewegen, um dadurch das Kontrastmittel aus den Unterschenkelvenen zu entleeren. Vor dem Öffnen der Stauung werden die tiefe Venen mit mindestens 10 ml NaCl durchgespült, dann restliche 10 ml im Liegen. Das Bein wird von distal nach proximal bis über das Knie gewickelt.

15•3 Beckenvenen und V. cava inferior

G.M. RICHTER und V. HOFFMANN

■ Indikationen

Die Darstellung der Beckenvenen in einer eigenen Untersuchung kann indiziert sein, wenn wegen einer Oberschenkelvenenthrombose keine ausreichende Darstellung der Beckenregion zu erreichen ist. Seltene Fragestellungen sind Anomalien (Beckenvenensporn) und Raumforderungen im kleinen Becken (zur Operationsplanung). Die *Kavographie* ist indiziert beim Verdacht auf Thrombose oder Kompression der V. cava inferior. Auch bei der präoperativen Abklärung von retroperitonealen Tumoren, wie z.B. Nieren- oder Nebennierentumoren, von primären und sekundären Lebertumoren sowie vor Anlage eines Warren-Shunts kann gelegentlich eine Kavographie erforderlich sein, wenn andere bildgebende Verfahren (CT, MRT) nicht in der Lage sind, eine durchgängige Nierenvene oder Cava inferior nachzuweisen.

Vorbereitung des Patienten

Eine spezielle Vorbereitung außer dem Rasieren der Leistenregion ist nicht erforderlich, jedoch sollten die für intravaskuläre Kontrastmittelgabe nötigen „allgemeinen Maßnahmen" ergriffen werden.

Vorbereitung der Untersuchung

Die Untersuchung kann sowohl mit einem Blattfilmwechsler als auch mit einem Durchleuchtungsgerät durchgeführt werden, das die Möglichkeit zu 3 konsekutiven Aufnahmen im Abstand von 1 s auf einer 35 × 35-cm-Kassette bietet. Auch eine Untersuchung in DSA-Technik ist möglich.

Folgende Materialien werden benötigt (vgl. Kap. 14):
- Fertig gepacktes steriles Sieb mit Instrumenten wie zur Arteriographie;
- 1 oder 2 Verbindungsschläuche;
- 1 Punktionsnadel;
- 1 Y-Verbindungsstück;

- 50 ml nichtionisches Kontrastmittel (z.B. Solutrast, Ultravist, Omnipaque, meist als 370 mg I/ml);
- 1 zusätzliche Spritze mit 10 ml Lokalanästhetikum (z.B. 1% Meaverin), 1 zusätzliches Lochtuch.

Untersuchungsgang

Wird das Kontrastmittel über eine Seldinger-Kanüle injiziert, sind über die Risiken der Kontrastmittelunverträglichkeit und des Kontrastmittelparavasats hinaus praktisch keine weiteren Komplikationen zu erwarten. Eine Punktion der Arterie muß jedoch vermieden werden (cave! arteriovenöse Fistel). Wurde versehentlich die Arterie punktiert, ist der Patient nach der Untersuchung in derselben Weise zu versorgen wie nach einer Arteriographie. Wird das Kontrastmittel über den Katheter injiziert, kommt theoretisch das Risiko einer Loslösung von Thromben oder Tumorzapfen hinzu. Führungsdraht und Katheter dürfen daher grundsätzlich nicht gegen Widerstand in die Beckenvenen eingeführt werden.

Die Punktionstechnik entspricht im wesentlichen dem Vorgehen bei der direkten Femoralisarteriographie (s. Kap. 14). Die Punktionsstelle liegt jedoch 1 cm weiter medial. Nach Lokalanästhesie, Hautritz und Einführen der Nadel in das subkutane Fettgewebe wird der Patient zum kräftigen Pressen aufgefordert. Der Puls der A. femoralis wird zwischen 2 Fingern palpiert, die Nadelspitze zielt jedoch auf die etwa 1 cm medial des maximalen Palpationsbefundes verlaufende Vene. Nach der Punktion wird der Patient aufgefordert, wieder normal zu atmen.

Nun wird der Mandrin der Seldinger-Nadel entfernt und, während der Patient nochmals preßt, die Nadel langsam zurückgezogen. Dabei wird mit einer aufgesetzten 20-ml-Spritze, die einige Milliliter NaCl-Lösung enthält, langsam aspiriert, bis dunkelrotes Blut aus der Kanüle kommt. Besonders bei niedrigem ZVD oder geringer Kooperation des Patienten tropft das Blut nicht frei aus der Kanüle! Das Nadelende wird etwas abgesenkt und ein Führungsdraht etwa 10 cm weit eingeführt. Nun wird die Nadel unter leichten Drehbewegungen um einige Zentimeter vorgeschoben, wobei das Nadelende abgesenkt bleibt.

Der Führungsdraht wird entfernt, die Nadel an einen Verbindungsschlauch angeschlossen und eine Spritze mit 10 ml Kontrastmittel aufgesetzt. Zeigt die probeweise vorgenommene Kontrastmittelinjektion, daß die Spitze der Kanüle korrekt liegt, kann die diagnostische Aufnahmeserie erfolgen.

Injektionstechnik

Grundsätzlich gelingt die Darstellung der V. cava inferior besser, wenn das Kontrastmittel von beiden Seiten gleichzeitig injiziert wird. Ist abzusehen, daß eine seitliche Projektion erforderlich wird, empfiehlt es sich, statt der Seldinger-Nadeln 2 gerade Katheter mit mindestens 6 Seitlöchern einzuführen. Kommt es nur auf die Nierenvenen an, reicht ein einzelner Katheter aus, der bis über die Bifurkation hinaus vorgeführt wird, dessen Spitze jedoch nicht höher als bei LWK 4 liegen sollte.

Kontrastmittel und Aufnahmen

Als Kontrastmittel wird nichtionisches Kontrastmittel, meist in einer Konzentration von 370 mg I/ml, verwendet. 50 ml werden mit 18 ml/s nach beidseitiger Punktion und 10 ml/s bei nur einseitiger Punktion während eines Valsalva-Manövers injiziert. Die Aufnahmen erfolgen nach 1, 2, 3, 4, 5, 6, 8, 10 und 12 s unter seitlicher Einblendung am Blattfilmwechsler bzw. im Abstand von 1 s in der DSA.

Wird die Untersuchung nicht an einem Blattfilmwechsler oder einer DSA, sondern an einem konventionellen Durchleuchtungsgerät durchgeführt, ist eine Kassette 35 × 35 cm dreizuteilen. Die Aufnahmen sind im Abstand von je 1 s anzufertigen, wobei die erste Exposition in dem Augenblick erfolgen muß, in dem der überwiegende Teil des Kontrastmittels injiziert ist.

15•4 V. cava superior

G.M. RICHTER und V. HOFFMANN

■ Indikationen

Die Venen der oberen Thoraxapertur mit der V. cava superior werden präoperativ bei Mediastinal- und supraklavikulären Tumoren dargestellt, falls durch die Computertomographie Infiltration oder Verdrängung der Gefäße nicht unterschieden werden können.

Die V. cava superior kann selbst bei digitaler Subtraktionsangiographie meist nur bei simultaner Injektion in die Venen des rechten und des linken Arms ausreichend beurteilt werden. Deshalb sollten beide Kubitalvenen mit je einer Braunüle G 16 oder G 18 punktiert werden.

■ Komplikationen

Siehe S. 289 bzw. Kap. 29, 30.

Vorbereitung des Patienten

Eine spezielle Vorbereitung ist nicht erforderlich, jedoch sollten die allgemeinen Vorsichtsmaßnahmen bei intravaskulärer Kontrastmittelgabe ergriffen werden (s. Kap. 29, 30).

Vorbereitung der Untersuchung

Für die Injektion ist entweder eine Druckspritze mit Y-Stück zu benutzen oder aber 2 Untersucher müssen gleichzeitig injizieren. Eine Injektion mit der Druckspritze darf aber nur über eine Kubitalvene erfolgen. Gelingt die Punktion bei einem der beiden Arme nur am Handrücken, muß der Untersucher auf dieser Seite früher mit der Injektion beginnen als der Untersucher auf der Gegenseite.

Folgende Materialien werden benötigt:
- Stauschlauch, Desinfektionsspray,

- 2 Braunülen G16 oder G18, Pflasterstreifen,
- 2 Spritzen mit je 25 ml nichtionischem Kontrastmittel (z.B. Solutrast, Ultravist, Omnipaque, meist 300 mg I/ml) bzw. Druckspritze (Flow 8–12 ml/s).
- 2 Spritzen mit 20 ml physiologischer Kochsalzlösung.

Untersuchungsgang

Bei maschineller Injektion werden auf jeder Seite je 25 ml Kontrastmittel (300 mg I/ml) mit 8 ml/s injiziert. Während der Injektion wird der Patient aufgefordert, tief einzuatmen und dann die Luft anzuhalten ohne zu pressen (kein Valsalva-Manöver!). Bei DSA-Phlebographie erfolgt die Aufnahmeserie mit 1 Bild/s und ggf. mit einer Verzögerung von 2 bis 6 s. Wenn die Phlebographie an einem Durchleuchtungsgerät durchgeführt wird, erfolgt die Aufnahme im Augenblick der maximalen Venenfüllung.

Filmformat: 35 × 35 cm.

15•5 Selektive Venenblutentnahme

G.W. KAUFMANN

Hals, Nebennieren, Pfortader

Trotz der zunehmenden Sensitivität moderner Schnittbildverfahren ist die selektive Venenblutentnahme zur Hormonbestimmung nach wie vor bei der Diagnostik endokrin aktiver Tumoren bedeutsam. Das dem Verfahren zugrundeliegende Prinzip ist die selektive Entnahme von Blut zur Hormonbestimmung für die Lokalisationsdiagnostik von Tumoren, die bestimmbare Stoffwechselprodukte in die abführenden Venen sezernieren. Dazu wird eine selektive Sondierung und Blutentnahme (transfemoral) meist von Hals- und Nebennieren-, seltener von peripankreatischen Venen (perkutane Pfortaderpunktion) durchgeführt. Die pathologische Erhöhung des Plasmaspiegels bestimmter Hormone (Parathormon, Kalzitonin etc.), zugeordnet zu einer anatomisch umschriebenen Region, gilt dabei als diagnostisch richtungsweisend.

■ Indikationen und Kontraindikationen

Das Verfahren der *Halsvenenblutentnahme (HV)* dient in erster Line der sekundären Lokalisationsdiagnostik bei Hyperparathyreoidismus nach chirurgischer Intervention, dem Auffinden von Epithelkörperchen im voroperierten Gebiet und der Suche nach postoperativen Rezidiven· von Kalzitonin produzierenden Schilddrüsentumoren. Die präoperative Diagnostik bei Verdacht auf einen hormonaktiven Prozeß der Nebennieren ist zur Differenzierung von bilateraler Hyperplasie und Adenomatose geeignet (NNV). *Peripankreatische Venen* werden bei zwingendem Verdacht auf hormonsezernierende Tumoren des Pankreas und seiner unmittelbaren Umgebung (sog. APUDOME) sondiert. Es gelten die üblichen Kontraindikationen zur Angiographie (s. Kap. 14); falls üblicherweise nur wenige Milliliter Kontrastmittel verwendet werden, ist die Niereninsuffizienz keine zwingende Kontraindikation.

Vorbereitung des Patienten und Untersuchung duch MTRA

Der Patient erscheint wie zu einer diagnostischen Angiographie nüchtern zur Untersuchung, und die gängigen Laborwerte (s. Kap. 14) sind bereits bestimmt. Eine weitere Vorbereitung ist nicht erforderlich. Für die selektive Venenblutentnahme gelten die üblichen vorbereitenden Maßnahmen, die auch für die Angiographie zu beachten sind. Bei der Auswahl der Selektivkatheter ist darauf zu achten, daß diese ein Seitloch in der Nähe der Katheterspitze aufweisen, da hierdurch die Blutentnahme aus den meist leicht kollabierenden Venen wesentlich erleichtert wird. Bei Eingriffen an den Halsvenen empfiehlt es sich, die Herzaktionen durch eine EKG-Ableitung zu überwachen, da der Katheter durch den rechten Vorhof geführt wird. Als Katheter sind für die HV die Headhunter-Konfiguration, 100 cm, F 7, die NNV die Bentson-Konfiguration, 60 cm, F 7 oder F 5 und für die peripankreatischen Venen die Kobrakonfiguration, 60 cm, F 5 zu empfehlen. Bei Blutentnahme aus Nebennierenvenen muß Regitin zur Behandlung einer eventuellen hypertonen Krise bereitgehalten werden.

■ Komplikationen und Vorsichtsmaßregeln

Außer den genannten Komplikationen beim Einführen von Venenkathetern und der i.v.-Kontrastmittelgabe (s. Kap. 29 und 30) ist eine untersuchungstypische Komplikation die Überspritzung von Organen durch retrograde Kontrastmittelinjektion. Die Kontrastmittelinjektion sollte, wenn überhaupt, nur kurz mit kleinen Mengen durchgeführt werden und zur Orientierung dienen. Die von manchen Autoren zur anatomischen Orientierung empfohlene Phlebographie im Anschluß an die Venenblutentnahme führen wir aus praktischen Gründen nur bei der Sondierung peripankreatischer Venen durch; sie wird jedoch auch als ergänzendes Verfahren an den Nebennieren vielfach eingesetzt (Ebrantil, früher Regitin bereithalten! s. S. 250). Für die Pankreasvenenblutentnahme gelten zusätzlich die bei den perkutanen Leberpunktionen möglichen Komplikationen (s. Kap. 25).

Untersuchungsgang

In der Regel wird die rechte, alternativ auch die linke V. femoralis nach sterilem Abdecken in Lokalanästhesie punktiert (s. Kap. 15). Das Einlegen einer Schleuse ist nicht zwingend. Es empfiehlt sich, einen Katheter mit zusätzlichem Seitloch an der Spitze zu verwenden, der unter dem Schutz eines mehrere Zentimeter die Katheterspitze überragenden Führungsdrahtes z.B. J.-Draht oder Bentson-Draht, in die einzelnen Venen vorgeführt wird. Bei jeder selektiven Katheterlage werden ca. 8 ml Blut entnommen. Vor jeder neuen Blutentnahme werden 1,5–2 ml Blut aspiriert und verworfen, um die Trennung der Hormonwerte aus verschiedenen Regionen ohne Resthormon aus einer benachbarten Position zu erreichen. Falls eine *orientierende* Kontrastmittelinjektion zwingend erscheint, erfolgt sie grundsätzlich erst nach der Blutentnahme!

Bei den *Halsvenen* werden nacheinander systematisch folgende Positionen abgesucht:
V. jugularis interna links, Höhe C 1, C 3, C 5, C 7, Th 2,
V. thyreoidea inferior links,
V. subclavia links,

V. brachiocephalica links distal und proximal,
V. thyreoidea ima,
V. jugularis interna rechts, Höhe C 1, C 3, C 5, C 7, Th 2,
V. thyreoidea inferior rechts,
V. subclavia rechts,
V. brachiocephalica rechts distal und proximal,
V. cava superior,
V. azygos,
Rechter Vorhof,
V. hepatica,
V. cava superior oberhalb der Nierenvene,
V. renalis rechts,
V. renalis links und
V. cava inferior unterhalb der Nierenvene.

Dabei sollte auf eine sorgfältige Beschriftung der Röhrchen und eine anatomische Skizze mit identischer Beschriftung geachtet werden. Die einzelnen Katheterpositionen werden am besten durch zarte Sondierung mit einem Führungsdraht erreicht, da Venenklappen das direkte Vorführen des Katheters verhindern. Mit dem Draht in selektiver Position wird der Katheter unter Festhalten des Drahtes vorgeführt. Gleichzeitig wird damit ein Verhaken des Katheters in der Venenwand wirksam verhindert.

Bei den peripankreatischen Venen wird nach transhepatischer Punktion der Pfortader mit sonographischer Hilfe über einen Führungsdraht eine F-6-Schleuse bis zur V. portae vorgeführt. Ein F 5-Pigtailkatheter wird zur orientierenden Phlebographie eingeführt und danach gegen einen F-5-Katheter mit Kobrakonfiguration eingewechselt. Großlumigere (F-7-)Katheter machen die selektive Sondierung unnötigerweise schmerzhaft. Um Referenzwerte zu erhalten, die von Stimulationen des sondierenden Katheters und Kontrastmittelinjektionen unabhängig sind, wird ein Venenkatheter (z.B. Pigtail) transfemoral in die V. cava inferior plaziert. Zeitgleich mit jeder selektiven Venenblutentnahme wird eine Probe aus dem Kavakatheter gewonnen! Die einzelnen Katheterpositionen werden auf der Phlebographie markiert und beschriftet, z.B.:

- V. portae,
- V. lienalis Hilusnähe,
- V.l.-Mitte,
- V.l.-Pfortadernähe,
- Vv. pancraticoduodenales,
- V. mesenterica superior distal/proximal und
- andere Venen nach Markierung (s. Phlebographie).

Bei den *Nebennieren* ist die Venenblutentnahme weniger aufwendig; es werden Referenzwerte aus der
- V. cava superior, supra- und
- infrarenal sowie aus beiden
- Nierenvenen entnommen. Anschließend werden die
- Nebennierenvenen selektiv aufgesucht (Spezialkatheter s. oben), wobei u.U. die Hilfe eines Drahtes (z.B. Bentson-Draht) erforderlich sein kann.

15•6 Selektive Venenblutentnahme

M. Forsting, H. Sahl und K. Sartor

Sinus petrosus inferior

■ Indikationen und Kontraindikationen

Die Indikation zur selektiven Blutentnahme aus dem Sinus petrosus inferior ist gegeben, wenn weder im CT noch im MRT ein Adenom der Hypophyse als Ursache für die endokrine Störung – meistens liegt ein Morbus Cushing vor – nachzuweisen ist. Die diagnostische Aussagekraft der selektiven Blutentnahme wird gesteigert durch Kombination mit einem *CRH-Test*. Die genauen Modalitäten dieses Tests müssen mit dem endokrinologischen Labor abgesprochen werden. Ein ACTH-Gradient zentral zu peripher von mehr als 1,4 (nach CHR-Stimulation) gilt als beweisend für das Vorhandensein eines Mikroadenoms der Hypophyse.

■ Vorsichtsmaßregeln und Komplikationen

Die Sondierung des Sinus petrosus inferior kann leichte Kopfschmerzen verursachen, die sich jedoch nach Entfernen des Katheters zurückbilden. Zur Vermeidung einer Thrombose des Sinus werden vor der Sondierung 5000 IE Heparin i.v. verabreicht. Nach Sondierung des Sinus sollte möglichst wenig Kontrastmittel zur Dokumentation der Katheterlage injiziert werden, damit man keine Mehrausschüttung von ACTH provoziert. Eine „Überspritzung" des Sinus ist wegen der – wenngleich geringen – Gefahr eines venösen Hirnstamminfarkts unbedingt zu unterlassen.

Vorbereitung des Patienten

Eine besondere Vorbereitung des Patienten für die selektive Venenblutentnahme aus dem Sinus petrosus inferior ist nicht notwendig; Gerinnungs- und Retentionswerte sollten normal sein. Wie bei jedem invasiven Eingriff sollte der Patient am Vortag aufgeklärt werden und nüchtern zur Untersuchung kommen.

Vorbereitung der Untersuchung

Der für die zerebrale Angiographie übliche Instrumentiertisch genügt. Untersuchungstermin und Procedere müssen mit einem endokrinologischen Labor abgesprochen werden, da die Blutproben in speziellen Röhrchen und mit Hilfe von Trockeneis gekühlt transportiert werden müssen. Günstig ist, wenn ein Endokrinologe bei der Untersuchung anwesend ist.

Untersuchungsgang

Allgemein wird heute die beidseitige simultane Blutentnahme aus dem Sinus petrosus inferior empfohlen. Dazu wird in der Regel je ein Katheter in die rechte und in die linke V. femoralis eingeführt. Eine Alternative ist die Punktion einer V. femoralis auf 2 Höhen, wobei ein Katheter über eine Schleuse, der 2. per Seldinger-Technik eingeführt wird. Die Schleuse hat den Vorteil, daß die Manövrierbarkeit des einen Katheters nicht durch Reibung an dem 2. Katheter eingeschränkt wird.

Wir verwenden für die Sondierung des Sinus petrosus inferior F-5-Universalkatheter (45°-Biegung der Spitze) und J-förmig gebogene, antithrombotisch beschichtete Führungsdrähte. Die Sondierung der V. cava superior (nach Passage des rechten Herzvorhofs) gelingt praktisch immer ohne Zuhilfenahme des Drahtes. Die J-förmige Krümmung des Drahtes erleichtert dann die Sondierung der beiden brachiozephalen Venen. Bei Vorhandensein einer Venenklappe an ihrer Mündung läßt sich die V. jugularis zunächst häufig einfacher mit dem Draht sondieren. Hilfreich ist außerdem, wenn der Patient während der Sondierung ein Valsalva-Manöver ausführt. Die Sondierung des Sinus petrosus erfolgt mit anteromedial gerichteter Katheterspitze im unteren Anteil des Foramen jugulare. Zur Schonung der Orbita sollte der Patient während der Durchleuchtung den Kopf leicht zur Gegenseite drehen, was auch die Gegend des Foramen jugulare übersichtlicher macht (Projektion in den Sinus maxillaris); die Plazierung der Katheterspitze in die Mündung des Sinus genügt. Der Sinus petrosus inferior kann aber auch etwas mehr unterhalb der Schädelbasis in die V. jugularis einmünden. Bei DSA-Technik reicht die Injektion von 3–5 ml verdünnten Kontrastmittels zur Dokumentation der Katheterlage aus, wobei auch der kontralaterale Sinus petrosus inferior mitkontrastiert werden kann. Beim Zurückziehen des Katheters werden dann noch Blutproben aus der V. jugularis, dem rechten Vorhof und der V. cava inferior (in Höhe der Nebennieren) entnommen, so daß der ACTH-Gradient bestimmbar ist. Das genaue Blutentnahmeprotokoll muß vorher mit dem endokrinologischen Labor abgesprochen werden.

D. v. FOURNIER

Derzeit ist die Röntgenmammographie die häufigste Röntgeneinzelleistung bei niedergelassenen Radiologen geworden. Die unerläßlichen speziellen Mammographiegeräte haben derzeit folgenden Mindestanforderungen zu genügen:

1. Weichstrahl-Raster-Mammographiegerät mit schichtdickenunabhängig arbeitender Belichtungsautomatik. Film-Folien-System, welches dosissparend ist.
2. Selektiv gefilterte Molybdän-Anoden-Strahlung, die für dünne und strahlentransparente Brüste optimal ist. Bei dickeren oder dichteren Brüsten wäre heute Rhodium als Anodenmaterial und Filtermaterial mit einer etwas höheren bildwirksamen Energie (20 und 23 keV) wünschenswert. Erste Mammographiegeräte mit einer Doppelanode von Molybdän und Rhodium sind in Erprobung.
3. Röhrenfokus: Eine nominale Fokusgröße bei 0,3–0,4 mm. Wünschenswert ist ein reelles Auflösungsvermögen im Mammogramm von 8 Linienpaaren in beiden Richtungen für Objekte 4 cm oberhalb der Brustlagerungsplatte.
4. Mikrofokusvergrößerungstechnik: Nomineller Fokus von 0,1 mm Durchmesser. Bei 1,7facher Vergrößerungszielaufnahme mit kleinflächiger Einblendung können Mikroverkalkungen von unter 0,1 mm (100 μ) dargetellt werden.
5. Tägliche Kontrolle der Filmschwärzung mit maximaler Schwankung von ±0,15 Dichteeinheiten.
6. Begrenzung der Parenchymdosis auf unter/bis 0,5 cGy pro 2 Aufnahmen (entsprechend 5 mGy).
7. Hochauflösende Filme, die für Film-Folien-Kombination mit Rastertechnik geprüft sind (Empfehlungen der Deutschen Gesellschaft für Senologie, Deutsche Mammographiestudie).

Allgemein

■ Indikationen

1. Jede symptomatische Patientin kann und sollte eine Mammographie erhalten. Bei jungen Frauen (unter 30 Jahren) mit dichtem Drüsenparenchym ist die Indikation dann zu stellen, wenn möglicherweise eine Operation zu indizieren ist.
2. Selbstbeobachtete Knoten, umschriebene Schmerzen, Verdichtungen in der Brust, palpable unklare Verdichtungen, axillare palpable Lymphknoten, behandeltes Karzinom der Gegenseite und hohes familiäres Risiko sind gültige Indikationen zur Mammographie.

3. Die Vorsorgemammographie in Form von jährlichen oder 2jährlichen Untersuchungen (je nach Risikosituation, Screeningmammographie) ist zur Zeit noch keine kassenpflichtige Leistung im Gegensatz zur regelmäßigen Palpation der Brustdrüse. Tatsächlich haben sich je nach Aufklärung durch die behandelnden Ärzte zunehmend Frauen jenseits des 40. Lebensjahres für die Durchführung von regelmäßigen Mammographien entschlossen. Da Karzinophobie ebenfalls als Indikation zur Mammographie anerkannt wird, gibt es keine abrechnungstechnischen Schwierigkeiten bei der Mammographie dieser Patientinnen.

■ Kontraindikationen

Eine bestehende Schwangerschaft ist eine Kontraindikation gegen eine Vorsorgemammographie. Wenn ein abklärungsbedürftiger Knoten sich in der Schwangerschaft bildet, kann allerdings eine Mammographie (Seitaufnahme, Schutz des Abdomens der Patientin mit Bleischürze) durchgeführt werden. Die Streustrahlung im Körper in Richtung Uterus ist äußerst gering und zu vernachlässigen im Verhältnis zu dem möglichen diagnostischen Gewinn. Wenn durch andere Untersuchungen (Punktionszytologie, Ultraschall) ein Karzinom nachgewiesen wurde, kann auf die Mammographie in der Schwangerschaft verzichtet werden.

■ Strahlenrisiko

Ein Strahlenrisiko ist nur theoretisch vorhanden und muß, wenn überhaupt vorhanden, als äußerst gering eingeschätzt werden. Selbst bei ungünstigster Annahme erhöht sich nach 20 Mammographieuntersuchungen das spätere kumulative Brustkrebsrisiko lebenslang nur um 0,006%. Da die Überlebensvorteile nach Vorsorgemammographie bewiesen sind, nimmt die Angst in der weiblichen Bevölkerung vor der Mammographie ab.

Vorbereitung der Patientin

Außer bei akut abzuklärendem suspektem klinischem Befund handelt es sich um eine elektive Untersuchung. Die Mammographie sollte in den ersten 10 Tagen nach Eintritt der Menstruation durchgeführt werden, weil dann das hormonell bedingte Brustödem noch nicht ausgeprägt ist.

Klinische Untersuchung

Inspektion, Befragung und Palpation vor jeder Mammographie sind unerläßlich für die richtige Interpretation. Ohne klinische Untersuchung soll eine Mammographie nicht befundet werden. Zu achten ist bei der Inspektion auf Veränderungen im Seitenvergleich: Rötung, Hauteinziehung, Hautvorwölbung, Warzeneinziehung, Plateauphänomen, Orangenhautphänomen, Sekretion, Ekzem oder Verkrustungen im Warzenbereich und auffälliges Venenmuster.

Bei der Palpation ist zu achten auf: umschriebene Knoten, Verdichtungen, Verschieblichkeit der Veränderungen gegenüber Haut und Unterlage, axilläre Lymphknoten, Plateaueffekt.

Merke!

Eine eingehende Befragung und körperliche Untersuchung durch den mammographierenden Arzt ist unverzichtbar für die Interpretation der Mammographie.

Untersuchungsgang

Standardmäßig wird eine kraniokaudale und eine mediolaterale Aufnahme durchgeführt. Bei Bedarf kann zusätzlich eine Aufnahme im schrägen axillaren Strahlengang durchgeführt werden. Die Brustwarze muß auf dem Auflagetisch so nach vorne gelagert werden, daß die Mamille sich korrekt vor die Brusthaut und nicht in den Drüsenkörper hinein projiziert. Das brustwandnahe Drüsenzentrum muß über der Belichtungskammer zentriert werden, um eine optimale Filmbelichtung zu erreichen. Jede Aufnahme wird mit Bleibuchstaben der Seite (rechts = R, links = L) und dem Strahlengang markiert: cc = kraniokaudal; ml = mediolateral; ax = axilläre Schrägeinstellung. Die Markierung wird im kraniokaudalen Strahlengang am lateralen Filmrand und im mediolateralen Strahlengang am kranialen Rand des Mammographiefilmes eingeblendet.

Die Schwärzung soll so gewählt werden, daß unter einer Halogenlampe mit Irisblende die Haut noch abgrenzbar ist und die strahlendichtesten Parenchymanteile noch genügend Kontrast zeigen. Mikroverkalkungen entgehen in einer zu weichen Aufnahme dem Betrachter. Zur Feindiagnostik wird eine Lupe, möglichst mit 6 Dioptrien, benutzt. Bei unklaren Verdichtungen, wie fraglichen Spiculae oder fraglichen Mikroverkalkungen, soll eine eingeblendete Zielaufnahme mit Mikrofokusvergrößerungstechnik erfolgen.

Mammographisch-stereotaktische Biopsiezusätze
(Abb. 16.1)

Um nicht tastbare kleinste Malignitätszeichen, wie Mikrokalk oder Spiculae, auch operativ sicher entfernen zu können, müssen diese Veränderungen stereotaktisch lokalisiert werden. Das dafür benötigte Gerät (Abb. 16.1) besteht aus einem an den Röntgenstrahlerarm ankoppelbaren Mammalagerungstisch. Dieser erlaubt bei sitzender Patientin 2 Schrägaufnahmen aus unterschiedlichen Blickwinkeln auf einen Film. Die Ortskoordinaten des Zielgebietes werden eingeblendet, und mit Hilfe eines Zusatzgerätes kann die genaue Lage der okkulten Veränderung in der Brustdrüse mit millimetergenauen Koordinaten ermittelt werden. Hierauf erfolgen sowohl ein Einstich als auch die Tiefenlokalisation an der berechneten Position. Durch eine

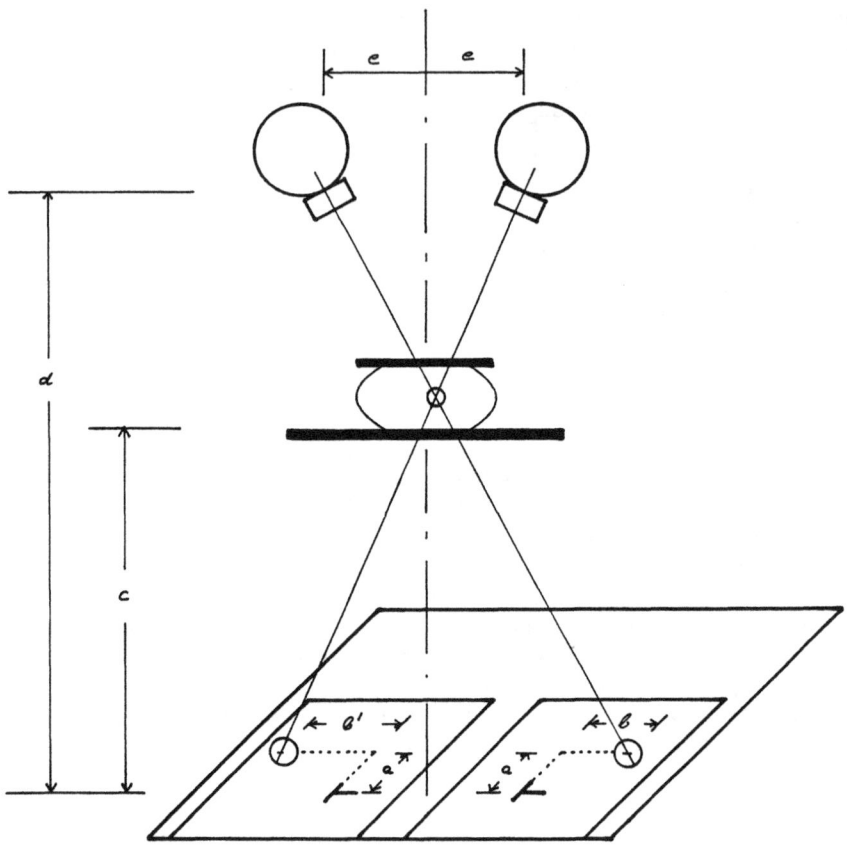

Abb. 16.1

Schematische Darstellung des Prinzips der stereotaktischen Lokalisation. Fest vorgegebene Abstände sind: *c* Abstand Lagerungstisch-Filmebene; *d* Fokus-Film-Abstand; *e* Fokus Abstände und Winkel bei Auslenkung des Zentralstrahles. Ausgehend von den Nullpunktmarkierungen (-Balken) kann mit Hilfe der Abstände *a, b, b'* des Projektionspunktes der räumliche Ort im Zielobjekt rechnergestützt reproduziert werden

Führungsnadel kann beispielsweise ein steriler Drahthaken an den Zielort vorgeschoben sowie die Nadel entfernt werden, und der Operateur findet entlang des Drahtmarkierungshakens die okkulte Veränderung im Röntgenbild. In jedem Fall muß bei liegendem Drahthaken durch 2 Kontrollaufnahmen (mediolateral und kraniokaudal) die exakte Lage der Hakenspitze bestätigt werden. Bei nicht tastbaren soliden Veränderungen, wie kleinsten Karzinomen, kann durch die liegende Nadel eine stereotaktische Zellgewinnung mittels Aspirationszytologie erfolgen. Hiermit läßt sich die Dignität eines soliden Befundes sehr genau bestimmen. Suspekte Veränderungen müssen operiert werden, stereotaktisch als gutartig nachgewiesene Veränderungen können beobachtet werden. Hierdurch werden unnötige Biopsien bei mammographisch kleinsten Veränderungen vermieden.

Bei ausschließlichem Vorliegen von suspekten Mikroverkalkungen muß in jedem Fall eine Exzisionsbiopsie nach stereotaktischer Lokalisation erfolgen. Anstelle einer

Aspirationszytologie kann durch Einführen einer etwas stärkeren Führungsnadel auch eine Hochgeschwindigkeitsstanzbiopsie durchgeführt werden. Stereotaktisch wird hierbei ein histologisch verwertbarer Gewebezylinder gewonnen. Dieser Eingriff erfolgt in Lokalanästhesie. Durch stereotaktische Lokalisation oder stereotaktische Biopsie wird die Brustkrebsfrüherkennung zu immer kleineren, radiologisch gerade erkennbaren Veränderungen hin erweitert.

Technische Daten:

4–6 hochauflösende Mammographiefilme, 18 × 24 cm, Aufnahmespannung, je nach Dichte und Größe der Mamma frei zu wählen, oder durch Belichtungsautomatik vorzugsweise gewählt, meist zwischen 20 und 35 keV.

Strahlendosis: Bei Weichstrahl-Raster-Mammographie mit von der Schichtdicke unabhängig arbeitender Belichtungsautomatik und dosissparendem Film-Folien-System: Unter 5 mGy/2 Aufnahmen/mittlere Parenchymdosis.

Galaktographie

Eine Galaktographie ist indiziert, wenn eine verdächtige oder blutige Sekretion aus einem Milchgang festgestellt wird. Zuvor sind eine Röntgennativdiagnostik beider Brustdrüsen und eine Abstrichszytologie vorzunehmen.

▮ Indikationen

Das auffällige Sekret sollte zuvor zytologisch auf Tumorzellen oder Blutbeimengungen untersucht werden. Eine milchige oder wäßrige Sekretion stellt keine Indikation zur Galaktographie dar.

▮ Komplikationen

Das Kontrastmittel kann als Paravasat Schmerzen verursachen. Durch Einschleppen von Krankheitserregern kann es zur Milchgangentzündung kommen. Dieses wird durch steriles Arbeiten verhindert.

Vorbereitung

Die Untersuchung erfolgt auf einer Untersuchungsliege. Es müssen gerichtet werden: Desinfektion (Kodanspray), sterile Handschuhe, steriles Lochtuch, mindestens 5 Tupfer oder Kompressen (steril); konusförmiger Metalldilatator (0,4 und 0,6 mm Durchmesser), Galaktographienadeln verschiedener Kaliber oder Galaktographiekatheter aus Polyäthylen verschiedener Kaliber; eine 5-ml-Spritze mit 60%igem wasserlöslichem Kontrastmittel.

Untersuchungsgang

Desinfizieren der Mamille und der umgebenden Brustdrüse, steriles Abdecken, Darstellen des zu untersuchenden Milchgangs durch Kompression der Brustdrüse. Der Milchgang mit blutiger Sekretion wird dann mit dem Metalldilatator vorsichtig bis ca. 4 mm Tiefe dilatiert, wobei der Verschlußmuskel des Milchganges aufgedehnt wird. Bei Schmerzhaftigkeit kann ein 2%iges Scandicain-Spray benutzt werden. In den dilatierten Milchgang wird eine gebogene Milchgangnadel (Olivennadel) ca. 1 cm eingeführt. Alternativ kann ein spitz ausgezogener Polyäthylenkatheter benutzt werden. Die Füllung mit Kontrastmittel ist zu beenden, wenn Widerstand bemerkt wird oder wenn die Patientin über Schmerzen klagt.

> **Cave!**
>
> Zu starker Druck bei Injektion füllt die Milchgänge bis in die endständigen Acini auf. Bei Mammographie dann Übertritt von Kontrastmittel in den interzellularen Raum.

Nach Milchgangsauffüllung unverzüglich Mammographie in 2 Ebenen durchführen, da sich das Kontrastmittel sonst durch Diffusion aus den Milchgängen heraus verteilt.

Milchgangmarkierung

Um dem Chirurgen das zu exstirpierende Gangsystem darzustellen, kann zusätzlich zum 60%igen Kontrastmittel (10 Teile) Patentblau (1 Teil) als Mischung injiziert werden. Diese Milchgangdarstellung mit zusätzlich Patentblau muß unmittelbar vor Operation einschließlich der Kontrollmammographie erfolgen. Der blaue Farbstoff verteilt sich ab ca. 30 min relativ rasch in das Drüsenparenchym.

Punktion von Mammazysten

Beide Verfahren gehören heute in die Hand des mammographierenden Radiologen, weil sie eine Komplettierung oder manchmal erst den entscheidenden Schritt in der Diagnostik darstellen.

■ Indikation zur Zystenpunktion

Mit hochauflösenden Schallgeräten werden heute bei geschlechtsreifen Frauen in mindestens 60% aller Patientinnen irgendwo Zysten gefunden. Die Indikation für eine Zystenpunktion ist heute nur in Kombination des Röntgenbefundes mit dem Ultraschallbefund zu stellen. Nur wenn eine der beiden Methoden suspekte Veränderungen in der Zystenwand, beispielsweise Mikrokalk in der Mammographie oder

Raumforderungen im Ultraschall im Bereich der Zystenwand darstellt, besteht Indikation zur Zytenpunktion. Wenn neben Zysten solide unklare Verdichtungen in Zystennähe bestehen, ist es eine weitere Indikation, wenn die Zyste schmerzhaft ist und als Palpationsbefund die Patientin stört.

Multiple kleine Zysten oder nicht störende größere Zysten werden bei unauffälligem Befund im Ultraschall nur beobachtet. Ein Hauptziel der Zystenpunktion stellt die Gewinnung von Zystensekret dar, das zytologisch auf suspekte Zellen hin untersucht wird.

Cave!

Bei sehr schlanken Frauen mit dünnen Weichteilen ist durchaus die Punktion der Pleura mit Pneumothorax möglich.

Vorbereitung

Für diese Untersuchung sind erforderlich: Patientenliege, Desinfektion (Kodanspray), steriles Lochtuch, sterile Handschuhe, sterile Tupfer und Kompressen (mindestens je 5), ausreichend Spritzen (10 ml bis 20 ml), sterile Nadeln (für Zystenpunktion Nr. 1, für Punktionszytologie Nr. 2 [G 14; 18]), verschließbare Zentrifugenröhrchen (Anzahl nach Zahl der zu punktierenden Zysten), Objektträger, Fixationslösung oder Merckofix-Spray.

Untersuchungsgang

Bei der liegenden Patientin wird die Brust desinfiziert (Kodanspray) und mit einem sterilen Lochtuch abgedeckt. Der Untersucher trägt sterile Handschuhe und läßt sich assistieren. Der Schallkopf ist in einen sterilen Handschuh verpackt. Unter Schallführung wird in die Zyste eingestochen. Unter Sicht wird die Zyste abgesaugt. Bei mehreren oder größeren Zysten kann kurzfristig ein Kompressionsverband eine Einblutung in die Zystenhöhle verhindern. Eine Pneumozystographie erfolgt nur, wenn eine Raumforderung oder Mikrokalk in der Zystenwand gesehen wurden. Dann wird die Menge Flüssigkeit, die abpunktiert wird, durch dieselbe Menge Luft ersetzt. In jedem Fall wird das Punktat zytologisch untersucht.

Punktion solider Knoten

■ Indikation

Die Punktion solider Knoten dient zunächst der Sicherung eines Karzinoms präoperativ durch Dreifach-Diagnostik. Wenn Klinik, Ultraschall und Mammographie karzinomsuspekt sind, kann eine suspekte Punktionszytologie (Pap IV, Pap V) die Diagnose sichern. Falsch-positive Befunde bei der Punktionszytologie sind sehr selten (unter 1%). Wenn Mammographie, Sonographie und Klinik für eine gutartige Veränderung sprechen, kann die Diagnose durch eine Zytologie mit gutartigem Ergebnis weiter abgesichert werden, unnötige Operationen können vermieden werden. Die Rate falsch-negativer Ergebnisse muß jedoch mit etwa 5 bis zu 15% abgeschätzt werden. Die gleichlautenden Ergebnisse von Röntgen, Sonographie und Zytologie zusammengenommen führen bei gutartigen Veränderungen zu einer Diagnosesicherheit von über 98%. Immer ist bei soliden Befunden, die nicht operiert werden, eine Kontrolluntersuchung nach spätestens 3 Monaten erforderlich.

Untersuchungsgang

Die Vorbereitung entspricht der bei der Zystenpunktion. Unter Ultraschallsicht wird eine Nadel (Nr. 2) bis an den Rand der soliden Verdichtung herangeführt. Fächerförmig wird unter Schallsicht 7- bis 10mal der solide Herd unter Sog durchstochen. Mit einem Zusatzgerät (Cameco) wird ein gleichbleibender Unterdruck zum Aspirieren der Zellen erzeugt. Die punktierten Zellen werden auf Objektträger ausgespritzt, mit einem zweiten Objektträger ausgestrichen und anschließend fixiert.

Merke!

Unterstützt eine unverdächtige Zytologie die Diagnose auf Gutartigkeit, muß trotzdem 3 Monate später eine Kontrolluntersuchung (Mammographie, Sonographie) erfolgen.

Lokalisation suspekter Herde zur Operation

Die Lokalisation mit der stereotaktischen Lokalisationseinheit wurde oben beschrieben. Alle soliden Befunde, die im Ultraschall darstellbar sind, werden unter Schallführung viel schneller und sehr sicher lokalisiert.

Vorbereitung

Die Lokalisation kann am Vortag der Operation erfolgen. Die Lokalisation mit Drahthaken verschiebt sich nicht, wenn der Draht auf der Brustwand über Nacht gut fixiert ist. Die weitere Vorbereitung geschieht wie bei Punktion von Zysten oder soliden Herden. Zusätzlich wird ein Markierungsdrahthaken mit Führungsnadel Nr. 1,2 bis Nr. 1,3 benötigt.

Lokalisationsvorgang mit Ultraschallführung

Die Führungsnadel wird unter sterilen Bedingungen und unter Schallsicht in den darstellbaren soliden Knoten eingeführt. Anschließend wird durch diese Nadel ein Markierungsdraht mit hakenförmiger Spitze in den Herd eingeführt, und die Führungsnadel wird herausgezogen. Der Draht wird auf der Hautoberfläche um 90° abgeknickt und mit Pflaster fest auf die Haut fixiert. Zur Dokumentation der richtigen Lage des Markierungsdrahtes wird eine Ultraschallaufnahme, besser jedoch eine Röntgenaufnahme in 2 Ebenen durchgeführt.

Präparatradiographie

In jedem Fall muß von der okkulten Veränderung mit liegender Hakenspitze eine Präparatradiographie durchgeführt werden. Das Gewebestück hat auf der Meßkammer der Belichtungsautomatik zu liegen. Der Operateur muß das Gewebestück an 2 Stellen mit verschiedenen Fäden markieren. Dann kann bei exzentrischer Lage des Herdes oder bei unvollständiger Entfernung (Mikrokalk nur teilweise entfernt) eine Nachresektion an der richtigen Stelle erfolgen. Auch das Nachresektat muß erneut einer Präparatradiographie zugeführt werden. Markierungen des Gewebes mit Röntgenkontrastmittel, Kohlepartikeln und Patentblau werden heute meistens nicht mehr gemacht, weil die Drahthakenmarkierung dem Operateur den direkten Weg von der Hauteinstichstelle zum Herd aufzeigt.

Lokalisation von Mikrokalk bei Fehlen eines Stereotaxiezusatzgeräts (Abb. 16.2)

Wenn kein Stereotaxiegerät vorhanden ist, wird auf den Mammographien in 2 Ebenen die Lage des okkulten Mikrokalkes ausgemessen und in einer Zeichnung mit Aufsicht auf die Brustdrüse eingezeichnet. Um die eingezeichnete Lokalisation herum werden im Abstand von 1,5 cm 3 Nadeln parallel zueinander in die Tiefe geschoben, wobei die Nadelspitzen jeweils 0,5 cm verschieden tief eingestochen

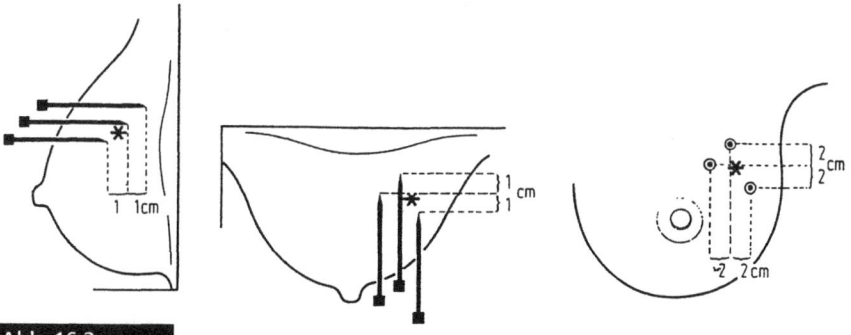

Abb. 16.2

Konservative Methode bei Fehlen eines Stereotaxiegerätes: 3 Nadeln sind je $1^1/_2$ cm auf der Hautoberfläche gegeneinander versetzt in Richtung des berechneten okkulten Befundes parallel zueinander eingestochen. Die Nadelspitzen variieren zueinander jeweils um ca. $^1/_2$ cm. Durch Mammographie in 2 Ebenen lassen sich die am nächsten liegende Nadel und die passende Tiefe relativ genau ermitteln. Durch die günstigste Nadel wird der Markierungsdraht gelegt werden. Die aus der Brust heraustehenden Nadelenden werden (mit Büroklammern) zur Unterscheidung markiert. Da der Einstich streng von ventral nach dorsal erfolgt, kann die Brust anschließend in 2 Ebenen geröntgt werden, ohne daß sich die Position der Nadeln durch den Kompressionsdruck verändert. In den Kontrollmammographien wird diejenige Nadel herausgesucht, die dem zu markierenden Mikrokalk am nächsten liegt. Gegebenenfalls wird ihre Position noch etwas korrigiert. Der Markierungsdrahthaken wird dann durch diese Führungsnadel eingeschoben, die Nadel wird herausgezogen, und die Lage des Markierungsdrahtes kann durch erneute Mammographie dargestellt werden. Bei einiger Übung ist diese erneute Sicherung der Drahthakenspitze nicht mehr erforderlich.

D. v. Fournier

Die Hysterosalpingographie ist die Darstellung von Zervix, Cavum uteri und Tubengängen bis in das Abdomen hinein mittels Röntgenkontrastmittel. Intraoperativ kann bei begleitender Laparoskopie anstelle des Kontrastmittels oder zusätzlich zum Kontrastmittel eine Patentblaulösung injiziert werden, die für den Operateur den Verlauf des Ganges in der Tube und den Ort eines möglichen Tubenverschlusses markiert.

Vorbereitung

Die Spezialuntersuchung erfolgt normalerweise ambulant und ohne Schmerzmittel.

Erforderlich: Beinhalterung für gynäkologische Rückenlage zum Anlegen des Adapters, Desinfektionslösung für die Scheide, sterile Handschuhe, sterile Tupfer; sterile Tücher zum Abdecken, 2 sterile 20-ml-Spritzen mit nichtionischem Kontrastmittel (Omnipaque Solutrast); ein Hysterosalpingographiegerät, selbsthaltende Entenschnabelspekula; bei dem starren Gerät nach Schulz: 2 Kugelzangen; bei Portioadapter (nach Semm) eine Spritze zum Erzeugen eines Unterdrucks.

■ Indikationen

Bei Verdacht auf Fehlbildungen (Abb. 17.1) im Verlauf des Uterus (Kavums), auf Verklebungen (Synechien), auf Tubenverschluß oder postentzündliche Tubenverklebung sowie bei Verdacht auf intrauterine Myome.

Voraussetzungen

Mit einer Abstrichzytologie muß zuvor gesichert sein, daß keine auffälligen Zellveränderungen, keine Präkanzerosen und keine Verkeimung der Zervix vorhanden sind. Bei vorausgehender Infektion muß über 5 Tage eine Scheidendesinfektion lokal erfolgen, und ein Kontrollabstrich vor dem Eingriff muß die Keimfreiheit nachweisen.

Abb. 17.1

Mißbildungen des Uterus. a Uterusaplasie. b Uterus unicornis unicollis (halbseitige Aplasie). c Zervixaplasie. d Uterus didelphys (Duplikatur, auch der Vagina). e Uterus bicornis bicollis (mit doppelter Vagina). f Uterus bicornis unicollis. g Uterus arcuatus. h Asymmetrischer Uterus duplex mit Hemiatresie, Hämatometrokolpos und Hämatosalpinx bei der Menarche. i Uterus septus. j Uterus subseptus. k Uterus septus mit Vaginaduplikatur. l Uterushypoplasie. [Nach Willich 1989]

Untersuchungsgang

Die Patientin liegt in gynäkologischer Lage auf dem Bucky-Tisch, die Beine ruhen in Beinhaltern. Scheide und Portio werden mit Kodan desinfiziert.

Bei Verwendung eines Portioadapters wird dieser über die Portio aufgeschoben, die zentrale Kunststoffsonde in den Zervikalkanal eingeführt und ein Unterdruck zum Ansaugen des Adapters an die Portio erzeugt.

Bei Verwendung des starren Gerätes nach Schulz (oder Modifikationen) werden die vordere und hintere Muttermundlippe mit Kugelzangen gefaßt, die Hohlolive in den Zervikalkanal eingeführt und die Muttermundlippen mit leichtem Zug über den Konus gespannt. Die Patientin wird jetzt flach auf den Bucky-Tisch kopfwärts gezogen, so daß die Beine gestreckt liegen. Unter Durchleuchtung wird langsam Kontrastmittel durch den Zervikalkanal in das Cavum uteri eingespritzt. Ein eingebautes Manometer zeigt den Injektionsdruck an.

Bei Verklebung der Tuben kann mit leichtem Druck eine Öffnung der Tube bewirkt werden. Stärkerer Druck darf nicht angewendet werden, weil sonst Kontrastmittel in die Venen des Zervikalkanals vordringt und hier zu Extravasaten führt. Unter Durchleuchtungssicht wird im Normfall der freie Austritt des Kontrastmittels über die Ostien der Tuben in die freie Bauchhöhle beobachtet. Wenn das Cavum uteri vollständig ausgefüllt ist und das Kontrastmittel in die Bauchhöhle übertritt, erfolgt eine Kontrollaufnahme. In der Regel reichen 10 ml Kontrastmittel aus.

Cave!

Nach dem Eingriff soll die Patientin mindestens 30 min auf einer Liege ausruhen, da es bei kreislauflabilen Patientinnen zu Kreislaufreaktionen (Hypotonus) kommen kann. Die Patientin soll nach dem Eingriff reichlich Flüssigkeit zu sich nehmen.

W. Rohrschneider und J. Tröger

Besonders im Kindesalter sind Röntgenaufnahmen nur dann indiziert, wenn deren Ergebnis therapierelevant ist. Routineaufnahmen vor Operationen sollten ebenso entfallen wie Röntgenschädelaufnahmen nach leichtem oder mittlerem Trauma. Die Röntgenuntersuchungen sollten nicht nach einem Standardprocedere ablaufen, sondern der Fragestellung angepaßt werden. So ist häufig ein Thorax in einer Ebene ausreichend, Röntgenhandaufnahmen zur Skelettalterbestimmung sind natürlich nur in einer Ebene anzufertigen.

Durchleuchtungsaufnahmen sind bei Säuglingen und schlanken Kindern bis zum 6. Lebensjahr ohne Raster durchzuführen. Da die Streustrahlenentwicklung gering ist, läßt sich ohne wesentlichen Qualitätsverlust die Strahlendosis deutlich reduzieren.

Soweit möglich, sollten Röntgenuntersuchungen durch die Sonographie ersetzt werden. Indikationslisten für die Erwachsenen sind ungültig, da die Aussagekraft der Sonographie beim Kind wesentlich höher ist. Das Kind ist ein ideales „Schallobjekt", da durch die geringe Tiefenausdehnung und den geringen Fettmantel hochfrequente Schallköpfe mit exzellenter Auflösung verwendet werden können.

Bei den nachfolgenden Indikationen sind Röntgenuntersuchungen nicht mehr indiziert bzw. weitestgehend durch die Sonographie ersetzt:

Hüftdysplasie des Säuglings,
Gelenkergüsse,
hypertrophische Pylorusstenose,
Invagination,
Tumorausschluß im Abdomen,
inneres weibliches Genitale.

18•1 Technische Hilfen zur bildgebenden Untersuchung des Kindes

Fixierung

Fixierung zur Röntgenaufnahme

Voraussetzung für eine technisch optimale Röntgenaufnahme ist im Säuglings- und Kleinkindalter bis zu etwa 3 Jahren eine ausreichende mechanische Fixierung des Kindes. Es stehen verschiedene Hilfsmittel zur Verfügung.

Abb. 18.1

Plastikkompressorium. Das Plastikkompressorium kann auch zur Fixierung anderer Körperteile genutzt werden, es erlaubt bei der Schädelaufnahme den Blickkontakt mit der Röntgenassistentin

Abb. 18.2

Fixierung mit Schädelpelotten. Fixierung der Arme mit Sandsäcken, die durch Stoff miteinander verbunden sind

Für Aufnahmen in liegender Position erfolgt die Fixierung des ganzen Körpers, einzelner Gliedmaßen und des Schädels am besten mit durchsichtigen Plastikkompressorien (Abb. 18.1). Zusätzlich gehören mehrere unterschiedlich große Sandsäcke, Schaumgummikissen in verschiedener Form und Größe, Schädelpelotten (Abb. 18.2), elastische Binden, Stoffwindeln und eine Bleidecke zur Ausstattung. Als Unterlage dient eine Schaumgummimatte mit abwaschbarem Plastiküberzug. Für Aufnahmen in aufrechter Position empfiehlt sich bis zum Alter von etwa 2 Jahren die „*Babix-Hülle*", die in unterschiedlichen Größen zur Verfügung steht (Abb. 18.3 und 18.4). Rumpf und Extremitäten werden gleichmäßig von einer durchsichtigen Plastikumhüllung umschlossen, wobei die gestreckten Arme dem Kopf seitlich anliegen und ihn so fixieren. Die Hülle wird durch Bänder festgeschnürt, die Handgelenke werden durch Gummiknopfbänder gehalten. Mittels einer Aufhängevorrichtung wird die Hülle am Stativ oder am Durchleuchtungsgerät befestigt. Kleinkinder werden auf einem Schemel sitzend untersucht, während die nach oben gestreckten Arme von einer hinter einer Strahlenschutzwand stehenden Hilfsperson (meist Eltern) gehalten werden.

Abb. 18.3

Säugling in Babix-Hülle. Nach Fixierung der Arme wird durch leichte Korrektur der Körperposition eine orthograde Einstellung ermöglicht

Fixierung zur Durchleuchtungsuntersuchung

Säuglinge und Kleinkinder werden am besten im Liegen untersucht, da sie in dieser Position sicher gehalten und bewegt werden können. Sehr hilfreich ist eine Begleitperson am Kopfende des Tisches, die die seitlich am Kopf anliegenden Arme des Kindes hält und auf diese Weise die notwendigen Bewegungen auf entsprechendes Kommando des Untersuchers hin durchführt. Alternativ können Säuglinge auch in der „Babix" untersucht werden, wodurch ein schnelles und gezieltes Drehen des Kindes mit einer Hand ermöglicht wird. Mittels einfacher Stoffwindeln können bei Anwendung spezieller Wickeltechniken einzelne Körperteile für bestimmte Aufnahmepositionen gezielt fixiert werden (z.B. Arme nach dorsokaudal für Tracheazielaufnahme).

Thoraxaufnahme im Hängen in Babix-Hülle

Hilfsmittel

Hilfsmittel zur Kontrastmittelfütterung

Zur Fütterung von Säuglingen kann das Kontrastmittel in eine handelsübliche Trinkflasche eingefüllt werden, am günstigsten ist die eigene Flasche des Kindes. Für die Fütterung während der Durchleuchtung eignet sich die Spezialflasche nach Förster (Abb. 18.5), an deren unterem Ende der Sauger seitlich angebracht ist, indem er einen rechten Winkel mit der Flasche bildet. Auf diese Weise kann der Abstand der Röntgenröhre vom Kind gering gehalten werden und der Sauger bleibt immer mit Kontrastmittel gefüllt. Besteht keine Bereitschaft zur aktiven Kontrastmittelaufnahme durch das Kind, ist die Anwendung des Katheter-Dummy

Abb. 18.5

Förster-Flasche

Abb. 18.6

Katheter-Dummy

(Abb. 18.6) hilfreich. Es handelt sich um einen Gummisauger mit umgebendem Plastikring, durch den ein Polyethylenkatheter geführt ist. Am Ring befestigte Gummibänder werden um die Ohren gespannt, um den Sauger im Mund zu fixieren. Mit beginnender Saugbewegung wird das Kontrastmittel durch den Katheter instilliert. Ältere Kinder werden entweder mit dem Löffel gefüttert oder trinken das Kontrastmittel über einen gebogenen Trinkhalm.

Hilfsmittel zur sonographischen Untersuchung

Ein wesentliches Hilfsmittel zur optimalen *Lagerung für die Sonographie* ist eine mit abwaschbarem Kunststoff bezogene Schaumstoffrolle in Form eines in Längsrichtung halbierten Zylinders. Sie wird angewandt zur ventralen Unterpolsterung des Abdomens bei Untersuchungen in Bauchlage, bei denen ein Ausgleich der Lendenlordose erforderlich ist (Nierensonographie von dorsal) oder eine Kyphosierung der gesamten Wirbelsäule erreicht werden soll (Sonographie des Spinalkanals). Weiterhin wird die Rolle zur dorsalen Unterpolsterung der Schulterpartie in Rückenlage bei Untersuchung des Mediastinums, des Halses und der Schilddrüse benötigt, um eine Überstreckung des Kopfes zu gewährleisten.

Für die sonographische Untersuchung der Säuglingshüfte liegt das Kind auf der Seite in einer Lagerungsmulde, die mit beweglichen, dem Körper anliegenden Seitenteilen und einem verstellbaren Kopfteil ausgestattet ist.

Zur sonographisch gesteuerten hydrostatischen Reposition der Invagination (s. S. 339) empfiehlt sich die Lagerung des Kindes auf der Repositionswanne. Sie besteht aus einem mit einer Abflußmöglichkeit ausgestatteten Auffangbecken, auf dem ein Metallgitter angebracht ist (Abb. 18.7). Dies wird mit einer weichen saugfähigen Unterlage bedeckt, auf die das Kind gelegt wird. Die überschüssige Repositionsflüssigkeit kann somit schnell abfließen, ohne daß das Kind im Nassen liegt.

Sedierung zur CT- und MRT-Untersuchung

Vor der Durchführung einer CT- oder MRT-Untersuchung im Kindesalter müssen die Möglichkeiten anderer bildgebender Verfahren ausgeschöpft werden und eine klare Indikation gegeben sein. Es folgt dann ein aufklärendes Gespräch mit den Eltern bzw. einer Begleitperson und dem Patienten, soweit dieser zur Kooperation fähig ist (im allgemeinen ab dem 4. Lebensjahr).

Zur MRT-Untersuchung müssen nicht-kooperative Kinder sediert werden; zur CT-Untersuchung reicht bei Verwendung eines schnellen Gerätes (Spiral-CT) oftmals eine leichte Sedierung aus. Folgendes Vorgehen hat sich bewährt: Bei Neugeborenen genügt oftmals die Schlafphase nach einer ausreichenden Fütterung. Bei älteren Säuglingen und Kleinkindern wird durch Applikation von Truxaletten-Saft (Chlorproxiten) in der Dosierung von 1,5–2,0 mg/kg KG (0,6 ml/kg KG) der Tiefschlaf erreicht. In manchen Fällen kann die zusätzliche Gabe einer Chloralhydrat-Rectiole erforderlich werden. Eine kurze Fahrt im Kinderwagen oder Auto kann das Erreichen der Tiefschlafphase beschleunigen. Wichtig ist, daß die Sedierung zeitgerecht gegeben wird, der Zugang zum Gerät beim Einsetzen des Tiefschlafes gewähr-

Abb. 18.7

Repositionswanne

leistet ist und der Untersuchungsablauf problemgerecht festliegt. Vor der Gabe des Sedativums sollten magnetisierbare Teile der Kleidung (z.B. Druckknöpfe an Windeln und Strampelhosen, Reißverschlüsse) entfernt, ein absehbar notwendiger intravenöser Zugang oder auch eine Rektalsonde zur Kontrastierung bei Fehlbildungen im Beckenbereich gelegt werden und die Kinder in eine warmhaltende Decke gehüllt sein, um spätere den Schlaf störende Manipulationen im Gerät zu vermeiden.

Bei tief sedierten Kindern werden Atem- und Herzfunktion im Untersuchungsraum überwacht. Wegen des zusätzlichen Risikos, des Zeitaufwandes und der Kosten halten wir bei Kindern Untersuchungen in Narkose für nicht generell erforderlich.

Bei Patienten mit Erkrankungen des Herz-Kreislauf-Systems, der Atemwege sowie des ZNS – vor allem bei Schlafapnoen, Schluckstörungen oder Krampfbereitschaft – ist eine Allgemeinnarkose angezeigt. Diese wird entweder über lange Zuleitungen vom Vorbereitungsraum aus gesteuert, mit heutigen Mitteln aber auch im Untersuchungsraum selbst durchgeführt. Ältere Kinder können von ihren Eltern begleitet werden. Gelegentlich ist es hilfreich, wenn sich ein Elternteil mit ins Gerät legt.

18•2 Fremdkörperingestion und Fremdkörperaspiration

Im frühen Kindesalter stellen Fremdkörperingestion und Fremdkörperaspiration ein nicht seltenes Ereignis dar. Bei plötzlich auftretender Symptomatik von seiten des Verdauungs- oder Respirationstraktes, insbesondere im Alter zwischen 6 Monaten und 3 Jahren, sollte ein solches Ereignis grundsätzlich als Ursache in Erwägung gezogen werden.

Fremdkörperingestion

■ Indikationen

Abgeklärt wird jede Fremdkörperingestion bzw. der Verdacht mit klinischer Symptomatik (plötzliches Würgen oder Erbrechen, Schluckschmerz, retrosternaler Schmerz, Globusgefühl) und jede Ingestion eines potentiell gefährlichen Fremdkörpers bzw. der Verdacht darauf.

■ Kontraindikationen

Keine.

■ Komplikationen

Besonders bei im Ösophagus befindlichem obstruierenden Fremdkörper besteht die Möglichkeit der Aspiration von Kontrastmittel oder des Fremdkörpers selbst. Während eines Extraktionsmanövers ist die Gefahr besonders gegeben, wenn der Fremdkörper durch den Hypopharynx oralwärts bewegt wird.

Vorbereitung des Patienten
Nicht erforderlich.

Vorbereitung der Untersuchung bzw. des Eingriffs
Niederosmolales wasserlösliches Kontrastmittel. Evtl. werden Magensonde oder Foley-Katheter benötigt.

■ Vorsichtsmaßregeln

Bei der Durchführung einer Kontrastmitteluntersuchung wird zunächst nur eine geringe Kontrastmittelmenge appliziert, um einer Aspiration bei schlechtem Kontrastmittelabfluß vorzubeugen.

Untersuchungsgang

Wenn die Radiodensität des ingestierten Fremdkörpers nicht bekannt ist, sollte, falls verfügbar, ein identischer Fremdkörper geröntgt werden. Bei sicher oder möglicherweise schattengebendem Fremdkörper werden zunächst in liegender Position Übersichtsaufnahmen des Abdomens und des Thorax unter Einbeziehung der Halsregion im dorsoventralen Strahlengang (je nach Größe des Kindes auch auf einem Film) und eine seitliche Halsaufnahme durchgeführt. Steht ausschließlich ein sicher röntgendichter Fremdkörper (z.B. Münze) zur Diskussion, ist die Untersuchung bei negativem Befund hiermit beendet. Andernfalls muß bei entsprechender klinischer Symptomatik eine Kontrastmitteluntersuchung des oberen Magen-Darm-Traktes angeschlossen werden. Bei eindeutig nicht-radiodensem Fremdkörper wird direkt mit der Kontrastmitteluntersuchung begonnen.

Die Kontrastmitteluntersuchung wird mit niederosmolalem wasserlöslichen Kontrastmittel durchgeführt und umfaßt die Darstellung des Pharynx, des Ösophagus und des Magens. An die Beobachtung der Kontrastmittelpassage im Liegen schließen sich bei negativem Befund Übersichtsaufnahmen der jeweiligen Region in 2 Ebenen an, bei Darstellung einer Kontrastmittelaussparung zusätzlich entsprechende Zielaufnahmen. Bei Nachweis eines Fremdkörpers im Magen wird die Beweglichkeit durch Lageveränderung des Kindes (z.B. aufrechte Position) geprüft. Ist bis zum Pylorus kein Fremdkörper zu finden, so erübrigt sich meistens jede weitere Kontrastmitteluntersuchung.

Besondere Aufmerksamkeit gebührt den physiologischen Engen im Verdauungstrakt. Läßt sich ein fixierter oder obstruierender Fremdkörper im Pharynx oder in der Speiseröhre (meist auf Höhe des oberen Ösophagussphinkters, der Trachealbifurkation oder der Kardia) präpylorisch oder vor der Ileozoekalkappe nachweisen, muß dieser entfernt werden. Bei beweglichem Fremdkörper in anderer Lokalisation ohne klinische Symptomatik kann zunächst abgewartet werden. Zur Vermeidung einer weiteren Strahlenexposition des Kindes ist die Stuhlkontrolle (Sieb) durch die Eltern bis zum Auffinden des Fremdkörpers oder die Röntgenuntersuchung des gesammelten Stuhles bei nachweisbar schattengebendem Fremdkörper sinnvoll.

Eine besondere Situation ergibt sich, wenn es sich bei dem Fremdkörper um eine Knopfbatterie handelt. Bei Lagekonstanz der sich langsam auflösenden Batterie ist mit schweren Schleimhautverätzungen und Penetration durch die Hohlorganwand zu rechnen. Röntgenkontrollen zur Beobachtung des Transportes erfolgen alle 24 h. Eine die Position nicht verändernde oder intraösophageal gelegene Knopfbatterie wird sofort entfernt. Die Fremdkörperentfernung aus dem oberen Verdauungstrakt erfolgt in der Regel endoskopisch. In einigen Zentren werden Fremdkörper aus dem Pharynx und Ösophagus mittels eines aufgeblasenen Ballonkatheters unter Durchleuchtungskontrolle extrahiert, die Methode ist allerdings umstritten. Magnetische Fremdkörper in der Speiseröhre können auch mit Hilfe einer Magnetsonde entfernt werden.

Fremdkörperaspiration

■ Indikationen

Jede anamnestisch mögliche oder gesicherte Aspiration eines Gegenstandes in den kindlichen Respirationstrakt führt zur radiologischen Abklärung, ebenso eine hinweisende klinische Symptomatik (plötzlich einsetzender starker Husten oder Stridor).

■ Kontraindikationen

Bei akut bedrohten Kindern ist die sofortige Bronchoskopie indiziert, hier verbietet sich die zeitraubende radiologische Diagnostik.

■ Komplikationen

Keine.

Vorbereitung des Patienten
Nicht erforderlich.

Vorbereitung der Untersuchung
Entfällt.

■ Vorsichtsmaßregeln

Keine.

Untersuchungsgang
Zur Darstellung von schattengebenden Fremdkörpern und Belüftungsstörungen erfolgt zunächst die Thoraxübersichtsaufnahme unter Einbeziehung der Halsregion im dorsoventralen Strahlengang. Die seitliche *Halsaufnahme* ist zur genaueren Lokalisation eines Fremdkörpers im Halsbereich sinnvoll. Die Fremdkörperaspiration in den unteren Respirationstrakt manifestiert sich je nach Lokalisation, Art und Größe des Fremdkörpers als Atelektase, als rezidivierende Pneumonie oder als *Bronchoventilmechanismus.* Letztere äußert sich in der isolierten Strahlentransparenzerhöhung des entsprechenden Lungenabschnittes mit ipsilateralem Zwerchfelltiefstand und Mediastinalverschiebung zur gesunden Seite. Aufnahmen in In- und Exspiration bzw. alternativ Aufnahmen in Rechts-/Linksseitenlage bei horizontalem Strahlengang sind sensitiver im Nachweis eines gering ausgeprägten Bronchoventilmechanismus. Ein überblähter Bezirk stellt sich in der Exspirationsphase bzw. in der unten liegenden Seite gegenüber dem physiologisch minderbelüfteten umgebenden Lungengewebe deutlicher dar. In Zweifelsfällen ist die Durchleuchtungsuntersu-

chung anzuschließen, bei der auf abnorme Zwerchfellbeweglichkeit und Mediastinalpendeln geachtet wird.

Bei röntgenologisch negativem Befund läßt sich eine Fremdkörperaspiration trotzdem nicht mit letzter Sicherheit ausschließen. In dieser Situation kann eine Perfusionsventilationsszintigraphie den Fremdkörpernachweis bzw. -ausschluß erbringen. Grundsätzlich gilt, daß der dringende klinische Verdacht auf einen aspirierten Fremdkörper die Indikation zur Bronchoskopie darstellt.

18•3 Magen-Darm-Trakt

Ösophagus und Gastrointestinaltrakt

Der überwiegende Anteil aller oralen Kontrastmitteluntersuchungen des kindlichen Verdauungstraktes wird heutzutage zur Beurteilung der Passage durch Ösophagus, Kardia, Magen und Dünndarm durchgeführt. Die Schleimhautbeurteilung des oberen Magen-Darm-Traktes ist eine Domäne der Endoskopie. Untersuchungen in Doppelkontrasttechnik oder Hypotonie werden nur noch selten durchgeführt.

Weisen Anamnese und klinische Symptomatik auf ein akutes abdominelles Krankheitsgeschehen hin, so kommt dem natürlichen Kontrastmittel *Luft* große Bedeutung zu. Insbesondere im frühen Säuglingsalter sind oft die Übersichtsaufnahmen diagnostisch ausreichend. Die Abdomenaufnahme in Rückenlage bei ventrodorsalem Strahlengang dient der Beurteilung von Organschatten und pathologischen Weichteilschatten, der Lokalisation von Fremdkörpern und Verkalkungen und zeigt gleichzeitig die natürliche Luftverteilung im Darmlumen. Die *Abdomenaufnahme* in Linksseitenlage (bei schwerkrankem Kind alternativ in Rückenlage) in horizontalem Strahlengang wird zur Beurteilung einer Passagestörung bzw. einer Perforation angefertigt. Die Abdomenaufnahme in Bauchlage mit unterpolstertem Becken im horizontalen Strahlengang zeigt das luftgefüllte Rektum, sofern keine Passagebehinderung vorliegt.

■ **Indikationen**

Indikationen zur Ösophagusdarstellung sind die Schluckstörung, die angeborene Fehlbildung, die stattgehabte Ingestion bzw. Verätzung (frische Verätzungen dürfen nicht radiologisch untersucht werden) oder sonstige erworbene Stenosen; des weiteren der Stridor congenitus, andere klinische Symptome, die den Verdacht auf eine den Ösophagus komprimierende, externe Struktur lenken, und der postoperative Ösophagus. Bei Verdacht auf eine Kardiainsuffizienz dient die Kontrastmitteluntersuchung der Suche nach einer gastroösophagealen Hernie. Die *Refluxdiagnostik* im Kindesalter ist heutzutage anderen Untersuchungsverfahren, wie der ösophagealen Ph-Metrie oder der Sonographie, vorbehalten.

Hauptindikation zur Magen-Darm-Passage ist die Abklärung einer *Passagestörung* unterschiedlicher Ätiologie, wobei oftmals anhand des Alters des Kindes, des klinischen Befundes und der Übersichtsaufnahme schon vorab eine Eingrenzung der zu erwartenden Problematik erfolgen kann. Die Kontrastdarstellung ist indiziert zur Beurteilung einer Passagestörung im Bereich des oberen Gastrointestinaltraktes oder zur Lokalisation nichtschattengebender Fremdkörper. Kongenitale Anomalien werden gut erfaßt. Abhängig vom sonographischen oder computertomographischen Befund kann die Magen-Darm-Passage zur Beurteilung einer externen Kompression durch eine intraabdominelle Raumforderung sinnvoll sein. Selten sind im Kindesalter Divertikel, polypöse Schleimhauterkrankungen, Ulzera oder maligne Tumoren des Magen-Darm-Traktes zu erwarten.

Zur sicheren Beurteilung einer infiltrativen oder entzündlichen Dünndarmerkrankung ist die Dünndarmpassage nach Sellink durchzuführen. Auch zur Suche nach einer intermittierenden oder partiellen Obstruktion im Bereich des Jejunums oder Ileums, z.B. in Form von Adhäsionen oder Briden nach operativem abdominellen Eingriff oder von peritonealen Bändern bei Rotationsanomalie, ist in der Regel die Sellink-Untersuchung indiziert.

■ Kontraindikationen

Die Gabe von Bariumsulfat ist kontraindiziert bei allen Fragestellungen mit der Möglichkeit des Kontrastmittelübertritts in Respirationstrakt, Mediastinum oder Peritonealhöhle. Hier sollte niederosmolales, wasserlösliches Kontrastmittel verwendet werden.

Vor allem bei Säuglingen und Kleinkindern darf Gastrografin wegen seiner hohen Osmolalität (Wassereinstrom ins Darmlumen – Verminderung des Plasmavolumens) nicht mehr appliziert werden.

Die Magen-Darm-Passage ist nicht mehr indiziert bei hypertrophischer Pylorusstenose (nur Sonographie!) und bei Verdacht auf eine angeborene Duodenalstenose. Die angeborene Duodenalobstruktion (Double-bubble-Zeichen) wird durch Luftgabe durch die Magensonde vor der Röntgenaufnahme (20 ml) deutlicher gemacht.

■ Komplikationen

Wenn eine größere Menge Bariumsulfat in die Luftwege gelangt, droht eine Aspirationspneumonie. Der Übertritt ins Mediastinum führt zu einer Mediastinitis, die Passage in die Peritonealhöhle zu einer Bariumperitonitis. Im übrigen gilt, daß insbesondere beim Säugling jede Aspiration abhängig von der aspirierten Menge zu respiratorischen Problemen führen kann. Wird das Kontrastmittel über eine Magensonde appliziert, muß die Lage der Magensonde geprüft werden (Cave !Tracheaintubation). Perforationen sind selten.

Vorbereitung des Patienten

Größere Kinder sollen vom Vorabend an nüchtern sein, ältere Säuglinge und Kleinkinder werden vor der nächsten Mahlzeit untersucht. Die Untersuchung soll früh morgens erfolgen, um störendes Nüchternsekret und Meteorismus zu vermeiden. Außerdem schlucken hungrige Säuglinge beim Schreien sehr viel Luft.

Vorbereitung der Untersuchung

Es wird eine dem Alter des Kindes und der vorgesehenen Untersuchung entsprechende Menge Kontrastmittel (20–250 ml) bereitgestellt. In der Regel wird Bariumsulfat verwendet, bei Säuglingen muß die Konsistenz des Bariumsulfats entsprechend der Saugerlochgröße gewählt werden. Bei bestimmten Indikationen wird niederosmolales, wasserlösliches Kontrastmittel benötigt (s. unten). Abhängig vom Alter des Kindes werden Becher mit Trinkhalm, Löffel oder eine Spezialflasche nach Förster benötigt, evtl. auch der Katheter-Dummy (s. S. 324). Zur Prüfung der Kardiainsuffizienz ist zusätzlich Tee oder Wasser notwendig. Bei geplanter ösophagotrachealer Fisteldarstellung werden eine Magensonde (je nach Alter Kaliber F 6–F 10) und eine 20-ml-Spritze vorbereitet, die zur Hälfte mit niederosmolalem, wasserlöslichem Kontrastmittel, zur Hälfte mit Luft gefüllt sein muß.

Bei geplanter Doppelkontrastdarstellung wird ein Mischpräparat von Brausepulver und Dimethylpolysiloxan (Gastrovison) bereitgestellt, evtl. auch Buscopan (1 mg/kg KG) oder Glucagon (0,025 mg/kg KG). Immer sollte ein Lineal mit Bleimarkierung vorhanden sein, ebenso die Infrarotlampe.

■ Vorsichtsmaßregeln

Vor der Kontrastmittelgabe müssen Ileus und Darmperforation ausgeschlossen sein. Es empfiehlt sich grundsätzlich, zunächst die Ösophaguspassage eines kleinen Schluckes zu beobachten. Bei Symptomen wie Würgen, Erbrechen oder Husten ist die Kontrastmittelgabe sofort zu unterbrechen und der Patient auf die Seite zu lagern.

Ösophagus

Untersuchungsgang

Säuglinge und Kleinkinder werden in Rückenlage untersucht, zur Beurteilung der Passage ist bei älteren Kindern auch die aufrechte Position sinnvoll. Der erste Kontrastmittelschluck dient der Beobachtung der *Ösophaguspassage* unter Durchleuchtung. Hierbei werden eine ausgeprägte Passagestörung oder Aspiration sofort erkannt. Unter fortlaufendem Schlucken wird dann der gesamte Ösophagus unter rotierender Durchleuchtung beobachtet, und es werden Aufnahmen in Prallfüllung in 2 Ebenen unter Einbeziehung der direkten Nachbarstrukturen angefertigt. Dann folgt die Darstellung des Schleimhautreliefs, die durch den direkt nach Passage noch kurzzeitig verbleibenden zarten Kontrastmittelbeschlag erreicht wird. Hierbei ist auf enge Einblendung zu achten.

Die Doppelkontrastdarstellung in Hypotonie ist nur noch selten zur Differenzierung zwischen organischer und funktioneller Stenose indiziert. Beim Nachweis eines Lokalbefundes werden ergänzende Zielaufnahmen angeschlossen. Den Abschluß bildet in der Regel eine Übersichtsaufnahme des oberen Abdomens im sagittalen Strahlengang, um sich über die anatomische Situation des proximalen Intestinuums zu orientieren (Rotationsanomalie?) und sich gleichzeitig einen Überblick über die weitere Kontrastmittelpassage zu verschaffen.

Spezielle Techniken bei gezielten Fragestellungen

Schluckstörungen

Die Position sollte der entsprechen, in der die Nahrung üblicherweise eingenommen wird. Besteht die Gefahr einer Aspiration, wird die Untersuchung mit niederosmolalem, wasserlöslichem Kontrastmittel begonnen. Bleibt eine Aspiration aus, wird der Pharnyx mit einer luftblasenfreien 1:2-Mischung aus Bariumpaste und Bariumbrei in 2 Ebenen dargestellt. Danach wird der Schluckakt mit Bariumbrei durch den gesamten Ösophagus beobachtet, wobei dem oberen Sphinkter besondere Aufmerksamkeit zukommt und auf nasopharyngealen Reflux und Aspiration geachtet werden muß. Sinnvoll ist die Dokumentation in schneller Bildfolge (1–2 Bilder/s). Gegebenenfalls wird eine Mischung aus Barium und fester Nahrung hergestellt (getränktes Brot), um eventuelle von der Nahrungskonsistenz abhängige Schluckstörungen zu erfassen.

Ösophagusatresie

Der Nachweis des oberen Blindsacks gelingt meist auf einer a.p.-Aufnahme des Thorax und des Abdomens nach Einführen einer Magensonde, die am kaudalen Ende des Blindsacks umbiegt und die Kontur somit markiert. Durch die Sonde wird Luft appliziert, damit zusätzlich ein negativer Kontrast des Blindsacks erreicht wird. Gleichzeitig ergeben sich anhand der Belüftung der Lunge und des Magen-Darm-Traktes weitere Aufschlüsse über den Typ der Atresie (meist begleitende untere ösophago-tracheale Fistel mit Luftfüllung des Magen-Darm-Traktes). Nur wenn die Situation hierdurch nicht ausreichend zu klären ist, erfolgt die Applikation einer geringen Menge niederosmolalen, wasserlöslichen Kontrastmittels (0,5 ml), wobei sich der obere Blindsack und ggf. eine obere ösophagotracheale Fistel darstellen. Es werden Thoraxaufnahmen unter Einbeziehung der Halsregion in 2 Ebenen angefertigt.

Ösophagotracheale Fistel ohne Atresie

Eine Magensonde wird im oberen Ösophagusdrittel plaziert und fixiert. Das Kind wird in gut fixiertem Zustand (Säuglinge in der Babix-Hülle) ausgehend von der rechten Seitenlage in Richtung Bauchlage gedreht, so daß Trachea und Ösophagus sich gerade noch nebeneinander projizieren. Die vorbereitete 10- bzw. 20-ml-Spritze (je nach Alter), die zur Hälfte mit Luft, zur Hälfte mit niederosmolalem, wasserlöslichem Kontrastmittel gefüllt ist, wird an die Magensonde angeschlossen. Dann erfolgt unter Durchleuchtungskontrolle die schnelle Injektion des Kontrastmittels und nach raschem Umdrehen der Spritze direkt anschließend die Luftbolus-Injektion. Dokumentiert werden in schneller Bildfolge 3 Aufnahmen pro Sekunde, um die oft haarfeinen Fisteln nicht zu verpassen. Die Einstellung sollte unbedingt den Pharynx miterfassen, um einen Übertritt des Kontrastmittels über den Larynxeingang ausschließen bzw. nachweisen zu können. Zum Abschluß wird eine Thoraxübersichtsaufnahme im sagittalen Strahlengang zur Dokumentation einer eventuellen Kontrastmitteldarstellung des Tracheobronchialsystems angefertigt.

Alternativ existieren noch andere Methoden, um einen ausreichenden intraösophagealen Druck zur Darstellung der Fistel zu erzielen. Einige Untersucher bevorzugen die Ausübung eines manuellen Gegendrucks in der Kardiaregion oder die Anwendung einer oberen und unteren Blockung des Ösophagus mittels Ballonkatheterokklusion. Nach unseren Erfahrungen können wir die oben beschriebene Technik als zuverlässig, sicher und komplikationsarm empfehlen.

■ Komplikation

Bei allen Fisteldarstellungen kommt es zu einer Aspiration. Die Menge des aspirierten Kontrastmittels hängt von der Breite der Fistel ab. Absaugmöglichkeit und Reanimationsmöglichkeit müssen direkt zur Verfügung stehen.

Postoperativer Ösophagus

Vor Beginn der oralen Nahrungsaufnahme wird mit wasserlöslichem, niederosmolalem Kontrastmittel die Anastomose gezielt in 2 Ebenen dargestellt, um eine Anastomoseninsuffizienz oder -stenose auszuschließen. Spätkontrollen erfolgen mit Bariumsulfat.

Gastroösophageale Hernie und Kardiainsiffizienz

Es ist darauf zu achten, daß eine ausreichende Kontrastmittelfüllung des Magens erreicht wird. Die Speiseröhre muß durch Trinken von Tee oder Wasser vollständig vom Kontrastmittel befreit werden. Die Kardia wird in 2 Positionen dargestellt: Zunächst im ersten schrägen Durchmesser, dann in Rechtsseitenlage, wobei der sternförmige Kontrastmittelbeschlag der Kardia sich in Überlagerung mit dem jetzt luftgefüllten Fundus zeigt. Unter Provokation durch Bauchlage, Kopftieflage, Teegabe, bei kooperativem Kind auch Preßmanöver, werden zusätzliche Aufnahmen angefertigt.

Magen-Darm-Passage

Untersuchungsgang

Nach Kontrolle der Kontrastmittelpassage durch Pharynx, Ösophagus und Kardia wird die Speiseröhre in 2 Ebenen dargestellt. Mit der altersentsprechenden Kontrastmittelmenge wird der Magen prallgefüllt, das Kind wird in Rechtsseitenlage gebracht, bis die Magenentleerung beginnt und sich das Duodenum vollständig füllt. Magen und Duodenum werden jetzt in 2 Ebenen dargestellt: Die 1. Aufnahme erfolgt in Rückenlage oder leichtem ersten Schrägdurchmesser, die 2. Aufnahme in der rechten schrägen Bauchlage (ausgehend von der Rechtsseitenlage wird das Kind leicht in Richtung Bauchlage gedreht), wobei Kardia und Pylorus jeweils frei projiziert sein müssen. Sollte eine gezielte Fragestellung die detaillierte Beurteilung des Magens erforderlich machen, ist die Technik der Schleimhautdarstellung und der standardisierten Doppelkontrastuntersuchung dem Kapitel 4.1 zu entnehmen. Zur weiteren Verfolgung werden Übersichtsaufnahmen des Abdomens angefertigt: erste Aufnahme in Bauchlage 30 min p.c. zur Darstellung des Jejunums, weitere Aufnahmen in Rückenlage im Abstand von 30 bis 60 min je nach Passagegeschwindigkeit, bis der Ileozökalbereich erreicht ist. Unter Durchleuchtung erfolgt jetzt die Zielaufnahme des terminalen Ileums mit Ileozökalklappe unter Kompression, wobei in der Regel ein leichtes Anheben der rechten Beckenschaufel die Darstellung erleichtert. Im Verlauf der gesamten Untersuchung kann zusätzlich die gezielte Darstellung pathologischer Befunde erforderlich werden.

Die Technik der selektiven *Dünndarmdarstellung nach Sellink* wird ausführlich in Kap. 4.4 abgehandelt. Für das Kindesalter ist lediglich zu erwähnen, daß sich die Menge des Kontrastmittels und der Methylzellulose nach dem Körpergewicht richtet und jeweils 4 ml/kg KG beträgt.

Dickdarm

Indikation und Durchführung der Kontrastuntersuchung sowie die Wahl des Kontrastmittels sind abhängig vom Ergebnis der Leeraufnahme, vom Alter des Kindes und natürlich von der klinischen Fragestellung.

Neugeborenes

Analatresie

Synonyma: Anorektale Fehlbildung, ektoper Anus.
Für die Planung des operativen Vorgehens werden Kenntnisse über die Länge der atretischen Strecke (hohe, intermediäre, tiefe Form) und über Begleitfehlbildungen (z.B. rektourethrale Fistel) benötigt. Es stehen verschiedene Verfahren zur Verfügung:

Wangensteen-Aufnahme
Abdomenaufnahme in Kopftieflage im seitlichen Strahlengang mit Markierung des Analgrübchens. Messung der Distanz zwischen Luft und Bleimarkierung; kein Raster. Die Aufnahme darf erst ca. 6–9 h nach der Geburt durchgeführt werden, da dann erst die geschluckte Luft den Enddarm erreicht hat. Die Wangensteen-Aufnahme ergibt Falschaussagen bei Fisteln (keine Dilatation des Enddarms) und bei Mekoniumfüllung des dilatierten Enddarms (es wird eine zu lange Distanz gemessen).

Sonographie
Vom Analgrübchen aus wird die Distanz bis zum ersten Mekonium bzw. bis zur Luft gemessen. Diese Untersuchung wird bei gefüllter Harnblase mittels suprapubischer Schallkopfposition unter der gleichen Fragestellung ergänzt.

Transperineale Punktion

Mit einer dünnen Lumbalpunktionskanüle wird am Damm in der Mittellinie 1 cm vor der Steißbeinspitze punktiert und die Nadel parallel zum Kreuzbein bis zum Erreichen des Blindsacks vorgeschoben. Anschließend Füllung mit wasserlöslichem, niederosmolalem Kontrastmittel.

Diagnostischer und therapeutischer Kontrasteinlauf

■ Indikationen

Diagnostischer Kontrasteinlauf: Ziel ist die Lokalisation einer meist angeborenen *tiefen Darmobstruktion* im Ileum oder Kolon. Der Verdacht darauf resultiert aus der Abdomenübersicht. Außerdem sollen Fehlbildungen klassifiziert werden.

Therapeutischer Kontrasteinlauf: Ziel ist die Beseitigung einer intraluminalen Blockade durch einen Mekoniumpfropf (meist im Rektosigmoid, jedoch auch im Colon descendens) bzw. die Lösung einer Mekoniumansammlung an der Ileozökalklappe (Mekoniumileus, meist bei Mukoviszidose).

■ Kontraindikationen

Perforation und sehr schlechter Allgemeinzustand stellen eine Kontraindikation hierfür dar.

■ Komplikationen

Es besteht die Gefahr der Perforation. Außerdem sind kontrastmittelbedingte Komplikationen zu bedenken. Der Gehalt an freiem Jod der wasserlöslichen Kontrastmittel führt zu einer Jodbelastung der Schilddrüse. Falls noch hochosmolale, ionische Kontrastmittel verwendet werden, besteht die Gefahr der aseptischen Darmwandentzündung und des schnellen Flüssigkeitseinstroms aus dem Körper in das Darmlumen (bis zum hypovolämischen Schock). Die Anwendung niederosmolaler, nichtionischer monomerer Kontrastmittel ist angezeigt.

Vorbereitung des Patienten
Keine.

Vorbereitung der Untersuchung bzw. des Eingriffs
Das Kontrastmittel muß entsprechend der Verdachtsdiagnose gewählt werden. Auch für die Änderung des Kontrastmittels während der Untersuchung muß Sorge getragen sein. Rektaler Tubus entsprechend der Größe des Kindes.

■ Vorsichtsmaßregeln

Der Kinderchirurg sollte informiert sein (Perforationsgefahr), während des Einlaufes sollten hohe Drücke vermieden werden, eine Doppelkontrastuntersuchung ist nicht notwendig.

Untersuchungsgang

Diagnostischer Kontrasteinlauf: Verwendung von Bariumsulfat unter Durchleuchtung bis zur Überwindung der Enge bzw. Darstellung der anatomischen Situation. Hypotone Suspensionen sollen wegen der Gefahr der Wasserintoxikation (Wassereinstrom in den Körper) nicht verwendet werden. Aufnahmen in ein oder zwei Ebenen, evtl. Spätaufnahmen, Durchleuchtung ohne Raster.

Therapeutischer Kontrasteinlauf: Wasserlösliches, mäßig gegenüber Blut hyperosmolales Kontrastmittel (monomer nichtionisch) langsam einlaufen lassen bis zur Blockade. Ein *Mekoniumpfropf* wird umspült und erscheint bei der nächsten Stuhlentleerung meist auf dem Tisch. Beim *Mekoniumileus* (fast immer Mukoviszidose) wird das gleiche Procedere bis zur Ileozökalklappe und bis zum terminalen Ileum durchgeführt. Die Mekoniumblockade wird umspült, und oft gelingt die Entleerung auf dem Tisch. Das Procedere muß gelegentlich wiederholt werden. Kurze Durchleuchtungszeiten, kein Raster. Einzelne Autoren verwenden noch hochhypertone, ionische Kontrastmittel (**Cave!** aseptische Darmwandentzündung, Wassereinstrom ins Darmlumen mit der Gefahr des hypovolämischen Schocks). Dokumentation in ein oder 2 Ebenen, kein Raster.

Säugling und Kleinkind

Diagnostischer Kontrasteinlauf

■ Indikationen

Ziel ist die Lokalisation einer Obstruktion bzw. die Darstellung eines Kalibersprungs einer *Aganglionose* (Morbus Hirschsprung) bzw. die Darstellung einer *Dysganglionose*.

Bei Verdacht auf einen *Volvulus* wird mittels Kontrasteinlauf die Lage der Ileozökalklappe und damit der Ausschluß oder der Nachweis einer Malrotation gefordert. Alternativ sind bei hohem Volvulus Kontrastmittelgaben oral (wasserlöslich) zum Nachweis des hohen Stopps indiziert.

■ Kontraindikationen

Perforation, Peritonitis und Schock stellen Kontraindikationen der Untersuchung dar.

■ Komplikationen

Eine Perforation ist sehr selten.

Vorbereitung des Patienten

Keine. Vor allem sollen unter der Fragestellung eines Morbus Hirschsprung (Aganglionose) keine Reinigungseinläufe vorher durchgeführt werden.

Vorbereitung der Untersuchung

Rektaltubus dem Alter entsprechend.

■ Vorsichtsmaßregeln

Möglichst blutisotone bzw. nur wenig von der Blutisotonie abweichende Bariumsulfatsuspensionen.

Untersuchungsgang

Kontrastmittel bis zur Obstruktion bzw. bis zum Kalibersprung (Morbus Hirschsprung) oder bis zum Zökumpol (Volvulus). Röntgenaufnahmen ohne Raster in ein oder 2 Ebenen, evtl. Spätbild. Selten ist eine Doppelkontrastuntersuchung bei Morbus Hirschsprung notwendig.

Invagination

Der weit überwiegende Teil aller kindlichen Darminvaginationen betrifft die Altersgruppe zwischen 3 Monaten und 2 Jahren, wobei in über 90% der Fälle keine Ursache erkennbar ist. Diese idiopathischen Invaginationen sind fast immer Einstülpungen des letzten Ileumanteils des Kolons, während der ileoilealen Invagination häufig ein Führungspunkt (z.B. Meckel-Divertikel) zugrundeliegt. Die Diagnose wird sonographisch anhand des typischen Target-Zeichens gestellt. Die Domäne der konservativen *Reposition* ist die klassische ileokolische Invagination; alle anderen Formen haben geringe Aussicht auf Erfolg und müssen in den meisten Fällen operiert werden.

Verschiedene hydrostatische und pneumatische Repositionsmethoden stehen zur Verfügung, die grundsätzlich unter röntgenologischer oder sonographischer Sicht durchgeführt werden.

■ Indikationen

Sonographisch nachgewiesene Invagination. Bei Zeichen eines Ileus oder einer Darmperforation oder einer größeren Menge freier intraperitonealer Flüssigkeit wird zusätzlich eine Röntgennativuntersuchung des Abdomens durchgeführt.

■ Kontraindikationen

Absolute Kontraindikationen sind Peritonitis, Perforation und Schock. Flüssigkeits- und Elektrolytimbalanzen müssen ausgeglichen werden.

█ Komplikationen

Die iatrogene Darmperforation während der Reposition kommt selten vor und ist vor allem bei vorbestehender Darmwandnekrose zu befürchten. Die notfallmäßige Laparotomie schließt sich an.

Vorbereitung des Patienten

Erforderlich sind venöser Zugang und Magensonde, letztere insbesondere bei gleichzeitig bestehendem Ileus. Die Sedierung erfolgt mittels Chloralhydrat- oder Diazepam-Rectiole, alternativ Luminal i.v.

Vorbereitung der Untersuchung bzw. des Eingriffs

Je nach gewählter Technik werden mehrere Liter einer plasmaisotonen Flüssigkeitslösung (physiologische NaCl, Ringer), Bariumsulfat oder niederosmolales, wasserlösliches Kontrastmittel benötigt, die in den Einlaufbeutel oder alternativ in eine 100-ml-Spritze eingefüllt werden. Zusätzliches Instrumentarium sind Ballonpumpe, Anschlußleitungssystem, Adapter und Kinderdarmrohr (wir verwenden keine Ballonkatheter), dessen Kaliber ausreichend groß gewählt werden sollte (F 18–F 20), um einen optimalen Druckaufbau zu gewährleisten. Wünschenswert ist der Anschluß eines *Druckbegrenzers*. Eine ausreichende Menge saugfähiger Unterlagen ist bereitzustellen. Infrarotlampe und Anwärmen der Repositionsflüssigkeit auf ca. 37° C verhindern eine Auskühlung des Kindes.

█ Vorsichtsmaßregeln

Die Maßnahme sollte grundsätzlich in Operationsbereitschaft eines kinderchirurgischen Teams durchgeführt werden. Vorsicht ist geboten bei bestehendem Ileus, längerer Anamnesedauer (über 24 h), ausgeprägter Rektalblutung oder dopplersonographisch fehlenden Gefäßpulsationen im Invaginat. Es sollten in dieser Situation keine forcierten Repositionsversuche vorgenommen werden, da die Perforationsgefahr steigt. Zur Sicherheit sollte der intraluminale Druck fortlaufend kontrolliert werden und die Begrenzung auf maximal 120 mmHg eingestellt sein.

Untersuchungsgang

Sonographisch gesteuerte Reposition: Zunächst wird das Darmrohr eingeführt und über ein Schlauchsystem mit dem in ca. 1 m über Tischhöhe angebrachten Einlaufbeutel verbunden. Nach sonographischer Einstellung des Invaginatkopfes im Längsschnitt läßt man die plasmaisotone Lösung im Schuß einlaufen. Dabei fließen in der Regel große Mengen wieder am Darmrohr vorbei nach außen, wodurch sich eine natürliche Druckregulation ergibt. Der durch die Flüssigkeit oralwärts gedrängte Invaginatkopf läßt sich sonographisch fortlaufend verfolgen. Kriterien für die erfolgreiche Reposition sind die sichtbare Bewegung des Invaginates über die Ileozökalklappe hinweg mit konsekutivem Verschwinden der Invaginationsfigur, die daraufhin darstellbaren flottierenden Segel der Bauhin-Klappe, die Beobachtung des Flüssigkeitsrefluxes ins terminale Ileum mit Füllung der Ileumschlingen. Bei Ausbleiben eines sofortigen Erfolges ist nach Erholungspause die Wiederholung des Repositionsversuches mehrfach möglich. Eine Lageänderung kann sinnvoll sein.

Auch kann der *Einlaufdruck* durch manuelles Lufteinpumpen in den Beutel vorsichtig bis auf etwa maximal 120 mmHg gesteigert werden. Die abschließende Untersuchung des flüssigkeitsgefüllten Dünndarms dient der Suche nach einem führenden Teil und dem Ausschluß einer ileoilealen Restinvagination. Dokumentiert werden zumindest die Invagination im Längs- und Querschnitt sowie nach erfolgreicher Maßnahme die (geöffnete) Ileozökalklappe und die flüssigkeitsgefüllten Dünndarmschlingen. Bei Stagnation des Invaginatkopfes während der Reposition erfolgen Aufnahmen des entsprechenden Bereichs unter Angabe der Schallkopfposition. Weiterhin werden alle wichtigen Zusatzbefunde dokumentiert.

Röntgenologisch gesteuerte Reposition: Bei der klassischen Methode wird der mit mehreren Litern Bariumsulfat gefüllte Einlaufbeutel über ein Schlauchsystem an das Darmrohr angeschlossen; unter Durchleuchtung wird der Invaginatkopf zunächst dargestellt und dann durch den Druck des einlaufenden Kontrastmittels unter fortlaufender Röntgenkontrolle oralwärts geschoben. Alternativ kann auch wasserlösliches, niederosmolales Kontrastmittel verwendet werden (teuer!). Bei der pneumatischen Methode wird mittels einer Ballonpumpe manuell Luft oder ein anderes Gas (CO_2/O_2) rektal insuffliert, das ebenfalls unter Durchleuchtungskontrolle das Invaginat nach oral zurückschiebt. Die Kontrolle des Repositionsvorganges läßt sich hierbei noch verbessern, indem zunächst der Invaginatkopf mit wenig wasserlöslichem Kontrastmittel markiert wird. Abschließend wird auch bei diesem Verfahren eine Ultraschalluntersuchung zum Ausschluß einer Restinvagination und eines Führungspunktes durchgeführt. Die Dokumentation erfolgt grundsätzlich nur in einer Ebene und umfaßt den Invaginatkopf zu Beginn, die erfaßbaren Stadien der Reposition sowie, nach Lösung der Invagination, den kontrastmittel- bzw. luftgefüllten Zökumpol mit dem freiprojizierten ileozökalen Übergang. Bei erfolglosem Abbruch der konservativen Reposition wird die letzte Invaginatposition dokumentiert.

Für alle unvollständigen Repositionen gilt, daß direkt vor der Operation eine erneute Kontrolle durchgeführt werden sollte, da sich in der Zwischenzeit die Invagination spontan lösen kann. Ideal ist, falls durchführbar, diese Kontrolle in der präoperativen Sedierungsphase.

Auch bei erfolgreicher konservativer Reposition (ca. 80–95%) muß das Kind stationär aufgenommen werden. Eine abschließende sonographische Kontrolluntersuchung vor der Entlassung ist erforderlich (große Lymphknoten?, führender Teil?, Darmwandödem?).

Schulkinder und Jugendliche

S. Kap. 3, 4, 5.

Defäkogramm

■ Indikationen

Innervationsstörungen im Bereich des Sphinkters und des Beckenbodens; kurzstreckige bzw. ultrakurze *Aganglionose.*

■ Kontraindikationen

Keine.

■ Komplikationen

Keine.

Vorbereitung des Patienten
Keine.

Vorbereitung der Untersuchung
Angewärmtes Bariumsulfat; rektaler Tubus dem Alter entsprechend.

■ Vorsichtsmaßregeln

Keine. Wenn möglich, Gonadenschutz!

Untersuchungsgang
Einlaufen des Kontrastmittels in Seitlage des Patienten zur Beurteilung des Beckenbodens und des anorektalen Übergangs; Füllung bis zum Sigma bzw. Colon descendens. Anschließend Untersuchung in sitzender Position in seitlichem Strahlengang.

Defäkationsuntersuchung
Aufnahmen überwiegend in seitlichem Strahlengang, evtl. Serienaufnahmen zur Beurteilung des Beckenbodens und der Sphinkteren. Kein Raster!

18•4 Harntrakt

Ausscheidungsurogramm

Vor jeder Ausscheidungsurographie muß darüber nachgedacht werden, ob die gleiche diagnostische Aussage nicht auch mit der Sonographie bzw. mit der nuklearmedizinischen Nierenuntersuchung zu erreichen ist. Falls eine Röntgenuntersuchung erforderlich ist, wird außer beim schweren Trauma zuerst die Sonographie durchgeführt und danach die Ausscheidungsurographie strahlensparend modifiziert. Als Kontrastmittel sollten in der Pädiatrie nur die niederosmolalen (in der Regel monomer, nichtionisch) Kontrastmittel verwendet werden. Risikogruppen können mit den blutisotonen dimeren, nichtionischen Kontrastmitteln untersucht werden.

■ Indikationen

Dekompensierte Harntransportstörung, vesiko-uretero-renaler Reflux Grad IV und V, Konkrement vor Operation oder Lithotrypsie, Harnträufeln (ektope Uretermündung?), Nebenhodenentzündung vor der Pubertät (ektope Uretermündung?).

Schweres Abdominaltrauma: Falls sofortige Operation ohne Zeit für Computertomogramm durchgeführt werden muß, Kontrastmittelapplikation auf dem Weg in den OP zum Nachweis einer funktionsfähigen kontralateralen Niere.

Nierentumor bzw. retroperitonealer Tumor: Nur spezielle Fragestellungen, z.B. prähistologische Chemotherapie, z.B. Uretereinmauerung u.a.

■ Kontraindikationen

Niereninsuffizienz, anamnestisch Idiosynkrasiereaktion, manifeste Hyperthyreose.

■ Komplikationen

Idiosynkrasiereaktion, Verschlechterung der Nierenfunktion (Nephrotoxizität der Kontrastmittel!), thyreotoxische Krise bei vorbestehender Hyperthyreose, paravenöse Injektion.

Vorbereitung des Patienten

Das Kind muß in einem „beruhigenden" Umfeld untersucht werden, möglichst im Beisein der Eltern. Kreatininwerte und Harnstoffwerte sollten bekannt sein. Dursten ist unnötig und erhöht die Nephrotoxizität des Kontrastmittels.

Säuglinge: Termin vor der nächsten Mahlzeit, direkt nach der Untersuchung wird gestillt bzw. gefüttert.

Kinder: Letzte feste Mahlzeit sollte das Abendbrot des vorhergehenden Tages sein. Am Tag vor der Untersuchung sollten blähende Speisen (Milch und Milchprodukte, Hülsenfrüchte, Kraut u.a.) vermieden werden. Am günstigsten ist eine Ernährung mit Weißbrot und Tee, Saft oder Sprudel. Kein Vollkornbrot. 3 h vor der Untersuchung kann und soll das Kind Tee trinken. Danach keine weitere Flüssigkeitszufuhr (dadurch ist das Kind zum Zeitpunkt der Untersuchung nicht dehydriert, der Magen jedoch leer).

Vorbereitung der Untersuchung

Niederosmolales Kontrastmittel.

▮ Vorsichtsmaßregeln

Der intravenöse Zugang wird während der gesamten Untersuchung belassen, damit die bei Kindern extrem seltenen Zwischenfälle sofort therapierbar sind. Das Notfalltablett bzw. der Notfallkoffer müssen griffbereit, für das Kind jedoch nicht sichtbar, zur Verfügung stehen. Der Arzt hat in den ersten Minuten nach der Kontrastmittelapplikation am Patienten zu bleiben.

Untersuchungsgang

Keine Standardisierung der Röntgenbildfolge. Harntransportstörungen bedürfen der Spätaufnahme, gedrehte Aufnahmen können für die Uretermündung notwendig werden. Tomographische Untersuchungen sind praktisch nicht mehr indiziert. Die Frühaufnahme ist speziellen Fragestellungen vorbehalten.

Dosierung:
1. Lebensjahr 3   ml/kg KG, minimal 15 ml, maximal 20 ml
2. Lebensjahr 2,5 ml/kg KG, minimal 15 ml, maximal 20 ml
3. Lebensjahr 1,5 ml/kg KG, minimal 15 ml, maximal 25 ml
ab 4. Lebensjahr 1   ml/kg KG, minimal 15 ml, maximal 40 ml

Spezielle Aufnahmetechniken

Gasfüllung des Magens: Durch Sprudelgabe wird der Magen stark mit Kohlendioxyd gefüllt, und damit werden die Nieren, insbesondere die linke Niere, wie durch ein Fenster von dem überlagernden Darminhalt befreit.

Gekippte Aufnahme: Kraniokaudale Kippung des Strahlengangs führt zu einer Freiprojektion der Nieren von dem überlagernden Darminhalt. Gleichzeitig muß natürlich die Kassette nach kaudal verschoben werden.

Aufnahme nach Blasenentleerung: Zur überlagerungsfreien Darstellung der terminalen Ureteren (meist bei terminaler Ureterstenose) kann die Aufnahme nach Blasenentleerung dienen.

Diureseurogramm: Belastung mit Furosemid kann zur Differentialdiagnose zwischen kompensierter und dekompensierter Harntransportstörung beitragen. Die Untersuchung ist jedoch durch die Diuresesonographie komplett ersetzbar.

Miktionszysturethrogramm

Direktes Miktionszysturethrogramm

■ Indikationen

Rezidivierende Harnweginfekte (auch bei normalem Ultraschallbefund).

Erster nachgewiesener Harnweginfekt mit pathologischem Ultraschallbefund (z.B. große, echogenitätsveränderte Niere, z.B. Megaureter, z.B. wechselnde, erhebliche Weite des Hohlsystems u.a.).

Differentialdiagnose des Megaureters (refluxiv?, obstruktiv?, nicht refluxiv – nicht obstruktiv?), Staging bei neurogener Blasenentleerungsstörung, Ausschluß infravesikaler Obstruktion (meist Klappenverdacht beim Jungen), Darstellung von Fehlbildungen (z.B. Sinus urogenitalis beim AGS), Abklärung nach Urethraverletzung (keinesfalls Katheteruntersuchung bei frischer Harnröhrenverletzung!).

■ Kontraindikationen

Akuter Harnweginfekt (kann vesikoureterorenalen Reflux vortäuschen bzw. maskieren), frische Urethralverletzung: Gefahr des vollständigen Abrisses der Urethra bei Katheteruntersuchung.

■ Komplikationen

Bei Blasenpunktion: paravesikale Kontrastmittelapplikation, Hämaturie (meist nach der ersten Miktion sistierend).

Bei transurethralem Katheter: Harnröhrenverletzung, Infektion.

Vorbereitung des Patienten

Für die Punktion ist eine gutgefüllte Harnblase erforderlich. Direkt vor der Punktion wird dies mit einer sonographischen Untersuchung abgeklärt. Für die Katheteruntersuchung ist eine Vorbereitung nicht erforderlich.

Vorbereitung der Untersuchung

Punktionsuntersuchung:
- Desinfektionsflüssigkeit (angewärmt)
- Röhrchen zur sterilen Urinverwahrung
- Dreiwegesystem mit Schlauch zur sterilen Urinentnahme, zur Kontrastmittelgabe und zum Hantieren außerhalb des Strahlenfeldes
- niederosmolales Kontrastmittel für Säuglinge und Kleinkinder, ionisches (billiger) Kontrastmittel für große Kinder (verdünnt sich im Urin)
- 1 er Nadel, bei adipösen Patienten lange Nadel verwenden

Katheteruntersuchung:
- Sterile Handschuhe
- Desinfektionslösung, sterile Tupfer
- Katheter, z.B. dünne Magensonde
- Röhrchen zur sterilen Urinverwahrung
- niederosmolales Kontrastmittel bzw. verdünntes ionisches Kontrastmittel

■ Vorsichtsmaßregeln

Keine.

Untersuchungsgang

Punktion: Nach sonographischer Blasenlokalisation wird die Nadellänge (Weichteilmantel) bestimmt. Nach gründlicher Hautdesinfektion mit angewärmter Desinfektionslösung wird 1 cm oberhalb der Symphyse mit um 10–15° nach kranial gerichteter Nadel zügig punktiert (Abb. 18.8). Urinentnahme (Erreger- und Resistenzbestimmung) und Kontrastmittelgabe bis zum Miktionsdrang. Bei spontaner Miktion wird die Nadel sofort entfernt. Hohe Füllungsdrücke sind zu vermeiden.

Falls Säuglinge und sehr kleine Kinder die Blase nicht entleeren, hilft oft eine Tee- bzw. Milchmahlzeit. Die Blasenentleerung ist oft auch durch hochfrequentes Klopfen oberhalb der Symphyse bzw. durch Auftropfen kühler Flüssigkeit in diesem Bereich in Gang zu bringen.

Katheteruntersuchung: Desinfektion; steriles Vorschieben des Katheters, bis sich Urin entleert.

Aufnahmen: Erste Aufnahme wird während der flauen Kontrastierung zum Nachweis von Kontrastmittelaussparungen durchgeführt. Schrägaufnahmen stellen beiderseits die Uretermündung und die Hinterwand dar. Die Urethra muß in der gesamten Länge durch Schrägposition frei projiziert sein, Sphinkter internus, Sphinkter externus und Meatus müssen eindeutig einsehbar sein.

Nach Miktionsende Aufnahme mit Nierenregion zum Nachweis eines diskreten, während der Durchleuchtung nicht gesehenen Refluxes. Bei Auftreten eines Refluxes

10°-20°

Symphysis

Abb. 18.8

Schematische Darstellung der Technik der suprapubischen Blasenpunktion. (Aus Ebel-Willich)

muß die gesamte Nieren- und Uretereinheit mit der Blase dokumentiert werden (Stadienbestimmung). Aufnahmen ohne Raster.

Bei großen Jungen unbedingt Gonadenschutz anlegen; bei kleinen Jungen muß die Anlage eines Gonadenschutzes versucht werden (bei Leistenhoden, bei extrem unruhigen Kindern und bei beweglichen, kleinen Hoden oft nicht möglich).

Indirektes Miktionszysturethrogramm

Falls nur die Darstellung der Harnröhre erforderlich ist, kann im Rahmen eines Ausscheidungsurogramms oder als alleinige Untersuchung das Kontrastmittel intravenös gespritzt werden. Vor der Kontrastmittelapplikation muß die Harnblase entleert werden, damit eine möglichst optimale Kontrastierung erreicht wird.

Bei Kindern, die ihre Harnblase noch nicht willkürlich entleeren können, ist die Untersuchung nicht durchführbar. Indikationen und Kontraindikationen entsprechen dem Ausscheidungsurogramm (s. S. 343), die Aufnahmetechnik dem Miktionszysturethrogramm (s. S. 345).

Retrogrades Urethro-(Vagino-)gramm

■ Indikationen

Unklare anatomische Situation nach dem Miktionszysturethrogramm, insbesondere beim *adrenogenitalen Syndrom* (AGS).

Abb. 18.9
Anatomische Situation bei Sinus urogenitalis (Aus Ebel-Willich)

■ **Kontraindikationen**

Keine.

■ **Komplikationen**

Harnröhrenverletzung bzw. Verletzung des Sinus urogenitalis.

Vorbereitung des Patienten
Keine.

Vorbereitung der Untersuchung
Sterile Handschuhe, angewärmte Desinfektionsflüssigkeit, 2 dünne Katheter.

Untersuchungsgang
Mit einem weichen Katheter wird der Sinus urogenitalis sondiert. Mittels Kontrastmittel wird geprüft, wo das Ende des Katheters liegt (meist in der Harnröhre).
Anschließend wird mit einem dünnen, etwas festeren Katheter der Sinus urogenitalis sondiert und dorsal die Mündung der Vagina gesucht (Abb. 18.9).

Aufnahmen: Mit dem Zentimetermaß werden streng seitliche Aufnahmen unter
Kontrastmittelapplikation angefertigt. Die Länge der Urethra ist für die spätere
operative Korrektur von großer Bedeutung.

T. ROEREN

Die zunehmende Komplexität radiologischer Interventionen erfordert ein Team, das nicht nur in der Durchführung eines Eingriffs, sondern auch in Ausführung und Kontrolle der begleitenden Maßnahmen erfahren ist und nahtlos zusammenarbeitet. Interventionell-radiologische Eingriffe haben den Vorteil, daß sie als minimalinvasive Verfahren grundsätzlich in *Lokalanästhesie* und, wenn notwendig, in Analgosedierung durchgeführt werden können. Da die Verfügbarkeit eines Anästhesisten für diese Eingriffe die Ausnahme ist, obliegt dem Radiologen die ärztliche Verantwortung für die korrekte Durchführung und Überwachung der begleitenden medikamentösen Therapie. Vor Durchführung einer Intervention sollte dafür gesorgt sein, daß zuweisende und nachbetreuende Kollegen über den Eingriff, seine Risiken und die notwendige stationäre oder ambulante Betreuung, soweit sie nicht vom Radiologen durchgeführt wird, informiert sind. Abgesehen von dem Eingriff selbst gliedern sich Begleitung und Betreuung des Patienten durch den Radiologen in 3 Abschnitte:

1. Aufklärung und Vorbereitung des Patienten.
2. Begleitende Therapie und Überwachung während des Eingriffs.
3. Nachsorge.

Nach unserer eigenen Erfahrung werden Akzeptanz und Erfolg interventionell-radiologischer Verfahren auch deutlich davon bestimmt, wie engagiert sich der Radiologe um das Befinden seiner Patienten und auch um die Behandlung eventueller *Komplikationen* kümmert. Die in der Praxis häufige Konstellation, daß mangels eigener stationärer Einheiten die Betreuung und Pflege durch andere Abteilungen wahrgenommen wird, entbindet nicht von der Pflicht der kontinuierlichen Betreuung durch den Radiologen, gerade auch weil die spezielle Problematik der in den Folgekapiteln beschriebenen Techniken häufig nicht allgemein bekannt ist.

Aufklärungsgespräch

Hier gelten dieselben Regeln wie für andere invasive oder operative Eingriffe. Bei elektiven Eingriffen erfolgt spätestens am Vortag eine Besprechung mit dem Patienten, in der die Durchführung und die Risiken für den Patienten verständlich erklärt und therapeutische Alternativen, soweit vorhanden, erläutert werden (s. auch Kap. 1). Der Radiologe soll sich Zeit für dieses Gespräch nehmen, damit der Patient auch Mut und Gelegenheit zu Fragen hat. Ist eine Aufklärung erst direkt vor dem Eingriff möglich, z.B. bei *Notfalleingriffen*, so sollte auch hier beim einwilligungsfähigen Patienten ein Aufklärungsgespräch geführt werden. Aufklärungsgespräche sollten auf keinen Fall im Behandlungsraum erfolgen, da die Rechtsprechung die Entscheidungsfreiheit für den Patienten unter dieser räumlichen Voraussetzung als nicht gegeben ansieht und eine Einwilligung damit nichtig sein kann.

Auf der *Einwilligungserklärung* sollten – auch wenn ein Standardformular verwendet wird – einzelne, für den jeweiligen Patienten und Eingriff wichtige Punkte handschriftlich vermerkt werden. Verweigert ein Patient die Einwilligung, sollten die Gründe erfragt, die Nachteile einer Ablehnung genannt und mit dem Patienten wertfrei besprochen werden, ohne daß man versucht, ihn zu einer Entscheidung zu überreden. Möchte der Patient trotz ausführlicher Besprechung nicht einwilligen, muß diese Entscheidung respektiert werden. Unter Nennung möglicher Nachteile bei Ablehnung des Eingriffs sollte dieses Gespräch auf jeden Fall mit der Unterschrift des Patienten und des aufklärenden Arztes dokumentiert werden.

Adjuvante Medikation

Im Rahmen dieses Abschnitts wird die Gabe von i.v. applizierten Sedativa und Analgetika besprochen. Andere für eine Intervention spezifische Pharmaka (z.B. Antikoagulantien, Lokalanästhetika) sind in den entsprechenden Kapiteln nachzulesen.

Die Entscheidung, ob eine *Sedierung* und/oder eine *Analgesie* durchgeführt werden muß, hängt im Einzelfall von der Ausdehnung des Eingriffs und auch von der Konstitution des Patienten ab. Schmerzen und Ängste sollten immer therapiert werden (bei letzteren ist oft eine gute Aufklärung Therapie!), um den Eingriff für den Patienten erträglich zu machen. Bei den verwendeten Mitteln handelt es sich um sehr potente Pharmaka, über deren durchschnittliche und maximale Dosierungen sowie Nebenwirkungen der Radiologe informiert sein muß. Für alle Pharmaka müssen die *Antagonisten* stets sofort verfügbar sein.

Sedativa

Hierzu werden überwiegend Benzodiazepine eingesetzt, die außer einer sedativen Wirkung eine Anxiolyse, Amnesie und Muskelrelaxation erzeugen, ohne daß Übelkeit oder Erbrechen auftreten. Das weitverbreitete Diazepam wird zunehmend durch das kürzer wirkende und besser steuerbare Midazolam ersetzt. Allen Benzodiazepinen eigen ist ein relativ langsamer Wirkungseintritt nach 2–3 min, so daß adäquate Injektionsintervalle bei Folgegaben eingehalten werden müssen. Bei den unten angegebenen Dosierungen ist anzumerken, daß mit zunehmendem Alter die Dosis reduziert werden muß und für ältere Patienten (ab 60–70 Jahre) der untere Grenzwert gilt.

Midazolam (Dormicum)

Wasserlöslich (keine Schmerzen bei Injektion), biologische Halbwertszeit 1–4 h.

Relative Kontraindikation	chronische Lungenerkrankungen.

Maximaldosis	0,1 mg/kg KG (gilt für Sedierung).
Dosierung	0,025–0,05 mg/kg KG initial, weiter mit 0,5–1,0 mg alle 15 min oder 0,5–1,0 µg/kg KG/min als Infusion.
Nebenwirkungen	*Atemdepression* mit Hypoxämie oder Apnoe, Hypotonie durch Verminderung des peripheren Gefäßwiderstands (**Cave!** hypovolämischer Patient!); deutlich höhere Inzidenz der Nebenwirkungen bei Kombination mit Opioiden.
Antagonist	Flumazenil (Annexate); Indikation bei schwerer Hypoxämie, Apnoe; Dosierung 0,1–0,2 mg/min bis zum gewünschten Effekt (erfahrungsgemäß maximal 1 mg nötig). Schneller Wirkungseintritt, keine Nebenwirkungen.

▌ Wichtig! ▌

Nach Gabe hoher Dosen Midazolam kann nach einer ersten erfolgreichen Flumazenilgabe durch *Redistribution* des Midazolam und schnellere Elimination des Flumazenil eine erneute Hypoxämie auftreten. Daher ist eine engmaschige Überwachung auch nach primärem Erfolg des Antagonisten notwendig.

Analgetika

Bei Durchführung interventioneller Eingriffe müssen Präparate aus der Gruppe der Opioide und deren Antagonisten verfügbar sein. Es gibt eine Vielzahl natürlicher, halbsynthetischer und synthetischer Opioide, von denen 2 besprochen werden.

Pethidin (engl. oft meperidine) (Dolantin)

Synthetisches Opioid, deutlich weniger analgetisch und hypnotisch als Morphin, Wirkungseintritt nach einigen Minuten, Wirkungsdauer maximal 2–3 h.

Kontraindikation	Therapie mit *Monoaminooxydase-(MAO-)hemmern.*
Maximaldosis	500 mg (bei interventionellen Eingriffen selten >200 mg).
Dosierung	25–100 mg, üblicherweise 50 mg über 1–2 min i.v.; Wiederholung der Erstdosis nach Bedarf, jedoch frühestens nach Abwarten des Effekts der ersten Dosis, Wiederholungsgabe nach Bedarf.
Nebenwirkungen	*Atemdepression* mit Hypoxämie oder Apnoe, deutlich höhere Inzidenz bei Kombination mit Benzodiazepinen. Spasmus des Sphincter Oddi (bei Interventionen am Gallengang beachten!), Tachykardie, Hypotonie, Übelkeit; selten allergische Reaktionen.
Antagonist	Naloxon (Narcanti); Indikation bei schwerer Hypoxämie, Apnoe; Dosierung 0,1–0,2 mg/min bis zum gewünschten Effekt (erfahrungsgemäß maximal 1 mg nötig). Schneller Wirkungseintritt, bei zu schneller Gabe kann Übelkeit/Erbrechen auftreten.

Alfentanil (Rapifen)

Synthetisches Opioid, etwa 1/5 bis 1/10 der Wirksamkeit von Fentanyl, aber damit noch 10- bis 20mal wirksamer als Morphin. Sehr schneller Wirkungseintritt (1–2 min), Wirkungsdauer der Einzeldosis ca. 10 min, kürzeste Halbwertszeit aller Opioide im Plasma (1,5 h).

Kontraindikation	Therapie mit MAO-Hemmern.
Maximaldosis	15–20 µg/kg KG/15 min.
Dosierung	5–10 µg/kg KG, bei Bedarf mehrfach wiederholbar oder 0,25–1,0 µg/kg KG/min als Infusion.
Nebenwirkungen	*Atemdepression* mit Hypoxämie oder Apnoe, deutlich höhere Inzidenz bei Kombination mit Benzodiazepinen; Erbrechen, Hypotonie, Bradykardie, Thoraxrigidität. Zur Prophylaxe der beiden letztgenannten kann prophylaktische Atropin (0,25–0,5 mg) i.v. gegeben werden.
Antagonist	Naloxon (Narcanti); Indikation bei schwerer Hypoxämie, Apnoe; Dosierung 0,1–0,2 mg/min bis zum gewünschten Effekt (erfahrungsgemäß maximal 1 mg nötig). Schneller Wirkungseintritt, bei zu schneller Gabe kann Übelkeit/Erbrechen auftreten.

Überwachung des Patienten (Monitoring)

Die zum Standard gehörende Ausrüstung zur Behandlung von Kontrastmittelzwischenfällen wird vorausgesetzt (s. Kap. 30). Außerdem sollten in Räumen, in denen interventionelle Eingriffe durchgeführt werden, Absaug- und Beatmungsgerät zur Verfügung stehen.

Während des Eingriffs müssen die Vitalfunktionen des Patienten, auch wegen der möglichen Nebenwirkungen der genannten Pharmaka, regelmäßig kontrolliert werden. Folgende Parameter gehören zur Standardüberwachung bei Eingriffen mit Sedierung und/oder Analgesie:

1. Puls, Blutdruck (unblutig über Manschette).
2. EKG.
3. Arterielle Sauerstoffsättigung (*Pulsoxymeter*).

Nachsorge

Alle Patienten, die in Analgosedierung therapiert wurden, müssen so lange überwacht werden, bis sie wieder ansprechbar und orientiert sind. Wegen der aufgeführten möglichen Nebenwirkungen der Medikation bleiben die Patienten für mindestens 4 h nach Beendigung des Eingriffs nüchtern. Bettruhe und weitere Medikation müssen vom Radiologen je nach Art und Ausmaß des Eingriffs angeordnet werden. Dies geschieht am besten, indem bei Verlegung auf die Station ein Kurzbericht über den Eingriff mit der entsprechenden Ordination mitgegeben wird.

Bei allen Patienten müssen anschließend Visiten durchgeführt werden, bei denen ein klinischer Status erhoben und die Durchführung der Anordnungen zu überprüfen sind. Hier sollten durch entsprechende körperliche oder laborchemische Untersuchungen typische Komplikationsmöglichkeiten abgeklärt werden (z.B. Hämatom nach arterieller Punktion, lokale Peritonitis nach Gallengangpunktion, Nierenfunktion nach hohen Kontrastmitteldosen). Wird der Patient durch Kollegen anderer Abteilungen betreut, sollten weitere Maßnahmen interdisziplinär besprochen und abgestimmt werden.

G.M. Richter

Allgemeines

Neben der klassischen Angioplastie unter Verwendung eines doppellumigen Ballon-dilatationskatheters haben sich in den letzten Jahren zahlreiche mechanische Rekanalisations- und Gefäßerweiterungshilfen etabliert. Deren sinnvoller Einsatz wird aktuell intensiv diskutiert und ist Gegenstand aufwendiger Forschung. Die daraus resultierende Komplexität der perkutanen Gefäßintervention erfordert enorme methodologische und technologische Detailkenntnisse, die einerseits eine intensive Spezialausbildung bedingen und andererseits in erschöpfender Tiefe den Bereich dieser Fibel weit überschreiten. Im vorliegenden Kapitel werden die wichtigsten Grundkenntnisse für perkutane Interventionen an den Stammgefäßen der abdominellen Aorta, an den Becken- und an den Extremitätenarterien besprochen. Eine Vertiefung an Hand von Spezialliteratur wird dringend empfohlen.

Allgemein gültige Maßnahmen zur Patientenvorbereitung und -nachbetreuung

Für die unterschiedlichen perkutanen Interventionen an den Stammgefäßen der abdominellen Aorta, an den Becken- oder an den Extremitätenarterien sind zahlreiche Maßnahmen identisch und allgemein gültig:

- Die Invasivität des Eingriffs erfordert eine intensive Aufklärung des Patienten über Art, Umfang, Erfolg und Komplikationen, die 24 h vor dem Eingriff erfolgen sollte.
- Die Kenntnis aktueller Blutwerte für Blutgerinnung und Nierenfunktion (ggf. auf für Schilddrüsenfunktion) ist essentiell. Beim Hochrisikopatienten müssen diese u.U. wenige Stunden vor dem Eingriff nochmals kontrolliert werden. Dies gilt ganz besonders für Patienten mit Gerinnungsproblemen und schlechter Nierenfunktion.
- Ein aktuelles Thoraxbild wird benötigt für die Beurteilung der kardiopulmonalen Ausgangssituation.
- Am Vorabend der Intervention soll mit Thrombozytenaggregationshemmung begonnen werden (z.B. 100 mg Acetylsalicylsäure/Tag), die dann häufig mindestens 3 Monate lang beibehalten wird.
- Am Tag der Intervention muß der Patient nüchtern sein. Zur Vermeidung einer besonders bei Nierenarterienintervention kritischen Dehydratation muß dabei

besonders an heißen Tagen oder bei Risikopatienten auf ausreichende Hydratation durch intravenöse Flüssigkeitszufuhr geachtet werden.

- Mit Ausnahme elektiver transbrachialer, transaxillärer oder transpoplitealer Zugänge ist die für die Punktion bestimmte Leiste 1–3 h vor dem Eingriff zu rasieren.
- Während der Intervention wird üblicherweise eine Antikoagulation mit 5000 IE Heparin durchgeführt. Postinterventionelle Antikoagulation ist nur in Sonderfällen erforderlich.
- Für alle interventionellen Eingriffe außerordentlich wertvoll ist ein Mehrkanalmonitor zur permanenten Registrierung von peripherer Sauerstoffspannung, blutigem und unblutigem Blutdruck sowie der Herzfrequenz.
- Perkutane Gefäßinterventionen können gefäßchirurgische Korrekturen (nach Komplikationen) oder Ergänzungen (bei komplexen Gefäßerkrankungen) benötigen. Vor der Intervention getroffene Absprachen zwischen interventioneller Radiologie und Gefäßchirurgie verbessern das Patientenmanagement entscheidend.

Beckenarterien

Vorbereitung des Patienten

Hier sind zusätzlich zu den oben genannten keine speziellen Maßnahmen erforderlich.

Vorbereitung der Intervention durch nichtärztliches Personal

Hinsichtlich Lagerung, steriler Präparation der Punktionsstelle und des Anlegens eines venösen Zugangs wird im Prinzip wie zur Angiographie vorbereitet. Zusätzlich bewährt hat sich für interventionelle Eingriffe eine Klebefolie über der Punktionsstelle für maximale Sterilität.

Folgendes Material wird benötigt:

Punktionsbesteck: Bei schlanken Patienten und noch tastbarem Arterienpuls eine F-3-Nadel mit 0,035 Zoll Innenlumen (z.B. „Super-4-Punktionskanüle", Angiomed), da damit auch bei zahlreichen Punktionsversuchen kein übermäßiges Punktionstrauma zu erwarten ist. Bei schlechten Punktionsverhältnissen (nicht palpabler Puls, dicker Patient) können dickere und auch überlange Nadeln und in Ausnahmefällen auch die sog. „Smart Needle" (mittels Dopplertechnik zielendes Besteck, Danimed) notwendig werden.

Schleusensystem: Für die Ballondilatation bis zu 8 mm genügt meist eine F-6-Gefäßschleuse (z.B. von Terumo oder Angiomed), bis 10 mm eine F-7-Schleuse, jeweils mit einer Länge von 10 cm. Für Stentimplantationen können größere (bis max. F 9) und längere Schleusen benötigt werden.

Drahtmaterial: Für die Sicherung des arteriellen Zuganges und für erste vorsichtige Rekanalisationsversuche z.B. Bentson-Draht (Cook). Bei stabilem arteriellen Zugang für die Rekanalisation je nach Situation folgende Drähte:

- mit spezieller Gleitschicht überzogene monofile Drähte (z.B. „Glide-Wire", Terumo),
- steuerbare Führungsdrähte mit individuell verformbarer Spitze und 1:1 Drehstabilität (z.B. „Amplatz torque", Meditech),
- supersteife Drähte bei stark geschlängeltem Gefäßverlauf, einzuwechseln nach erfolgreicher Rekanalisation.

Ballonkatheter: Am besten geeignet sind sog. Low-profile-Katheter mit Ballongrößen zwischen 6 und 10 mm, einer Druckstabilität bis zu 10 atm bei einer Schaftstärke von F5–F6 und einem Innenlumen von 0,035 Zoll (zahlreiche Hersteller), die keine Überdehnbarkeit unter Maximaldruck (= non-compliant) aufweisen.

Metallgitterendoprothesen (Stents): Die 3 gebräuchlichsten Typen sind der ballonexpandierbare *Palmaz-Stent*, der selbstexpandierende *Wallstent* und der ebenfalls ballonexpandierbare *Strecker-Stent*. Je nach gewünschtem Stenttyp können unterschiedliche Schleusengrößen zur Implantation erforderlich werden.

Sonstige Materialien: Gelegentlich sind zur Rekanalisation Selektivkatheter erforderlich. Meist kommt eine Multipurpose-Konfiguration, selten auch eine Kobra- oder Häkchen-Form in Frage. Für das kontrollierte Aufblasen des Ballonkatheters empfiehlt sich ferner die Anwendung eines Manometers (zahlreiche Hersteller).

■ **Indikationen**

Über die Differentialindikation zwischen konservativem Vorgehen – interventionellem Eingriff – gefäßchirurgischer Rekonstruktion entscheiden allgemeine und spezielle Faktoren. Ein optimales Behandlungskonzept erfordert eine Feinabstimmung zwischen den Disziplinen.

Für die Dilatationsbehandlung disponieren folgende morphologische und klinische Faktoren:
- singuläre unilaterale Stenose,
- multiple, aber lokalisierte unilaterale Stenosen,
- bilateral singuläre Stenose (Simultaneingriff),
- bilateral multiple, lokalisierte Stenosen (Simultaneingriff),
- unilateral akuter bis subakuter kurzstreckiger Verschluß (zuvor Lyse),
- kombinierte Aorten- und mono- oder biiliakale Stenose,
- arterielle Verschlußkrankheit im Stadium II b, III und IV.

■ **Kontraindikationen**

Gegen eine Dilatationsbehandlung sprechen folgende Faktoren:

Morphologisch:
- Läsionen der A. femoralis communis bzw. der Punktionsstelle,
- unilateral chronischer, langstreckiger Beckenarterienverschluß,
- bilateral chronische, kurzstreckige Beckenarterienverschlüsse,
- bilateral chronische, langstreckige Beckenarterienverschlüsse.

Klinisch:
- Unwesentlich beeinträchtigte Gehstrecke,
- schwere Adipositas bei zugleich nur mäßig reduzierter Gehstrecke,
- momentan septisches Krankheitsbild,
- Kontraindikationen gegen Antikoagulation.

Daraus ergeben sich weiterhin *relative Indikationen*, die immer für jeden Patienten individuell zu klären und eng mit der Gefäßchirurgie abzustimmen sind. Dazu gehören:

- „Serviceintervention" zur Einstromverbesserung vor geplanter peripherer Intervention (interventionell oder chirurgisch),
- Intervention im Stadium II a der AVK: hier entscheiden Alter und beruflich erforderliche körperliche Aktivität,
- Rekanalisation von verschlossenen Aa. iliacae communis oder externa: hier entscheiden morphologische und klinische Faktoren. Meist kann hier durch eine Stentimplantation das technische und klinische Ergebnis drastisch verbessert werden.

Im Vergleich zur vor etwa 5–10 Jahren üblichen Indikationsstellung hat sich in letzter Zeit eine deutlich „liberalere" Haltung zur Dilatationsbehandlung ergeben, da morphologische Mißerfolge durch eine *sekundäre Stentimplantation* u.U. abgefangen werden können. Damit werden heute auch hochgradig exzentrische Plaques dilatiert, die früher immer wieder als Kontraindikation gegen eine Dilatationsbehandlung angesehen wurden.

Technische Durchführung

Wahl des Zugangs
Sobald die Läsion etwa 5 cm proximal des Leistenbandes und höher liegt, ist einer ipsilateralen Punktion der Vorzug zu geben. Bei distaleren Läsionen (unter Beachtung der Indikationskriterien) ist ein kontralateraler Zugang sinnvoller.

Punktionstechnik
Bei noch tastbarem Leistenpuls wird wie bei einer diagnostischen Angiographie punktiert. Bei fehlendem Leistenpuls ist es zweckmäßig, die arterielle Punktionsstelle mittels Durchleuchtung zu markieren. Diese projiziert sich über den unter Durchleuchtung gedachten Schnittpunkt der Arterie mit der kaudalen Femurkopf-

kontur etwa 1 cm medial des Hüftgelenkspaltes. Mit Hilfe der sog. Smart-needle, die mittels Dopplerunterstützung die Arterie besser anvisieren hilft, können auch schwierige Punktionen erfolgreich durchgeführt werden. Bei intraarterieller Nadel-lage (meist deutlich reduzierter Blutaustritt!) wird zunächst am besten ein gerader Führungsdraht mit flexibler Spitze, z.B. ein Bentson-Draht (Cook), vorsichtig einge-führt.

Rekanalisationstechnik

Mit dem Bentson-Draht kann unmittelbar eine Stenosepassage versucht und dann die Gefäßschleuse zur Vorbereitung der Dilatation eingebracht werden. Gelingt dies nicht, wird der Bentson-Draht bis knapp distal der Stenose plaziert. Liegt diese relativ nahe an der Punktionsstelle (s. oben), muß anstelle des Bentson-Drahtes ein Draht mit sehr kurzer flexibler Spitze oder ein Draht mit beweglichem Innenman-drin verwendet werden, um ein sicheres Plazieren der Schleuse zu ermöglichen. Die Rekanalisation erfolgt dann am besten mittels Roadmapping und mit steuerbaren Führungsdrähten (z.B. Glide-wire, Amplatz torque). Gelingt die Passage dann im-mer noch nicht, muß zusätzlich zum steuerbaren Selektivdraht ein Selektivkatheter verwendet werden. Zur Rekanalisation von chronischen Verschlüssen ist praktisch immer die Kombination von Selektivkatheter und steuerbarem Führungsdraht er-forderlich. Die Rekanalisation ist erfolgreich abgeschlossen, wenn nach Überwin-dung einer Stenose der Führungsdraht frei nach proximal in die Aorta vorgeschoben werden kann und sich dort mühelos ohne Veränderung seiner Konfiguration bewe-gen läßt. Nach Rekanalisation eines chronischen Verschlusses ist jedoch immer die intravasale Lage durch eine Kontrastmittelinjektion über den vorgeschobenen Se-lektivkatheter zu beweisen. Wenn eine Rekanalisation von ipsilateral nicht gelingt oder die Gefäßläsion relativ distal in der A. iliaca externa gelegen ist, wird kontrala-teral eingegangen und mit adäquaten Selektivkathetern zunächst die A. iliaca com-munis der betroffenen Seite sondiert. Die Rekanalisation erfolgt dann in gleicher Weise wie oben beschrieben bei ipsilateraler Punktion mittels steuerbarer Drähte und ggf. mit Selektivkatheter.

Dilatation

Nach der Rekanalisation folgt die Festlegung der Ballongröße zur Dilatation. Zu-nächst orientiert man sich dabei am Durchmesser benachbarter gesunder Gefäßab-schnitte, wobei der Vergrößerungseffekt der Angiographieanlage von 10–30% mit-zuberücksichtigen ist. Verläßliche Erfahrungswerte der Durchmesser der Beckenge-fäße besagen, daß in der großen Mehrzahl aller Fälle die A. iliaca communis beim Mann mit 9–10 mm und bei einer Frau mit 8–9 mm zu dilatieren ist, die A. iliaca externa mit 7–8 mm bzw. 6–7 mm. Am einfachsten ist es, mit der jeweils kleineren Ballongröße zu beginnen und dann eventuelle Schmerzangaben des Patienten und das Ergebnis abzuwarten. Als befriedigendes morphologisches Ergebnis der Dilata-tion gilt eine Lumenverbesserung, die mindestens 80% des verwendeten Ballon-durchmessers erreicht ohne längerstreckige Dissektion oder lumeneinengende Inti-masegel. Gegebenenfalls muß eine Darstellung in mehreren Projektionen erfolgen. Einen Sonderfall für die Dilatation stellt die Gefäßläsion am aortoiliakalen Über-gang dar. Eine unilaterale Dilatation kann zum Verschluß der Gegenseite führen. In solchen Fällen ist die Kissing-balloon-Technik mit simultan bilateraler Ballonentfaltung anzuwenden; dies gilt insbesondere für eine Stentimplantation.

Femoral- und Poplitealarterien

Vorbereitung des Patienten

Hier sind zusätzlich zu den am Beginn des Kapitels genannten keine speziellen Maßnahmen erforderlich.

Vorbereitung der Intervention durch nichtärztliches Personal

Der Patient wird im Prinzip hinsichtlich Lagerung, steriler Präparation der Punktionsstelle und Anlegen eines venösen Zugangs wie zur Angiographie oder zur Beckenintervention vorbereitet. Es werden im wesentlichen gleiche Materialien wie zur Beckenintervention benötigt. Lediglich dünnere Ballonkatheter sind erforderlich, die in moderner Low-profile-Version praktisch immer durch F-6-Gefäßschleusen einzuführen sind.

■ Indikationen und Kontraindikationen

Die Indikationsstellung zu einer femoropoplitealen Gefäßintervention ist deutlich komplexer als die Indikationsstellung zur Intervention an den Beckengefäßen.

Drei voneinander zunächst unabhängige Faktoren definieren hierbei die Notwendigkeit einer perkutanen femoropoplitealen Intervention:

1. das klinische Beschwerdebild und das Stadium,
2. die Ein- und Abstromsituation (vor- und nachgeschaltete Läsionen),
3. das morphologische Erscheinungsbild der Läsion.

Zur Entscheidungsfindung sind weiterhin folgende Richtlinien und Fakten bedeutsam:

- Eine Einstromläsion sollte primär behandelt werden.
- Schlechter Ausflußtrakt, Verschlußlänge von etwa 8–10 cm, Diabetes und langstreckig diffuses Befallsmuster verschlechtern die Langzeitprognose.
- Bei komplettem Unterschenkelarterienverschluß verbessert die Dilatation einer Femoralarterienstenose meist kaum, die Dilatation einer distalen Poplitealarterienstenose meist deutlich die klinische Situation.
- Auch bei komplettem Verschluß der A. femoralis superficialis kann ein konsequent durchgeführtes Gehtraining zu Symptomfreiheit bzw. nichtlimitierter Gehstrecke im täglichen Leben führen.
- Je distaler eine Läsion in der A. poplitea liegt, desto geringer ist der mögliche Effekt des Gehtrainings.

- Je schlechter der Zustand der A. profunda femoris ist, desto bedeutsamer wird die A. femoralis superficialis für die Gesamtextremität bzw. desto geringer sind die konservativen Behandlungschancen.
- Je geringer generalisiert die arterielle Verschlußkrankheit ist, desto besser ist die Prognose nach Dilatation.
- Bei Adipositas ist das Risiko der antegraden Punktion drastisch erhöht.
- Ist nur noch eine Unterschenkelarterie offen, führt ein akuter Verschluß oder eine embolische Verschleppung nach Dilatation zu einer unmittelbaren Gefährdung der Extremität.

Technische Durchführung

Wahl des Zugangs

Die ipsilaterale Punktion ist Standard. Bei einem kontralateralen Zugang ist die Punktion zwar einfacher, der weitere Aufwand jedoch deutlich höher. Er ist nur erforderlich, wenn die Läsion sehr proximal liegt oder eine sehr frühe femorale Verzweigung bzw., auf das Leistenband bezogen, eine sehr hohe Gabel vorliegt. In sehr seltenen Fällen (adipöser Patient, mehrfach voroperierte Leiste, lokale Infekte, zwingender Handlungsbedarf nach gescheiterter antegrader Punktion) kommt eine retrograde popliteale Punktion in Frage, die am besten mit einer ultraschallgeführten Punktionsnadel (Smart-needle) erfolgt.

Die antegrade Femoralarterienpunktion ist deutlich schwieriger als die retrograde und erfordert zur sicheren Durchführung genaue anatomische Kenntnisse und vor allem angiographische Erfahrung (s. Kap. 14).

Rekanalisationstechnik

Die Rekanalisationstechnik ist im Prinzip identisch mit der der Beckenarterien. Allerdings ist die Verwendung eines Selektivkatheters zusätzlich zu steuerbaren Führungsdrähten meist sehr viel seltener erforderlich. Gelegentlich muß steifes Drahtmaterial mit harter Spitze verwendet werden, um einen Verschluß zu durchbohren. Primär sollte jedoch immer der Versuch des sich steuernden „Durchtastens" unternommen werden.

Dilatation

Auch hier bestehen keine wesentlichen Unterschiede gegenüber der oben beschriebenen Vorgehensweise für die Dilatation von Beckenarterien. Bei der Festlegung der geeigneten Ballongröße genügt meist auch die Orientierung an Erfahrungswerten wie 6–7 mm für die A. femoralis superficialis, 5 mm für die A. poplitea im proximalen und mittleren Drittel (Pars I und II) und 4 mm für die A. poplitea im distalen Drittel. Die Länge des Ballons soll sich immer an der Länge der Läsion orientieren: Bei primär langstreckigen Läsionen empfiehlt sich die Verwendung eines Ballonkatheters mit langem Ballonteil und bei kurzen Läsionen dann der kürzestmögliche.

Infrapopliteale Arterien

Vorbereitung des Patienten

Hier sind zusätzlich zu den bereits genannten keine speziellen Maßnahmen erforderlich.

Vorbereitung der Intervention durch nichtärztliches Personal

Die Vorbereitung ist ebenfalls identisch mit der zur femoropoplitealen Intervention, auch die Materialien für die Punktion und Sicherung des Zugangs (Führungsdraht und Schleuse). Abweichend von den bereits dargestellten Interventionen wird aber folgendes Material benötigt:

- Hochflexible und steuerbare Führungsdrähte zur Sondierung der Läsion bzw. des Verschlusses in 0,012–0,025 Zoll Stärke,
- weiche und flexible Dilatationskatheter mit Schaftstärken zwischen F 3,5 und F 5 mit Ballongrößen zwischen 2 und 4 mm,
- ggf. Verwendung von geradem Führungskatheter (F 6),
- zur Spasmusprophylaxe 10 mg Nifedipin sublingual und evtl. Nitropräparate intraarteriell (z.B. 100 µg/pro Bolus).

∎ Indikationen und Kontraindikationen

Aus klinischer Sicht stellt zunächst nur die *amputationsbedrohte Extremität*, wie bei gefäßchirurgischen Rekonstruktionen, eine Indikation dar (Stadium III und IV der arteriellen Verschlußkrankheit). Komplex wird die Situation allerdings, wenn eine höher gelegene (z.B. femorale) Läsion zusammen mit einer Unterschenkelarterienläsion klinisch relevant betrachtet wird. In solchen Fällen wird die Indikation auf die femorale Läsion bezogen oft auch schon in einem Stadium II b gestellt. Die Beseitigung einer infragenualen Läsion gilt dann eher als „Serviceintervention" zur Beseitigung eines Abstromhindernisses. Aus morphologischer und hämodynamischer Sicht ist eine Dilatation meist nur sinnvoll, wenn isolierte Stenosen oder ganz kurze Verschlüsse so behandelt werden können, daß eine durchgängige Perfusion einer der Unterschenkelarterien wieder hergestellt werden kann. Unter keinen Umständen ist die Dilatation einer Unterschenkelarterie erforderlich, wenn eine zweite hämodynamisch intakt erscheint. Eine Sonderindikation kann gegeben sein, wenn bei komplettem Unterschenkelarterienverschluß ab dem mittleren Drittel Stenosen in den proximal noch offenen Arterienstämmen vorhanden sind. Hier kann bei chronisch ischämischer Extremität die Beseitigung solcher Stenosen zu einer Verbesserung der Perfusion im Kollateralsystem führen.

Technische Durchführung

Wahl des Zugangs, antegrade Punktionstechnik der A. femoralis communis
Sie sind identisch mit der der femoropoplitealen Intervention (s. oben).

Rekanalisationstechnik

Die Rekanalisationstechnik weist im Vergleich zur femoropoplitealen Intervention einige feine Unterschiede auf. Die sog. Roadmappingtechnik spielt eine deutlich wichtigere Rolle. Oft ist die Verwendung eines geraden Katheters (F 4) zusätzlich zu steuerbaren Führungsdrähten erforderlich, da die relativ dünnen Selektivdrähte dann besser zur Läsion hin und durch diese hindurch geführt werden können. Sobald eine Läsion im Aufzweigungsbereich der Arterienstämme besteht, müssen 2 Führungsdrähte in beide betroffenen Äste eingebracht werden, um gegebenenfalls das Zusammendrücken der einen Arterie nach Dilatation der anderen behandeln zu können. Im Fall sehr harter Stenosen kann es vorkommen, daß sich nicht der zum Dilatationskatheter passende Draht zur Rekanalisation einsetzen läßt, sondern möglicherweise ein dickerer. Dann muß ein gerader Katheter über die Läsion nach distal vorgeschoben werdn, um einen Drahtwechsel zu ermöglichen.

Dilatation

Bei der Festlegung der geeigneten Ballongröße muß man sich am kleinstmöglichen Durchmesser orientieren. Eine Überdilatation führt unweigerlich zu schweren Spasmen, die auch unter Spasmolytika meist nicht zu durchbrechen sind. Für den ganz proximalen Abschnitt der A. tibialis anterior und den Tractus tibiofibularis ist ein Ballondurchmesser von maximal $3,5 \pm 0,5$ mm geeignet, im proximalen Unterschenkelarteriendrittel dann maximal 3 mm und distal dann maximal 2,5 mm. Bei der Länge des Ballons soll immer der kürzestmögliche gewählt werden.

Die postinterventionelle Antikoagulation hat gegenüber den anderen Interventionen eine ungleich höhere Bedeutung. Eine postinterventionelle Vollantikoagulation für 48 h (mit PTT ca. 50–60 s) ist grundsätzlich erforderlich. Eine Markumarisierung (Quickwert ca. 20–25%) ist für mindestens 2 Monate postinterventionell anzustreben, kann jedoch, abhängig vom vaskulären Gesamtstatus, auch langfristig fortgesetzt werden.

Nierenarterien

Vorbereitung des Patienten

Hier sind zusätzlich zu den oben genannten folgende spezielle Maßnahmen erforderlich:

- Der Funktionszustand der Nieren muß an Hand einer adäquaten Szintigraphie geklärt sein (z.B. Mag 3 oder Belastungsszintigraphie).
- Die Intervention muß mit einem gefäßchirurgischen Team abgestimmt sein.
- Der präinterventionelle Hydratationszustand des Patienten muß sorgfältig beachtet werden.
- Die medikamentöse Spasmusprophylaxe muß vor der Intervention begonnen werden, und gleichzeitig müssen langwirkende Antihypertensiva entweder abgesetzt und ggf. durch kurz wirksame und titrierbare Antihypertensiva ersetzt werden.

Vorbereitung der Intervention durch nichtärztliches Personal

Sie ist mit den anderen Interventionen vergleichbar; allerdings müssen oft zusätzlich ein 2., kontralateraler arterieller Zugang und weiterhin Medikamente zu Beherrschung einer hypertonen Krise bereitgehalten werden (z.B. zentrale α-Blocker). Die erforderlichen Materialien sind im wesentlichen vergleichbar mit denen der femoropoplitealen Intervention. Allerdings muß zur Sondierung der Nierenarterie die gesamte Palette verschiedener Selektivkatheterformen bereitgestellt sein. Zur Sondierung sind dünne, aber steife Führungsdrähte mit kurzer und sehr weicher flexibler Spitze erforderlich, die individuell konfigurierbar ist.

Für den Dilatationsvorgang soll ein Manometer (z.B. „Le-Veen-Inflator") verwendet werden. Weiterhin benötigt wird ein Y-Konnektor zur Abdichtung des dünnen Drahtes gegenüber dem Sondier- und später Ballonkatheter.

■ Indikationen und Kontraindikationen

Über die Differentialindikation zwischen konservativem Vorgehen, interventionellem Eingriff und gefäßchirurgischer Rekonstruktion entscheiden allgemeine und spezielle Faktoren. Die 3 Behandlungsverfahren sollten komplementär indiziert werden nach adäquater Feinabstimmung zwischen allen 3 Disziplinen, so daß für jeden Patienten individuell ein optimales Behandlungskonzept entwickelt werden dann.

Folgende spezielle Faktoren disponieren für eine Dilatation:
- fibromuskuläre Dysplasie,
- singuläre, unilaterale Hauptstammstenose,
- bilaterale Hauptstammstenose,
- Stenosen von Transplantatarterien,
- unilaterale Ostiumstenose bei Kontraindikation gegen gefäßchirurgischen Eingriff,
- bilaterale Ostiumstenose bei Kontraindikation gegen gefäßchirurgischen Eingriff,
- Segmentarterienstenosen im Hilusbereich,
- Gabelstenosen im Hilusbereich,
- Rezidivstenosen, abhängig von der klinischen und morphologischen Konstellation.

Folgende spezielle Faktoren disponieren gegen eine Dilatation:
- chronische oder spontane Dissektion der Nierenarterie,
- uni- oder bilaterale Stenose bei operationswürdigem Aortenaneurysma,
- reine Ostiumstenose,
- frisches thrombotisches Material in der Nierenarterie,
- minimale Restfunktion und Miniaturniere, szintigraphisch $< 10\%$ der alterskorrigierten Norm, sonographisch Schrumpfung auf $< 1/3$,
- klassisches Nierenarterienaneurysma,
- fehlendes Einverständnis zur operativen Revision nach eventuell mißlungener Dilatation,
- manifeste Kontraindikationen für Antikoagulation.

Technische Durchführung

Während des Eingriffs wird der Blutdruck permanent blutig über die arterielle Schleuse registriert und alle 5 min protokolliert.

Wahl des Zugangs

Primär wird ein transfemoraler Zugang gewählt, wobei Krümmungsrichtungen in Aorta und Beckenarterien zu berücksichtigen sind. Transaxilläre oder transbrachiale Zugänge müssen bei sehr steilen Nierenarterienabgängen und relativ häufig bei langstreckigen fibromuskulären Dysplasien gewählt werden, um die Sondierung und die sichere Verankerung des Führungsdrahts durchführen zu können. Für die Nierenarterienintervention können lange Schleusen notwendig werden, um die Reibungswiderstände für Selektiv- und Ballonkatheter zu reduzieren (z.B. F 6, 25 cm lang). Wenn unmittelbar postostiale Stenosen behandelt werden sollen, hat sich die Etablierung eines zusätzlichen kontralateralen Zugangs bewährt, über den ein Übersichtskatheter zur angiographischen Abschlußkontrolle eingewechselt werden kann.

Rekanalisationstechnik

Die Rekanalisationstechnik beginnt bei der korrekten Auswahl und Anwendung des Selektivkatheters. Dieser darf niemals ohne Schienung oder Führung durch den Selektivdraht gegen oder in die Läsion „gerammt" werden. Nach Überwinden der Läsion wird der Führungsdraht vorsichtig so weit in die Peripherie gesteuert, daß der harte Drahtteil mindestens das Ostium, besser noch die Läsion selbst schient. Zur Dilatation von Gabelstenosen und Segmentarterienstenosen wird ein F-8-Führungskatheter bis in den Hauptstamm plaziert. Bei Gabelstenosen müssen die beiden beteiligten Äste parallel geschient werden, um entweder eine simultane oder eine sukzessive Dilatation zu ermöglichen. Liegt ein Führungskatheter, ist ein schnelles Umwechseln des Ballonkatheters möglich, und das Zwischenergebnis kann sofort dokumentiert werden.

Dilatation

Für die Festlegung der Ballongröße gibt es zahlreiche, kontrovers diskutierte Vorschläge. Folgende Vorgehensweise hat sich als einfach und gefahrlos praktikabel erwiesen: bei männlichen Patienten Beginn meist mit einem Ballondurchmesser von 6 mm, bei weiblichen Patienten mit einem von 5 mm bei einer Ballonlänge von 1,5 oder 2 cm. Hat der Patient unter maximaler Ballonentfaltung deutliche bis starke Schmerzen, wird dies als korrekter Ballondurchmesser betrachtet. Werden keine oder nur leichte Schmerzen angegeben, wird ohne Zwischenkontrolle ein 1 mm größerer Ballon eingewechselt und langsam bis zur Maximalentfaltung aufgeblasen (Manometer!) eingesetzt werden. Verspürt der Patient dabei deutliche Schmerzen und ist das morphologische Ergebnis nicht zufriedenstellend, wird zunächst mit demselben Ballon mehrfach und länger nachdilatiert (bis etwa 1 min). Gabelstenosen werden unter Verwendung eines Führungskatheters und Doppelsondierung der Gabel mittels zweier Führungsdrähte dilatiert, wobei die Dilatation über beide Drähte am besten nacheinander erfolgt. Eine Simultandilatation kann zu einer Überdilatation im Gefäßabschnitt vor der Gabel führen. Die initiale Ballongröße liegt bei etwa 3 mm. Stenosen von Segmentarterien werden meist mit 2 mm beginnend dilatiert, wofür nur noch 1 cm lange Ballonkatheter verwendet werden.

Die angiographische Abschlußkontrolle erfolgt entweder über den vor die Stenose zurückgezogenen Ballonkatheter und den Seitarm des Y-Konnektors oder, falls vorhanden, über einen von kontralateral zusätzlich eingelegten Übersichtskatheter. Letzteres ist vor allem bei ostiumnahen Stenosen notwendig.

Nachsorgeuntersuchungen

Im Verlauf der ersten 48 h wird der Blutdruck engmaschig kontrolliert und möglichst ein Blutdruckprofil erstellt. Bei noch längerem stationären Aufenthalt genügt dann die routinemäßige Registrierung 2- bis 3mal täglich. Wenn möglich, sollten bis zur ersten Nachangiographie tägliche Messungen (am besten in häuslicher Umgebung) erfolgen. Während der weiteren Nachsorgezeit genügen dann wöchentliche Kontrollen.

Die Kontrolle der Retentionswerte, eventueller Proteinurie und Hämaturie erfolgt im Verlauf der ersten 48 h ebenfalls engmaschig. Bei Normwerten genügt eine Abschlußkontrolle vor Entlassung, ansonsten 1mal täglich. Wenn bei der Entlassung pathologische Werte fortbestehen, sind Kontrollen in 14tägigem Abstand bis zur 1. Nachangiographie durchzuführen, danach in vierteljährlichem Abstand.

Das Gewicht bei der Entlassung (nüchtern) ist zu protokollieren. Eine Kontrolle erfolgt vierteljährlich.

Eine szintigraphische Kontrolle wird 2–4 Wochen nach der Intervention vorgenommen, dann nach 6 und 24 Monaten.

T. ROEREN und M. DÜX

Die lokale Fibrinolyse basiert auf dem Prinzip, nach Okklusion eines Gefäßes gezielt und dosiert die körpereigene Fibrinolyse zu aktivieren und das Gefäß zu rekanalisieren, ohne hierdurch die plasmatische Gerinnung wesentlich zu beeinflussen. Die Plazierung eines Katheters in den Embolus oder Thrombus erlaubt eine lokale und gezielte Applikation des Fibrinolytikums, die kontinuierliche Beobachtung des Patienten und dessen Gerinnungsparameter eine adäquate Dosierung unter Vermeidung systemischer Nebenwirkungen. Die Langzeiterfolge der lokalen Fibrinolyse liegen insgesamt nur geringfügig hinter vergleichbaren chirurgischen Ergebnissen zurück, haben aber signifikant niedrigere Morbiditäts- und Mortalitätsraten; der Klinikaufenthalt ist bei diesen Patienten im Durchschnitt deutlich kürzer, und bei erfolgloser Therapie bleibt grundsätzlich die Option eines gefäßchirurgischen Eingriffs unberührt.

Pathophysiologische Grundlagen

Aufgabe der plasmatischen Fibrinolyse ist in erster Linie die Auflösung intravasaler Fibrinmoleküle. Dieser Prozeß läuft parallel zu hämostaseologischen Reaktionen und steht unter physiologischen Bedingungen mit ihnen im Gleichgewicht. Plasmin, das aktive körpereigene Fibrinolytikum, wird durch enzymatische Spaltung aus zirkulierendem Plasminogen gebildet. Aus einer Vielzahl im Plasma physiologisch vorkommender und bisher bekannter Aktivatoren sind Urokinase (UK) und der aus Endothelzellen stammende Gewebsplasminogenaktivator (t-PA) die quantitativ bedeutsamsten. Aus Streptokokkenkulturen gewonnene Streptokinase wird wegen der höheren Komplikationsraten zur lokalen Lyse nur noch selten eingesetzt. Während der Ausbildung eines intravasalen Thrombus werden Komponenten des fibrinolytischen Systems in den Fibrinpfropf inkorporiert. Der Wirkungsmechanismus der lokalen Fibrinolyse beruht auf der Aktivierung des „intrathrombotischen" Plasminogens. Die unvermeidbare gleichzeitige Aktivierung von zirkulierendem Plasminogen bestimmt die möglichen Nebenwirkungen und systemischen Komplikationen der lokalen Fibrinolyse. Allen klinisch eingesetzten Substanzen ist die Umwandlung von Plasminogen in das fibrinolytisch aktive Plasmin gemeinsam; sie unterscheiden sich lediglich in ihrer Potenz und ihrem Wirkungsmechanismus.

Urokinase (UK)

UK ist eine aus menschlichen Gewebekulturen gewonnene Protease, die ohne Kofaktor Plasminogen in Plasmin umwandelt. Das Enzym wird in der Leber abgebaut, seine biologische Halbwertszeit nach Bolusinjektion beträgt 14 ± 6 min. Da UK physiologisch intravasal vorhanden ist, werden allergische Reaktionen nur äußerst selten beobachtet.

Gewebsplasminogen-Aktivator (rt-PA)

Diese Substanz wird im menschlichen Körper vor allem von Endothel und Gefäßwandzellen produziert und besitzt eine im Vergleich zu UK vielfach höhere Affinität zu Fibrin. Die beiden handelsüblichen Präparationen werden von Kolibakterien durch recombinante DNA (daher rt-PA) oder Zellkulturen gewonnen. Die Wirkungsweise von rt-PA *in vivo* ist noch nicht vollständig erforscht; *in-vitro*-Versuche zeigen eine Komplexbildung von rt-PA mit Fibrin und eine Bindung dieses Komplexes mit Plasminogen, das hierdurch zu Plasmin aktiviert wird. Diese Bindung des Plasmins an den rt-PA-Fibrinkomplex führt zum einen zur direkten Spaltung des Fibrins und schützt zum anderen das Plasmin vor Inhibitoren. Der schnelle fibrinolytische Effekt von rt-PA beruht u.a. auf diesem Wirkungsprinzip. Die biologische Halbwertszeit ist abhängig von der Herkunft der Substanz; sie beträgt 3 min für das einkettige und 5,7/80 min (bimodale Verteilung) für das zweikettige Molekül. Sehr hohe Dosen von rt-PA induzieren in vitro parallel zur Fibrinolyse eine vermehrte Thrombozytenaggregation und antagonisieren so den therapeutischen Effekt. Die Kosten einer rt-PA-Therapie liegen zwischen denen einer SK- und UK-Therapie.

█ Indikationen und Kontraindikationen

Prinzipiell ist jeder Gefäßverschluß einer lokalen Fibrinolyse zugänglich. Die Indikation wird durch die entsprechende klinische Symptomatik (Stadium nach Fontaine II b–IV, drohender Organverlust) gestellt. Je frischer der Thrombus, desto schneller und effektiver wird die Fibrinolyse durchführbar sein. Wird ein Thrombus bereits organisiert, sinkt natürlich sein Fibringehalt und Fibroblasten sprossen ein. In gleichem Maße nimmt der Plasminogengehalt des Thrombus ab und mindert die Chancen eines Therapieerfolgs.

Man kann davon ausgehen, daß Digitalarterien für einige Tage, Unterarm- und Unterschenkelarterien für wenige Wochen, Verschlüsse der Aa. femoralis, poplitea und brachialis für 2–4 Monate und Aorten-Beckenarterienverschlüsse für 6 Monate und länger erfolgreich lysierbar sind.

Da Fibrinolytika nicht zwischen „nützlichen" und „schädlichen" Thromben unterscheiden können, sollte ein lokale Fibrinolyse nicht in den ersten 10–14 Tagen nach chirurgischen Eingriffen oder Traumata der zu lysierenden Region durchgeführt werden. Schwere lokale Blutungen, insbesondere aus Gefäßnähten, sind sonst unweigerlich die Folge. Auch sollte wegen der Möglichkeit systemischer Effekte eine lokale Fibrinolyse in den ersten Wochen nach intraokulären, kardio- und neurochirurgischen Eingriffen sowie mindestens 6 Wochen (einige Autoren empfehlen bis zu 6 Monaten) nach TIA oder Apoplex nicht indiziert werden. Durch Aneurysmata bedingte Verschlüsse sollen wegen der hohen Embolierate nicht lysiert, sondern primär chirurgisch therapiert werden.

Da eine lokale Fibrinolyse gelegentlich bis zu 24 h dauern kann, muß die Ischämie der Extremität kompensiert sein. Bereits aufgetretene Nekrosen oder ein neurologisches Defizit zeigen irreversible Schäden an, die eine Kontraindikation darstellen. Die maligne Hypertonie ist wegen der erhöhten Gefahr einer intrakraniellen Blutung eine relative Kontraindikation. Absolute Kontraindikationen sind: Koagulopathien, blutende gastrointestinale Ulzera, intrakranielle Tumoren und Prozesse mit hohem Blutungsrisiko. Nachgewiesene intrakardiale Thromben sind keine absolute Kontraindikation. Jedoch sollte vor Beginn einer Fibrinolyse eine Arrhythmie therapiert werden und ein Absinken des Fibrinogenspiegels um mehr als 50 mg% (systemische Wirkung des Fibrinolytikums!) zur Unterbrechung oder Beendigung der Lyse führen.

■ **Komplikationen**

Hier ist zu unterscheiden zwischen Komplikationen an der Punktionsstelle, lokalen Nebenwirkungen der Fibrinolyse bzw. Kathetermanipulation und systemischen Nebenwirkungen.

Punktionsstelle. Bei durchschnittlich 4–25% (Mittel: 5–8%) werden Hämatome beobachtet, die nur in Einzelfällen transfusions- oder operationspflichtig sind. Pseudoaneurysmata und arteriovenöse Fisteln treten bei 0,2–1,4% auf.

Lokale Nebenwirkungen. Bei bis zu 15% der Patienten beobachtet man periphere *Embolien*; hier muß man allerdings unterscheiden zwischen den häufigen klinisch stummen, lediglich angiographisch nachweisbaren Embolien und der Embolie, die zu dem akuten klinischen Bild der ischämischen Extremität führt (5%). In der Mehrzahl dieser Fälle führt die weitere Fibrinolyse, u.U. mit Lagekorrektur der Katheterspitze, zu schneller Besserung. Bei einer ischämischen Extremität ist jedoch eine rasche Rekanalisierung unabdingbar, um ein *Kompartmentsyndrom* (2–6%) oder eine Amputation (0,2–8,5%) zu vermeiden. Ist eine zeitgerechte Lyse nicht zu erreichen, muß chirurgisch thrombektomiert werden. *Gefäßspasmen* werden bei 0,2–3% der Patienten, insbesondere bei lokaler Fibrinolyse der oberen Extremität, beobachtet und können mit lokal oder systemisch applizierten Vasodilatantien behandelt werden (150 μg Nitroglyzerin langsam i.a., 10–20 mg Nifedipin sublingual). Über Dissektionen wird in 7% der Fälle, über Appositionsthromben am Katheter in 3–11% berichtet.

Systemische Nebenwirkungen. Intrazerebrale und gastrointestinale Blutungen sind bei richtiger Indikationsstellung eine Rarität. Retroperitoneale Blutungen, spontan oder von der Leistenpunktion ausgehend, können gelegentlich auch noch einige Tage nach Beendigung der Fibrinolyse beobachtet werden und haben in Einzelfällen zu letaler Hämorrhagie geführt. Nierenversagen (Crush-Niere) wird bei bis zu 5% der Patienten beobachtet und ist in 70% der Fälle reversibel. Myokardinfarkte treten bei 1,3%, sepsisähnliche Krankheitsbilder bei 1,8% der Patienten auf. Die Mortalität des Eingriffs liegt zwischen 0,5 und 1,4%.

Vorbereitung und Überwachung des Patienten

Falls kein Notfall vorliegt, bleibt der Patient 6 h nüchtern, ebenso während des Eingriffs; dabei muß auf eine genügende i.v.-Hydrierung geachtet werden. Nach Beendigung der Therapie und Entfernen der Schleuse sind 24 h strenge Bettruhe notwendig.

Monitoring

Zur Vermeidung von Komplikationen und überlangen Lysezeiten durch systemische Nebenwirkungen muß der Patient unter lokaler Fibrinolyse engmaschig kontrolliert und ständig überwacht werden. Vor Beginn der Lyse und in Abständen von 2–4 h sollten alle relevanten Gerinnungsparameter (PTT, Quick, Fibrinogen) bestimmt werden. Hierbei ist zu beachten, daß unter rt-PA-Therapie häufig keine Veränderung dieser Parameter beobachtet wird und somit systemische Wirkungen und drohende Komplikationen prospektiv nicht immer erkannt werden können.

Zur laborchemischen Kontrolle der Effizienz der Fibrinolyse eignet sich am besten die Bestimmung der Fibrinspaltprodukte (FSP), die in vielen Kliniken jedoch noch nicht als Routine angeboten wird. Hier kann auch die Reptilasezeit bestimmt werden, die unabhängig von der Heparinisierung eine Aussage über die Effizienz der Fibrinolyse erlaubt. Unter adäquater Lysetherapie und adjuvanter Heparinisierung (s. unten) sollte die PTT bei 60–80 s liegen, der Quick unverändert bleiben. Ein Abfall des Fibrinogens um mehr als 50 mg% zeigt die beginnende systemische Wirkung der Fibrinolyse an; bei einem Abfall des Fibrinogens unter 100 mg% sollte die Fibrinolyse beendet werden. Bei manifester systemischer Wirkung (Blutung) kann auch Fibrinogen substituiert und/oder die Heparinwirkung durch Protamin antagonisiert werden.

Auf der Station müssen halbstündlich Blutdruck und Puls kontrolliert und die Punktionsstelle hinsichtlich einer Blutung oder Entwicklung eines Hämatoms inspiziert und palpiert werden (keine großen Verbände!). Angiographische Kontrollen sind abhängig vom Fortschritt der Fibrinolyse. Bei schneller Wiedereröffnung des Gefäßes sollte in 30–90-min-Abständen kontrolliert werden, um die Katheterspitze immer wieder optimal in den Thrombus zu plazieren und einen Abfluß des Fibrinolytikums über wiedereröffnete Kollateralen zu verhindern. Bei protrahiertem Lyseerfolg genügen Kontrollen in längeren Abständen (z.B. 4 h). Die Laborkontrollen sind so abzustimmen, daß jeweils zur angiographischen Kontrolle die aktuellen Werte vorliegen.

Medikamentöse Zusatztherapie

Grundsätzlich ist während der lokalen Fibrinolyse eine hochdosierte Heparinisierung angeraten. Diese sollte individuell auf eine partielle Thromboplastinzeit (PTT) von 60–80 s eingestellt werden. Die Heparinisierung kann mit einem Bolus von 5000 IE bei Beginn der Fibrinolyse eingeleitet und primär mit 1000 IE/h fortgeführt werden. Die Heparinisierung kann über die Gefäßschleuse erfolgen; hierdurch wird auch Appositionsthromben an Katheter und Schleuse vorgebeugt. Durch regelmäßige Gerinnungskontrollen (s. unten) muß die Dosierung jeweils angepaßt werden.

Schmerzen, insbesondere bei Ischämie einer Extremität, müssen auf jeden Fall adäquat mit Analgetika behandelt werden; eine Sedierung ist nur in Ausnahmefällen notwendig.

Patienten mit bekanntem Ulkusleiden sollten durch H_2-Blocker (2 mal 400 mg Tagamet oral/Tag) abgedeckt werden.

Mit Beginn der Therapie und anschließend für mindestens 6 Monate erhalten die Patienten 100 mg Acetysaliclysäure/Tag.

Grundlagen der interventionellen Technik

Abhängig von der Punktionsstelle und der zu lysierenden Gefäßregion sollten verschiedene Selektivkatheter und Drähte zur Verfügung stehen. Bei *antegrader Femoralispunktion* genügen üblicherweise ein gerader F-4- oder F-5-Katheter und ein steuerbarer Draht (z.B. Terumo).

Es hat sich – auch in Anbetracht möglicher Katheterwechsel und Erweiterungen des Eingriffs – als sinnvoll erwiesen, grundsätzlich eine arterielle Schleuse einzulegen, die durch eine Hautnaht fixiert werden muß. Abgesehen von Spezialkathetern zur sog. Pulse-spray-Technik (s. unten) oder bei Verwendung von Kathetern mit mehreren Lumina sollten nur Endlochkatheter eingesetzt werden, um ein ungewolltes Ablaufen des Fibrinolytikums über proximale Seitlöcher in Kollateralgefäße zu vermeiden.

Der Katheter wird vorsichtig bis kurz vor den Verschluß vorgeführt, und durch Kontrastmittelinjektion werden die Länge des Verschlusses und – soweit möglich – die distalen Gefäße dargestellt. Mit dem Führungsdraht wird vorsichtig der Gefäßverschluß sondiert. Widerstände im Gefäß sollten durch Rotation und vorsichtiges Zurück- und Vorführen des Drahts und Katheters überwunden werden, um Dissektionen der Gefäßwand zu vermeiden. Bei frischen thrombotischen Verschlüssen wird lediglich die Katheterspitze in den Verschlußanfang eingeführt und das Fibrinolytikum ohne weitere Manipulationen injiziert, um ein Lösen des nichtwandadhärenten Materials zu vermeiden. Verschlüsse, die älter als 2 Wochen sind, können über die gesamte Länge vorsichtig mit Draht und Katheter passiert werden. Dann kann im Rückzug die gesamte Verschlußlänge mit Fibrinolytikum infiltriert werden und die Lyse mit Lage der Katheterspitze im Verschlußanfang fortgesetzt werden.

Bei der sog. *pharmakomechanischen Thrombolyse, der Pulse-Spray-Technik*, werden spezielle Katheter mit multiplen Seitlöchern in den Thrombus gelegt und durch kleinvolumige Hochdruckinjektionen des Fibrinolytikums eine gleichzeitige Fragmentierung des Thrombus erreicht.

Dosierung des Fibrinolytikums

Die applizierte Gesamtdosis und Dosis/h ist abhängig vom verwendeten Fibrinolytikum.

UK: 125 000–250 000 IE zur Infiltration des Thrombus, weiter mit 125 000 IE/h. Ist der Therapieerfolg protrahiert, wird nach spätestens 4 h auf 60 000 IE/h reduziert, um eine systemische Wirkung zu vermeiden.

rt-PA: 2,5 mg zur Infiltration des Thrombus, weiter mit 2,5 mg/h. Eine kumulative Maximaldosis von 20 mg sollte nicht überschritten werden.

Alle Fibrinolytika sollten so verdünnt werden, daß eine Infusionsmenge von 10–25 ml/h resultiert, die über Perfusor appliziert wird. Nach unserer Erfahrung hat es sich bewährt, die Heparinisierung parallel über die arterielle Schleuse durchzuführen, um gleichzeitig eine Thrombose und – bei antegrader Punktion – eine Thrombenapposition entlang des Katheters zu verhindern.

Endpunkt der lokalen Fibrinolyse sind folgende Kriterien:
- Erfolgreiche Eröffnung des Gefäßes,
- kein technischer oder klinischer Fortschritt nach 4 h hochdosierter oder 12 h niedrig dosierter Lyse,
- Auftreten systemischer Nebenwirkungen.

Spezielle interventionelle Technik nach Gefäßregionen und die Ergebnisse

Becken und untere Extremität

Grundsätzlich ist der „kürzeste Weg" zum Verschluß zu wählen. Tritt ein akuter Verschluß während einer perkutanen Angioplastie auf, sollte über den schon vorhandenen arteriellen Zugang die Fibrinolyse erfolgen. Verschlüsse in der Peripherie werden am besten durch antegrade Femoralispunktion erreicht. Proximale A.-femoralis-superficialis-Verschlüsse ohne stummelähnliches Restlumen sind leichter und komplikationsärmer von der kontralateralen Leiste aus zu sondieren. Bei lokaler Fibrinolyse der Beckenarterien wählen wir ebenfalls den Zugang von der kontralateralen Leiste, um eine lokale Lyse der Punktionsstelle zu vermeiden. In Fällen bilateraler Beckenarterienverschlüsse kann auch ein transbrachialer oder transaxillärer Zugangsweg gewählt werden. Hier ist allerdings das erhöhte Komplikationsrisiko durch Blutungen aus der Punktionsstelle zu berücksichtigen.

Ergebnisse

Der technische Erfolg liegt zwischen 56–80%, wobei eine Verschlußdauer über 40 Tage offenbar ein negativer Prognosefaktor ist. Klinische Besserung wird von bis zu 92% der Fälle berichtet, Symptomfreiheit in 56–66%. Bisherige Untersuchungen zur Pulse-spray-Technik geben technische Erfolge bis 100% an.

Reokklusionen (bis 30 Tage) treten bei $^1\!/_4$ der Patienten auf. Die sekundäre Offenheitsrate liegt nach einem Jahr bei 73%, nach 5 Jahren bei 63%.

Obere Extremität

Arterielle Verschlüsse der oberen Extremität haben – im Gegensatz zu den Becken- und Beinarterien – meist eine embolische Ursache. Auch wenn über Alter und Herkunft des Embolus (z.B. kardialer Thrombus, Atherom der A. subclavia) meist nur spekuliert werden kann, ist immer dann die lokale Lyse indiziert, wenn keine bedrohliche akute Ischämie besteht, die eine sofortige chirurgische Intervention erfordert, und wenn keine multiplen peripheren Embolien vorliegen, die durch eine lokale Lyse nicht erfolgreich behandelt werden können. Nicht lysierbare Anteile eines Verschlusses können so demaskiert und in einem meist lokalen gefäßchirurgischen Eingriff entfernt werden. Bei distalen Verschlüssen sollten zur Vermeidung von katheterinduzierten Spasmen und Verschlüssen Koaxialsysteme eingesetzt werden.

Ergebnisse

In dieser Gefäßregion ist im Vergleich zu anderen Regionen der technische Erfolg noch mehr abhängig vom Alter des Verschlusses: er wird mit 50–83% angegeben. Ein klinischer Erfolg ist bei fast allen Patienten zu beobachten. Über Amputationen nach Fibrinolyse wurde bisher nicht berichtet. In einer Studie waren 80% der Patienten 19 Monate nach lokaler Fibrinolyse noch beschwerdefrei.

Viszeralarterien

Es existieren bisher nur Berichte über einzelne Fälle bei akutem Verschluß der A. mesenterica superior und insbesondere der Nierenarterien. Hier ist sicher dann die lokale Lyse indiziert, wenn nach perkutaner Angioplastie ein akuter Gefäßverschluß auftritt. Prinzipiell limitierend sind die kurzen Ischämiezeiten für Niere und Darm bei Körpertemperatur. Die chirurgische Embolektomie ist zur Erhaltung des Organs vorzuziehen. Lediglich beim inoperablen oder Hochrisikopatienten wäre die Fibrinolyse zum Organerhalt als Notfalltherapie indiziert. Es sind jedoch strikte zeitliche Begrenzungen der Lysetherapie zu beachten, um eine schwere Blutung in ein inzwischen infarziertes Organ zu vermeiden (z.B. keine Lyse über 6 h bei komplettem Nierenarterienverschluß ohne bekannte Nierenarterienstenose).

Pulmonalarterien

Die Indikation zur lokalen Lyse bei pulmonalen Embolien ist fraglich, da bereits eine systemische Fibrinolyse mit rt-PA ein durchschnittliches Intervall bis zur Rekanalisation von 2–6 h gezeigt hat. Insofern ist der Nutzen einer lokalen Therapie umstritten, da der Patient, der nicht chirurgisch embolektomiert werden muß, genügend Zeit für die weniger invasive systemische Lage hat. Es gibt auch die alternative Meinung, daß bei allen Patienten mit nachgewiesener Lungenembolie primär eine lokal hochdosierte Lyse durchzuführen ist. Hier werden Dosierungen von 50–90 mg rt-PA oder 3 Mio. IE UK über 2 h angegeben; die Erfolgsrate liegt bei 90%.

Erfahrungen mit einer gleichzeitigten Fragmentierung des Thrombus über einen selektiven Pulmonaliskatheter sind bisher zu lückenhaft, um eine allgemeingültige Empfehlung aussprechen zu können. Der Ansatz, durch mechanische Zerkleinerung des Thrombus gleichzeitig den pulmonal-arteriellen Druck zu senken und die Oberfläche des Thrombus zu vergrößern, erscheint jedoch vielversprechend.

Dialyseshunts

In fast allen Fällen handelt es sich um PTFE-Shunts. Nur in wenigen Fällen ist eine Sondierung der arteriellen Anastomose über einen typischen (z.B. transfemoralen) Zugang möglich. Üblicherweise erfolgt die Diagnose und Therapie durch direkte Punktion des Shunts. Insofern ist häufig die „gekreuzte Kathetermethode" notwendig, d.h. durch direkte Punktion des Shunts wird je ein kurzer Katheter in Richtung venöse und arterielle Anastomose vorgeführt und das Fibrinolytikum parallel infundiert. Bei Shuntthrombosen liegt in 86% der Fälle ein mechanisches Problem, in $^2/_3$ eine venöse Anastomosenstenose vor, das nach erfolgreicher Lyse angiographisch nachgewiesen werden muß und ggf. in der gleichen Sitzung perkutan therapiert werden sollte. Eine spezielle Kontraindikation ist lediglich der infizierte Shunt.

Ergebnisse

Die technische Erfolgsrate liegt bei nahezu 100%; über Rethrombosen innerhalb von 24 h wird bei 7% der Patienten berichtet. Primäre und sekundäre Offenheitsraten liegen bei 26 bzw. 51%.

Arterielle Bypasses

Da akute Bypassverschlüsse häufig zu einer akuten klinischen Symptomatik führen, werden sie schnell erkannt, und die Erfolgsaussichten für eine lokale Fibrinolyse sind hoch. In Vergleichsserien hat die lokale Lyse eine höhere Erfolgsrate als die chirurgische Therapie. Auch wenn die gesamte Thrombusmasse groß ist, kann in der Mehrzahl der Fälle innerhalb kurzer Zeit, oft bereits nach 15–30 min, ein antegrader Fluß im Bypass wiederhergestellt werden, da das thrombotische Material relativ frisch ist und keine Kollateralen den Abfluß des Fibrinolytikums ermöglichen. Verzögerte Eröffnung des Bypass oder Therapieversagen beruht meist auf schlechtem peripheren Abstrom oder gleichzeitiger Thrombose der distal des Bypass gelegenen Gefäße. Meist sind mechanische Probleme, insbesondere Anastomosenstenosen, die Verschlußursache und sollten möglichst interventionell-radiologisch behoben werden.

Bei femoropoplitealen Bypasses ist – ähnlich den proximalen A.-femoralis-superficialis-Verschlüssen – der Zugang von der kontralateralen Leiste zu wählen. Bei üblicher Operationstechnik muß der Bypass am ventralen Aspekt der A. femoralis communis gesucht werden (Bildverstärker zur Gegenseite 30–45° angulieren). Hier sollten Selektivkatheter mit einer Mindestlänge von 100 cm (z.B. Vertebraliskatheter) eingesetzt werden. Muß eine Ballonangioplastie angeschlossen werden, ist auf genügend lange Ballonkatheter und Wechseldrähte zu achten.

Bypassverschlüsse während des ersten postoperativen Monats sollten nicht lysiert werden, da hier ein hohes Risiko der Blutung aus den Anastomosen (Kompartmentsyndrom!) und der Bypassleckage bei Kunststoffbypasses besteht; des weiteren ist bei Verschlüssen zu diesem Zeitpunkt fast immer ein operationstechnisches Problem die Ursache, so daß die chirurgische Revision die Therapie der Wahl ist.

Ergebnisse

Technische Erfolge werden für 75–88%, klinische Erfolge für 66–85% der behandelten Patienten berichtet. Venenbypasses zeigen deutlich bessere Ergebnisse als Kunststoffprothesen. Da mechanische Probleme meist ursächlich sind, liegt die primäre Offenheitsrate ohne zusätzliche Korrektur einer Stenose bei 23% und 10% nach 1 bzw. 2 Jahren. Wird die ursächliche Läsion interventionell oder gefäßchirurgisch angegangen, liegen die entsprechenden Offenheitsraten bei 89 bzw. 79%.

Kombination mit anderen Therapieverfahren

Zur Reduktion der Therapiedauer (und damit auch der Komplikationen) sind adjuvante Verfahren vorgeschlagen worden, die entweder eine Fragmentation des Thrombus zur Vergrößerung der Oberfläche oder eine Aspiration mit Verringerung der Thrombusmasse zum Ziel haben. Die Pulse-spray-Thrombolyse wurde bereits genannt; andere Fragmentationsverfahren befinden sich noch im klinisch-experimentellen Stadium. Dagegen wird die *Aspirationsembolektomie* bei langen und vorwiegend frischen Verschlüssen klinisch bereits erfolgreich angewandt. Die technische Erfolgsrate liegt bei 88%. Voraussetzung ist die Einlage einer großen (meist F-9-)Schleuse, um den weitlumigen Aspirationskatheter mehrfach einführen zu können. Gefahren sind die Dissektion des Gefäßes (2,9%) und das erhöhte lokale Blutungsrisiko von insgesamt 9% (2% der Patienten müssen operativ versorgt werden).

In $^2/_3$ der Fälle demaskiert sich nach erfolgreicher Fibrinolyse eine Gefäßläsion (Stenose, kurzer älterer Verschluß), die nicht durch das Verfahren therapiert wurde. Hier sollte das notwendige perkutane Verfahren zur Behandlung der oft ursächlichen Läsion eingesetzt werden (Ballonangioplastie, Atherektomie, Stent) oder eine chirurgische Revision im Anschluß erfolgen. Einige Autoren empfehlen ein 2- bis 3tägiges Intervall unter Heparinisierung, bevor die Angioplastie in einem 2. Eingriff durchgeführt wird. Wir führen bei gutem peripherem Abstrom weiterführende angioplastische Verfahren direkt im Anschluß an die Fibrinolyse durch.

22 • Therapeutische Gefäßokklusion

G.W. KAUFFMANN und V. HOFFMANN

Durch Fortschritte der Kathetertechnik, insbesondere koaxialer Systeme und der Weiterentwicklung der Embolisationsmaterialien, nimmt die Bedeutung der therapeutischen Gefäßokklusion zu. Die Katheterverschlußbehandlung als Alternativmethode zu Endoskopie und Chirurgie ist in ein Gesamtbehandlungskonzept eingebunden. Das im folgenden Kapitel beschriebene Konzept stellt nur eine grobe Orientierungshilfe dar. Die erforderlichen Detailkenntnisse sind der einschlägigen Spezialliteratur zu entnehmen.

22•1 Embolisate und ihre Indikationen

Von der Blutung über die arteriovenöse Malformation bis hin zur regionären Tumortherapie sind prinzipiell ganz ähnliche Instrumente und Embolisate zu verwenden. Dies liegt daran, daß moderne Koaxialkatheter es ermöglichen, das blutende Gefäß zu sondieren und zu okkludieren, so daß in vielen Fällen an die Stelle des Prinzips der regionären Drosselung der Blutzufuhr die direkte Okklusion des blutenden Gefäßes selbst getreten ist.

In der superselektiven Position ist es möglich, je nach Organgebiet und Ausmaß der zu erwartenden Schädigung gesunden Nachbargewebes sowohl zentral okkludierende Partikel (z.B. Mini-GAW-Spiralen) als auch Flüssigkeiten (z.B. Zyanoakrylate) zu verwenden (Abb. 22.1). Andererseits wird es bei der Behandlung der arterio-

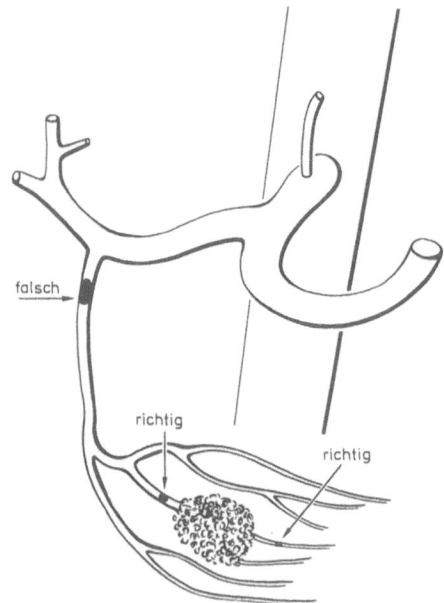

Abb. 22.1

Embolisation zur Blutstillung. Die korrekte Lage des Embolisationsmaterials ist angegeben. Würde der Gefäßverschluß weiter zentral gesetzt werden (→ falsch!), käme es im Falle der A. gastroduodenalis zur Nachblutung über Pankreasarkaden. Um sicher einen Blutungsstillstand zu erreichen wird meist distal und proximal der Blutung embolisiert

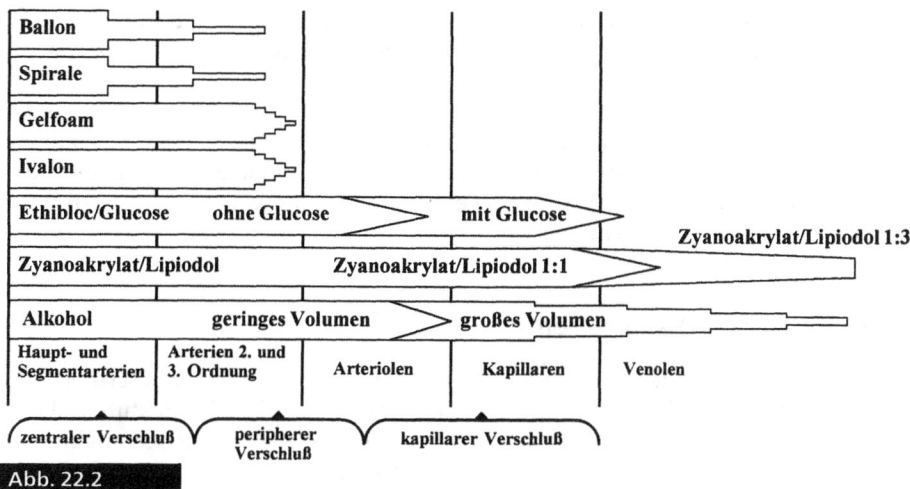

Abb. 22.2

Verschlußebene der verschiedenen Embolisate

venösen Malformation und regionären Tumortherapie gelegentlich erforderlich sein, zum Schutz gesunder Nachbargebiete an Gefäßverzweigungen GAW-Spiralen abzusetzen, bevor aggressivere Embolisate (z.B. Flüssigkeiten) injiziert werden können (Abb. 22.2).

Lediglich bei der Embolisation der Varikozele verzichten wir auf die Schleuse und meist auch Koaxialkatheter, da die heute verwendeten F-4- und F-5-Selektivkatheter mit Hilfe von Spezialdrähten (Bentson) die Sondierung der V. spermatica erleichtern.

Der Verschluß von Blutgefäßen kann indiziert sein bei Blutungen im Rahmen benigner, meist entzündlicher Erkrankungen, bei arteriovenösen Malformationen, bei der regionären Therapie maligner Erkrankungen und bei der Varikozele.

Blutungen

Bronchialarterien

Hauptindikationen sind entzündliche Lungenerkrankungen, besonders Spätveränderungen bei chronischen unspezifischen oder spezifischen Entzündungen. Die Indikation ist auf diejenigen Patienten eingeengt, bei denen effiziente endoskopische Maßnahmen fehlgeschlagen sind und ein kompetenter Thoraxchirurg den sanierenden operativen Eingriff ausschließt.

Viszeralarterien

Hier ist es in erster Linie die *Leber*, bei der nach Trauma eine *Hämobilie* oder iatrogen nach Punktion Aneurysmata auftreten, bei der der superselektive Verschluß vor anderen Verfahren indiziert ist. Indikation für die Embolisation der Arterien des Pankreas ist das Aneurysma einer Pankreas- oder Milzarterie mit Wirsungirrhagie.

Bei Blutungen von Magen und Duodenum wegen Ulkus, Tumor, Lymphom, Papillotomie oder Magenresektion ist die Embolisation eine Alternativbehandlung; Endoskopie und Chirurgie haben zunächst den Vortritt. Eine Indikation zur Katheterverschlußbehandlung im Stromgebiet von Dünn- oder Dickdarm ist nur bei wenigen Ausnahmen gegeben.

Nieren- und Beckenarterien

Blutungen aus der Niere, z.B. nach Gefäßverletzung bei operativen Eingriffen, sollten im Koaxialverfahren primär embolisiert werden. Beckenringfrakturen, die zu kreislaufwirksamen Massenblutungen führen können, stellen eine klassische Indikation zur sofortigen interventionellen Therapie dar, der die operative Stabilisierung (Fixateur externe/interne) folgen muß.

Arteriovenöse Malformationen

Die Indikationsstellung sollte ausgesprochen zurückhaltend erfolgen, da über 90% der Hämangiome im Kindesalter ohne Komplikationen oder nennenswerte kosmetische Beeinträchtigung verschwinden. Andererseits sind die Sofortkomplikationen der Embolisation zu beachten. Es wird berichtet, daß fehlgeschlagene Therapieversuche zur Ausschüttung von Angiogenesisfaktoren führten, die Wachstum und Ausbreitung des Gefäßtumors beschleunigen. Grundsätzlich werden Hämangiome zunächst sorgfältig beobachtet und die Patienten bzw. Eltern einer gezielten Beratung zugeführt. Eltern und Patienten müssen darauf hingewiesen werden, daß jede Behandlung, von der plastischen Chirurgie über Laserbestrahlung bis zur transkatheteralen Embolisation, eine entstellende Narbenbildung nach sich ziehen kann, die im natürlichen Verlauf der Erkrankung u.U. nicht eingetreten wäre.

10% der nichttherapierten Patienten mit arteriovenösen Malformationen werden jedoch Komplikationen entwickeln und machen damit multidisziplinäre Therapiekonzepte notwendig: Entstellung durch rasches Wachstum, Kasabach-Merritt-Syndrom, Kompression von vitalen Strukturen oder Öffnungen, Herzbelastung durch Volumenüberlastung, veränderte Reaktion auf Pharmaka und portaler Hochdruck sind einige dieser Komplikationen. Bei arteriovenösen Malformationen der Lunge besteht die Indikation zur Embolisationsbehandlung, da gehäuft im Laufe des Lebens kardiale Volumenbelastung oder paradoxe Embolien beobachtet werden. Arteriovenöse Malformationen der *Niere*, die sich durch Hämaturie oder seltener in Kombination mit renaler Hypertonie manifestieren, sollten embolisiert werden.

Tumoren

Bei der Tumorbehandlung an der *Leber* ist die Indikation auf die Fälle beschränkt, bei denen eine Resektion nicht möglich oder sinnvoll ist (z.B. Ausbreitung eines primären Tumors über die Grenze eines Leberlappens hinaus bzw. mehr als 3 Lebermetastasen auf beide Leberlappen verteilt) und bei denen eine extrahepatische Tumormanifestation ausgeschlossen werden kann. Die Indikation zur Embolisation wird im allgemeinen bei inoperablen hepatozellulären (HCC) oder cholangiozellulären (CCC) Karzinomen und bei APUDOM-Metastasen gestellt. Speziell ist die Embolisation bei lokal operablen Metastasen, deren allgemeines Operationsrisiko zu hoch eingeschätzt wird, indiziert. Die Metastasen hormonproduzierender Tumoren sprechen sehr gut auf die regionäre Kathetertherapie an und werden embolisiert, falls die systemische Behandlung z.B. einer Flush-Symptomatik diese nicht ausreichend unterdrücken kann. Die Indikation zur transkatheteralen Perfusionsbehandlung mittels Zytostatika, z.B. der Leber oder anderer Organgebiete, ist meist Gegenstand von Forschungsprotokollen. Eine gesicherte Empfehlung kann daher zu diesem Patientengut nicht gegeben werden.

An der *Niere* gilt, daß die präoperative Embolisation meist auf diejenigen Fälle beschränkt ist, bei denen ein Verschluß der Nierenvene oft zusammen mit einem Kavazapfen einen blutreichen, schwierigen Eingriff erwarten läßt. Palliativ ist es meist die massive Hämaturie, seltener ein intensiver tumorbedingter Schmerz, der zur Embolisation führt. Die Chemoembolisation wird auf Fälle beschränkt, bei denen entweder bei Patienten mit Einzelniere die Enukleation kleiner Tumoren erschwert ist oder bei bilateralem Tumorbefall Chemoinfusion und Tumorenukleation – zeitlich versetzt – kombiniert werden sollen.

Bei den Tumoren des *Beckens* ist insbesondere die Therapie des Plattenepithelkarzinoms der Zervix zu nennen: Hier wird gelegentlich bei fortgeschrittenen Tumoren von erheblicher Größe vor chirurgischen oder radiotherapeutischen Maßnahmen die Embolisation meist mit dem unmittelbaren Ziel der Blutungsstillung indiziert. Andererseits ist auch nach erfolgtem chirurgischem Eingriff und/oder Strahlentherapie das Lokalrezidiv mit Schmerzen und Blutung u.U. Ziel einer solchen interventionellen Maßnahme. Beim lokal fortgeschrittenen *Mammakarzinom* ist eine regionäre Chemotherapie zur Tumorverkleinerung vor weiteren operativen Maßnahmen in Einzelfällen indiziert.

■ Komplikationen und Vorsichtsmaßregeln

Grundsätzlich allen Embolisationen gemeinsam ist die Gefahr des *Refluxes* gegen Ende der Embolisation mit unerwünschter Organinfarzierung benachbarter Gefäßgebiete. Dies wird z.B. bei der *Ethiblo*cembolisation an der Niere durch das Aufblokken eines Ballons verhindert. Ganz allgemein ergibt sich daher die Notwendigkeit, daß nur der Erfahrene mit Hilfe hochauflösender Durchleuchtungsgeräte unter Verwendung von gut röntgensichtbaren Materialien arbeitet. Bei langsamem Fluß des Embolisates gegen Ende der Okklusionsbehandlung ist der Moment des Refluxes vorherzusehen.

Je nach Zielgebiet der Embolisationsbehandlung werden sich verschiedene Komplikationen bevorzugt einstellen: Bei der Embolisation von *arteriovenösen Malformationen der Lunge* ist als Besonderheit mit paradoxer Embolie durch Migration des Embolisates (ablösbarer Ballon) zu rechnen. Bei der *Bronchialarterienembolisation* (Abb. 22.3 zum Auffinden der Gefäßabgänge) sind es die Querschnittslähmung, Aortenruptur, toxische/ischämische Ulzeration von Ösophagus, Trachea und Bron-

Vereinfachtes Schema der Bronchialarterienabgänge (die römischen Ziffern kennzeichnen die Brustwirbelkörper); Varianten sind häufig

chien. 1979 lag das Gesamtrisiko bei 0,7%, es könnte jedoch bei konsequenter korrekter Anwendung koaxialer superselektiver Kathetertechniken unter 0,5% gesunken sein.

Bei Embolisationen von *Viszeralarterien* ist prinzipiell die Fehlplazierung der hier meist verwendeten Spiralen oder Gelfoampartikel mit unerwünschter Infarzierung gesunder Partien zu nennen. Während die Kollateralversorgung an Magen und Duodenum bei Verwendung von Partikeln die Darmnekrose wirksam verhindert, wird dies bei Verwendung flüssiger Substanzen, die in Ausnahmesituationen gelegentlich eingesetzt werden müssen, durchaus der Fall sein. Bei der *Milzarterienembolisation* wird die Abszeßbildung und Organruptur mit nachfolgender Blutung genannt, so daß hier die fraktionierte partielle Organembolisation propagiert wird. Bei der *Nierenarterienembolisation* zur Blutungsbehandlung ist es die unkontrollierte Injektion von Partikeln oder Flüssigkeiten mit inkomplettem Verschluß von Interlobararterien, die neben dem unnötigen Parenchymverlust zur renalen Hypertonie führen kann.

■ Kontraindikationen

Es gelten die üblichen unter „Arteriographie" (Kap. 14) aufgeführten Kontraindikationen. Verschluß von Gefäßen zur kollateralen Versorgung.

Vorbereitung des Patienten

Es gelten die – auch für die Arteriographie (Kap. 14) üblichen – vorbereitenden Maßnahmen. Darüber hinaus sollte spätestens am Vortag der Untersuchung die strategische Gesamtkonzeption in eingehender interdisziplinärer Diskussion festgelegt sein und dem Patienten zu diesem Zeitpunkt ausreichend Gelegenheit gegeben werden, sich mit den Vor- und Nachteilen des Therapiekonzeptes und den Alternativverfahren auseinanderzusetzen. Bei elektiven, interventionellen Eingriffen sollte das schriftliche Einverständnis am Vortag der Untersuchung gegeben sein.

Vorbereitung des Eingriffs durch MTRA

Für die Angiographie wird ein steriles Sieb mit Standardinstrumenten bereitgehalten, außerdem unter sterilen Kautelen zusätzliches Einmalmaterial auf dem Tisch plaziert (s. Kap. 14). Dies ergibt sich aus der Tatsache, daß bei einer Vielzahl von Katheterverschlußbehandlungen die für die Strategie des Eingriffs notwendige Arteriographie erst jetzt angefertigt wird. Grundsätzlich sollte eine *arterielle Schleuse* implantiert werden, die den raschen Katheterwechsel schonend ermöglicht und gleichzeitig den Bewegungsspielraum erweitert. Diese Schleuse wird festgenäht.

22•2 Katheter und interventionelle Technik

Prinzipiell werden verschiedene Selektivkatheter mit Multipurpose-, Kobra- oder Sidewinderkonfiguration zusammen mit Spezialführungsdrähten (z.B. der sog. Bentson-Draht oder Drähte mit drehstabilen Momenten) verwendet.

Soll eine Tumorembolisation durchgeführt werden, wird ein zweiter steriler Instrumententisch hergerichtet. Ist das Zielgebiet der Embolisation so erreichbar, daß gesundes Nachbargewebe nicht oder kaum betroffen wird (Nierentumorembolisation, manche Fälle von Segmentembolisation der Leber), sollten Ballonkatheter bereitgehalten werden. Für die Niere verwenden wir F-7-Kobra-Ballonkatheter über F-8-Schleusen, für die Leber werden über F-6-Schleusen F-5- oder dünnlumigere Dilatationskatheter eingeführt. Meist ist jedoch bei der regionären Tumortherapie, ähnlich wie bei der Therapie von arteriovenösen Malformationen, nur ein Kompromiß möglich, so daß die Embolisate koaxial injiziert werden. Bei Verwendung von Zytostatika sind entsprechende Vorsichtsmaßnahmen wie Schutzbrille, Schutzhandschuhe und bestimmte Kautelen bei der Entsorgung zu beachten. Zur Embolisation von arteriovenösen Malformationen gehört prinzipiell die rasche Verfügbarkeit dreidimensionaler Bildgebung, um die Effizienz der Embolisation zu kontrollieren und ggf. durch Direktpunktion zu verbessern.

Blutungen

Vor der Embolisationsbehandlung ist ein Verfahren zum Nachweis der Blutung einzusetzen. Dies gelingt meist durch die selektive Arteriographie. Bei Bronchialarterien geschieht der Blutungsquellennachweis ausschließlich mittels Bronchoskopie. Gelingt bei Nasenbluten und Blutungen nach Papillotomie ein Blutungsnachweis nicht, so muß die Embolisationsbehandlung auch hier ohne diesen Nachweis durchgeführt werden. Die Blutung in Hohlorgane ist angiographisch durch den Kontrastmittelaustritt z.B. in das Darmlumen gekennzeichnet, wobei die Nachweisgrenze bei einem Blutverlust von $> 1,5$ ml Blut/min liegt. Superselektive Sondierungen und DSA-Techniken haben diesen experimentell ermittelten Schwellenwert gesenkt, allerdings um den Preis von Ungenauigkeiten durch Bewegungs- und Atemartefakte. Der Nachweis einer arteriovenösen Malformation oder der Nachweis eines Aneurysmas ist bei Blutungen in Parenchym und Hohlorgan in gleicher Weise diagnostisch. Allerdings muß dem Faktum Rechnung getragen werden, daß arteriovenöse Malformationen gerne multipel auftreten. Zu unterscheiden ist das Aneurysma verum (z.B.

bei Arteriosklerose oder Panarteritis nodosa) vom Aneurysma falsum als Folge von Trauma oder Entzündung.

GAW-Spiralen

Das Applizieren der GAW-Spirale erfolgt über Spezialdrähte oder bei Minispiralen ersatzweise durch forcierte (manuell mit kleinvolumiger Spritze, z.B. 1-2-ml-Druck-spritze: mit Flußraten aufsteigender Tendenz vorgehen) Injektion von NaCl oder Kontrastmittel. Es sollten keine Spezial-GAW-Katheter verwendet werden, da gängige Selektivkatheter mehr Bewegungsfreiheit gestatten. Allerdings darf der Katheter *kein Seitloch* besitzen, um ein Verhaken der Spirale beim Austritt zu verhindern. Der Führungsdraht muß das Katheterlumen vollständig ausfüllen, um sich nicht zwischen Spirale und Katheterwand zu verklemmen. Bei instabiler Katheterlage muß (ohne Spirale) geprüft werden, ob das Vorschieben des Spezialdrahtes (Pusher) eine Dislokation des Katheters hervorruft. Ist dies nicht der Fall, kann die Spirale eingefädelt und mittels Draht vorgeführt werden. Es empfiehlt sich, Spiralen mit Fäden wegen der Gefahr der retrograden Dislokation beim Entfernen des Katheters mit besonderer Vorsicht abzusetzen: abwechselndes Schieben des Drahtes und Zurückziehen des Katheters stellen sicher, daß die Fäden der Spirale nicht im Katheter hängenbleiben.

Die Thrombusformation der großen und mittelgroßen GAW-Spiralen dauert zwischen 5 und 20 min; die kleinen GAW-Spiralen, die koaxialgängig sind, haben eine deutlich schlechtere Thrombosierungstendenz. Besonders dann, wenn die Spirale – statt sich aufzurollen – gestreckt bleibt, täuscht ein reversibler Vasospasmus den irreversiblen Gefäßverschluß vor. Deshalb muß die Thrombosierung häufig durch die zusätzliche Injektion von wenigen Tropfen entweder

- erhitzten Kontrastmittels,
- ersatzweise hochprozentigen Alkohols oder
- Ethiblocs unterstützt werden.

Gelatinepartikel (Gelfoam)

Das Verfahren der Embolisation mit Gelatinepartikeln stellt eine der billigsten und effektivsten Embolisationstechniken dar. Relative Nachteile wie schlechte Röntgendichte, Tendenz zur Fragmentation im Katheter und frühe Rekanalisation haben es jedoch in den Hintergrund gedrängt. Es ist vielfach zugunsten der besser sichtbaren Mini-GAW-Spirale verlassen worden. Die Verwendung gemeinsam mit der *GAW-Spirale* ist in Einzelfällen zweckmäßig. Die Gelatinepartikeln sollten mit Hilfe eines Skalpells auf eine Größe von $0,5 \cdot 1 \cdot 1$ mm bzw. $1 \cdot 1 \cdot 3$ mm Größe zurechtgeschnitten werden. Sie passieren die verwendeten Selektivkatheter, in der angegebenen kleineren Präparation auch Koaxialkatheter. Der Transport im Katheter muß mittels Tuberkulinspritzen erfolgen, die am besten nach Entfernung des Stempels gefüllt werden.

Die Tuberkulinspritze mit den Gelatinepartikeln wird zusammen mit NaCl in den Katheter entleert; mit einer weiteren – nur Kontrastmittel enthaltenden – Tuberkulinspritze läßt sich das Gelfoam aus dem Katheter entfernen. Erst dann wird eine großlumige (10 ml) Spritze mit Kontrastmittel angesetzt und eine Kontrastmittelinjektion zur Kontrolle durchgeführt. Läßt sich das Kontrastmittel ohne Schwierigkeiten injizieren, hat das Embolisat den Katheter verlassen. Muß jedoch ein hoher

Injektionsdruck angewandt werden, befindet sich das Gelatinepartikel noch im Katheter und sollte mit Hilfe der Tuberkulinspritze vorsichtig hinaustransportiert werden. Auch für Gelfoam gilt, daß die Thrombose mit zeitlicher Verzögerung über mehrere Minuten erfolgt, so daß kurzfristige Kontrastmittelinjektionen vor 20 min meist nicht ergiebig sind. Falls die Kontrollkontrastmittelinjektion keine nennenswerte Strömungsverlangsamung sichtbar macht, müssen Partikel nachinjiziert werden.

Arteriovenöse Malformationen

Arteriovenöse Malformationen sind häufig durch multiple arterielle Zuflüsse gekennzeichnet, von denen die Angiographie meist nur einen Bruchteil darstellt (Darstellung durch MRT!). Die arteriellen Zuflüsse laufen auf einen Nidus zu, der idealerweise durch das Embolisationsmedium erreicht werden sollte, um eine möglichst wirksame Therapie zu gewährleisten. Aus diesem Grund wird die periphere Embolisation durch superselektive Katheterpositionierung unter Zuhilfenahme von Koaxialkathetern mit flüssigen Embolisaten angestrebt. Dies gilt nicht für die Embolisation arteriovenöser Malformationen mit hohem Durchfluß, die mit ablösbaren Ballons okkludiert werden müssen, wie z.B. Dysplasien der Pulmonalarterien. Die Kontrolle des Embolisationsergebnisses sollte dreidimensional (CT, MRT) erfolgen, um für weitere therapeutische Maßnahmen (z.B. CT-gesteuerte Punktion, Injektion von sklerosierenden Substanzen, chirurgischer Eingriff) die optimale Strategieplanung zu ermöglichen.

Regionäre Tumortherapie/Chemoembolisation

Die intraarterielle Tumortherapie ist bei den meisten Tumoren experimentell. Die häufigsten Anwendungsgebiete bezogen sich in den letzten Jahren auf die Nieren- und die Lebertumorembolisation. Auf diese beiden Organgebiete seien die folgenden Darstellungen beschränkt, ohne daß damit zur Ausdruck gebracht werden soll, daß es sich um etablierte und in ihrer klinischen Effizienz standardisierte Verfahren handelt.

Leber

Chemoperfusion der Leber: Die Sondierung erfolgt heute meistens mit Hilfe von Koaxialkathetern, wobei F-2-3-Kathetersysteme über die gängigen F-5-Selektivkatheter vorgeführt werden. Bei der *Zytostatikainfusion*, unterstützt durch eine Vor- und Nachinjektion von *Lipiodol*, wird auf die Angiocomputertomographie verzichtet werden können. Dagegen muß sie – falls eine Hochdruckembolisation mit kurativem Ansatz durchgeführt werden soll – unbedingt der eigentlichen Embolisation vorangehen, wobei der Ballon während der Untersuchung geblockt sein muß. Die Angiocomputertomographie ergibt Aussagen über das Verhältnis von perfundiertem Tumor zu umgebendem gesundem Leberparenchym. Unter Umständen muß nach Aussagen der Angiocomputertomographie die Katheterposition korrigiert oder ein zusätzlicher Ast aufgesucht werden.

Empfohlen wird z.B. bei der Leberembolisation multipler Herde die intraarterielle Injektion von 0,01 (wenn nötig bis zu 0,03) mg des nur wenige Minuten wirkenden *Noradrenalins*, um über eine Vasokonstriktion gesunder Arterien eine gewisse Bevorzugung der Perfusion nicht reagierender Tumorgefäße zu erzielen. Die Chemoperfusion kann mit verschiedenen Zytostatika erfolgen, wobei die Empfehlungen je nach dem onkologischen Zentrum, in dem der radiologische Diagnostiker arbeitet, so stark variieren, daß allgemein verbindliche Richtlinien nicht gegeben werden können.

Beim primären Leberzellkarzinom wird von uns als *Zytostatikum* Carboplatin (mindestens 200 mg) eingesetzt. Vor der superselektiven Zytostatikaperfusion werden 20–40 mg Lipiodol (Vorsicht bei a.v. shunts: zuerst Verschluß durch Cyanoacrylat) zur Flußverlangsamung injiziert. Die Zytostatikagabe wird von einer weiteren Lipiodolperfusion bis zur arteriellen Stase in der betroffenen Segmentarterie gefolgt. Auch andere Zytostatika wie Doxorubicin-Floxuridin und Mitomycin sind als effektiv beschrieben. Eine Mischung von Cisplatin und Lipiodol stellt eine unstabile Suspension dar: Es ist bislang nicht bewiesen, daß die gemeinsame Injektion beider Substanzen unter konstantem Schütteln Vorteile gegenüber der fraktionierten, zeitlich versetzten Injektionstechnik hat. Bei metastasierenden kolorektalen Tumoren wird 5-Fluorouracil oder ein anderes Zytostatikum verwendet.

Embolisation der Leber

Prinzipiell ist bei einer sich anschließenden Embolisationstherapie zu unterscheiden zwischen der Hochdruckembolisation und der Niederdruckembolisation:

Die *Hochdruckembolisation* ist am ehesten geeignet, eine komplette Ausschaltung des Tumors zu erreichen, wobei das Embolisat von der Hauptarterie bis zum Kapillarbett propagiert wird, ohne daß es zu einer quantitativen Verschleppung ins venöse System kommt (Ausnahmen: AV-Shunts mit mäßiger Durchflußrate). Voraussetzung hierfür ist die Applikation eines Ballonkatheters, der gleichmäßige Reaktionsbedingungen im arteriellen Kompartment gestattet. Einzelheiten werden im Abschnitt über Nierenembolisationen besprochen.

Bei der *Niederdruckembolisation*, die in Kauf genommen werden muß, wenn keines der genannten Ballonkathetersysteme eingeführt werden kann, ist die superselektive Sondierung des Tumors durch Koaxialkathetersysteme Voraussetzung. Auch hier gilt, daß das Ergebnis der Embolisation durch Angio-CT dokumentiert werden sollte. Wir injizieren z.B. Ethibloc-Lipiodol-Emulsionen (Ethibloc: Lipiodol = 2:1). Aufgrund der niedrigen Viskosität dieser Kombination passiert sie ohne weiteres die gängigen Koaxialkathetersysteme, aber auch arteriovenöse Kurzschlüsse. Ethibloc läßt sich allerdings auch als Reinsubstanz über einen Koaxialkatheter mit etwas größerer Sicherheit injizieren (Voraussetzung: Erhitzen der Substanz in der Originalspritze mit einer Kochplatte oder Infrarotlampe auf ca. 50° C). Zum Verschluß von arteriovenösen (oder -portalen) Kurzschlüssen mit hohem Shuntvolumen bevorzugen wir die Okklusion des Shunts im koaxialen Verfahren mit Histoakryl/Lipiodol in einer Mischung, die im Sekundenbereich aushärtet, unmittelbar bevor eines der oben genannten Verfahren (insbesondere Chemoembolisation) durchgeführt wird. Die arteriovenöse (oder -portale) Verschleppung des Embolisates muß durch einen 2. (Low-profile-)F-4-Ballonkatheter, der parallel zum

Mutterkatheter in den Trunkus eingeführt und während der Injektion kurz geblockt wird, wirksam verhindert werden.

Niere

Vor der Katheterverschlußbehandlung wird eine selektive Arteriographie durchgeführt mit dem Ziel der Kartographie und der Abschätzung des Embolisationsvolumens. Eine Volumenbestimmung mit geblocktem Ballonkatheter ist hilfreich, um ein Gefühl für die notwendigen Mengen zu entwickeln, hat sich aber nicht als absolut notwendig erwiesen: Es läßt sich meist mehr hochviskoses Ethibloc (da Druckinjektion) als niederviskoses Kontrastmittel injizieren.

Nach Einführen des Ballonkatheters in die Nierenhauptarterie und Ballonblockade werden zunächst wenige Milliliter Kontrastmittel injiziert, um sicherzustellen, daß eine arterielle Stase vorliegt. Anschließend i.a. Gabe von 10–15 ml 1%igem Meaverin, ca. 2–4 ml 40%ige Glukose und – je nach Volumen des Nierentumors (bzw. Organgebietes) – 7–40 ml *Ethibloc* auf ca. 50° C erhitzt (Abb. 22.4). Bei diesen großen Mengen Ethibloc und den relativen hohen Drücken, die aufgebracht werden, empfiehlt es sich, kein Lipiodol zu verwenden, da es bei der zwangsläufigen Entmischung zur venösen Verschleppung von Lipiodol kommen kann (**cave!** AV-Shunts). Die kritische Endphase der Embolisation ist durch die folgenden Kriterien gekennzeichnet: Sämtliche Interlobararterien sind aufgefüllt, es kommt zu einer klecksigen Verteilung von Embolisat, das geschätzte arterielle Volumen ist erreicht oder überschritten, und der Ballon beginnt langsam zurückzugleiten.

In dieser Endphase sind venöse Verschleppungen, Reflux am Katheter entlang und ein plötzliches unkontrollierbares Zurückrutschen des Katheters ein nennenswert erhöhtes Risiko. Besonders im letzten Volumendrittel der Embolisation emp-

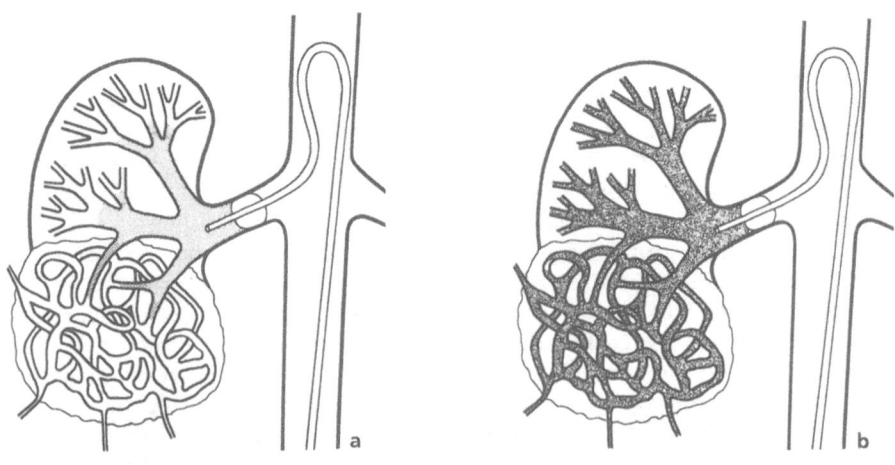

Abb. 22.4 a, b

Tumorembolisation der Niere. **a** Katheter geblockt, Injektion von 40%iger Glukoselösung; **b** Katheter weiterhin geblockt!! Injektion von Ethibloc fiehlt es sich, langsam und mit 1-ml-Spritzen zu arbeiten. Nach Beendigung der Embolisation wird der Ballonkatheter langsam intermittierend entblockt und kurzfristig wieder geblockt, um ein Gleichgewicht zwischen Propulsion und Präzipitation des Ethiblocs zu erreichen (nicht erforderlich bei Venenverschluß; cave! 2. Vene). Dieser Vorgang erfordert bei arteriovenösen Kurzschlüssen Geduld und Fingerspitzengefühl. Bei großen Shunts oder beginnender venöser Verschleppung sollte das so gesteuerte Aushärten um bis zu 20 min verzögert werden. Eine zusätzliche venöse Blockade wird von uns nur in Ausnahmefällen durchgeführt; hier wird zuerst intermittierend der arterielle und nach 10–20 min der venöse Ballon entblockt.

Embolisation der Varikozele

Zunächst wird eine retrograde Phlebographie der linken Nierenvene in Schräglage zwischen 20° und 45° (Kopf eleviert) durchgeführt. Während eines Valsalva-Manövers wird Kontrastmittel injiziert und der Katheter langsam zurückgezogen, bis sich die V. testicularis darstellt und so die Inkompetenz der Klappe bewiesen ist. Dabei muß das Kontrastmittel von proximal nach distal zum Plexus pampiniformis vorlaufen. Nun wird der Katheter (F-5-Spezialkatheter, s. Kap. 14) über einen Bentson-Draht wenige Zentimeter in die V. testicularis vorgeführt. Durch eine Probeinjektion (mit Valsalva-Manöver) müssen spermatorenale Kollateralen ausgeschlossen werden; falls letztere nachgewiesen sind, muß der Katheter in das distale Drittel der V. spermatica vorgeführt werden und von dort im Rückzug embolisiert werden. Letzteres Verfahren wird auch vielfach primär angewendet.

Der Patient wird bei der Sklerosierung darauf hingewiesen, daß ein vorübergehender Schmerz in der linken Flanke auftreten kann. Atem- und Valsalva-Manöver werden nochmals mit dem Patienten geübt und der Patient in eine leichte Schräglage (etwa 20°) gebracht. Während eines der Valsalva-Manöver werden 0,5–1 ml Luft injiziert und unmittelbar danach 3 ml *Varigloban* (5-ml-Spritze; als 4- oder 8%ige Lösung). Mit dieser sog. Airbloctechnik soll eine bessere Benetzung der Intima gewährleistet werden. Gleich darauf folgt eine langsame Kontrastmittelinjektion unter Durchleuchtungskontrolle, um Katheterinnenlumen und Spritze vom Sklerosierungsmittel freizuspülen. Dabei läßt der Patient mit der Bauchpresse nach und atmet möglichst ruhig und gleichmäßig, während der Tisch in die Horizontale zurückgekippt wird.

Nach 20 min phlebographische Kontrolle in Schräglage, aber ohne Valsalvamanöver. Falls die V. testicularis noch weit offen und durchgängig ist, werden erneut 3 ml Varigloban injiziert. Bei Wandunregelmäßigkeiten und Kontrastmittelstopp in Höhe der Iliosakralfuge bzw. der Linea terminalis wird der Eingriff beendet. Dem Patienten wird empfohlen, nach dem Eingriff eine 2stündige Bettruhe einzuhalten und sich einige Stunden körperlich zu schonen bzw. 24 h keinen Leistungssport zu betreiben (cave! Trompetenblasen).

Tabelle 22.1

Übersicht über die Eigenschaften häufig verwendeter Embolisate

	Ballon ablösbar	Spirale (GAW)	Gelfoam
Partikelgröße	variabel; > 3 mm	F 2–F 7	variabel: 0,01–0,5 mm
Röntgendichte	verdünntes (!) KM/Akrylate	mangelhaft; Platinspitze	0
Okklusionsmechanismus	mechanisch	mechanisch und Thromboaggregation	mechanisch und Thromboaggregation
Biologisches Verhalten	inert, semipermeabel	leichte entzündliche Reaktion	inert
Rekanalisation in Tagen	nicht möglich	möglich, selten	zwischen 2 und 30
Applikation	koaxial	Applikationsset, auch koaxial[a]	über jeden Katheter auch koaxial

	Ethibloc	Ethibloc niederviskös
Partikelgröße	flüssig	Emulsion: 2 Teile Ethibloc; 1 Teil Lipiodol
Röntgendichte	mäßig: 120 mg J/ml	gut: ca. 250 mg J/ml
Okklusionsmechanismus	Präzipitation, langsam	Präzipitation, sehr langsam
Biologisches Verhalten	inert	inert bis Granulome
Rekanalisation	prinzipiell nicht; mengenabhängig	prinzipiell nicht; mengenabhängig
Applikation	über jeden Katheter, auch koaxial cave: Reflux!!	über jeden Katheter, auch koaxial cave: rasche Entmischung und venöse Verschleppung!!

	Zyanokrylate	Varigloban
Partikelgröße	flüssig	flüssig
Röntgendichte	öliges KM: bis 300 mg J/ml	0
Okklusionsmechanismus	Polymerisationsgeschwindigkeit:	Kontaktdenaturierung und Thrombose

Zyanoakrylat/Lipiodol	s
10/90	170
25/75	30
50/50	3
75/25	1

	Zyanokrylate	Varigloban
Biologisches Verhalten	Fremdkörperreaktionen	sterile Thrombophlebitis
Rekanalisation	möglich, mengenabhängig	denkbar, mengenabhängig
Applikation	meist koaxial	über jeden Katheter, auch koaxial

[a] Achtung: Für Koaxialkatheter sind 3 Größen verfügbar; immer im Verhältnis zum zu verschließenden Gefäß die „kleinste" Spirale verwenden, die voraussichtlich nicht verschleppt wird: „Gestreckte" Spiralen haben eine stark herabgesetzte Thrombogenität und damit keine Effizienz! Neuerdings sind auch mechanisch oder elektrolytisch ablösbare Spiralen erhältlich: Vorteil bei delikater (z.B. Neuroradiologische Eingriffe) Plazierung.

M. Forsting, R. von Kummer und K. Sartor

Das Indikationsspektrum neuroradiologisch-interventioneller Maßnahmen hat sich durch Fortschritte in der Kathetertechnik und die Entwicklung neuer Embolisationsmaterialien erweitert. Hauptindikationen sind derzeit die präoperative Devaskularisation gefäßreicher Tumoren (besonders solcher mit Primärversorgung durch die A. carotis externa), die endovaskuläre Therapie arteriovenöser Malformation und intrakranieller Aneurysmen sowie die lokale Thrombolyse beim akuten Verschluß von Hirnarterien.

Präoperative Devaskularisation gefäßreicher Tumoren

■ Indikationen und Kontraindikationen

Hauptindikation zur präoperativen Devaskularisation sind gefäßreiche Tumoren im Versorgungsgebiet der A. carotis externa (Meningeome, Nasen-Rachen-Fibrome, Glomustumoren, Kalottenmetastasen) sowie gefäßreiche Wirbelmetastasen. Die Indikation sollte nur nach Absprache mit dem Operateur (Neurochirurg, HNO-Arzt, Orthopäde) erfolgen. Wichtig ist auch die zeitliche Planung des Eingriffs: Da sich bei Verwendung von PVA-Partikeln die embolisierten Tumorgefäße mit der Zeit rekanalisieren können, sollte der Abstand zwischen dem interventionellen Eingriff und der chirurgischen Tumorresektion maximal 6–7 Tage betragen. Die Gegenanzeigen zur endovaskulären Devaskularisation entsprechen denen der diagnostischen Angiographie.

■ Komplikationen und Vorsichtsmaßregeln

Durch Übertritt von Embolisationsmaterial ins Stromgebiet der A. carotis interna kann es zu fokalen zerebralen Ischämien kommen. Je weiter distal im Externasystem der Embolisationskatheter plaziert wird, desto geringer ist die Gefahr, daß dies passiert. Leider gibt es zahlreiche „gefährliche" Anastomosen zwischen den Ästen der A. carotis externa und der A. carotis interna und auch zwischen Externaästen und den Gefäßen des hinteren Hirnkreislaufs. Diese physiologischen Querverbindungen sind angiographisch normalerweise selten sichtbar, können sich aber während der Embolisation infolge wechselnder Druckverhältnisse plötzlich erweitern und dann den Weg für das Embolisat nach intrazerebral freigeben.

Bei Sondierung der A. meningea media ist besonders auf die Kollateralen zum Karotissiphon und zur A. ophthalmica zu achten, bei Sondierung der A. pharyngea ascendens oder der A. occipitalis auf die Kollateralen zur A. vertebralis und A. basilaris. Besonders gegen Ende der Embolisation, wenn der Gefäßwiderstand allmählich steigt, muß bei jeder Injektion über den Mikrokatheter auf diese Kollateralwege geachtet werden. Die Embolisation ist – unabhängig vom Ausmaß der erreichten Devaskularisation – sofort zu unterbrechen, wenn sich über die erwähnten „gefährlichen" Anastomosen intrakranielle Gefäße kontrastieren.

Auf Höhe des Foramen spinosum gibt die A. meningea media Vasa nervorum besonders zum N. facialis ab, die angiographisch nicht zu sehen sind. Um keine Verlegung dieser Gefäße durch Embolisationsmaterial (und damit eine Parese des N. facialis) zu riskieren, ist die Spitze des Mikrokatheters bei interventionellen Eingriffen an der A. meningea media unbedingt distal des Foramen spinosum zu plazieren. Während der Felsenbeinast der A. meningea media Teile des V. Hirnnerven (N. trigeminus) versorgt, gehen aus der A. pharyngea ascendens Äste zu den Hirnnerven IX bis XII ab. Bei Verwendung der angegebenen Partikelgröße von 150–300 μm ist die Gefahr einer Hirnnervenischämie gering. Flüssigembolisate vom Akrylattyp oder Ethibloc sollten dagegen bei Embolisationen in diesen Territorien vermieden werden.

Alle Gefäße im Externastromgebiet neigen zu Gefäßspasmen. Solche Spasmen sind zwar (anders als bei intrazerebralen Gefäßen) funktionell bedeutungslos, können aber die superselektive Sondierung erheblich erschweren oder sogar eine Wiederholung des Eingriffs nötig machen. Die externe Applikation von Nitratsalben wird häufig zur Therapie der Spasmen empfohlen; sie ist aber nach eigenen Erfahrungen selten hilfreich. Besser ist es, das Auftreten von Spasmen durch eine vorsichtige Sondierungstechnik zu verhindern. Bei Elongation oder Coiling der zuführenden Arterien sollte die Sondierung mit dem Führungskatheter nicht forciert werden. In einer solchen Situation ist das Risiko von Gefäßspasmen geringer, wenn aus einer Position des Führungskatheters vor diesen Hindernissen gleich mit dem Mikrokatheter vorgegangen wird. Außerdem sollte für alle Injektionen, also auch für die Probeinjektionen, nur im Verhältnis 1:1 oder 1:2 verdünntes nichtionisches Kontrastmittel verwendet werden.

Vorbereitung des Patienten

Wie bei anderen angiographischen Eingriffen auch sollte der Patient am Untersuchungstag nüchtern sein. Am Vortag muß er ausführlich über die Risiken und Nebenwirkungen der Tumorembolisation, darunter besonders Hirnnervenlähmungen, fokale zerebrale Ischämie und Kopfschmerzen, aufgeklärt worden sein. Auch die therapeutischen Alternativen (in diesem Fall die Operation ohne vorherige Embolisation) sind mit dem Patienten zu besprechen und zusammen mit dem übrigen Inhalt des Gesprächs in dessen Krankenakte oder auf einem speziellen Aufklärungsbogen schriftlich festzuhalten. An Voruntersuchungen sollten mindestens eine CT mit intravenöser Kontrastverstärkung, besser eine kontrastverstärkte MRT vorliegen. Ansonsten gelten die gleichen Regeln wie bei der diagnostischen Angiographie.

Vorbereitung des Eingriffs

Für die präoperative Devaskularisation gefäßreicher Tumoren braucht man zusätzlich zum „Angiotisch" einen zweiten, steril abgedeckten Instrumententisch. Außer den Materialien für den diagnostischen Teil des Eingriffs, darunter z.B. einen F-5- oder F-6-Führungskatheter mit großem (38er) Innenlumen, sind notwendig:

- steuerbare Mikrokatheter vom Typ Tracker o.ä.,
- Infusomat zur kontinuierlichen Spülung des koaxialen Kathetersystems,
- Polyvinylalkohol- (PVA-)Partikel der Größe 150–300 µm,
- 4–6 Luer-lock-Spritzen (2 ml),
- 4–6 Tuberkulinspritzen,
- 2 Metallschalen für Spülflüssigkeit (NaCl) und Embolisationsmaterial.

Untersuchungsgang

Das Vorgehen bei der präoperativen Tumorembolisation soll am Beispiel eines Konvexitätsmeningeoms erläutert werden. Voraussetzung für alle interventionellen Eingriffe in der Neuroradiologie ist das Vorhandensein einer DSA! Die Sondierung kleiner Gefäße kann zusätzlich vereinfacht und beschleunigt werden, wenn die Angiographieanlage über das sog. Roadmapping verfügt.

Nach dem Einbringen einer F-5- oder F-6-Einführschleuse in die A. femoralis wird zunächst eine diagnostische Angiographie mit selektiver Injektion in die A. carotis interna und externa der betroffenen Seite durchgeführt; Globalinjektionen in die A. carotis communis sind ungeeignet, das genaue Ausmaß der Tumorvaskularisation festzulegen. Die Hauptversorgung des Tumors erfolgt in der Mehrzahl der Fälle über einen Ast der A. meningea media, und oft (besonders bei größeren Geschwülsten) werden die äußeren Tumoranteile auch über piale Gefäße aus dem Internakreislauf versorgt. Macht dieser piale Versorgungsanteil mehr als 40–50% der Gesamttumorversorgung aus, ist der Nutzen der präoperativen Embolisation über die duralen Gefäße zweifelhaft.

Zur Vorbereitung der Embolisation wird der Führungskatheter möglichst weit distal (in der A. maxillaris) plaziert. Bei schwierigen Gefäßverhältnissen ist jedoch Vorsicht geboten (s. oben); oft ist es dann ratsamer, den Führungskatheter relativ proximal in der A. maxillaris zu belassen und die weitere (superselektive) Sondierung mit dem Mikrokatheter von hier aus zu starten. Der Mikrokatheter wird vor Entnahme aus dem Plastikring mit physiologischer Kochsalzlösung gespült. Anschließend kann der steuerbare Führungsdraht eingeführt werden. Je nach Abgangsverhältnissen an der A. meningea media muß das Ende des feinen Führungsdrahts mehr oder weniger stark vorgebogen werden. Anschließend wird ein zweischenkliges Drehventil an den Führungskatheter angeschlossen. Über den einen Schenkel wird der Mikrokatheter eingeführt, während am zweiten eine Kochsalzspülung angeschlossen wird, die über einen Infusomaten mit der Infusionsgeschwindigkeit von 200–400 ml/h das koaxiale Kathetersystem thrombenfrei halten soll. Das Drehventil muß frei von Luftblasen sein, bevor der Mikrokatheter eingeführt wird.

Beim Einführen des Mikrokatheters in das Drehventil sollte der steuerbare Führungsdraht vollständig in den Katheter zurückgezogen sein. Erreicht die platinmarkierte Spitze des Mikrokatheters das distale Ende des Führungskatheters, wird der Führungsdraht einige Zentimeter vorgeschoben, damit er dem Mikrokatheter als Schiene dienen kann. Die vorgebogene Spitze des Führungsdrahtes ermöglicht die Sondierung des Ostiums der A. meningea media. Der Mikrokatheter muß distal des Foramen spinosum plaziert werden (s. oben). Häufig gelingt es sogar, den tumorversorgenden Ast der A. meningea media (R. frontalis oder R. pyramidalis) direkt zu sondieren. Eine Angiographieserie über den Mikrokatheter dokumentiert die richtige Katheterlage.

Ziel der Embolisation ist die Verlegung des Kapillarbetts des Tumors; der alleinige Verschluß des Hauptastes der A. meningea media ist nutzlos. Als Embolisat werden PVA-Partikel der Größe 150–300 µm verwendet. Größere Partikel erreichen häufig nicht das Kapillarbett des Tumors und verlegen statt dessen den Katheter. Die Partikel werden in einer Metallschale mit Kochsalzlösung (ca. 20 ml) verdünnt. Das Ausmaß der Verdünnung hängt von der Position der Katheterspitze ab. Als Faustregel kann gelten: Je proximaler die Katheterspitze, deso stärker sollte die Verdünnung sein. Setzt man dieser Mischung etwas Kontrastmittel zu, kann man den Weg des Embolisats unter Durchleuchtung verfolgen, erhöht allerdings auch die Viskosität der Lösung mit dem Risiko einer zu proximalen Gefäßverlegung. Zur Embolisation wird das Gemisch in eine Tuberkulinspritze aufgezogen und dann langsam, am besten pulssynchron (dazu ist ein EKG-Monitor nötig) injiziert. Nach jeder Injektion wird der Katheter mit physiologischer Kochsalzlösung (2-ml-Spritze) gespült. Nach jeder 2. oder 3. Injektion wird eine Angiographieserie über den Mikrokatheter durchgeführt. Ideal ist, wenn der Tumorblush langsam von peripher nach zentral kleiner wird. Nach jeder Angiographieserie muß der Katheter ausgiebig mit physiologischer Kochsalzlösung gespült werden, damit noch im Katheter verbliebene Partikel nicht mit dem Kontrastmittel verkleben.

Heftige Kopfschmerzen des Patienten während oder nach der Embolisation zeigen einen zentralen, kapillären Verschluß der Tumorgefäße an und sind daher als positives Zeichen zu werten. Die Schmerzen lassen sich fast immer mit leichten Analgetika vom Paracetamoltyp beseitigen.

Endovaskuläre Therapie arteriovenöser Malformationen und intrakranieller Aneurysmen

Die endovaskuläre Therapie arteriovenöser Mißbildungen und intrakranieller Aneurysmen wird bisher an nur wenigen Zentren durchgeführt und ist in der Neuroradiologie noch nicht als Routine anzusehen. Allgemeingültige „Kochrezepte" für diese Art der minimal-invasiven Behandlung können deshalb noch nicht gegeben werden. Nur für die duralen arteriovenösen Malformationen (DAVM) und die *Aneurysmen der A. carotis* interna in ihrem intrakavernösen Verlauf ist der endovaskuläre Weg als Therapie der Wahl anzusehen.

▪ Indikationen

Kavernöse Aneurysmen der A. carotis interna

Abhängig von ihrer Größe verursachen diese Aneurysmen der A. carotis interna Augenbewegungsstörungen und Gesichtsschmerzen (Sinus-cavernosus-Syndrom), ganz selten kommt es zur Ruptur oder zu intrakraniellen Blutungen. Ein zufällig, beispielsweise bei einer MR-Angiographie entdecktes, asymptomatisches kavernöses Karotisaneurysma kann zunächst beobachtet werden. Die Indikation zur Behandlung hängt im wesentlichen vom Leidensdruck des Patienten ab. Einige Patienten lassen sich erst behandeln, wenn die Gesichtsschmerzen konservativ nicht mehr beeinflußbar sind, während andere die interventionelle Therapie schon bei Augenbewegungsstörungen wählen. Standardempfehlungen können nicht gegeben werden.

Durale arteriovenöse Malformationen

Klarer sind die Indikationen zur Therapie bei duralen arteriovenösen Malformationen. Ist die DAVM durch eine intrakranielle Blutung symptomatisch geworden, besteht eine eindeutige Indikation zur interventionellen Therapie. Ähnlich ist die Situation bei solchen DAVM, die zwar noch nicht geblutet haben, aber aufgrund ihres venösen Drainagetyps (Drainage in Brückenvenen oder venöse Aneurysmen) ein hohes Blutungsrisiko haben. Bei duralen Fisteln zwischen A. carotis interna und dem Sinus cavernosus stellt auch die medikamentös nicht mehr beherrschbare Visusminderung eine Behandlungsindikation dar.

▪ Komplikationen und Vorsichtsmaßregeln.

Kavernöse Aneurysmen der A. carotis interna

Hier handelt es sich fast immer um Aneurysmen ohne eigentlichen Hals oder um mehr fusiforme Aneurysmen. Es gelingt in der Regel nicht, das Aneurysma selektiv auszuschalten, weshalb das therapeutische Ziel der endovaskuläre Verschluß der A. carotis interna ist. Um das Risiko eines ischämischen Hirninfarkts gering zu halten, sollte vor dem definitiven Verschluß eine Probeokklusion der A. carotis interna durchgeführt werden. Diese ist möglichst mit einer HMPAO-SPECT zu kombinieren, was jedoch ein zweizeitiges Vorgehen erfordert, d.h. Probeokklusion und permanente Okklusion erfolgen in verschiedenen Sitzungen. Damit die zu erwartenden Okklusionsfolgen besser eingeschätzt werden können, benötigt man eine am Vortag durchzuführende SPECT als Baseline.

Für die Probeokklusion werden in beide Femoralarterien Einführschleusen gelegt. Mit einem F-5-Universalkatheter wird zunächst die später zu verschließende A. carotis interna aufgesucht (meist durch die rechte Schleuse). Anschließend wird über einen Wechseldraht der doppellumige F-5-Ballonkatheter (Meditech) in das Gefäß eingeführt, wobei die Katheterspitze distal des Bulbus caroticus plaziert wird. Da das aus anatomischen Gründen nicht immer gelingt, muß Atropin bereitliegen, damit man vom Ballon induzierte Bradykardien bei hypersensitivem Karotissinus sofort behandeln kann. Über das distale Katheterlumen wird die A. carotis interna kontinuierlich mit heparinisierter Kochsalzlösung gespült (200 ml/h). Nachdem über die andere Schleuse (meist die linke) die kontralaterale A. carotis interna mit einem F-5-Universalkatheter sondiert wurde, kann der Ballon inflatiert werden. Um Gefäßüberdehnungen zu vermeiden, macht man das am besten mit der Roadmap-Technik.

Den kompletten Verschluß der A. carotis interna dokumentiert man durch Injektion von Kontrastmittel über das distale Lumen des Ballonkatheters. Nach dieser Injektion werden Katheter und Karotis unter Durchleuchtungskontrolle kräftig mit Kochsalzlösung gespült, bis das Gefäß wieder kontrastmittelfrei ist; anschließend wird wieder die kontinuierliche Spülinfusion angelegt. Klagt der Patient jetzt über Visusstörungen, kann dies auf zu hohen Einstrom von Kochsalzlösung in die A. ophthalmica zurückzuführen sein, es muß nicht unbedingt ein Zeichen für Nichttoleranz des Gefäßverschlusses sein; eine Verringerung der Flußgeschwindigkeit des Infusomaten, z.B. auf 100–150 km/h, erlaubt die sichere Unterscheidung. Kommt es zu Paresen oder gar zu einer Kopf- und Blickwendung, ist der Ballon sofort zu deflatieren. Für das Monitoring des neurologischen Befundes empfiehlt es sich, einen Neurologen hinzuzuziehen.

Insgesamt sollte der Probeverschluß 20–30 min dauern. Während der Verschlußzeit wird über den Universalkatheter in der kontralateralen A. carotis interna eine Angiographieserie im a.-p.-Strahlengang angefertigt. Wichtiger noch als die Beurteilung des Crossflows über den R. communicans anterior ist dabei die Beachtung der Venenfüllung. Füllen sich die Venen beider Hemisphären nicht zeitgleich, sollte unbedingt eine SPECT angeschlossen werden (s. oben); möglicherweise handelt es sich dann um einen der wenigen Patienten, die zwar die Probeokklusion tolerieren, aber trotzdem in den ersten Tagen nach dem definitiven Gefäßverschluß einen hämodynamischen Hirninfarkt bekommen. In einem solchen Fall sollte der SPECT-Tracer 5–10 min vor Deflation des Ballons gespritzt werden; die nuklearmedizinische Untersuchung kann dann bis zu 4 h nach Beendigung der Probeokklusion durchgeführt werden. Zeigt die SPECT eine signifikante Seitendifferenz in der zerebralen Durchblutung, sollte vor definitivem Verschluß der A. carotis interna ein extra-intrakranieller Bypass mit künstlicher Anastomosierung von A. temporalis superficialis und A. cerebri media angelegt werden.

Durale arteriovenöse Malformationen

Für die Embolisation duraler Zuflüsse aus dem Stromgebiet der A. carotis externa gelten die gleichen Regeln wie für die Embolisation von Meningeomen (s. oben). Bei Verwendung von Flüssigembolisaten wie Ethibloc ist besonders auf Kollateralen zwischen extra- und intrakraniellen Gefäßen zu achten; im Territorium der Aa. meningea media, pharyngea ascendens und occipitalis ist das Risiko von Hirnnervenparesen höher als bei Verwendung von PVA-Partikeln.

Vorbereitung des Patienten

Wie zu jeder angiographischen Untersuchung sollte der Patient am Untersuchungstag nüchtern sein. Am Vortag der Untersuchung müssen in einem ausführlichen Aufklärungsgespräch die Risiken der Behandlung erörtert worden sein (s. oben). Vor allen interventionellen Eingriffen sind auch die therapeutischen Alternativen mit dem Patienten zu besprechen und in der Krankenakte oder auf einem speziellen

Aufklärungsbogen schriftlich festzuhalten. Wenn es der klinische Zustand des Patienten zuläßt, sollte der Eingriff in Lokalanästhesie durchgeführt werden, denn die klinische Überwachung des Patienten ist allen anderen Methoden wie evozierte Potentiale oder EEG überlegen.

Vorbereitung des Eingriffs

Für beide Eingriffe muß jeweils ein 2. steriler Instrumententisch vorbereitet werden (s. oben). *Spezielle Materialien zur endovaskulären Therapie von Aneurysmen des kavernösen Segments der A. carotis interna („kavernöse Aneurysmen"):*

- F-9-Schleuse,
- F-8,8-Führungskatheter (ITC),
- Mikrokatheter für den ablösbaren Ballon,
- 2 ablösbare Silikonballons (ITC),
- Kontrastmittel,
- Tuberkulinspritzen und 2-ml-Spritzen mit Luer-lock-Anschluß.

Spezielle Materialien zum endovaskulären Verschluß von duralen arteriovenösen Malformationen:

- Mikrokatheter, z.B. Typ Tracker,
- Metallschale mit 20%iger Glukoselösung,
- Ethibloc-Spritze (10 ml),
- Tuberkulinspritzen und 2-ml-Spritzen mit Luer-lock-Anschluß,
- Dreiwegehähne.

Untersuchungsgang bzw. Verlauf des Eingriffs

Kavernöse Aneurysmen der A. carotis interna

Wenn durch die Probeokklusion gesichert ist, daß der Patient den definitiven Verschluß der A. carotis interna ohne neurologische Ausfälle toleriert, wird mit Hilfe eines F-5-Universalkatheters ein Wechseldraht eingebracht, der dann dem F-8,8-Führungskatheter als Leitschiene dient. Die Spitze dieses dickkalibrigen Führungskatheters soll bis in die A. carotis interna hineinreichen. Anschließend wird auf einen Mikrokatheter (F 1,5 oder F 2; ITC) der ablösbare Ballon montiert. Die Ballongröße richtet sich dabei nach dem Lumen des zu verschließenden Gefäßes, ein maximales Füllungsvolumen von 0,9 cc reicht jedoch fast immer aus. Um ein unbeabsichtigtes Ablösen des Ballons zu vermeiden, sollten möglichst Ballons von mittlerem bis hohem Ablösegrad gewählt werden. Nach der Ballonmontage muß der Mikrokatheter entlüftet werden, was am besten mit einer Mischung aus Kontrastmittel und Spülflüssigkeit geschieht, so daß der Ballon auch im nahezu deflatierten Zustand unter Durchleuchtung noch sichtbar bleibt. Nach der Entlüftung wird der Mikrokatheter in den F-8,8-Führungskatheter eingeführt und bis an dessen Ende vorgeschoben. Zur Passage eines Kinking oder Coiling der A. carotis interna, erst recht zur Passage des Siphons, muß der Ballon fast immer leicht inflatiert werden, damit er mit dem Blutstrom in die distale A. carotis interna gelangt. Es kann so fast immer erreicht werden, daß der Ballon bis in den oberen Teil der Karotissiphons bewegt wird, also über das Aneurysma hinaus. Hier wird der Ballon mit Kontrastmittel soweit gefüllt, daß sich die Gefäßwand leicht dehnt. Durch einfachen Zug am Mikrokatheter kann der Ballon danach abgelöst werden. Zur Sicherheit wird mit der gleichen Technik ein 2. Ballon unmittelbar distal der Karotisbifurkation plaziert.

Durale arteriovenöse Malformationen

Ziel der endovaskulären Therapie von duralen arteriovenösen Malformationen ist der selektive, permanente Verschluß des intraduralen Gefäßnidus. Damit die Wahrscheinlichkeit einer Rekanalisation möglichst gering bleibt, sind Flüssigembolisate (Akrylate, Ethibloc) und nicht die einfacher zu handhabenden PVA-Partikel zu verwenden. Die Sondierung der arteriellen Zuflüsse aus dem Stromgebiet der A. carotis externa erfolgt wie bei der Meningeomembolisation.

Die Handhabung von Ethibloc soll gesondert erläutert werden: Die in einer 10-ml-Fertigspritze gelieferte Emulsion wird zunächst über einen Dreiwegehahn und eine 2. 10-ml-Spritze mit Luer-lock-Anschluß gut durchmischt. Anschließend werden kleinere Portionen des Embolisats über den Hahn in Tuberkulinspritzen gefüllt. Je nach Abstand der Katheterspitze vom Gefäßnidus wird Ethibloc jetzt mit Lipiodol gemischt, ebenfalls über den Dreiwegehahn. Je weiter distal man sondieren konnte, desto weniger Lipiodol darf hinzugefügt werden (Verhältnis 1:1 bis 1:4). Vor Applikation dieses Ethibloc-Lipiodol-Gemischs muß der Mikrokatheter unbedingt mit 20%iger Glukoselösung von allen Kontrastmittel- und Blutresten freigespült werden. Anschließend wird das Embolisat unter Durchleuchtung und kontinuierlichem Druck injiziert. Durch Nachspülen mit 20%iger Glucoselösung kann bei zu proximaler Lage des Embolisats noch eine bessere, vielleicht sogar intranidale Lage erreicht werden. Anders als bei Verwendung von Acrylaten ist bei dieser Technik ein Festkleben des Katheters im Gefäß nicht zu befürchten. Leider haben die meisten DAVM mehr als einen arteriellen Zufluß, manche sogar Zuflüsse von beiden Seiten. Da jeder Zufluß einzeln sondiert werden muß und sich durch die Embolisation eines Feeders die hämodynamischen Verhältnisse ändern, wird es praktisch nie gelingen, eine DAVM in nur einer Sitzung auszuschalten.

Thrombolyse bei zerebralen Gefäßverschlüssen

Wie die endovaskuläre Therapie von arteriovenösen Malformationen und intrakraniellen Aneurysmen ist auch die thrombolytische Therapie des akuten zerebralen Gefäßverschlusses noch nicht als neuroradiologische Routinemethode anzusehen. Da es jedoch bei diagnostischen Angiographien und interventionellen Eingriffen an den Kopf-Hals-Gefäßen zu thromboembolischen Zwischenfällen kommen kann, sollte der Radiologe auch die Thrombolyse bei zerebralem Gefäßverschluß beherrschen.

▮ Indikationen und Kontraindikationen

Ein akuter zerebraler Gefäßverschluß mit schwerem neurologischem Defizit als Komplikation einer diagnostischen oder therapeutischen Angiographie im Kopf-

Hals-Bereich ist auch außerhalb einer kontrollierten Studie eine Indikation zur thrombolytischen Therapie; das gilt besonders für Fälle von iatrogenem Verschluß der A. basilaris. Patienten, die mit einer akuten zerebralen Ischämie in die Klinik eingeliefert werden, sollten hingegen ausschließlich in kontrollierten Studien thrombolytisch behandelt werden. Hier sind noch so viele Fragen bezüglich des Thrombolytikums, der Art der Applikation (intravenös oder intraarteriell) und des maximalen zeitlichen Intervalls zwischen Gefäßverschluß und Therapiebeginn offen, daß unkontrollierter Aktionismus der Methode mehr schadet als nützt.

■ Komplikationen und Vorsichtsmaßregeln

Die gefürchtetste Komplikation der Thrombolyse beim akuten zerebralen Gefäßverschluß ist die intrazerebrale Blutung. Das Risiko einer solchen Blutung steigt mit dem Abstand zwischen Gefäßverschluß und Therapiebeginn. Da die bisherigen Studien allerdings noch keine wegweisenden Daten ergaben, sollte die Thrombolyse beim typischen Schlaganfall nur unter kontrollierten Bedingungen durchgeführt werden. Beim iatrogenen Gefäßverschluß ist die Blutungsgefahr wegen des kurzen Intervalls zwischen dem Auftreten der Komplikation und dem Therapiebeginn geringer. Eine Dosis von mehr als 1,5 Mill. Einheiten Urokinase sollte nicht überschritten werden. Damit Nachblutungen aus der Punktionsstelle vermieden werden, sollte immer eine Einführschleuse verwendet werden, die nach Beendigung der Thrombolyse mit einer Naht in der Leiste fixiert werden kann. So hat man ohne erneute Femoralispunktion auch die Möglichkeit zur Kontrollangiographie nach 24 h.

Vorbereitung des Patienten

Die Thrombolyse eines zerebralen Gefäßverschlusses ist immer ein Notfalleingriff; infolge der neuropsychologischen Ausfälle, die mit einer fokalen zerebralen Ischämie oft verbunden sind, ist eine Aufklärung des Patienten häufig nicht möglich. Vor Lysebeginn sollte aber unbedingt ein Neurologe konsiliarisch hinzugezogen werden; außerdem muß sichergestellt sein, daß der Patient nach der Therapie auf einer Intensivstation überwacht werden kann.

Vorbereitung der Untersuchung

Auf einem 2. Instrumentiertisch sollten vorbereitet werden:

- Mikrokatheter, z.B. vom Typ Tracker,
- 2-ml-Spritzen mit Luer-lock-Anschluß.

Das Thrombolytikum (Urokinase) wird in einer Perfusorspritze so verdünnt, daß 1 Mill. Einheiten in 50 ml NaCl-Lösung aufgelöst werden.

Untersuchungsgang

Kommt es bei einer Kopf-Hals-Angiographie plötzlich zu einem neurologischen Ausfall, ist zunächst der Katheter in die Aorta descendens zurückzuziehen; besonders bei dünnen Vertebralarterien kann schon der Katheter die zerebrale Perfusion beeinträchtigen. Bilden sich die neurologischen Ausfälle nicht innerhalb weniger Minuten zurück, muß die mußmaßlich verantwortliche Gefäßprovinz erneut angiographiert werden. Zeigt sich dabei ein Verschluß eines der großen intrakraniellen Gefäße, z.B. ein Verschluß der A. carotis interna unter Einbeziehung ihrer Teilungsstelle, ein Verschluß des Hauptstamms des A. cerebri media oder ein Verschluß der A. basilaris, ist die Indikation zur Thrombolyse gegeben.

Der Tracker-Mikrokatheter wird zunächst durch den F-5-Universalkatheter bis an den Thrombus herangeführt. Fast immer ist es möglich, am Thrombus vorbei den distalen Gefäßabschnitt zu sondieren, so daß die Länge des Verschlusses bestimmt werden kann. Zu Beginn der Lyse wird der Mikrokatheter am besten in das distale Ende des Thrombus zurückgezogen. Der Perfusor wird jetzt an den Mikrokatheter angeschlossen und in Gang gesetzt; die Infusionsgeschwindigkeit beträgt 50 ml/h (1 Mill. Einheiten Urokinase/h). Alle 10–15 min unterbricht man die Urokinaseinfusion und fertigt eine Kontrollangiographieserie über den Mikrokatheter an. Hat sich ein Teil des Thrombus aufgelöst, wird die Katheterspitze in den verbliebenen Thrombus zurückgezogen. Die Thrombolyse gilt als beendet, wenn das Gefäß wieder durchgängig oder die Höchstdosis von 1,5 Mill. Einheiten (in 90 min) erreicht ist. Anschließend wird der Patient zur Prophylaxe einer Reokklusion des gerade eröffneten Gefäßes vollheparinisiert.

24•1 Abdomen

G.M. Richter und A. Gindele

Dieses Kapitel beschreibt die *perkutane Biopsie* unklarer Läsionen im Abdomen. Parallel zur diagnostischen Nutzung der Schnittbildverfahren wurden Verfahren der radiologisch gesteuerten Punktion entwickelt. Besonders für das Abdomen gilt, daß die schnittbildgesteuerte perkutane Punktion unter Beachtung der erforderlichen technischen Voraussetzungen eine einfache und sichere Methode zur Entnahme von Gewebematerial für zytologische und histologische Untersuchungen ist. Die Wahl der Punktionstechnik, sonographisch oder CT-gesteuert, hängt von der Erreichbarkeit und Lokalisation der Läsion und damit vor allem vom potentiellen Risiko des Zugangswegs ab. Die computertomographisch gesteuerte Biopsie ist in der Lage, auch sehr kleine Herde sicher zu treffen, so daß die Läsionsgröße auch über die Punktionstechnik entscheiden kann. Die Qualität des gewonnenen Materials hängt von zahlreichen Faktoren wie persönliche Erfahrung und korrekte Technik ab. In der Qualität der histologischen Untersuchung bzw. bei *Feinnadelbiopsien* in der zytologischen Untersuchung spielt die Erfahrung des Pathologen eine entscheidende Rolle. Für eine erfolgreiche Zusammenarbeit zwischen Radiologischer Diagnostik und Pathologie muß ein enges Verständnis für die jeweils limitierenden Faktoren bei Gewebegewinnung und -untersuchung vorliegen.

■ Indikationen

Die Indikation zu einer Biopsie entsteht durch differentialdiagnostische, operations-taktische und weitere therapieplanende Notwendigkeiten und ist damit grundsätzlich individuell patientenbezogen. Die Indikation zu einer Biopsie entwickelt sich demnach aus einem interdisziplinären Gespräch. Je dringlicher die Biospie ist, desto eher werden relative Risiken in Kauf genommen. Dies gilt beispielsweise für alle Punktionswege, die potentiell transgastrisch, transkolisch, transpleural usw. verlaufen müssen, um zum Zielort zu gelangen. Ferner ist die Biopsie in der Primärdiagnostik einer malignen Erkrankung problematisch, da das negative Punktionsergebnis keine absolute Sicherheit bieten kann. Selbst eine Rate von „nur" 10% falschnegativer Befunde ist dabei nicht tolerabel. Weiterhin gilt, daß eine dringlich operative Läsion keiner Biopsie bedarf (typisches Beispiel: kolorektaler Tumor). Andererseits ist die Biopsie einer Zusatzläsion oder neu aufgetretenen Läsion bei einer bekannten malignen Erkrankung eine Idealindikation (typisches Beispiel: Verdacht auf Lokalrezidiv nach abdominoperinealer Rektumexstirpation). Biopsiert wird vor allem auch dann, wenn keine operative Läsion vorliegt, aber eine Gewebetypisierung zur Therapieplanung notwendig wird (typisches Beispiel: retroperitoneale Lymphome).

Die folgende Indikationsliste stellt damit nur eine Orientierungshilfe dar:
- Differenzierung von Lymphomen in Retroperitoneum und Becken,
- Differenzierung von hormoninaktiven Läsionen der Nebennieren,
- Differenzierung zwischen postoperativer Fibrose und Tumorrezidiv,
- Differenzierung unklarer sekundärer Leberläsionen bei bekanntem Malignom, wo das Vorhandensein einer Metastase die Prognose entscheidend beeinflußt und damit das Vorgehen für die Primärerkrankung (Magenkarzinom, Mammakarzinom),
- Differenzierung primärer Leberläsion bei unklarer oder kritischer klinischer Ausgangssituation (fehlende Marker, eingeschränkte Operabilität),
- Differenzierung von Pankreasläsionen.

■ Kontraindikationen

Absolut: keine.

Relativ:
- Unkooperativer Patient,
- Gerinnungsstörungen (hier hängt die Indikation von der Dringlichkeit der Biopsie und dem Vaskularisationsgrad der Läsion ab,
- Gefäßmißbildungen (vor Punktion der Leber Ausschluß eines Hämangioms),
- Phäochromozytom (schwere Blutung/Blutdruckkrisen, vor Nebennierenpunktion muß Katecholaminspiegel bestimmt sein),
- Nadelpassage durch unsterile Körperbereiche oder -höhlen.

■ Komplikationen

- Blutungen (als relevante Komplikation < 1%),
- Infektion/Abszeß (insbesondere bei transkolischem Zugang),
- Pneumothorax (meist nicht therapiebedürftig), bei allen Punktionen durch einen Lungenrezessus Thoraxübersichtsaufnahme in Exspiration 2–4 h nach Punktion.

Vorbereitung des Patienten

- Patient 6 h nüchtern,
- Kontrolle der Gerinnungsparameter (Quick: > 70%, PTT: < 40 s),
- Harnstoff- und Kreatininwerte (Kontrastmittelapplikation).

Vor der Punktion erfolgt eine adäquate Aufklärung. Dieses Gespräch mit dem Patienten beinhaltet nicht nur eine forensische Absicherung, sondern auch die Möglichkeit, dem Patienten gezielt die Angst vor dem bevorstehenden Eingriff zu nehmen und ihn zur Kooperation zu motivieren. Dies ist von erheblicher Bedeutung für eine erfolgreiche Punktion v.a. bei poteniell schmerzhaften Biopsien. Eine Sedierung ist in aller Regel nicht erforderlich.

Vorbereitung des Eingriffs

Materialien:
- Sterile Handschuhe, Kittel, Abdecktücher,
- Desinfektionsmittel für die Haut (i.e. Braunol),
- Lokalanästhetikum (i.e. Xylocain 1%),
- Stilett für Stichinzision,
- Schale mit NaCl-Lösung zum Auffangen des Biopsiematerials,
- Objektträger für Ausstriche,
- Röhrchen mit Formalin (fixiertes Präparat), mit NaCl (unfixiertes Präparat für immunhistochemische Untersuchungen, bei Bedarf),
- 2 Spritzen (10 ml),
- Punktionsnadeln.

Auf dem Markt existiert eine Vielfalt an Punktionsbestecken. Es kommt meist weniger auf die Art des verwendeten Punktionsbesteckes an als auf die Vertrautheit mit einem einmal etablierten und eingeübten System. Die jeweilige Technik der Biopsieentnahme mit den entsprechenden Nadeltypen wird im einzelnen nachstehend geschildert.

Viel entscheidender als die Art der Punktionskanüle ist deren Lumen, das üblicherweise in Millimeter oder Gauge angegeben wird. Je dicklumiger die Punktionskanüle, desto quantitativ und qualitativ besseres Gewebematerial läßt sich gewinnen und desto eher ist eine histologische Diagnose möglich. Nur mit Hilfe großlumiger ($< 1,2$ mm) Punktionskanülen gewonnenes Material gestattet artdiagnostische Hinweise auf einen möglichen Primärtumor. Auch eine Klassifikation primär maligner Lymphome ist nur bei ausreichend großer Materialmenge möglich. Eine sog. Feinnadelbiopsie (> 1 mm) kann nur zytologische Untersuchungen liefern. Damit wird die Wahl des Nadeldurchmessers aber v.a. vom potentiellen Risiko bestimmt: Je eher kritische Organstrukturen passiert werden müssen, je höher das Blutungsrisiko ist, desto eher werden kleine Nadeldurchmesser (z.B. 0,95 mm) verwendet werden müssen und nur zytologische Untersuchungen vorgenommen werden können. Sehr kleine Läsionen werden ebenfalls nur mit dünnkalibrigen Punktionsnadeln punktiert.

Drei Typen von Punktionskanülen haben sich allgemein bewährt:

1. Schneidbiopsiekanüle für histologische Untersuchungen:
   Hohlnadel mit Trokar und Biopsieschliff.
   Schneidbiopsiesets können sowohl frei von Hand als auch in Form von sog. „biopsyguns" verwendet werden. Die Anwendung frei Hand wird meist von erfahrenen Untersuchern nicht zuletzt aus Kostengründen bevorzugt. Dabei wird die Kanüle im geschlossenen Zustand (Hohlnadel und Trokar) bis an den zu punktierenden Herd geführt. Dann wird der Trokar entfernt und eine arretierba-

re Vakuumspritze mit 2–3 ml NaCl aufgeschraubt und ein Sog erzeugt. Die Gewebeentnahme erfolgt mit einer schnellen kurzen Dreh-Stoß-Bewegung in den Herd. Die Tiefe dieses „Harpuniervorgangs" muß zuvor entweder durch Sonographie oder CT-Messung bestimmt sein. Entsprechend der Maximaltiefe wird dabei die Kanüle mit Zeigefinger und Daumen so umfaßt, daß ein Anschlag entsteht, der vor zu tiefer Punktion bewahrt. Die Verwendung eines automatisierten Systems erfolgt nach dem gleichen Prinzip. Es muß dabei nur die Tiefe des Harpuniervorgangs am System adäquat eingestellt werden.

2. Tru-cut-Kanüle für histologische Untersuchungen:
Innenmandrin mit Biopsiebett kurz vor der Spitze, hohle scharf geschliffene Außenkanüle,
Das Besteck wird ebenfalls mit geschlossenen Zustand bis an den Rand des Herdes geführt. Dann wird durch Vorschieben des Innenmandrins das Biopsiebett in die Läsion eingebracht und durch anschließendes Vorschieben der scharfen Außenkanüle das ins Probenbett ragende Gewebestück abgeschnitten.

3. Zytologie bzw. Flüssigkeitsaspiration:
Einfache Hohlnadel.

Patientenlagerung

Die Lagerung erfolgt in Abhängigkeit vom Punktionsweg. Anzustreben ist primär eine stabile Bauch- oder Rückenlagerung. Schräg- oder Seitenlagerung beinhalten das Risiko unerwünschter Bewegungen und Positionsänderungen des Patienten, wodurch die Punktion erschwert wird. Ist die aus technischen Gründen unumgänglich, ist auf eine möglichst bequeme Lagerung und ausreichende Unterpolsterung zu achten.

Untersuchungsgang

CT-gesteuerte Punktion

1. Zuerst wird der Körperabschnitt, in dem sich das zu punktierende Gewebe bzw. Organ befindet, nativ in 10-mm-Schichtdicke dargestellt. Steht zu erwarten, daß größere Gefäße den Punktionsweg kreuzen bzw. liegt eine Läsion in Nachbarschaft zu größeren organversorgenden Gefäßen vor, erfolgt – auch zur besseren Markierung der Ureteren – die intravenöse Kontrastmittelgabe. Vor der Punktion fokaler Leberläsionen dient die Kontrastmittelgabe zum Nachweis bzw. Ausschluß von gefäßreichen Läsionen, v.a. eines Hämangioms, das nach Möglichkeit wegen der Gefahr einer Blutung möglichst primär diagnostiziert werden soll.

2. Anhand der CT-Bilder wird der günstigste Punktionsweg ausgewählt. Günstig bedeutet dabei, nicht automatisch immer den kürzesten Weg zu wählen. Vielmehr ist darauf zu achten, benachbarte Organe, Darmstrukturen, große Gefäße und Nerven zu vermeiden. Nach Möglichkeit sind Punktionen durch Hohlorgane hindurch zu umgehen (s. oben). Dafür kann es notwendig werden, einen kraniokaudal oder kaudokranial schrägen Zugang zu wählen. Diese Vorgehensweise ist

bei ultraschallgezielter Punktion erheblich einfacher als bei computertomographischer Technik. Bei letzterer muß die notwendige Gantrykippung an Hand der sich bildenden Winkel zwischen der sicheren Eintrittsstelle am Körper und der Läsion berechnet werden. Dazu kann es hilfreich sein, nach Berechnung entsprechende Hautmarkierungen (für Eintrittsstelle und a.-p.-Projektion der Läsion auf die Haut darüber) anzubringen und nochmals ein laterales Topogramm anzufertigen. Die üblichen Zugangswege zu den wichtigsten Organen bzw. Körperabschnitten sind nachstehend aufgelistet:

- **Leber:** Den Punktionsweg so wählen, daß immer eine genügende Parenchymschicht zwischen Eintrittsstelle der Nadel und Läsion verbleibt, da hierbei die Gefahr einer Blutung oder Keimverschleppung durch den Parenchymmantel verringert wird. Bei Läsionen in den oberen Lebersegmenten ist auf die Möglichkeit einer transpleuralen Punktion zu achten und ggf. eine dünnere Nadel zu wählen. Der rechte Leberlappen wird von lateral bis ventral unter Vermeidung des Rippenoberrandes (Nerven, Gefäße) punktiert, der linke von ventral-medial.

- **Pankreas:** Der Pankreasschwanz kann in Bauchlage oft von dorsal retroperitoneal punktiert werden, entweder zwischen Niere und Wirbelsäule oder zwischen Niere und Colon descendens hindurch. Falls dabei die Durchtrittsstrecke zu kritisch schmal ist, kann diese durch schrittweises Aufspritzen mit Kochsalz entsprechend verbreitert werden. Diese Punktionstechnik ist praktisch nur mittels CT möglich. Für Kopf und Korpusbereich ist auch die transperitoneale Punktion unter Vermeidung eines transkolischen Zuganges möglich. Der transgastrische Weg ist deutlich unproblematischer, aber evtl. schmerzhaft. Zu achten ist auf die am dorsalen Unterrand des Pankreas verlaufenden Milzgefäße.

- **Nieren:** Dorsaler, extraperitonealer Zugangsweg in Bauch- oder Seitenlage, bei sehr großen Raumforderungen selten auch von ventral. Rechte Niere dorsal oder transhepatisch für obere Polläsionen.

- **Nebennierenrinde: Rechts:** Lateral, transhepatisch. **Links:** Üblicherweise von dorsal. Hierbei ist auf den Lungenrezessus zu achten. Um den Rezessus zu umgehen, ist eine kraniale Angulierung notwendig. In jedem Fall Schonung von Niere und Milz. Bei sehr großen Raumforderungen ist selten auch ein ventraler Zugang möglich. In der Regel nur mit CT.

- **Retroperitoneum:** Primär von dorsal, sonst auch ventraler Zugang möglich.

- **Becken:** Im Prinzip gilt hier: Oberhalb der Linea terminalis von ventral, unterhalb der Linea terminalis von dorsal über das Foramen ischiadicum möglichst direkt lateral des Os coccygeum zur Schonung der A. und V. glutaea inferiores sowie des N. ischiadicus. Der Zugangsweg wird aber entscheidend von Läsionslage und Darmverlauf mitbestimmt.

3. Die für die Punktion geeignetste CT-Schicht wird ausgewählt und der Tisch auf diese Position gefahren.

4. Mit Hilfe des Lichtvisiers in der CT-Gantry wird eine Filzstiftmarkierung auf die Haut gezeichnet, und zusätzlich erfolgt die Markierung des Punktionsortes mit auf die Haut aufgeklebten Metallmarkierungen (z.B. verpackte Injektionskanülen).

5. Erneuter Kontrollscan jetzt in 5-mm-Schichtdicke, anhand dessen die genaue

Punktionsstelle, die sich aus den Metallmarkierungen ergibt, der Einstichwinkel und die Distanz von der Hautoberfläche bis zum zu punktierenden Herd am Monitor ausgemessen werden kann (für kranio-kaudal und kaudo-kranial Winkelberechnung s. oben).

6. Der Tisch wird aus der Gantry herausgefahren, die entsprechende Hautstelle gründlich desinfiziert und mit sterilen Tüchern abgedeckt. Danach erfolgt eine ausreichende Lokalanästhesie mit einer langen Nadel und eine kleine Stichinzision zum leichteren Einbringen der Punktionskanüle durch die Haut.

7. Die Punktionsnadel wird in dem am Monitor bestimmten Winkel bis etwa $^2/_3$ der berechneten Tiefe vorgeschoben. Es ist darauf zu achten, immer in der gleichen In- oder Exspirationslage wie bei der Lokalisationsaufnahme zu punktieren. Die Nadel muß während der Punktion exakt in der Transversalebene gehalten werden. Vor Erreichen der endgültigen Nadeltiefe erfolgt ein Kontrollscan zur Winkelkorrektur.

8. Dann wird die Nadel bis an den Herdrand vorgeschoben und diese Nadellage durch einen erneuten CT-Scan dokumentiert.

9. Die Punktion erfolgt dann wie bereits oben beschrieben. Grundsätzlich werden mindestens 2 Proben genommen, wobei die 2. geringfügig von der Stelle der 1. abweichen soll. Der 2. Punktionsvorgang erfolgt entsprechend den Punkten 7 und 8.

Sonographisch gezielte Punktion

Die sonographisch gezielte Punktion kann in verschiedenen Techniken angewandt werden:

1. **Freie Punktion:** Hier wird die Nadel entsprechend der zuvor bestimmten Richtung, Winkelstellung und Tiefe eingebracht; im rechten Winkel oder im zumindest adäquater 2. Winkelstellung wird das Tiefertreten der Nadel auf die Läsion zu kontrolliert. Mit dieser Technik kann meist der gesamte Nadelverlauf dargestellt werden.

2. **Punktion parallel zum Schallkopf:** Die Punktionskanüle wird entweder frei den Schallkopf entlang in Schallrichtung oder mit Hilfe einer außen am Schallkopf angebrachten Führung in den zu punktierenden Bereich geführt. Hierbei entsteht nur ein Nadelspitzenreflex, der dann beim Tiefertreten kontrolliert wird.

3. **Punktion mit Hilfe eines Punktionsschallkopfes:** Die Biopsie erfolgt durch einen speziell perforierten Punktionsschallkopf, bei dem durch die Öffnung die Punktionsnadel vorgeschoben werden kann. Auch hier entsteht nur ein Nadelspitzenreflex, der dann beim Tiefertreten kontrolliert wird.

Probenumfang

In jedem Fall sollten mehrere Proben aus unterschiedlichen Arealen eines Herdes gewonnen werden. Im Falle der Schneidbiopsiekanüle müssen bis zu 3 konsekutive Punktionen in unterschiedlichen Einstichwinkeln vorgenommen werden. Bei der Tru-Cut-Kanüle kann dazu die Außenkanüle in loco bleiben und eine nochmalige

Biopsie ohne vollständige Wiederholung des gesamten Punktionsvorgangs erfolgen. Unabhängig von der Art der Biopsiekanüle sollte immer versucht werden, Gewebe aus den Randbezirken eines Herdes zu gewinnen, da im Zentrum eines Tumors häufig nur nekrotisches und damit für den Pathologen unbrauchbares Material vorliegt.

Die gewonnenen Gewebszylinder werden vorsichtig in die vorbereiteten Röhrchen mit NaCl bzw. Formalin gegeben und am günstigsten sofort zum Pathologen gebracht.

Nachsorge

Die Punktionstelle wird mit einem einfachen Pflasterverband versorgt. Art und Umfang der Nachsorge bzw. Nachbehandlung hängen von der biopsierten Läsion ab. Bei potentiell nachblutenden Bezirken wird im Anschluß an die Biopsie ein Kontroll-CT angefertigt. Bei Patienten mit Lungen-, Mediastinal- oder transpleuraler Leberbiopsie wird 4 h nach Biopsie eine Lungenaufnahme in Exspiration angefertigt. Meistens genügt für alle Patienten eine Flachlagerung von 4 h, wobei der Patient auf der Punktionstelle liegen soll.

24•2 Lunge

W.S. Rau

Solitäre oder multiple Rundherde in der Lunge sind bei Patienten ohne bekannte maligne Vorerkrankung vieldeutig. Von der histologischen Diagnose hängen stets wesentliche prognostische Urteile und Therapieentscheidungen ab, doch nicht immer ist die chirurgische Auffassung akzeptabel, daß ein neu aufgetretener Rundherd ohne weitere Klärung sofort exstirpiert werden sollte.

Da Patienten mit pulmonalen Rundherden in der Regel primär oder im Rahmen eines Konsils lungenfachärztlich untersucht werden, wird als erster invasiver Eingriff meist eine Bronchoskopie durchgeführt. Periphere Herde sind jedoch kaum bronchoskopisch zu erreichen und erfordern zur Diagnosesicherung eine transthorakale Punktion.

Die transthorakale Punktion von Lungenherden kann unter Durchleuchtungs- oder unter CT-Kontrolle erfolgen. Die durchleuchtungsgezielte Punktion am C-Bogen darf jedoch nur dann durchgeführt werden, wenn der Herd so groß und gegen die Umgebung so gut abgegrenzt ist, daß er in 2 senkrecht aufeinander stehenden Ebenen einwandfrei erkannt werden kann. Kleinere, zentrale oder versteckte Herde sollten primär unter CT-Kontrolle punktiert werden.

Vorteile der durchleuchtungsgezielten Punktion sind der geringere Zeitbedarf (und damit auch die kürzere Verweildauer der Punktionsnadel in der Lunge) und die unmittelbare Kontrolle des Punktionsvorgangs. Ein Untersucher, der nur CT-gezielt punktiert, kann kaum einen Eindruck davon gewinnen, wie beweglich Rundherde in der Lunge sind und wie leicht sie vor der Nadelspitze ausweichen. Unter Durchleuchtung läßt sich beobachten und fühlen, wann die Nadelspitze den Herd erreicht hat, wie die Nadelspitze synchron den Atembewegungen des Herdes folgt und wie die Nadel den Herd zunächst vor sich her schiebt, bis sie ihn schließlich gegen seinen Gewebswiderstand durchdringt.

Die Vorteile der CT-gesteuerten Punktion sind die exakte, überlagerungsfreie Abbildung des Herdes, die genauere Darstellung topographischer Beziehungen zur Nachbarschaft und die Möglichkeit der Kontrastierung von Blutgefäßen. Ein entscheidender Nachteil ist die Variabilität der Atemphase. Auch wenn sich der Patient bemüht, für jeden CT-Schnitt gleich tief einzuatmen, gelingt dies nicht immer, so daß gelegentlich eine ganze Serie von Korrekturen der Nadelposition erforderlich wird. In Zwerchfellnähe macht sich dieser Nachteil der CT-gesteuerten Punktion natürlich am stärksten bemerkbar.

Aus der großen Zahl bewährter, verbesserter und neu entwickelter Punktionsbestecke sollte sich der Untersucher je eine Nadel für Material zur histologischen Untersuchung und für solches zur zytologischen Untersuchung auswählen. Spezielle Halterungen zum Erzeugen von Unterdruck oder zum Hineinschießen der Nadel in den Herd werden von einigen Autoren als nützlich empfunden. Als absolut notwendig sind diese Hilfsmittel aber nicht einzustufen. Wenn man sie einsetzt, muß man ihre Handhabung geübt haben und so gut beherrschen, daß durch den Gebrauch der Hilfsmittel keine Verzögerung eintritt und die Nadel nicht länger in der Lunge verbleibt als unbedingt notwendig: Mit jedem Atemzug kann die Punktionsstelle der Pleuria visceralis etwas weiter einreißen und dadurch einen Pneumothorax wahrscheinlicher machen.

■ Indikationen

* Solitäre oder multiple Lungenrundherde, vor allem wenn sie beim Vergleich mit Voraufnahmen neu aufgetreten sind,
* tumorverdächtige Verschattungen in der Lunge und unklare mediastinale Raumforderungen, die bronchoskopisch nicht erreicht werden können,
* tumorverdächtige oder abklärungsbedürftige entzündliche Läsionen der Thoraxwand.

Ob es sinnvoll ist, beim Verdacht auf eine fibrosierende Lungenerkrankung mit einem großkalibrigen Punktionsbesteck eine transthorakale Biopsie durchzuführen und dabei mit großer Wahrscheinlichkeit einen behandlungsbedürftigen Pneumothorax in Kauf zu nehmen, ist umstritten. Einige Pathologen fordern zur Beurteilung von Alveolitiden, interstitiellen Pneumonien und Fibrosen mindestens 4 cm³ Gewebe. Ein solches Volumen läßt sich auch mit einer noch so dicken Punktionskanüle nicht gewinnen, sondern erfordert eine Minithorakotomie oder zumindest eine Thorakoskopie mit Probeexzision und anschließender Naht der Biopsiestelle.

■ Kontraindikationen

Der überwiegende Teil der Kontraindikationen ergibt sich aus den möglichen Komplikationen, bei denen der Pneumothorax an erster Stelle steht:

* Schweres (bullöses) Lungenemphysem,
* respiratorische Insuffizienz,
* Störungen der Blutgerinnung,
* Antikoagulation,
* schweres Lungenödem,
* ausgedehnte Pneumonie,
* schwere pulmonale Hypertonie (relative Kontraindikationen bei zentral lokalisierten Herden).

■ Komplikationen

Die wichtigste Komplikation nach der transthorakalen Lungenpunktion ist der Pneumothorax. Seine Häufigkeit korreliert mit

- dem Lebensalter,
- der Schwere eines (bullösen) Lungenemphysens,
- dem Durchmesser der verwendeten Punktionsnadel,
- der Anzahl der Punktionen bzw. Punktionsversuche,
- der Verweildauer der Nadel in der Lunge,
- der Anzahl der von der Punktionsnadel durchstoßenen Pleurablätter.

Blutungen und Hämoptysen treten bei kaliberstärkeren Stanzbiopsienadeln häufiger auf als bei Verwendung von Feinnadeln und bei Punktion von zentralen Herden (in der Nähe der großen Hilusgefäße) häufiger als bei peripheren Herden. – Daneben gibt es in der Literatur auch Einzelangaben über Luftembolien.

Operativ tätige Disziplinen führen gelegentlich die Möglichkeit von Impfmetastasen oder die mögliche Verschleppung von Infektionserregern in den Stichkanal als Kontraindikation gegen eine perkutane Punktion an. In der Literatur wurde tatsächlich über einzelne derartige Fälle berichtet. Ihre Häufigkeit ist jedoch (im Gegensatz zu operativen Komplikationen) so gering, daß noch nicht einmal statistische Angaben möglich sind.

Wenn der Verdacht auf Echinokokkuszysten besteht, sollte eine Punktion unterbleiben. Die serologische Untersuchung auf Echinokokkenantigene kann bei isoliertem Lungenbefall falsch-negativ sein. Andererseits bleibt die (spontane) Ruptur von Echinokokkuszysten in das Bronchialsystem im Gegensatz zur Peritonealhöhle in der Regel folgenlos – nicht aber die Verschleppung von Scolices in das Blutgefäßsystem.

Vorbereitung des Patienten

Beim Aufklärungsgespräch ist der Patient in die Lage zu versetzen, zwischen den Risiken der transthorakalen Biopsie und den Risiken der Thorakotomie abzuwägen. Entsprechend der Komplikationshäufigkeit ist speziell auf den Pneumothorax und die evtl. erforderliche Drainagebehandlung einzugehen.

Auch wenn es sich um pleuranahe, ganz oberflächlich gelegene Herde handelt, ist der Patient eingehend auf die Möglichkeit von Hämoptysen hinzuweisen. Er muß *vorher* wissen, daß er eventuell nach der Punktion für ca. 2 min „Blut spucken" muß und daß diese 2 min als sehr lang empfunden werden. Ist er darauf nicht vorbereitet, können Angst zu sterben und Vertrauensverlust die Folge sein.

In der Regel handelt es sich um einen elektiven Eingriff, bei dem die Parameter der Blutgerinnung vorliegen müssen. Gegebenenfalls ist eine Substitutionsbehandlung vorzunehmen.

Der Patient ist so zu lagern, daß der Zugangsweg frei zugänglich ist und sorgfältig desinfiziert werden kann. Gleichzeitig soll der Patient seine Lage für einige Zeit bequem und stabil beibehalten können.

Vorbereitung der Untersuchung durch MTRA

Die Vorbereitung ähnelt derjenigen zur Angiographie. Wenn vorhanden, kann das steril verpackte Set mit Kitteln und Abdecktüchern für die Angiographie benutzt werden.

Instrumente und Verbrauchsmaterial:
- Kopfhaube und Mundschutz,
- Metallstab (ca. 50 cm lang) für durchleuchtungsgezielte Punktionen,
- dicker Filzstift mit permanenter schwarzer Farbe,
- alkoholisches Desinfektionsmittel,
- Lokalanästhetikum 1%ig, 6 Amp. zu 10 ml,
- Heparin, 2 Amp. zu 1000 IE,
- Spritzen, 20 ml,
- Injektionsnadeln zur Lokalanästhesie in erforderlicher Länge,
- Objektträger für Zytologie,
- Fixierungsmittel für zytologische Präparate (falls der Zytologe nicht luftgetrocknete Ausstriche bevorzugt),
- Transportverpackung für Objektträger,
- kleines Transportgefäß mit Schraubdeckel und Fixierungsflüssigkeit für histologische Präparate,
- sterile Kittel, Handschuhe und Abdecktücher wie zur Angiographie,
- Punktionsnadeln für Material zur histologischen Untersuchung (z.B. Schneidbiopsiekanülen mit 0,95 und 1,2 mm Durchmesser; Tru-Cut-Nadeln mit 2,1 mm Durchmesser),
- Punktionsnadeln für Material zur zytologischen Untersuchung (z.B. Chiba-Nadeln mit 0,6 oder 0,7 mm Durchmesser, Spinalkanülen 22-gg.-Beckton-Dickinson),
- Kompressen und Tupfer

Untersuchungsgang

Anamnese und Vorbefunde

Mit der Vorgeschichte, den klinischen Untersuchungsergebnissen und den kompletten radiologischen Befunden hat sich der Untersucher schon anläßlich seiner differentialdiagnostischen Erwägungen vertraut gemacht. Auch wenn eine durchleuchtungsgezielte Punktion durchgeführt werden soll, ist es sinnvoll, sich die CT-Schnitte zu vergegenwärtigen, um alle Informationen über die Lokalisation des Herdes, den Verlauf der pulmonalen und mediastinalen Gefäße und die Anatomie des Zugangsweges zur Verfügung zu haben.

Untersuchungsablauf

Zunächst muß entschieden werden, ob die Punktion unter Durchleuchtungs- oder unter CT-Kontrolle durchgeführt werden soll. (Kleine, versteckt liegende, schlecht abgrenzbare, einem großen Blutgefäß benachbarte oder unter Durchleuchtung nur in einer Ebene erkennbare Herde müssen CT-gezielt punktiert werden.)

**Untersuchungsablauf zur Punktion eines Lungenrundherdes
unter Durchleuchtung**

Für die Untersuchung wird zweckmäßigerweise ein Durchleuchtungsgerät mit C-Bogen benutzt. Zunächst wird kontrolliert, ob der Herd tatsächlich in 2 aufeinander senkrecht stehenden Ebenen einwandfrei zu erkennen ist. Andernfalls ist die Untersuchung am Computertomographen fortzusetzen.

Der günstigste Zugangsweg wird nach den folgenden Kriterien festgelegt:
- möglichst kurzer Weg,
- keine Gefährdung von Nachbarorganen (Pulmonalgefäße, Aorta, Perikard, Peritonealhöhle, Milz, Leber, Kolon etc.),
- Passage der Pleura visceralis möglichst nur einmal (in der Nähe des Unterlappenspitzensegmentes und des Mittellappens kann leicht ein Lappenspalt mit 2 weiteren Pleurablättern getroffen werden),
- Punktionsstelle vorzugsweise dorsal oder lateral:
  1. der Patient sieht nicht, wie die lange Nadel in ihn hineingestochen wird,
  2. nach der Punktion kann der Patient mit weniger Mühe 2 h so gelagert werden, daß das Loch in der Pleura am tiefsten Punkt der Thoraxhöhle liegt und durch das Eigengewicht der Lunge abgedichtet wird.

Der Patient wird so gelagert, daß die Einstichstelle gut zugänglich ist. Sie wird mit permanentem Filzstift auf der Haut markiert. Desinfektion und steriles Abdecken in üblicher Weise. Infiltrationsanästhesie in Atemmittellage mit 20 ml Lokalanästhetikum (1%ig) bis zur Pleura.

■ **Cave!**

Wenn der Patient während der Infiltration der tiefen Thoraxwandschichten hustet oder tief atmet, kann die lang angeschliffene Injektionsnadel die Pleura aufschlitzen. In diesem Fall sofort die Nadel etwas zurückziehen!

Wenn keine großen Blutgefäße in der Nähe sind und wenn bei dem Patienten kein Lungenemphysem besteht, wird zur Punktion vorzugsweise eine Nadel benutzt, die Material zur histologischen Untersuchung liefert (z.B. Schneidbiopsiekanüle mit 1,2 mm Außendurchmesser). Bei zentral lokalisierten Herden in Hilusnähe darf wegen der Blutungsgefahr nur eine Feinnadel eingesetzt werden.

In eine 20-ml-Spritze wird etwas Heparin aufgezogen und durch die Punktionsnadel, deren Mandrin vorübergehend entfernt ist, wieder ausgespritzt. Diese Spülung mit Heparin verhindert nach der Punktion die Bildung eines großen Koagels in der Spritze und ermöglicht es, die gewonnenen Gewebszylinder aus dem stets bluthaltigen Aspirat zu isolieren.

Nachdem der Mandrin wieder in die mit Heparin durchspülte Biopsiekanüle eingeführt ist, wird sie in der vorher festgelegten Stelle in Richtung auf den Lungenherd eingestochen. Der C-Bogen ist gegebenenfalls so zu schwenken, daß die Nadel am Oberrand der nächstliegenden Rippe entlang geführt werden kann (am Unterrand der darüberliegenden Rippe verlaufen Blutgefäße und Nerv). Am Beginn des Punktionsvorgangs empfiehlt es sich, den Zentralstrahl so auszurichten, daß Einstichstelle, Lungenherd und Nadel in einer Achse liegen. Die Nadel projiziert sich im Idealfall punktförmig in das Zentrum des Lungenherdes.

Wenn sich Lungenherd und Nadelspitze bei der Atmung synchron mit derselben Amplitude bewegen, wird der C-Bogen in eine zur Ausgangsposition senkrechte Ebene gedreht und geprüft, ob die Nadelspitze schon die äußere Kontur des Lungenherdes erreicht hat. Sobald dies der Fall ist, wird der C-Bogen wieder in die Ausgangsstellung zurückgedreht. Die Nadel darf sich jetzt nur als Punkt projizieren und muß exakt in das Zentrum des Lungenherdes weisen. Nun wird der C-Bogen wieder um 90° gedreht. Der Mandrin der Punktionskanüle wird entfernt und die mit Heparin gespülte 20-ml-Spritze aufgesetzt. Durch Zurückziehen des Spritzenkolbens bei konstanter Nadellage wird zunächst Unterdruck erzeugt. Dann wird die Nadel – unter Aufrechterhaltung des Unterdrucks in der Spritze – rasch in den Rundherd eingestochen. Es ist zu fühlen und unter Durchleuchtung zu beobachten, ob die Nadel den Rundherd durchstößt und dabei einen Gewebszylinder herausschneidet oder ob der Lungenherd seitlich vor der Nadelspitze ausweicht und die Nadel ins Leere trifft, das heißt in normales Lungenparenchym. Dies ist jedoch praktisch nie der Fall, wenn die Nadel in der ersten Ebene der Durchleuchtung exakt auf das Zentrum des Herdes ausgerichtet war.

Bei großen Herden mit ≥ 4 cm Durchmesser ist auch eine mehrfache, bis zu 3malige Punktion zulässig, um zu vermeiden, daß nur nekrotisches Material aus dem Zentrum des Herdes gewonnen wird.

Am Anfang der ganzen Untersuchung, wenn die Nadel zunächst in die Thoraxwand eingestochen wird, soll die genaue Bestimmung der Punktionsrichtung in aller Ruhe und Sorgfalt erfolgen, damit sich Punktionsstelle und Zentrum des Lungenherdes exakt decken. Anschließend, wenn die Nadel in die Lunge vorgeführt ist, darf aber nicht mehr viel Zeit mit Korrekturen vertan werden: Abgesehen von der zunehmenden Wahrscheinlichkeit eines Pneumothorax kann ein häufiges intraparenchymatöses Stochern mit der Nadelspitze zu Einblutungen führen, die die Kontur des Lungenherdes verschleiern und eine exakte Lokalisation unmöglich machen.

Wurde der Lungenherd fühlbar und sichtbar punktiert, kann der Unterdruck in der Spritze nachgelassen und die Nadel rasch herausgezogen werden. Zunächst wird der Inhalt der Spritze auf Objektträger entleert, dann wird das noch in der Nadel verbliebene Material mit einer luftgefüllten Spritze auf einen weiteren Objektträger ausgeblasen. Durch die Beimengung von Heparin sollte das stets etwas blutige Aspirat flüssig bleiben und einen oder mehrere Gewebezylinder erkennen lassen. Diese fadendünnen Biopsate werden mit der Spitze einer Injektionskanüle aufgenommen, in ein Transportröhrchen mit Fixierungsflüssigkeit eingelegt und zur histologischen Untersuchung eingesandt. Von denjenigen Objektträgern, auf denen sich neben Blut noch einige Gewebeteile befinden, die aber zu winzig sind, um sie mit der Nadelspitze einzusammeln, wird überschüssiges Blut mit einer seitlich an die Glaskante gehaltenen Kompresse aufgesaugt, wobei jedoch die kleinen Gewebeteile nicht mit entfernt werden dürfen. Auf diese Weise wird dem Zytologen, der sonst nur Erythrozyten sieht, die Arbeit erleichtert. Je nach Wunsch des Zytologen sind die Objektträger anschließend entweder luftzutrocknen oder mit einem Fixierungsmittel einzusprühen.

Konnte nur eine Feinnadel verwendet werden, wird der Inhalt der Nadel und gegebenenfalls auch die in der Spritze enthaltene Flüssigkeit (wenn es sich nicht nur um Blut handelt) auf einen Objektträger ausgeblasen und mit einem zweiten Objektträger ausgestrichen.

Kommt es im Anschluß an die Lungenpunktion zu einer Hämatemesis, wird der Patient seitlich gelagert, damit er gut abhusten kann. Für den Patienten ist das rote Sputum ein alarmierendes Signal, das ihn in Todesangst versetzt. Der Untersucher muß beruhigend auf ihn einwirken, bis die durchschnittlich 2 min, die bis zum spontanen Sistieren der Hämatemesis vergehen, vorüber sind. Es ist zweckmäßig, wenn der Untersucher, der noch Gummihandschuhe trägt, den Patienten in Kompressen husten läßt (nicht in Zellstoff, der an den Lippen sehr unappetitlich ist) und die roten Kompressen sofort aus dem Gesichtsfeld des Patienten entfernt.

Im Anschluß an die Punktion soll der Patient für 2 h so gelagert werden, daß das Punktionsloch in der Pleura am tiefsten Punkt der Thoraxhöhle liegt. Auf diese Weise hat die Lunge Gelegenheit, gemäß ihrer Schwerkraft das Loch zu komprimieren.

Würde die Punktionsstelle nicht nach unten verlagert, könnten Unterdruck im Pleuraspalt und Eigengewicht der Lunge synergistisch wirken und den Luftaustritt aus der Pleuraöffnung fördern.

Der Patient muß nach der Punktion mindestens 24 h in stationärer Beobachtung bleiben. 4 h nach der Punktion ist eine Thoraxübersichtsaufnahme in Exspiratonsstellung anzufertigen (falls klinische Symptome auftreten, die auf eine Komplikation hinweisen, natürlich entsprechend früher). Ein schmaler, symptomloser Mantelpneumothorax kann zunächst beobachtet und nach 24 h kontrolliert werden. Vergrößert er sich oder klagt der Patient über Atemnot, ist eine Monaldi-Drainage indiziert.

Untersuchungsablauf zur Punktion eines Herdes in der Lunge, im Mediastinum oder in der Thoraxwand unter CT-Kontrolle

Besteht bei einem im CT sichtbaren Herd unklarer Dignität die Indikation zur histologischen Abklärung mittels transthorakaler Punktion, ist zu prüfen, ob die Untersuchung unter Durchleuchtungs- oder unter CT-Kontrolle durchgeführt werden soll. Ausreichend große (Durchmesser ≥ 1 cm), gut sichtbare und gegen die Umgebung gut abgegrenzte intrapulmonale Herde sind für eine durchleuchtungsgezielte Punktion geeignet. Auch Raumforderungen oder Osteolysen in der Thoraxwand können auf diese Weise punktiert werden. Alle anderen Herde sollten unter CT-Kontrolle punktiert werden, insbesondere, wenn sie in enger Nachbarschaft zu großen Blutgefäßen, zum Herzen oder zum Ösophagus liegen oder wenn Skelettanteile den Zugang erschweren.

Zunächst hat der Untersucher den Zugangsweg festzulegen. Hindernisse für die Punktionsnadel können Knochen sein, die den Weg mechanisch versperren, und Organe, die von der Nadel nicht penetriert werden dürfen. Stets ist der kürzeste und gefahrenärmste Weg zu wählen. Die Punktion mehrerer Pleurablätter ist möglichst zu vermeiden. Ein dorsaler oder lateraler Zugang ist wegen der anschließenden Lagerung des Patienten auf die Punktionsstelle zu bevorzugen.

Wenn auf dem diagnostischen CT-Schnitt, auf dem der Herd am besten abgebildet ist, kein geeigneter Punktionsweg auszumachen ist, kann eine Reihe von Kunstgriffen angewandt werden:

- **CT-Scan in Exspiration:** Die kaudalen Anteile der Lunge werden nach kranial verlagert. Die Pleura visceralis hat eine kleinere Kontaktfläche mit der Thoraxwand, so daß besonders an den seitlichen Konturen des Mediastinums etwas mehr Platz entsteht: die Punktion von 2 Blättern der Pleura parietalis ist harmlos, wenn die dazwischenliegende Lunge in Exspiration zurückgewichen ist.
- **Kippung der Gantry:** Durch Änderung des Einstichwinkels können eine störende Rippe, ein Wirbelkörperquerfortsatz, ein Schulterblatt, ein Schlüsselbein oder die Oberkante des Manubrium sterni umgangen werden; manchmal läßt sich auch ein großes Blutgefäß vermeiden.
- **Abdrängung der Pleura parietalis durch Unterspritzung physiologischer Kochsalzlösung:** Der von lockerem Bindegewebe ausgefüllte Spaltraum zwischen Brustwirbelkörpern und Lunge im dorsalen Paravertebralraum oder zwischen rechter und linker Lunge im vorderen Mediastinum kann artifiziell verbreitert werden, indem bis zu 100 oder 200 ml physiologischer Kochsalzlösung mit einer dünnen Nadel (z.B. Chiba-Nadel) unter langsamem Vorschieben der Nadelspitze und wiederholter CT-Kontrolle injiziert werden. Auf diese Weise läßt sich neben der Wirbelsäule oder hinter dem Sternum Platz schaffen, um eine Stanzbiopsiekanüle ohne Verletzung der Pleura visceralis in das Mediastinum vorzuführen.
- **Angulierung der Nadelrichtung im Verhältnis zur Gantryneigung:** Auf einen Vorteil der CT-gesteuerten Punktion, nämlich die überlagerungsfreie Darstellung der Nadellage in ihrer gesamten Länge, muß gelegentlich verzichtet werden. Wenn es auch nach Kippung der Gantry unmöglich ist, einen Weg in der Richtung der CT-Schnittebene zu finden, weil z.B. Skelettanteile die Passage versperren, muß ein zur Ebene der Gantry schräger Zugangswinkel gewählt werden. Dies betrifft z.B. Lymphknoten hinter dem Sternum oder pleuranahe Lungenherde unter dem Schulterblatt.

Eine schräge Stichrichtung ist mit 2 Nachteilen verbunden:

1. Je stärker der Einstichwinkel von der Ebene der Gantry abweicht, desto größer muß die Entfernung der Einstichstelle in die Haut von der Ebene desjenigen CT-Schnitts sein, in der sich der Herd befindet.

   Wenn ein Einstichwinkel von 45° gewählt werden kann, ist die Entfernung der Einstichstelle von der Schnittebene gleich der Entfernung des Herdes von der Hautoberfläche.

   Für andere Einstichwinkel α könnte die Entfernung s der Einstichstelle von der Schnittebene in Abhängigkeit von der Tiefe des Herdes d theoretisch berechnet werden ($s = \tan \alpha \cdot d$), doch sind so exakte stereotaktische Bemühungen an der Lunge und am Mediastinum wegen der Verschieblichkeit der Herde und der Variabilität der Atemlage von begrenztem Wert. In sehr viel größerem Maße kommt es auf das räumliche Vorstellungsvermögen des Untersuchers an, der mit der Nadel den Hindernissen ausweicht.

2. Bei schräg verlaufender Nadel ist für jede Positionskontrolle eine vollständige Serie von CT-Schnitten erforderlich, die den Verlauf der Nadel wiedergibt, bis ihre Spitze zum ersten Mal nicht mehr erfaßt wird.

- **Passage atelektatischer Lungenbezirke:** Wenn zur Punktion einer hilären oder mediastinalen Raumforderung kein extrapleuraler Weg möglich ist, kann eine evtl. bestehende Atelektase ausgenutzt werden. Beim Weg der Punktionsnadel durch die atelektatische Lunge besteht praktisch keine Gefahr eines Pneumothorax.

Konnte ein geeigneter Punktionsweg auf den diagnostischen CT-Schnitten festgelegt werden, wird der Patient so auf den Untersuchungstisch gelagert, daß die Punktionsstelle frei zugänglich ist und der Patient seine Position stabil beibehalten kann. Meist müssen die Arme über den Kopf erhoben werden, wodurch sich die Lagebeziehung zwischen Thoraxwand und Herd im Vergleich zu den diagnostischen Scans verändert. Soll eine mediastinale Raumforderung punktiert werden, erhält der Patient eine Venenverweilkanüle, die auch bei eleviertem oder abgewinkeltem Arm die Bolusinjektion von Kontrastmittel gestattet. Damit der Patient während der Untersuchung seine Lage nicht verändern muß, wird eine Infusion mit Ringer-Lösung zum Offenhalten der Kanüle angeschlossen.

An der voraussichtlichen Punktionsstelle werden Markierungen auf der Haut angebracht, die die exakte Bestimmung des Einstichorts erleichtern (der Körperform angepaßte, gebogene Schablone aus 0,5 mm dickem Aluminium mit Markierungsschlitzen oder behelfsmäßig Katheterstücke, Ampullensägen o.ä., die mit je 1–2 cm Abstand voneinander mit einem Pflasterstreifen gürtelförmig auf der Haut befestigt werden). Auf den dann in definierter Atemphase angefertigten CT-Schnitten werden Winkel und Strecken des Punktionsweges mit Hilfe der CT-Software ausgemessen, den Markierungen zugeordnet und anschließend mit permanentem Filzstift auf der Haut des Patienten eingezeichnet. Die Hilfemittel zur Markierung werden entfernt.

Der Patient wird so weit aus der Gantry herausgefahren, daß der Untersucher freien Zugang zur Punktionsstelle hat. Diese wird großflächig desinfiziert und steril abgedeckt. Die Lokalanästhesie wird zunächst nur bis zur Pleura oder bis zu den ersten anatomisch heiklen Strukturen durchgeführt. Dann erste CT-Kontrolle der Anästhesienadel in stets exakt derselben Atemphase: die Nadelspitze muß auf den Herd weisen.

Cave!

Wenn beim Vorführen der Anästhesie- oder der Punktionsnadel Schmerzen auftreten, vermindert sich reflektorisch die Atemtiefe, auch wenn sich der Patient willentlich alle Mühe gibt, bei den CT-Schnitten immer dieselbe Atemphase einzuhalten.

Soll ein intrapulmonaler Herd punktiert werden, ist die Lokalanästhesie mit Betäubung der Pleura beendet. Bei mediastinalen Herden ist die Infiltration von Lokalanästhetikum durch eine *dünne* Kanüle schrittweise unter wiederholter CT-Kontrolle fortzusetzen, bis die äußere Kontur des Herdes erreicht ist. Dann wird die Anästhesiekanüle gegen die mit Heparin gespülte Punktionsnadel ausgewechselt und die Stichrichtung beibehalten.

Je größer der Herd ist, desto größer ist die Wahrscheinlichkeit zentraler Nekrosen. Die Biopsie sollte daher in diesen Fällen tangential aus dem Randbereich mit noch vitalem Gewebe entnommen werden. Bei einem hilusnahen Prozeß mit Atelektase muß die zentrale Raumforderung punktiert werden, nicht die luftleere Lunge distal des Bronchusverschlusses oder eine poststenotische Pneumonie. In jedem Fall muß auch das Einführen der Punktionsnadel schrittweise erfolgen und durch neue CT-Schnitte kontrolliert werden.

Besonders bei mediastinalen Raumforderungen muß eine Läsion der großen Gefäße vermieden werden. Wenn sie sich schlecht abgrenzen lassen, weil zu wenig mediastinales Fettgewebe vorhanden ist oder weil sie von der Raumforderung ummauert werden, ist eine Kontrastierung unumgänglich. Die Kontrastmittelgabe muß jedoch sorgfältig geplant sein, da sie nicht öfter als 3mal erfolgen kann.

Beim Zugang von ventral ist eine Gefäßkontrastierung erforderlich, um die A. mammaria interna zu vermeiden.

Der Zugang von dorsal sollte möglichst von rechts erfolgen, damit nicht die Aorta ascendens im Weg ist. Allerdings kann der Ösophagus ähnlich hinderlich sein. In der Regel kann die Nadel ohne Zuhilfenahme von Kontrastmittel bis an die Wirbelkörperseitenfläche vorgeschoben werden (ggf. mit Abdrängung der Pleura durch Unterspritzung von Kochsalzlösung). Der weitere Punktionsweg, z.B. zu subkarinalen Lymphknoten, sollte erst nach Kontrastmittelinjektion fortgesetzt werden, um u.a. die V. azygos zu umgehen. Auch wegen möglicher Gefäßvarianten und Abweichungen vom normalen Gefäßverlauf ist bei der Punktion mediastinaler Raumforderungen wenigstens eine Kontrastmittelserie während des Einstechens der Nadel zu fordern.

Hat die Nadelspitze die äußere Kontur des Herdes erreicht und ist sie exakt ausgerichtet (Dokumentation durch einen CT-Schnitt), wird der Mandrin zurückgezogen und eine mit Heparin gespülte 20-ml-Spritze aufgesetzt. Mit einer Hand erzeugt der Untersucher kontinuierlichen Unterdruck, mit der anderen fixiert er die Richtung der Nadel und umfaßt sie mit 2 Fingern in derjenigen Entfernung von der Hautoberfläche, die dem Durchmesser des Herdes bzw. der ohne Gefährdung möglichen Stichtiefe entspricht. Anschließend wird die Nadel rasch 3mal eingestochen und dann zurückgezogen. Bei intrapulmonalen Herden vermindert nur eine äußerst exakte Ausrichtung der Nadelspitze die Wahrscheinlichkeit, daß der Herd beim Punktionsvorgang ausweicht. Besonders Hamartome und Tuberkulome bestehen aus derbem Gewebe, das die Materialgewinnung erschwert. Andererseits sind es gerade diese relativ häufigen Raumforderungen, die bei eindeutiger histologischer Diagnose nicht operiert werden müssen.

Liegt der zu untersuchende Herd in unmittelbarer Nachbarschaft eines großen Blutgefäßes, so wird nur ein einziger Punktionsvorgang durchgeführt.

Multiple Punktionen in fächerförmiger Ausrichtung sind nur zulässig, wenn der Herd entsprechend groß ist, wenn er in der Nähe der Thoraxwand liegt und wenn keine heiklen Organe in der Nachbarschaft vorhanden sind.

Die Verarbeitung der gewonnenen Materials ist im vorangehenden Abschnitt über die durchleuchtungsgezielte Punktion beschrieben.

■ **Vorsichtsmaßregeln**

- Sorgfältige Patientenaufklärung mit Vorbereitung auf mögliche Komplikationen.
- Einstich an der Rippenoberkante.
- Interlobarspalte meiden (keine mehrfache Pleurapassage mit der Nadel).

- Lungenareale mit subpeleuralem Emphysem meiden.
- Möglichst senkrechte oder horizontale Stichrichtung wählen. Jede Angulierung kompliziert und verlängert die Untersuchung.
- Wenn möglich, Material zur histologischen Untersuchung gewinnen. Feinnadelbiopsien sind oft unzureichend. Selbst wenn zytologisch die Malignität eines Herdes gesichert werden kann, ist ohne Artdiagnose meist keine Therapieplanung möglich.

24•3 Skelett

W.S. Rau

Bei keinem anderen Organsystem des Körpers ermöglicht die einfache Röntgenna-tivdiagnostik so weitgehende diagnostische Aussagen wie bei Skelettläsionen. In vielen Fällen kann nicht nur die Dignität, sondern auch die Artdiagnose ohne weitere Hilfsmittel gesichert werden. Ist jedoch eine untypische Skelettläsion selbst von Radiologen mit spezieller Erfahrung nicht mit ausreichender Genauigkeit zu klassifizieren und liefern auch zusätzliche Verfahren wie die Magnetresonanztomo-graphie keinen diagnostischen Beitrag, so muß eine Probebiopsie dann erfolgen, wenn das weitere therapeutische Vorgehen von der histologischen Diagnose ab-hängt. Eine „Verlaufskontrolle" ist in der Regel nicht gerechtfertigt und kommt auf keinen Fall in Frage, wenn die Stabilität tragender Skelettanteile gefährdet ist.

Während die durchleuchtungs- oder CT-gezielte Punktion bei Läsionen nahe der Hautoberfläche keine Probleme bereitet, erhöhen sich die technischen Schwierigkei-ten bei Herden in größerer Tiefe, vor allem bei der häufigen Lokalisation in Wirbel-körpern. Eine chirurgische Probeexzision würde in diesen Fällen einen unverhält-nismäßig großen operativen Eingriff erfordern. Aber auch die röntgenologisch ge-zielte Stanzbiopsie kann durch die Nähe von Spinalkanal und Blutgefäßen Kompli-kationen hervorrufen. Im folgenden soll daher vor allem auf die Punktionstechnik der Wirbelkörper eingegangen werden.

Die Punktion der Wirbelkörper einschließlich des Os sacrum kann sowohl unter Durchleuchtungskontrolle mittels C-Bogen als auch mit Hilfe der Computertomo-graphie erfolgen.

Vorteil der *durchleuchtungsgezielten Biopsie* ist die kürzere Zeit, die für den Eingriff benötigt wird, die leichtere Möglichkeit eines zur Längsachse des Patienten angulierten Zugangsweges und das Fehlen von Metallartefakten im CT-Schnitt bei Verwendung eines kaliberstärkeren Punktionsbestecks. Die *CT-gesteuerte Punktion* bietet Vorteile bei engen anatomischen Verhältnissen (z.B. der mittleren Brustwir-belsäule) und der riskanten Nähe von Organen, die nicht perforiert werden dürfen.

Der Erfindungsreichtum mehrerer Medizinergenerationen hat eine große Zahl von Instrumenten hinterlassen, mit denen Material aus dem Körperinnern zur histologischen Untersuchung gewonnen werden kann (Ackermann, Craig, Ellis, Hauenstein, Jamshidi, Ottolenghi, Silverman, Turkel etc.). Da es praktisch nicht möglich ist, die Vor- und Nachteile aller dieser Bestecke auszuprobieren, sollte man sich auf einige wenige Instrumente beschränken, diese aber in ihrer Handhabung beherrschen. Um Stanzbiopsien aus spongiösem Knochen zu erhalten, hat sich bei uns die Jamshidi-Nadel am besten bewährt. Sie ist mit ihrem Außendurchmesser von 3 mm ein geeigneter Kompromiß zwischen der Forderung des Pathologen nach möglichst viel Material (u.U. auch zur morphometrischen Auswertung) und dem Wunsch des Patienten nach einem möglichst kleinen, ungefährlichen und schonenden Eingriff.

Die Verwendung dünnerer Punktionsbestecke bedeutet keinerlei Vorteil für den Patienten: weder hat er weniger Schmerzen beim Punktionsvorgang noch ist die Komplikationsrate geringer. Nur der Pathologe hat mit weniger Material entsprechend größere Schwierigkeiten, was sich wiederum zum Nachteil des Patienten auswirkt.

Neben diesen technischen Hilfsmitteln ist es besonders wichtig, mit einem Pathologen zusammenzuarbeiten, der spezielle Kenntnisse in der Knochenpathologie besitzt und mit dem zusammen die Klinik und die Röntgenmorphologie besprochen werden.

■ Indikationen

- Jede untypische Skelettläsion, wenn nur durch die histologische Untersuchung Aufschluß über die Dignität und die Artdiagnose zu gewinnen ist *und* wenn sich aus dem histologischen Befund aller Voraussicht nach therapeutische Konsequenzen ergeben.
- Metastasenverdacht bei Patienten mit einem Malignom, wenn differentialdiagnostisch auch eine benigne Ursache (z.B. Wirbelkörpersinterung infolge Osteoporose oder Hämangiom) möglich ist und wenn bei Metastasennachweis eine Therapiemöglichkeit besteht.
- Bei röntgenologisch sicheren Entzündungszeichen: Differenzierung des Infektionserregers und Empfindlichkeitstestung bzw. Nachweis einer nichtinfektiösen Entzündung.
- Bei diffusen Knochenerkrankungen (z.B. Osteopenien verschiedener Genese) und bei hämatologischen Erkrankungen können durch die durchleuchtungsgezielte Biopsie aus dem dorsalen Beckenkamm für morphometrische Untersuchungen sehr viel längere Stanzzylinder gewonnen werden ($\geq$ 5 cm) als bei nur palpatorisch kontrolliertem Punktionsweg.

■ Kontraindikationen

- Mangelhafte Blutgerinnung, besonders wenn die zu punktierende Läsion in der Tiefe des Körpers liegt und die Eintrittsstelle der Nadel in den Knochen nicht komprimiert werden kann.
- Anatomische Unmöglichkeit, einen gefahrlosen Punktionsweg ohne Verletzung wichtiger Organe zu wählen.
- Unmittelbare Indikation zu einem operativen Eingriff ohne Abwarten der histologischen Diagnose (z.B. Notwendigkeit einer sofortigen Laminektomie bei beginnender Rückenmarkkompression oder Stabilisierung eines tragenden Knochens bei drohender pathologischer Fraktur).

■ Komplikationen

Die Komplikationsrate bei Stanzbiopsien aus dem Knochen scheint nach Literaturangaben nicht höher zu sein als bei anderen perkutanen Punktionen. Speziell nach Biopsien aus Wirbelkörpern wurde über Einzelfälle mit den folgenden Komplikationen berichtet:

- lokales Hämatom,
- Hämatothorax,
- Pneumothorax,
- Pneumothorax mit Keimverschleppung und E.-coli-Pneumonie,
- tuberkulöser Abszeß im Verlauf des Stichkanals,
- epidurales Hämatom mit Paraplegie nach Punktion des 3. Lendenwirbels,
- vorübergehende Quadriparese nach Nadelaspiration zur Gewinnung bakteriologischen Materials aus dem Segment C 5/6,
- Paralyse der unteren Extremitäten und der Blase nach Punktion des Zwischenwirbelraums Th 12/L 1 mit einer Craig-Nadel in Allgemeinnarkose,
- Fußheberschwäche nach Punktion der unteren Lendenwirbelsäule.

Im eigenen Patientengut trat bei bisher über 700 Stanzbiopsien aus den verschiedensten Skelettregionen, überwiegend jedoch der Wirbelsäule, eine einzige Komplikation auf: bei einem Patienten mit Spondylodiszitis L 4/5 wurde die Lumbalarterie dieses Segmentes getroffen und es entwickelte sich ein ausgedehntes retroperitoneales Hämatom, das innerhalb von 3 Tagen kontinuierlich an Größe zunahm und schließlich durch Embolisation der Lumbalarterie behandelt werden mußte. Bei der späteren operativen Stabilisierung des Bewegungssegmentes wurde es ausgeräumt.

Vorbereitung des Patienten

Beim Aufklärungsgespräch ist der Patient in die Lage zu versetzen, zwischen den Risiken der Stanzbiopsie (in Lokalanästhesie) und den Risiken der operativen Probeexzision (in Narkose) abzuwägen.

In der Regel handelt es sich um einen elektiven Eingriff, bei dem die Parameter der Blutgerinnung vorliegen müssen. Gegebenenfalls ist eine Substitutionsbehandlung vorzunehmen.

Der Patient ist so zu lagern, daß der Zugangsweg frei zugänglich ist und sorgfältig desinfiziert werden kann. Gleichzeitig soll der Patient seine Lage für einige Zeit bequem und stabil beibehalten können. Die Desinfektion hat nach allen Kautelen der Asepsis zu erfolgen: Großflächige Rasur der Körperbehaarung, Abtupfen mit breitem Pflasterstreifen, ggf. Entfettung der Haut mit Waschbenzin, Einsprühen mit einem alkoholischen Desinfektionsmittel (Einwirkungszeit nach Angabe, mindestens 3 min), anschließend mehrfaches Abwaschen der Haut mit einem in einer Kornzange festgeklemmten und satt mit einem jodhaltigen Desinfektionsmittel getränkten Tupfer. Mit dem Tupfer ist deutlicher Druck auf die Haut auszuüben, während kreisende Bewegungen aufgeführt werden, die an der Punktionsstelle beginnen und sich spiralförmig, mit langsam größer werdendem Radius festsetzen, bis ein Durchmesser von etwa 30 cm erreicht ist. Ist die Peripherie der zu desinfizierenden Fläche erreicht, wird der Tupfer verworfen und mit einem neuen, frisch getränkten Tupfer im Zentrum neu begonnen. Anschließend Abdecken mit sterilen Tüchern. Der Untersucher trägt Kopfhaube, Mundschutz, sterilen Kittel und sterile Handschuhe.

Vorbereitung der Untersuchung durch MTRA

Die Vorbereitung ähnelt derjenigen zur Angiographie. Wenn vorhanden, kann das steril verpackte Set mit Kitteln und Abdecktüchern für die Angiographie benutzt werden.

Instrumente und Verbrauchsmaterial:
- Kopfhaube und Mundschutz,
- Metallstab (ca. 50 cm lang),
- dicker Filzstift mit permanenter schwarzer Farbe,
- alkoholisches Desinfektionsmittel,
- jodhaltiges Desinfektionsmittel,
- Lokalanästhetikum 1%ig, 6 Amp. zu 10 ml,
- physiologische Kochsalzlösung, 2 Amp. zu 10 ml,
- Spritzen, 20 ml,
- Injektionsnadeln, $\geq$ 10 cm lang,
- Objektträger für Abrollpräparate zur Zytologie,
- Fixierungsmittel für zytologische Präparate (falls der Zytologe nicht luftgetrocknete Ausstriche bevorzugt),
- Transportverpackung für Objektträger,
- kleines Transportgefäß mit Schraubdeckel und Fixierungsflüssigkeit für histologische Präparate (u.U. verschiedene Fixierungslösungen für Hämatologie, Onkologie und Osteologie),
- sterile Kittel, Handschuhe und Abdecktücher wie zur Angiographie,
- vorbereitetes, steriles Set zur Knochenpunktion:
  Jamshidi-Nadel [15 cm nutzbare Schaftlänge, 4 mm Außendurchmesser, 2 mm Innendurchmesser (für Kinder evtl. Nadel mit 2 mm Außendurchmesser)],
  scharfer Mandrin,
  stumpfer Mandrin zum Ausstoßen des Knochenzylinders,
  Schale zur Aufnahme des jodhaltigen Desinfektionsmittels,
  Tupferhalter oder Kornzange,
  Kompressen und Tupfer.

Untersuchungsgang

Anamnese und Vorbefunde

Mit der Vorgeschichte, den klinischen Untersuchungsergebnissen und den kompletten radiologischen Befunden hat sich der Untersucher schon anläßlich seiner differentialdiagnostischen Erwägungen vertraut gemacht. Auch wenn eine durchleuchtungsgezielte Punktion durchgeführt werden soll, ist es sinnvoll, sich die CT- oder

MR-Schnitte zu vergegenwärtigen, um alle Informationen über die Lokalisation des Herdes und die Anatomie des Zugangsweges zur Verfügung zu haben.

Untersuchungsablauf

Zunächst wird die Punktionsstelle festgelegt und mit permanentem Filzstift markiert. Dann erfolgen nach chirurgischer Händedesinfektion und steriler Einkleidung des Untersuchers die 2malige Desinfektion und das sterile Abdecken des Patienten.

Untersuchungsablauf zur Punktion eines Lendenwirbels unter Durchleuchtung

Der Patient befindet sich in Bauchlage. Die Punktion erfolgt – ähnlich wie früher die lumbale Aortographie – in der Regel von links. Nur bei Prozessen, die rechts laterodorsal im Wirbelkörper liegen, erfolgt der Einstich von rechts. Der betroffene Wirbel wird zunächst mit Hilfe des 50 cm langen Metallstabes unter Durchleuchtung lokalisiert und auf der Hautoberfläche markiert. Der C-Bogen wird so geschwenkt, daß der Zentralstrahl parallel zu Grund- und Deckplatte verläuft. Als Zugangsweg biete sich der Raum zwischen 2 Processus costarii der Lendenwirbel an. Die Einstichstelle befindet sich 6–9 cm neben der Dornfortsatzreihe, je nach Dicke des Patienten. Die Nadel soll in einem Winkel von 35–45° zur Frontalebene auf die dorsolaterale Kante des Wirbelkörpers auftreffen. Für die Wirbelköper Th 12 bis L 3 zeigt die Nadelspitze dabei leicht nach kranial, für L 4 liegt die Nadel etwa senkrecht zur Längsachse des Patienten, und für L 5 bis S 1 zeigt sie deutlich nach kaudal, da der Beckenkamm umgangen werden muß. Einstichstelle und Verlaufsrichtung werden mit dem permanenten Filzstift auf der Haut markiert. Anschließend Desinfektion (wie unter „Vorbereitung des Patienten" beschrieben) und Abdecken mit sterilen Tüchern.

Injektion von 20 ml 1%igem Lokalanästhetikum mit einer langen, dünnen Kanüle: zunächst Hautquaddel an der Einstichstelle, dann Infiltration des Stichkanals, schließlich Depot am Periost. Die korrekte Lage der Nadelspitze an der dorsolateralen Kontur des zu punktierenden Wirbelkörpers wird durch Aufnahmen in 2 Ebenen kontrolliert und dokumentiert.

Wenn nicht der Wirbelkörper, sondern der Zwischenwirbelraum punktiert werden soll, kreuzt in der Regel die Nervenwurzel den unmittelbaren Zugangsweg. Beim Vorführen der Injektionsnadel zur Lokalanästhesie gibt der Patient plötzlich einen heftigen elektrisierenden Schmerz im Bein an. Unter Umständen zuckt er vor Schmerz und Schreck so heftig zusammen, daß die Nadelspitze unkontrollierbar an einer unerwünschten Stelle eingerammt wird. Aus diesem Grund empfiehlt es sich, den Zwischenwirbelraum nicht direkt anzusteuern, sondern die Nadel mit einem Winkel von ca. 20° zur Körperlängsachse an der dorsolateralen Kante des darüber- oder des darunterliegenden Wirbels anzusetzen, die Grund- oder Deckplatte schräg zu passieren und den Zwischenwirbelraum erst dann zu erreichen. Bei Spondylodiszitiden hat dieses Vorgehen den weiteren Effekt, daß auf jeden Fall etwas spongiöser, entzündlich infiltrierter Knochen gewonnen wird und nicht nur spärliche, weiche Gewebefetzen der ehemaligen Bandscheibe.

Nach der Lokalanästhesie Stichinzision in die Hautquaddel und Einführen der

Jamshidi-Nadel unmittelbar neben der Anästhesiekanüle und streng parallel zu ihr. Der Lauf der Nadel wird unter Durchleuchtung verfolgt und die exakte Lage an der dorsolateralen Kontur des Wirbelkörpers wiederum durch Aufnahmen in 2 Ebenen dokumentiert.

Die Anästhesiekanüle wird jetzt entfernt. Mit dem Mandrin der Jamshidi-Nadel wird eine kleine Vertiefung in die Wirbelkörperkortikalis gedrückt, damit die Schneide der Stanznadel nicht abgleitet. Gibt der Patient dabei noch Schmerzen an, wird auf den Schaft der Jamshidi-Nadel eine Spritze mit Luer-Konus aufgesetzt und Lokalanästhetikum nachgegeben. (Bei größeren Mengen Lokalanästhetikum ist einerseits an die kardialen Nebenwirkungen zu denken. Andererseits wird nicht nur die Schmerzempfindung, sondern auch die motorische Nervenleitung betäubt. Am Ende der Untersuchung stellt der Patient dann mit großem Erschrecken fest, daß sein Bein gelähmt ist. Diese Wirkung des Lokalanästhetikums ist nach 1 h abgeklungen; andernfalls muß befürchtet werden, daß ein Hämatom die motorische Lähmung verursacht hat.)

Nach Entfernen ihres scharfen Mandrins wird die Jamshidi-Nadel unter gleichmäßigen, gegensinnigen (Hin- und Her-)Drehbewegungen in die Wirbelspongiosa oder in den Zwischenwirbelraum vorgeführt. Bei stark sklerosiertem Knochen ist hierzu gelegentlich Kraft erforderlich. Ein häufiges Absetzen der Drehbewegungen oder ein Wechsel der Hand sind zu vermeiden, da sonst kein zusammenhängender Knochenzylinder gewonnen wird, sondern bestenfalls kleinere frakturierte Bröckel. Auch wenn sehr starker Druck ausgeübt werden muß, sollte der Patient keinen scharfen Schmerz spüren, sondern lediglich ein dumpfes Fremdkörpergefühl. (Ausnahme: bei einer floriden Ostitis scheint das Vorführen der Nadel ziemlich regelmäßig mit Schmerzen verbunden zu sein. In diesem Fall sind zusätzlich Analgetika und Sedativa intravenös zu verabreichen.)

Die Nadel ist ausreichend tief in den Wirbelkörper eingedrungen, wenn sie jenseits des pathologisch veränderten Herdes wieder normale Spongiosa erreicht hat, spätestens aber dann, wenn sie an die gegenüberliegende Kontur des Wirbelkörpers heranreicht. Dieser Moment ist mittels Durchleuchtung in 2 Ebenen sorgfältig abzupassen, doch kann ein kooperativer Patient mithelfen, das exakte Ende des Punktionsvorgangs zu bestimmen: er spürt genau, wann die Jamshidi-Nadel das nicht anästhesierte Periost der Gegenseite berührt. Deshalb ist jeder Patient anzuhalten, den Beginn eines neuen Schmerzempfindens, das über den dumpfen Druck beim Vorführen der Nadel hinausgeht, sofort mitzuteilen. Abschließend wird die Nadellage wiederum in 2 Ebenen dokumentiert. Diese Aufnahmen sind der Beweis für die korrekte Punktionsrichtung und -tiefe.

Bevor man die Nadel entfernt, ist sie ohne Vorwärtsdruck mehrmals in derselben Richtung um je 360° zu drehen und danach kräftig in verschiedene Richtungen seitlich zu rütteln, damit der ausgestanzte Knochenzylinder in der Tiefe abbricht und sich herausziehen läßt. Unter Umständen kann versucht werden, das Vorgehen am (oberflächlicher gelegenen) Beckenkamm zu imitieren: die Nadel wird um wenige Millimeter zurückgezogen, möglichst stark abgewinkelt und um dieselbe Anzahl von Millimetern wieder vorgeführt, damit der Knochenzylinder in der Tiefe quasi schräg abgeschnitten wird. Dann wird eine 20-ml-Spritze aufgesetzt, kontinuierlicher Unterdruck erzeugt und die Nadel unter leichtem Hin- und Herdrehen herausgezogen. Meist muß der Stanzzylinder von der Spitze der Nadel her mit dem stumpfen Mandrin in Richtung Handgriff ausgestoßen werden. Die Nadel ist dann deutlich bis in das Periost der gegenüberliegenden Seite vorzuführen.

Wenn eine zytologische Untersuchung sinnvoll ist, wird der Knochenzylinder zunächst auf mehreren Objektträger abgerollt. Je nach Wunsch des Zytologen sind die Objektträger entweder mit einem Fixierungsmittel einzusprühen oder luftzutrocknen. Ist eine bakteriologische Untersuchung indiziert, werden Spritze und Nadel mit 5 ml physiologischer Kochsalzlösung durchspült und der Knochenzylinder in einem kleinen sterilen Gefäß mit derselben Flüssigkeit abgewaschen. Konnte ausreichend viel Material gewonnen werden, erhält auch der Bakteriologe einige Millimeter des Stanzzylinders, und zwar vorzugsweise weiches Gewebe. Die Spülflüssigkeit und ggf. das Knochenstückchen werden in einem entsprechenden Nährmedium zur Untersuchung verschickt.

> **Merke!**
>
> Als Spülflüssigkeit für bakteriologische Untersuchungen ist physiologische Kochsalzlösung zu benutzen. Keinesfalls darf dafür das Lokalanästhetikum verwendet werden, da es auch in geringer Konzentration bakteriostatisch wirkt.

Der Knochenzylinder selbst wird in einem kleinen Transportgefäß mit Fixierungsflüssigkeit zur histologischen Untersuchung geschickt.

Der Patient bleibt nach der Untersuchung für 30 min liegen in der Röntgenabteilung zur Überwachung von Puls, Blutdruck und Nervenversorgung der unteren Extremitäten.

Untersuchungsablauf zur Punktion eines Brustwirbels unter Durchleuchtung

Vor allem in der mittleren Brustwirbelsäule von Th 2 bis Th 9 lassen Interkostalarterien, V. azygos, V. hemiazygos, Aorta und vor allem die Pleura kaum einen Zugangsweg für die Nadel frei. Die Thoraxhöhle wölbt sich neben den Brustwirbeln weiter nach dorsal vor als die Bauchhöhle neben den Lendenwirbeln. Die Rückenmuskulatur ist thorakal viel schwächer ausgebildet als lumbal.

Die Einstichstelle für die Punktion von Brustwirbelkörpern darf dementsprechend nur 4–6 cm von der Dornfortsatzreihe entfernt liegen, sonst wird die Pleura zwangsläufig tangiert.

Bei Herden in der Brustwirbelsäule sollte schon aus diagnostischen Gründen stets eine Computertomographie oder Magnetresonanztomographie vorliegen. Der Untersucher muß sich vergewissern, ob der Platz zwischen Wirbelkörper und Pleura für den Weg der Nadel ausreicht. Ist dies nicht der Fall, muß die Untersuchung unter CT-Kontrolle durchgeführt werden, damit beobachtet werden kann, wie durch die Injektion von Kochsalzlösung die Pleura verlagert und für den Punktionsweg Platz geschaffen wird.

Ist der Platz ausreichend, kann die CT- oder MR-Untersuchung auch bei der durchleuchtungsgezielten Punktion zu Hilfe genommen werden, um die günstigste Entfernung der Einstichstelle von der Dornfortsatzreihe festzulegen; in der Regel sind dies 4–6 cm. Der Winkel zur Sagittalebene beträgt dann etwa 35°. Steil nach kaudal gerichtete Rippchen können es erforderlich machen, einen Interkostalraum höher einzugehen als es dem Segment der Läsion entspricht. In jedem Fall ist mit der Nadelspitze die *Oberkante* der Rippe zu ertasten, um die an der Unterkante der nächsthöheren Rippe verlaufende Interkostalarterie zu vermeiden. Wegen der mediastinalen Gefäße ist sorgfältig darauf zu achten, daß die Nadelspitze nicht zu weit vorgeführt wird. Auch bei engem Interkostalraum muß die Nadelspitze die aus dem Foramen intervertebrale austretende Nervenwurzel vermeiden. Gegebenenfalls ist eine steilere (zur Körperlängsachse stärker angulierte) Punktionsrichtung zu wählen, evtl. sogar unter Benutzung des nächsthöheren (selten: des nächsttieferen) Interkostalraums.

Untersuchungsablauf zur Punktion eines Brustwirbels unter CT-Kontrolle

Bei jungen, schlanken Patienten und bei Emphysematikern reicht der Raum zwischen Wirbelkörper und Pleura oft nicht aus, um die Punktionsnadel ohne Risiko vorzuführen. In diesem Fall muß der erforderliche Platz künstlich erzeugt werden: Im Verlauf der Lokalanästhesie wird die Spitze der Injektionsnadel so weit eingestochen, wie es gefahrlos möglich ist, und soviel physiologische Kochsalzlösung unter die Pleura instilliert (100 ml und mehr), bis ein größeres Depot im lockeren Fettgewebe entsteht, das die Pleura parietalis um 10–15 mm vom Wirbel wegdrängt. Dann wird die Nadel schrittweise und in stetigem Wechsel der Injektion von Lokalanästhetikum und Kochsalzlösung bis zur dorsolateralen Kante des Wirbelkörpers vorgeführt. Das restliche Lokalanästhetikum wird als Depot am Periost injiziert. Alle diese Schritte sind durch wiederholte kurze CT-Scans zu kontrollieren. Die Gantryneigung ist vorzugsweise der Ebene der nächstliegenden Grund- oder Deckplatte anzupassen.

Wenn genügend Platz für die Jamshidi-Nadel erzeugt ist, wird sie – ebenfalls schrittweise unter wiederholter CT-Kontrolle – in Richtung zum befallenen Wirbelkörper eingestochen. Sie darf dabei nicht exakt in der Ebene der Gantry geführt werden, weil der dicke Metallgriff so starke Artefakte hervorrufen würde, daß die genaue Position der Nadelspitze nicht zu erkennen ist. Die Einstichrichtung muß daher einen Winkel von 10–20° mit der Gantry bilden. Dementsprechend ist die Einstichstelle etwas oberhalb oder unterhalb der Läsion im Wirbelkörper zu wählen. Die Neigung der Gantry ist gegebenenfalls zu variieren. Es sind jeweils so viele CT-Schnitte anzufertigen, bis die Nadelspitze nicht mehr erfaßt wird. Auch das Vermeiden der Nervenwurzel kann bei der CT-gezielten Punktion etwas zeitaufwendiger sein als beim durchleuchtungsgesteuerten Vorgehen, da die Rippen den Weg versperren und nicht jede wünschenswerte Angulierung der Jamshidi-Nadel zulassen.

Trotz des etwas umständlicheren Verfahrens ist die CT-gesteuerte Punktion im Bereich der mittleren Brustwirbelsäule immer dann die Methode der Wahl, wenn nur durch die Abdrängung der Pleura parietalis mittels Unterspritzung von Kochsalzlösung ein sicherer Zugang für die Jamshidi-Nadel erzeugt werden kann.

■ Vorsichtsmaßregeln

Wichtigste Voraussetzung für Biopsien aus schwierig zu erreichenden Skelettregionen wie der Wirbelsäule ist das dreidimensionale Vorstellungsvermögen des Untersuchers. Er muß sich sorgfältig mit der Anatomie vertraut machen und Verletzungen von Nachbarorganen vermeiden.

Jeder Schritt – von der Lokalanästhesie über das Ansetzen der Jamshidi-Nadel bis zur definitiven Lokalisationskontrolle – ist durch Aufnahmen in 2 Ebenen oder durch eine kurze CT-Serie zu dokumentieren.

Der transpedunkuläre Zugang und die Punktion von Halswirbelkörpern sollten erfahrenen Untersuchern vorbehalten bleiben. Die Beschreibung dieser Methoden wurde nicht in dieses Kapitel aufgenommen.

Drainagebehandlung

G.M. Richter und J. Hansmann

25•1 Allgemeiner Teil

Dieses Kapitel beschreibt die perkutane Aspiration und Drainage von pathologischen Flüssigkeitsansammlungen im menschlichen Körper. In der überwiegenden Mehrzahl der Fälle handelt es sich hier um Abszesse und Empyeme.

Noch bis vor 50 Jahren war die Entstehung eines Abszesses im Abdomen oder Thorax ohne die Möglichkeit einer antibiotischen Therapie nahezu gleichbedeutend mit dem Tod des Patienten. Selbst bei rechtzeitiger chirurgischer *Abszeßdrainage* lag die Mortalität deutlich über 70–80%. Abszesse in der physikalischen Untersuchung nicht zugänglicher Regionen wie dem Retroperitoneum wurden oft erst bei der Autopsie diagnostiziert. Erst die Einführung der Sonographie und der Computertomographie in den vergangenen 20–25 Jahren ermöglicht heute eine frühzeitige und verläßliche Diagnostik von Abszessen, noch bevor diese zu einem schweren Krankheitsbild mit der durch ein drohendes Multiorganversagen schlechten Prognose geführt haben.

Zeitgleich mit der diagnostischen Nutzung der Schnittbildverfahren wurden Verfahren der radiologisch gesteuerten Punktion und Drainage entwickelt. Der aufgrund der Bildgebung gestellten Verdachtsdiagnose eines Abszesses folgt zunächst die ultraschall- oder CT-gesteuerte diagnostische Punktion zur Sicherung der Diagnose und der mikrobiologischen Keim- und Resistenzbestimmung. Entweder in gleicher Sitzung oder – in unklaren Fällen – nach der mikrobiologischen Untersuchung kann auf demselben Weg die perkutane Drainage als alleinige Therapie in Kombination mit einer obligaten systemischen Antibiose erfolgen (gekammerte Abszesse s. S. 441).

■ Indikationen

1. **Abszesse** und 2. **infizierte Hämatome**
   - in den parenchymatösen Abdominalorganen,
   - in der freien Bauchhöhle,
   - in Retroperitoneum und Becken,
   - im Pleuraraum,
   - in der Lunge,
   - im Mediastinum,
   - im Perikard.

3. **Empyeme**
   - im Pleuraraum,
   - in der Gallenblase.
4. **Nichtinfizierte Hämatome**
   - in der freien Bauchhöhle,
   - im Pleuraraum,
   - im Perikard.
5. **Symptomatische Pankreaspseudozysten.**
6. **Symptomatische Leberzysten.**
7. **Abflußbehinderung in Hohlsystemen**
   - Gallenblasenhydrops,
   - Harnstau.

■ Kontraindikationen

Absolut: Fehlender sicherer Zugang, Gerinnungsstörungen.
Relativ: Nichtkooperativer Patient.
Unklar: Gekammerter oder septierter Abszeß, Echinokokkuszysten (s. S. 441).

■ Komplikationen

Die Mortalität nach perkutaner Abszeßdrainage liegt je nach Schwere des zugrundeliegenden Krankheitsbildes bei bis zu 20%. Dies ist oftmals durch schon weit fortgeschrittene septische Komplikationen bedingt; darüber hinaus sind jedoch auch einige durch den Eingriff bedingte Risiken zu beachten, wie:

1. Unzureichender Drainageerfolg mit Fortschreiten des Krankheitsbildes.
2. Septische Komplikationen durch Einbringen der Keime in vorher sterile Kompartimente, insbesondere Pleura und Peritoneum.
3. Technisch bedingte Komplikationen wie Verletzung von Gefäßen, Organläsionen
   oder Gallelecks mit etwa einer galligen Peritonitis, Pneumothorax.

Durch sorgfältige Planung des Vorgehens und des Drainageweges sollten die genannten Komplikationsmöglichkeiten auf ein Minimum reduziert werden können;
erscheint dies im Einzelfall nicht möglich, wird dem operativen Vorgehen der Vorzug gegeben.

Vorbereitung des Patienten

Nüchternheit am Morgen der Untersuchung.
   Im allgemeinen ist eine gesonderte Vorbereitung des Patienten über das Aufklärungsgespräch hinaus nicht erforderlich. Gegebenenfalls kann eine leichte Sedierung erfolgen, der Patient sollte jedoch zu Beginn des Eingriffs voll ansprechbar
sein.

Notwendige Laboruntersuchungen

Kreatinin i.S., Harnstoff, Quick, PTT.

Vorbereitung der Untersuchung

Vor dem Beginn der Untersuchung steht die Entscheidung, mit welchem bildgebenden Verfahren die Punktion gesteuert werden soll. Ausschlaggebend ist hier, mit welcher Methode die Läsion und die sie umgebenden Strukturen am sichersten dargestellt werden können. Sind Sonographie und Computertomographie gleich aussagekräftig, wird dem einfacheren und billigeren Verfahren der Vorzug gegeben.

Im allgemeinen sind Läsionen der Leber und bauchwandnahe Prozesse der Sonographie gut zugänglich, während eine interenterische Lokalisation, ein enger Bezug zum Skelett oder ein schlechtes Verhältnis zwischen der Größe der Läsion und der Größe des sicheren Zuganges den Einsatz der CT erforderlich machen.

Das Plazieren der Drainage und die abschließende Lagekontrolle erfordern oft die Durchleuchtung, so daß der sonographisch gesteuerte Eingriff zumeist primär in der Durchleuchtungs- oder Angiographieeinheit durchgeführt wird.

Material:
Ein steriler Tisch mit:
- 1 große Klemme,
- 1 Metallschüssel,
- 1 Metallschälchen,
- 1 steriler Kittel,
- 1 kleines Lochtuch,
- 2 kleine Abdecktücher (75 · 75 cm),
- Kompressen,
- Tupfer;
zusätzlich:
- 1 Skalpell (Nr. 11),
- 1 Straußkanüle,
- 1 Injektionskanüle grün (G 21)
- 2 Einmalspritzen (10 ml),
- 1 Einmalspritze (20 ml),
- Lokalanästhetikum,
- etwa 500 ml physiologische Kochsalzlösung,
- Hautdesinfektionsmittel (z.B. Braunol),
- Punktionsnadel (-set): z.B. Unidwell (Angiomed AG, Karlsruhe),
- Drainagekatheter,
- Material zur Hautnaht,
- zur Ultraschallführung zusätzlich 1 sterile Plastikhaube.

Untersuchungsgang

Allgemeine technische Vorbemerkungen

Der Patient wird zunächst auf dem Untersuchungstisch bequem gelagert, je nach geplantem Zugang in Rücken- oder in Bauchlage. Eine Seitenlagerung ist zwar prinzipiell möglich, sie ist jedoch von den meisten Patienten nicht über längere Zeit konstant durchzuhalten und birgt somit das Risiko einer Fehlpunktion; daher sollte sie nur in Ausnahmefällen gewählt werden.

Als nächstes wird mit Hilfe der Sonographie oder der CT die optimale Punktionsstelle festgelegt und mit einem wasserfesten Stift auf der Haut markiert. Dann erfolgt steriles Ankleiden und die Hautdesinfektion.

Die Punktionsstelle wird mit dem sterilen Lochtuch bedeckt und der Patient mit den übrigen Tüchern sorgsam abgedeckt, um eine ausreichend große sterile Arbeitsfläche zum Arbeiten mit Kathetern und Führungsdrähten zu schaffen.

Es folgt die Lokalanästhesie. Nach dem Setzen einer Hautquaddel wird das tiefergelegene Gewebe in der Umgebung der Punktionsrichtung mit 10–20 ml Lokalanästhetikum infiltriert. Die Einstichstelle wird in Hautniveau mit dem Skalpell derart erweitert, daß die Passage des Drainagekatheters später ohne Widerstand möglich ist. Bei CT-gesteuerter Punktion wird die Einstichstelle und -richtung der zur Lokalanästhesie verwendeten Nadel durch eine Kontrollschicht dokumentiert.

Für das weitere Procedere stehen 2 wesentlich unterschiedliche Techniken zur Verfügung:

1. Die sog. *Trokar-Methode*. Die pathologische Flüssigkeitsansammlung wird zunächst mit einer 21-gg.-Feinnadel punktiert und etwa 10 ml des Inhaltes aspiriert. Bestätigt sich der Abszeßverdacht, wird parallel zur Feinnadel mit einem fertigen Drainageset erneut punktiert. Dieses Set besteht aus 3 Teilen: Innen ein Stilett, umgeben von einer Metallkanüle zur Stabilisierung. Außen ist der Drainagekatheter direkt montiert. Die Punktion erfolgt also direkt mit dem Kaliber des gewünschten Drainagedurchmessers.
2. Die *Seldinger-Technik* oder angiographische Technik. Der fragliche Prozeß wird mit einer dünnen, z.B. Uni-Dwell-Nadel (1,3 mm) punktiert. Diese Nadel besteht aus einer äußeren Kunststoffhülle und einer inneren Punktionsnadel, deren Lumen durch einen Oburator verschlossen ist. Diese Nadel wird in die Raumforderung vorgeführt und nach Entfernen des Obturators zunächst Flüssigkeit aspiriert. Nach Entfernen der inneren Nadel wird über die verbleibende Kunststoffhülse ein 0,035-Zoll-Führungsdraht (z.B. J-Draht mit beweglicher Seele) vorgeschoben und in der Abszeßhöhle aufgerollt. Der Drainagetrakt wird nun in Schritten von 1- bis 2 F mit Kunststoffdilatoren bis zum Durchmesser der Drainage aufgeweitet. Zuletzt wird der Drainagekatheter über den Führungsdraht eingebracht.

Welche der beiden Techniken angewandt wird, ist zum Teil von der jeweiligen Erfahrung des Untersuchers abhängig. Die Trokartechnik eignet sich zur Drainage großer, oberflächlich gelegener Prozesse. Die angiographische Technik bietet bei schwierigem Punktionsweg eine höhere Sicherheit durch das kleinere Lumen des anfänglichen Zugangs. Durch den mehrfachen Wechsel von Material über den Draht ist allerdings eine geringfügige Keimverschleppung über den Drainageweg in Kauf zu nehmen.

Vor dem Einbringen einer großlumigen Drainage oder eines großen Dilatators sollte eine adäquate i.v.-Analgesie (s. Kap. 19) erfolgen. Unabhängig davon, welche Methode zur Anwendung kommt, muß nach der primären Punktion eines Abszesses Eiter aspiriert werden, um den meist unter Druck stehenden Prozeß zu entlasten. Dieses Aspirat wird zur mikrobiologischen Untersuchung gegeben, um die antibiotische Therapie entsprechend der Keimempfindlichkeit steuern zu können. Auf keinen Fall darf vor der Entlastung eine Kontrastmittelinjektion vorgenommen werden, da diese zu einer Abszeßruptur und/oder einer Septikämie führen kann!

Kleinere Flüssigkeitsansammlungen sind im allgemeinen mit einem F-8- bis F-10-Pigtailkatheter gut zu drainieren. Größere Abszesse mit reichlich Detritus, zähem Eiter oder infizierte Hämatome erfordern einen größeren Zugang, möglichst einen doppellumigen Katheter mit einem kleinen Spülkanal. Ein hierfür oft verwandtes Set ist die van-Sonnenberg-Drainage (BSIC). Dieser Katheter ist in Größen von F 8 bis F 16 erhältlich und kann sowohl mittels der Trokartechnik wie auch der Seldinger-Technik plaziert werden. Der Katheter ist am Ende leicht gebogen und besitzt mehrere große Seitlöcher, mit denen auch größere Gewebepartikel problemlos zu drainieren sind. Ein kleiner Spülkanal ermöglicht eine kontinuierliche oder intermittierende Spülung. Da die eingebrachte Flüssigkeit umgehend über das Drainagelumen abfließen kann, ist das Perforationsrisiko durch die Spülung gering. Der Spülkanal wird mit einem Bakterienfilter versehen, um das Einbringen zusätzlicher Keime zu verhindern. Vor allem bei den großlumigen Versionen kann durch die arretierbare Metallversteifungssonde des Sets die Einlage erheblich erleichtert werden. Allerdings darf diese nie bis ganz in den Abszeß vorgeschoben, sondern muß immer wieder so lange zurückgezogen werden, bis der Drainagekatheter sich sicher im Abszeß aufrollt.

Nach dem Plazieren des Katheters sollte die korrekte Lage durch Injektion von einigen Milliliter Kontrastmittel kontrolliert werden. Dies kann entweder in der CT oder unter Durchleuchtung erfolgen. Insbesondere ist darauf zu achten, daß kein Seitloch des Katheters außerhalb der Drainagehöhle liegt, damit kein Austreten des infektiösen Materials in das Gewebe erfolgt.

Die Verwendung eines inneren Rückhaltesystems, wie etwa einer arretierbaren Drainage, ist kontraindiziert, da ein versehentliches heftiges Ziehen etwa beim Umkleiden des Patienten zur Ruptur der Abszeßmembran mit schwerwiegenden Folgen führen kann.

Abschließend wird die Drainage sorgfältig durch Hautnaht fixiert, ein Drainagebeutel angeschlossen und ein steriler Hautverband angelegt. Der Patient kann jetzt auf die Station verlegt werden.

Durch Keimeinschwemmung in die Blutbahn kommt es oft kurz nach der Prozedur zu einem starken Schüttelfrost, der allerdings durch eine vor dem Eingriff eingeleitete Antibiotikatherapie mit breitem Wirkungsspektrum deutlich abgemildert wird. Die Antibiose wird entsprechend dem Kulturergebnis angepaßt.

Nachbehandlung

Die weitere Behandlung erfolgt in enger Zusammenarbeit mit den zuweisenden Kollegen. Spätestens nach 24–48 h sollte sich der Zustand des Patienten deutlich gebessert haben. Sollte das Fieber weiterbestehen oder die Leukozytose länger als einige Tage persistieren, muß der Befund durch Ultraschall oder CT kontrolliert werden, um eine insuffizente Drainage oder einen Zweitabszeß nicht zu übersehen. Die Drainage sollte täglich mit 0,9%iger NaCl-Lösung gespült werden, um ein Verstopfen zu vermeiden und die Entleerung der Abszeßhöhle zu fördern. In mittleren Abständen sollte die Abszeßhöhle durch Kontrastmittelinjektion unter Durchleuchtung dargestellt werden. Diese Kontrolle ist vor allem bei einer plötzlichen Änderung der Qualität oder der Quantität der täglichen Drainage notwendig, um einen Anschluß der Drainagehöhle an das Intestinum oder etwa die Gallenwege bei Leberprozessen zu erkennen.

Die Drainage wird entfernt, wenn die täglich geförderte Menge unter 10–20 ml liegt und keine wesentliche Resthöhle mehr erkennbar ist. Dies ist im Mittel nach etwa 10–20 Tagen der Fall. In komplizierten Fällen kann die Drainagedauer aber mehrere Wochen bis Monate betragen.

25•2 Spezieller Teil

Abdomen

Leber

Abszesse finden sich hauptsächlich im rechten Leberlappen, sie können einzeln oder multipel auftreten. Die Infektion erfolgt aus dem portalen Stromgebiet bei Infektionen des Darmes, über die A. hepatica bei Vorhandensein eines Fokus in entfernten Körperregionen oder über die Gallenwege. Zusätzlich ist eine direkte Ausbreitung von benachbarten Entzündungen möglich (z.B. Cholezystitis).

Parenchymatöse und subkapsuläre *Hämatome* bedürfen im allgemeinen keiner Drainage, solange sie nicht infiziert sind.

Größere *Biliome* entstehen nach chirurgischen Eingriffen an Leber oder Gallenwegen, perkutanen Biopsien oder interventionellen Eingriffen und nach Traumen. Sie bedürfen einer Drainagebehandlung, während kleine Biliome oft die Tendenz zur Selbstheilung zeigen.

Die Leber ist die häufigste Lokalisation eines *Amöbenabszesses*. Der solitäre, unkomplizierte Amöbenabszeß ist normalerweise einer alleinigen medikamentösen Therapie gut zugänglich, komplizierte Verläufe (Ruptur, Einschränkung der Leberfunktion usw.) sprechen auf eine perkutane Drainage gut an.

Die Läsionen sind in der Mehrzahl sonographisch gut darstellbar und drainierbar. Ein transpleuraler Zugang muß unbedingt vermieden werden, so daß eine Punktion ventral subkostal, lateral kaudal der 10. Rippe erfolgt. Die Punktionsrichtung erfolgt dann ggf. von kaudal nach kranial. Der Unterrand der Rippe ist zu vermeiden (Interkostalarterien!).

Im Anschluß an die Drainageeinlage sollte die Höhle unter Durchleuchtung angespritzt werden, um die korrekte Lage und einen eventuellen Anschluß an das Gallenwegsystem darzustellen.

Die Erfolgsquote wird mit 76–100% angegeben.

Leberzysten

Sie bedürfen im allgemeinen keiner Therapie. Gelegentlich können sie jedoch bei erheblichem Größenwachstum symptomatisch werden. In diesen Fällen besteht die Möglichkeit, den Zysteninhalt mit einem kleinen Katheter zu drainieren. Nach Aspiration von etwa 80% des Inhalts wird über den Katheter reiner Alkohol (40–80 ml) instilliert, um das die Zyste auskleidende Epithel zu veröden und ein Rezidiv zu vermeiden. Der Alkohol wird nach etwa einer halben Stunde wieder abgesaugt. Der Katheter wird dann entfernt, um eine Infektion der Zyste durch eine längere Drainagedauer zu vermeiden; ggf. muß die Prozedur später wiederholt werden.

Milz

Milzabszesse sind selten, treten in neuerer Zeit jedoch häufiger bei immunsupprimierten Patienten auf, wobei es sich oft um Pilzabszesse handelt. Die interventionelle Drainage ist möglich, wenn auch aufgrund der Lage (Pleura, Lunge, linke Kolonflexur) der Zugang schwierig ist. Deshalb und auf Grund der höheren Sensitivität der CT für Milzabszesse wird der Eingriff unter computertomographischer Steuerung durchgeführt.

Bauchhöhle

Abszesse der Bauchhöhle finden sich
- subphrenisch beidseitig (rechts > links, links jedoch im Gefolge chirurgischer Eingriffe in zunehmender Zahl),
- subhepatisch,
- interenterisch (Interloop),
- parakolisch beidseitig,
- im Douglas-Raum.

Subphrenische Abszesse benötigen eine etwas längere Drainagedauer als die übrigen Lokalisationen. Sie sind wie die Abszesse der parakolischen Rinne der sonographischen Darstellung leicht zugänglich, zumal dort oft ein breiter Kontakt zur Bauchwand besteht. Den Prozeß überlagernde Darmschlingen, wie beim interenterischen oder beim Douglas-Abszeß, machen den Gebrauch des CT erforderlich.

In Ausnahmefällen kann, wenn kein anderer Zugangsweg möglich ist, die Drainage eines *subhepatischen Abszesses* transhepatisch erfolgen. Sonst gilt allgemein der Grundsatz, die Drainage auf dem direktest möglichen Weg zu etablieren und möglichst keine sterilen Kompartimente zu kontaminieren.

Gallenblase

Indikationen zur perkutanen Cholezystostomie sind das Empyem, die akute Cholezystitis und der Gallenblasenhydrops. Die Indikation stellt sich bei Patienten, bei denen eine Cholezystektomie mit einem zu hohen Risiko verbunden wäre.

Der Zugang wird anterolateral transhepatisch gewählt, um mit einer Punktion im Bereich des Gallenblasenbettes den Austritt von Gallenflüssigkeit in die Peritonealhöhle zu vermeiden.

Retroperitoneum und Becken

Im Retroperitoneum werden 3 Räume unterschieden:
1. der *vordere pararenale Raum* zwischen dem Peritoneum und dem vorderen Blatt der Gerota-Faszie,
2. der *perinephritische Raum* zwischen vorderem und hinterem Blatt der Gerota-Faszie,
3. der *hintere paratenale Raum* zwischen dem dorsalen Blatt der Gerota-Faszie und der Vascia transversalis.

Im vorderen pararenalen Raum liegen die retroperitonealen Anteile des Duodenums und des Kolons sowie das Pankreas. Von diesen Organen ausgehende Abszesse sind idealerweise mittels eines extraperitonealen Zuganges von laterodorsal anzugehen.

Im perirenalen Raum finden sich von den Nieren und den Nebennieren ausgehende Prozesse. Der Punktionsweg liegt posterolateral, möglichst lateral der autochtonen Rückenmuskulator. Bei der Punktion von Nierenkarbunkeln und perirenalen Abszessen sollte das ableitende Hohlsystem vermieden werden.

Im hinteren pararenalen Raum sind vor allem Psoasabszesse zu erwähnen. Diese zumeist durch eine fortgeleitete Entzündung aus der Umgebung entstandenen Muskelabszesse werden von einem dorsalen Zugang aus drainiert. Auf eine mögliche Ausdehnung bis zum Muskelansatz unterhalb des Leistenbandes sowie auf den in einer gemeinsamen Faszie liegenden M. iliacus muß geachtet werden.

Perkutane Nephrostomie

Stellt sich die Indikation zu einer externen Harnableitung (z.B. akute Harnstauung durch retroperitoneales Tumorwachstum), so kann diese ebenfalls durch eine perkutane Kathetereinlage erfolgen. Hierzu wird – entweder unter Ultraschallkontrolle oder nach i.v.-Kontrastmittelgabe unter Durchleuchtung – von einem posterolateralen Zugang aus ein Kelch der unteren Kelchgruppe gegenüber dem gefäßführenden Hilus punktiert und über diesen Zugang ein Führungsdraht in der oberen Kelchgruppe fixiert. Über diesen Führungsdraht kann dann das Nephrostoma plaziert werden.

Becken

Der Retroperitonealraum geht nach kaudal im das extraperitoneal gelegene Becken über. Hier finden sich Abszesse vor allem nach *Appendizitis, Sigmadivertikulitis* und als Folge von chirurgischen Eingriffen am Rektosigmoid.

Mögliche Punktionswege sind wesentlich durch die anatomischen Gegebenheiten des knöchernen Beckens bestimmt. Zumeist ist zur Planung des Zugangs die Computertomographie erforderlich, zumal die Darstellung pathologischer Raumforderungen im Becken mit der Sonographie oft nicht gelingt.

Der einfachste Zugang ist der ventrale. Leider ist er nur in den Fällen geeignet, in denen der Abszeß groß genug ist, um die normal oberhalb der Blase liegenden

Ileumschlingen aus dem Becken zu heben und Kontakt zur vorderen Bauchwand zu erlangen.

Perityphlitische und Iliakusabszesse können von einem Zugang direkt oberhalb der Crista iliaca angegangen werden.

Die übrigen Abszesse, insbesondere in präsakraler und perirektaler Lokalisation, werden von dorsal durch das Foramen ischiadicum drainiert. Hier muß besonders darauf geachtet werden, eine Läsion des N. ischiadicus zu vermeiden. Dieser läuft von kranial medial nach kaudal lateral durch das Foramen ischiadicum, so daß der Punktionsweg im kaudalen Anteil des Foramens möglichst nahe am Os sacrum liegen sollte.

Der transrektale und der transperineale Zugang sind mit einer erheblichen Belastung für den Patienten verbunden und darüber hinaus schlecht zu pflegen. Sie sollten daher möglichst vermieden werden.

Thorax

Pleura

Die sonographische Markierung und Punktion eines nicht gefesselten *Pleuraergusses* verläuft in der Regel problemlos. Abgekapselte und gefesselte Flüssigkeitsansammlungen, z.B. bei eiweißreichen Exsudaten oder Hämatothorazes, sind sonographisch teilweise nur unzureichend darstellbar. Darüber hinaus erreichen in diesen Fällen chirurgisch eingelegte Thoraxdrainagen nicht immer optimal die Flüssigkeit. In diesen Fällen und beim *Pleuraempyem*, für dessen Diagnose die Computertomographie ohnehin erforderlich ist, bietet sich eine CT-gesteuerte Drainageeinlage an. Das Vorgehen unterscheidet sich von Abszeßdrainagen im Abdominalbereich nur insofern, als an den Drainagekatheter ein permanenter Sog mit einem Wasserschloß angeschlossen werden muß.

Lunge

Lungenabszesse entstehen als Komplikation einer Pneumonie (besonders Klebsiella und Pseudomonas) und meist auf dem Boden einer vorbestehenden Höhle (Bullae, tuberkulöse Kavernen), durch hämatogene Streuung oder nach thoraxchirurgischen Eingriffen. Die Indikation zur Abszeßdrainage stellt sich nach dem erfolglosen Versuch einer medikamentösen Therapie. Die Drainageeinlage erfolgt CT-gesteuert, die Drainage wird wie eine Pleuradrainage mit einem permanenten Sog mit Wasserschloß versehen. Wegen des möglichen Anschlusses an das Bronchialsystem ist eine Spülung der Drainage nicht indiziert, sie sollte lediglich durch tägliches Anspritzen mit einigen Millilitern NaCl offengehalten werden.

Mediastinum

Abszesse im Mediastinum entstehen nach traumatischen oder iatrogenen Ösophagusperforationen, in der Folge von Anastomoseninsuffizienzen nach Ösophagus-

(teil-)resektionen und nach penetrierenden Thoraxtraumen. Die Drainageeinlage erfolgt CT-gesteuert, der Zugang liegt entweder parasternal für das vordere Mediastinum oder paravertebral extrapleural (hinteres Mediastinum). Die Drainage erfolgt wiederum unter einem permanenten Sog mit Wasserschloß.

Die Drainagedauer ist verglichen mit anderen Lokalisationen lang: im Mittel etwa 1 Monat, bei offener Verbindung zum Ösophaguslumen auch wesentlich länger.

Echinokokkuszysten und gekammerte Abszesse

Diese beiden Entitäten wurden und werden teilweise noch heute als Kontraindikationen für die interventionelle Abszeßdrainage betrachtet; die Diskussion dauert noch an.

Über die erfolgreiche perkutane Therapie von Echinokokkuszysten liegen einzelne Berichte vor. Die Autoren verwenden zur Vermeidung einer Aussaat der Skolices zur Punktion die Trokartechnik. Der Zysteninhalt wird möglichst vollständig aspiriert und die Höhle danach mit hypertoner Kochsalzlösung (30%) und Silbernitratlösung (0,5%) im Abstand von einigen Tagen so lange gespült, bis mikroskopisch keine Scolices mehr nachweisbar sind.

Im Falle des *gekammerten Abszesses* werden 2 wesentliche Argumente angeführt:
1. oftmals bestehende, mit der Bildgebung nicht erkennbare Verbindungen zwischen einzelnen Anteilen des Abszesses,
2. der im Falle parenchymatöser Organe entstehende ausgedehnte Gewebsdefekt bei chirurgischer Freilegung eines Abszeßsystems, dem die Einlage auch mehrerer Drainagen vorzuziehen wäre.

Der gekammerte Abszeß wird meist durch Laparatomie mit der Möglichkeit der Ausräumung von Septen und nekrotischem Material durch den Chirurgen behandelt. Die Punktion und/oder Drainage durch den Radiologen verfolgt hier im Sinne eines Service-Eingriffs zwei Ziele: 1) Material wird vor der Operation zur mikrobiologischen Testung des Keimspektrums gewonnen, so daß die operative Therapie bereits unter dem Schutz eines adäquaten Antibiotikums erfolgen kann. 2) Der toxischseptische Patient soll nach Druckentlastung durch die interventionelle Drainage, Antibiotikatherapie und Besserung der Herz-Kreislaufsituation operiert werden. Im Einzelfall sollte diese Problematik in enger Kooperation vom radiologischen Diagnostiker mit dem Chirurgen erfolgen.

Perkutane transhepatische Cholangiographie und perkutane transhepatische Gallengangdrainage

T. ROEREN

Zur Abklärung einer Erkrankung der Gallenwege wird in der bildgebenden Diagnostik primär die Sonographie eingesetzt. Eine direkte Darstellung der Gallenwege durch Kontrastmittelgabe ist immer dann notwendig, wenn das genaue Ausmaß einer Gallenwegserkrankung bestimmt und v.a. die Lokalisation und Länge eines Gallengangverschlusses zur Therapieplanung dargestellt werden müssen. Die i.v.-Cholangiographie (s. Kap. 6) kann nur bei nicht oder partiell obstruierenden Gallenwegserkrankungen eingesetzt werden, da ab einem Serumbilirubinwert > 3 mg/dl die Kontrastierung inadäquat wird.

Als diagnostische Verfahren bieten sich die endoskopisch-retrograde Choangiographie (ERC) meist kombiniert mit einer Pankreasgangdarstellung *(ERCP)* und die perkutan-transhepatische Cholangiographie *(PTC)* an. Beide Verfahren erlauben auch die Erweiterung des diagnostischen Eingriffs zum therapeutischen, um temporär Plastikdrainagen oder permanent Metallgitterstents zur Galleableitung einzulegen.

Perkutan-transhepatische Cholangiographie (PTC)

■ Indikationen und Kontraindikationen

Alternativ zur PTC kann die ERC indiziert werden, die vom Ansatz her weniger invasiv ist. Bezüglich der Komplikationsraten weisen die Verfahren jedoch in geübten Händen keine wesentlichen Unterschiede auf. Bei Patienten mit partieller oder totaler *Gastrektomie* (Billroth II, Jejunumersatzmagen) sollte primär die PTC indiziert werden, da hier technisch bedingt eine ERC nur selten und dann oft nur unter erheblichem technischem und zeitlichem Aufwand gelingt. Abhängig von der Lokalisation und Ausdehnung eines Gallengangverschlusses können endoskopisch oft die intrahepatischen bzw. prästenotischen Gallengänge nicht oder nicht ausreichend dargestellt werden, so daß auch in diesen Fällen eine PTC durchgeführt werden muß. Vor Durchführung einer PTC ist immer mit dem zuweisenden Kollegen abzuklären, ob ggf. in der gleichen Sitzung eine therapeutische Galleableitung erfolgen soll. Auf diese Weise kann dem Patienten ein erneuter Eingriff erspart werden.

Es gibt keine absoluten, jedoch einige relative Kontraindikationen zur PTC. Hierzu gehören Aszites, Gerinnungsstörungen, Leberzirrhose. Diese Befunde erhöhen alle das Blutungsrisiko für den Patienten und sollten, da sie nicht selten in Kombination auftreten, nach Möglichkeit vorher korrigiert werden. Eine *Cholangitis* sollte vor der Untersuchung mit einem intravenösen gallengängigen (!) Antibiotikum (z.B. Rocephin, Baypen) abgedeckt werden.

■ Komplikationen

Wird die PTC mit einer Feinnadel (21–23 G/g) durchgeführt, sind Komplikationen selten. Nur in Einzelfällen werden Blutungen, meist aus dem Punktionskanal, beschrieben. Auch Vielfachpunktionen bei schwierigen anatomischen Verhältnissen erhöhen bei Verwendung einer Feinnadel nicht das Risiko. In großen Serien liegt das *Blutungsrisiko* bei 0,28%. Septische Fieberschübe (1,8%) lassen sich im allgemeinen durch regelmäßige prophylaktische Antibiotikagabe vermeiden. Die 30-Tage-Mortalität liegt bei 0,14%.

Patientenvorbereitung

Der Patient muß mindestens 6 h nüchtern sein; der venöse Zugang und die i.v. Antibiotikagabe erfolgen mindestens 30 min vor Beginn der Untersuchung. Um die Folgen einer Keimeinschwemmung so gering wie möglich zu halten, sollte grundsätzlich vor allen direkten Punktionen des Gallenwegsystems eine Antibiose begonnen und für mindestens 3 Tage fortgeführt werden.

Abhängig von der Verfassung des Patienten kann eine Sedierung erfolgen (s. Kap. 19). Eine regelmäßige Gabe von Analgetika ist nicht notwendig. Bei Kindern und nichtansprechbaren Patienten sollte die Untersuchung in Narkose durchgeführt werden.

Vorbereitung der Untersuchung

- 2 10-ml-Luer-lock-Spritzen (für Kontrastmittel),
- 1 20-ml-Luer-lock-Spritze (für Kochsalzlösung),
- 1 10-ml-Spritze (für Lokalanästhesie) mit 20-G/g-Kanüle,
- 10–20 ml Lokalanästhetikum (z.B. Scandicain 1%),
- 1 23-G/g-Chibanadel,
- 1 Stichskalpell (Nr. 11),
- sterile Tücher, Hautdesinfiziens.

Untersuchungsgang

Untersucht wird an einer Durchleuchtungseinheit; aus strahlenhygienischer und punktionstechnischer Sicht optimal ist eine Einheit mit Untertischröhre und C-Bogen. Der Patient wird auf den Rücken gelagert. Grundsätzlich sollte eine Sonographie der Leber und Gallenwege erfolgen, um die Weite der intrahepatischen Gallenwege, die Topographie insbesondere nach Leberteilresektion (Interposition von Magen oder Darm ausschließen!) oder Lebertransplantation und eventuell Aszites oder eine intrahepatische Tumorausdehnung bestimmen zu können. Gleichzeitig wird bei einem Zugang über den rechten Leberlappen der Unterrand des Sinus phrenicocostalis markiert, um eine transpleurale Punktion der Leber zu vermeiden. Die

Verwendung eines Punktionsschallkopfes kann hilfreich sein, ist aber nicht unbedingt notwendig.

Ist eine Punktion des rechten Gallengangsystems geplant, wird, nachdem sonographisch oder unter Durchleuchtung die kaudale Pleuragrenze markiert wurde, ein geeigneter Interkostalraum in der mittleren Axillarlinie definiert und diese Region großflächig steril abgedeckt. Zugang zum linken Leberlappen erhält man am günstigsten vom Epigastrium aus. Die Punktion des Gallengangs des Segments 3 ist hier technisch am einfachsten; die kutane Punktionsstelle liegt meist in der Medianlinie oder leicht links paramedian.

Nach ausgiebiger Lokalanästhesie der Haut und des vorgesehenen Punktionstrakts wird die Haut inzidiert und die Chibanadel durch die Bauchwand vorgeführt. Die Punktion der Leberkapsel muß im Atemstillstand erfolgen, um eine Lazeration der Leberoberfläche durch die Nadelspitze zu verhindern. Ein Verbiegen der Nadel durch zu ausgiebige Atemexkursionen kann man vermeiden, wenn man den Atemstillstand in Atemmittellage halten läßt.

Im Leberparenchym wird die Nadel unter weiterem Atemstillstand und Durchleuchtungskontrolle vorgeschoben: bei Punktion von rechts in Richtung BWK 11 und nicht weiter als bis zum Processus transversus dieses Wirbelkörpers (cave: V. cava inferior!). Bei epigastrischer Punktion wird die Nadel entsprechend der vorher sonographisch bestimmten Tiefe und dem Eingangswinkel vorgeführt. Insbesondere bei letztgenannter Punktionstechnik ist darauf zu achten, daß die Hände des Untersuchers außerhalb des Nutzstrahlenbündels bleiben (evtl. Röhre in LPO-Position kippen). Nach Entfernen des Mandrins wird eine 10-ml-Spritze mit Kontrastmittel aufgesetzt und unter langsamem Zurückziehen der Nadel kontinuierlich Kontrastmittel injiziert. Bei Injektion in die Gallengänge fließt das Kontrastmittel honigähnlich ab, während es bei Injektion in Venen oder Pfortaderäste schnell auswäscht. Intraparenchymal injiziertes Kontrastmittel erscheint als unscharf konturierter Fleck, intraperitoneales verteilt sich typisch. Ist ein Gallengang getroffen, so wird stetig weiter Kontrastmittel injiziert, bis möglichst das ganze Gallengangsystem kontrastiert ist. Im Falle multipler Stenosen oder Verschlüsse ist dies jedoch oft nicht zu erreichen. Das Gallengangsystem wird in verschiedenen Projektionen abgebildet. Ist keine Intervention geplant, kann die Chibanadel, wiederum in Atemstillstand, entfernt werden. Die kleine Hautinzision wird mit einem Pflasterverband versorgt. Bei unkompliziertem Verlauf der Untersuchung ist keine weitere Überwachung notwendig. Wurden allerdings Sedativa oder i.v. Analgetika appliziert, sollten eine mindestens 4stündige Bettruhe und Nahrungskarenz eingehalten werden.

Perkutane Verfahren zur Galleableitung

Hier soll nur auf die am häufigsten eingesetzten Techniken der Gallengangdrainage und Stentimplantation eingegangen werden. Für andere Verfahren wie Cholangioskopie, Gallensteinentfernung usw. muß auf die entsprechende Fachliteratur verwiesen werden.

Es existieren 3 Techniken zur Galleableitung:
1. *externe Drainage* (Ableitung von Galle nach außen, nur als Übergangslösung),
2. *extern-interne Drainage* (Ableitung von Galle ins Duodenum bei bestehendem

perkutanem Zugang, z.B. während mehrfach notwendiger interventioneller Eingriffe, gelegentlich präoperativ),

3. *interne Schienung* (definitive innere Galleableitung, derzeit meist durch Implantation eines Metallgitterstents; kein permanenter perkutaner Zugang).

Vorbereitung und Nachbeobachtung des Patienten

Wie PTC (s. oben), zusätzlich EKG- und Blutdruckmonitoring, Pulsoxymeter. Der Eingriff wird in Analgosedation durchgeführt (s. Kap. 19). Nach Beendigung des Eingriffs muß der Patient 4 h nüchtern bleiben und strenge Bettruhe einhalten.

Bei Patienten, die einen Metallgitterstent erhalten haben, ist auf eine genügende Flüssigkeitszufuhr zu achten, damit einem Eindicken der Galleflüssigkeit und der Gefahr eines Stentverschlusses vorgebeugt wird.

Vorbereitung des Eingriffs

Wie PTC (s. oben), *zusätzlich*:
- 1 Unidwellkanüle,
- 1 Terumodraht,
- 1 Super-stiff-Führungsdraht (mind. 145 cm lang),
- F-5-Universalkatheter (65 cm),
- 2 Dilatatoren (F 7 und F 10/11),
- 1 Drainagekatheter (extern: F 6,6, arretierbarer Pigtail, extern-intern: F-10-Drainagekatheter mit proximalen Seitlöchern),
- Nahtmaterial, Nadelhalter;
- bei Stentimplantation zusätzlich: Metallgitterstent mit Implantationsbesteck, F-8-Schleuse.

Perkutan-transhepatische Drainage (PTD)

■ Indikationen und Kontraindikationen

Eine Galleableitung ist unabdingbar und auch als Notfalleingriff indiziert, wenn bei Patienten mit einer Galleabflußstörung Zeichen einer *Sepsis* auftreten. Des weiteren sollte eine Drainage der Galle erfolgen, wenn bei vorausgegangener ERC oder PTC eine Gallenobstruktion nachgewiesen wurde und in absehbarer Zeit keine ursächliche Therapie durchgeführt werden kann. Die Gefahr der *Kontamination* gestauter Galle durch forcierte Kontrastmittelinjektion ist hoch und führt unweigerlich zur Cholangitis. Daher sollte zur Vermeidung eines solchen Notfalls in diesen Fällen die Gallengangdrainage direkt im Anschluß an die Diagnose erfolgen. Dies kann alternativ durch endoskopische Einlage einer Plastikprothese geschehen. Ist dies nicht möglich oder wird die Diagnose durch PTC gestellt, erfolgt die Drainage perkutan-transhepatisch. Die (relativen) Kontraindikationen entsprechen denen der PTC.

■ Komplikationen

Eingriffsbedingte Komplikationen sind in Anbetracht der Multimorbidität der Patientengruppe relativ häufig (gesamt bis 22,6%). Hiervon müssen 5–8% als klinisch schwerwiegend eingestuft werden: gallige Peritonitis, therapiebedürftige Hämobilie oder Blutung, Sepsis, selten Nierenversagen. Die 30-Tage-Mortalität wird mit 0,5–5,6% angegeben.

Interventionelle Technik

Vor Anlage einer PTD muß immer eine PTC erfolgen, die die Morphologie und Topographie der Gallenwege zeigt, denn zur Durchführung einer PTD kann nicht jeder beliebige Gallengang anpunktiert werden. Zum einen müssen zentrale Gallengänge ausgespart werden, um die Punktion und Verletzung eines großen Pfortaderastes und eine extrahepatische Gallengangpunktion mit der Folge einer galligen Peritonitis zu vermeiden. Zum anderen muß in Erwartung weiterführender interventioneller Maßnahmen (Cholangioskopie, transluminale Biopsie, Steinentfernung, Stentimplantation) ein möglichst „gerader" Zugang gesucht werden. Geeignet sind im allgemeinen Gallengangäste 2. und 3. Ordnung; die Punktionswinkel (Winkel zwischen transhepatischem Punktionstrakt und Längsachse des punktierten Gallengangs) sollten idealerweise nicht größer als 45° sein. Hierbei darf die 2. Raumebene (ventrodorsal) nicht vergessen werden. Falls erforderlich, kann hier die Durchleuchtung in schrägen Ebenen helfen.

Wie die PTC kann auch die PTD über den rechten und/oder linken Leberlappen erfolgen. Ist der durch die PTC kontrastierte geeignete Gallengang gewählt, wird vorläufig die Chibanadel mit nicht komplett eingeführtem Stilett in Position belassen, um gegebenenfalls Kontrastmittel nachinjizieren zu können. Die Hautinzision wird kontrolliert und, falls nötig, auf einen Durchmesser von 8–10 mm erweitert. Durch diese Inzision wird jetzt die Unidwellkanüle in Atemmittellage und Atemstillstand in Richtung auf die gewünschte Punktionsstelle vorgeführt. Die korrekte Position zur Punktion ist erreicht, wenn die Nadelspitze die Wand des Gallengangs imprimiert. Die Nadel wird dann um ca. 5 mm vorgeschoben, damit die Gallengangwand perforiert ist und auch die Spitze der Plastikhülle sicher intraluminal liegt. Im Zweifelsfall sollte die Nadel lieber einige Millimeter weiter vorgeschoben werden. Nun wird der metallene Nadelmandrin entfernt. Liegt die Spitze der Plastikhülle korrekt, wird sofort gallige Flüssigkeit austreten; ansonsten wird die Plastikhülle langsam zurückgezogen, bis dieser Effekt eintritt. Hier ist zu beachten, daß bei prolongierter Cholestase die Galleflüssigkeit farblos sein kann (sog. weiße Galle). Bei erfolgloser Punktion wird der Vorgang unter Änderung des Punktionswinkels wiederholt, allerdings möglichst ohne die Nadelspitze aus dem Leberparenchym ganz zurückzuziehen. Hierdurch werden wiederholte Kapselverletzungen mit dem Risiko einer intraperitonealen Blutung vermieden.

Liegt die Plastikhülle der Punktionsnadel intraluminal, wird der Terumodraht eingeführt und unter Ausnutzung der Drehstabilität möglichst weit nach zentral vorgeführt. Zur Stabilisierung der Position wird dann die Plastikhülle nachgeführt und die Chibanadel kann anschließend entfernt werden. Weitere Kontrastmittelinjektionen sollten nach Möglichkeit erst ab diesem Zeitpunkt erfolgen, da die Lage des Führungsdrahtes im Gallengang sonst u.U. nicht mehr kontrolliert werden kann. Liegt die Plastikhülle jetzt zentral korrekt im Gallenganglumen, wird über den Terumodraht der Universalkatheter eingewechselt und mit diesem Draht-Katheter-System eine Rekanalisation bis in das Duodenum versucht. Dies ist in über 90% der Fälle in gleicher Sitzung möglich, sollte aber nicht länger als etwa 10 min versucht werden. Die Erfolgschancen sinken und das Risiko einer *Bakteriämie* durch zunehmende Traumatisierung der Gallengangwand nimmt zu. Hier ist nach Bougierung des Punktionstraktes auf F 7 die temporäre Einlage einer externen arretierbaren F-6,6-Pigtaildrainage sinnvoll. Nach Dekompression der Gallenwege über 24 bis maximal 72 h ist dann praktisch immer eine unproblematische Pertubation des Gallengangverschlusses möglich.

Ist das Duodenum erreicht, wird durch eine kleine Kontrastmittelgabe die intraluminale Lage der Katheterspitze dokumentiert. Über einen Super-stiff-Draht erfolgt dann die Bougierung des Traktes auf F 10, bei zirrhotischen Lebern leichte Überdilatation auf F 11. Die Katheterwechsel sollten immer zügig erfolgen, um die Leckage von Galle in die Bauchhöhle so gering wie möglich zu halten. Abschließend wird eine F 10 extern-interne Drainage so eingelegt, daß die distalen Seitlöcher im Duodenum zu liegen kommen und keine Knicke im Verlauf auftreten. Besonders muß darauf geachtet werden, daß genügend Seitlöcher proximal der zu therapierenden Obstruktion, aber keinesfalls im Parenchymtrakt liegen. Nicht selten müssen die vorgefertigten Katheter individuell angepaßt und modifiziert werden.

Korrekte Katheterlage und -funktion werden durch Kontrastmittelinjektion und -aspiration (!) kontrolliert und der Katheter (auch der arretierbare) durch Hautnaht fixiert. Wir empfehlen, auch extern-interne Drainagen für mindestens 12 h, längstens bis zur Klärung von Blutbeimengungen oder Eiter, nach außen offen zu lassen, um eine schnelle Reinigung der Gallenwege zu ermöglichen und eine Verstopfung mit der Gefahr der Cholangitis zu vermeiden. Flockige Beimengungen sind Bestandteile des ebenfalls ablaufenden Duodenalsekrets. Da letzteres in z.T. erheblichen Mengen über die Drainage ablaufen kann, sollte zur Vermeidung einer Exsikkation und Elektrolytstörung so früh wie möglich die „Internalisierung" der Drainage erfolgen, d.h., daß die Galle über die Seitlöcher der Drainage ausschließlich in das Duodenum abläuft.

Expandierbare Metallgitterstents

Soll eine Gallengangobstruktion endgültig perkutan therapiert werden, ist eine rein interne Drainage anzustreben, d.h., daß kein äußeres Zeichen einer Gallengangschienung verbleibt. Dies ist aus psychologischen Gründen wichtig, da der Patient nicht ständig mit dem Stigma einer meist infaust verlaufenden Erkrankung behaftet sein will; außerdem wird auf diese Weise auch eine Infektionspforte vermieden.

▪ Indikationen und Kontraindikationen

Metallgitterstents sind bei inoperablen bzw. nicht kurativ behandelbaren malignen Gallengangverschlüssen indiziert; in Einzelfällen auch bei benignen Stenosen, wobei bisherige Erfahrungen hierfür keine generelle Indikationsstellung zulassen. Es gelten die gleichen (relativen) Kontraindikationen wie bei der PTD. Eine Stentimplantation sollte nicht erfolgen, wenn eine Verbesserung der Lebensqualität für den Patienten (z.B. im präfinalen Stadium einer malignen Erkrankung) nicht mehr erwartet werden kann.

■ Komplikationen

Eingriffsbedingte Komplikationen (Cholangitis, länger dauernde Schmerzen, Hämobilie) liegen bei unseren Patienten bei 11%, die 30-Tage-Mortalität bei 7,8%. Mit einem Stentverschluß muß längerfristig bei etwa 17% der Patienten gerechnet werden.

Interventionelle Technik

Die Stentimplantation kann in der gleichen Sitzung wie die PTD erfolgen, nur muß gewährleistet sein, daß die wahre Länge und Lokalisation des Gallengangverschlusses auch bei erweiterten Gallenwegen eindeutig beurteilt werden kann. Ansonsten sollte die Dekompression der Gallenwege abgewartet und eine Stentimplantation einige Tage nach PTD in einer 2. Sitzung erfolgen.

Stents können unilateral, bei Hepatikusgabeltumoren auch bilateral eingesetzt werden. In letzterem Fall ist lediglich darauf zu achten, daß die beiden Stents synchron implantiert werden, um eine gegenseitige Behinderung der Stententfaltung zu vermeiden.

Bei immer noch fehlendem „idealen" Gallengangstent ist heute der Wallstent das Implantat der Wahl. Lediglich für kurzstreckige, benigne Stenosen empfehlen wir den Palmaz-Stent (Implantationstechnik s. Kap. 20).

Nach Einlage eines Super-stiff-Drahtes wird eine F-8-Schleuse in den Punktionstrakt eingelegt. Durch diese Schleuse erfolgt die Plazierung des Einführungsbestekkes für den Wallstent, das nach Anweisung des Herstellers vorher präpariert wird. Für die Implantation eines Stents empfehlen wir einen Durchmesser von 10 mm, bei bilateraler Implantation jeweils 8 mm. Die Stents sollten so lang wie möglich sein, um eine Tumorprogression schon prophylaktisch zu therapieren. Eine transpapilläre Plazierung sollte nach Möglichkeit vermieden werden, um einer aszendierenden Infektion und der Stentinkrustation durch Nahrung und Darmsekret vorzubeugen. Bei der Plazierung ist zu berücksichtigen, daß sich dieser Stenttyp zwar auf eine definierbare Länge verkürzt, diese Verkürzung aber von jedem Ende aus und nicht vorhersagbar abläuft. In geringem Maße kann nachkorrigiert werden, da bei noch inkompletter Entfaltung der Stent oft noch etwas zurückgezogen werden kann, während ein Vorschieben nach Beginn der Entfaltung nicht mehr möglich ist.

Der Stent wird plaziert, indem eine Rollmembran am Einführungsbesteck zurückgezogen wird und die Selbstexpansion des Stents sukzessive von distal nach proximal erfolgt. Da der Stent wenig röntgendicht ist, sollte die Plazierung unter maximaler Vergrößerung des Feldes erfolgen. Nach Applikation des Stents wird das Einführungsbesteck entfernt und durch Kontrastmittelgabe über die Schleuse die korrekte Lage dokumentiert. Fehlplazierungen lassen sich nur durch Implantation zusätzlicher Stents korrigieren. Bei inkompletter Expansion des Stents kann eine Ballondilatation direkt anschließend erfolgen. Meist ist jedoch eine komplette, spontane Expansion nach 24 h nachweisbar. Der Eingriff wird abgeschlossen, indem ein dünner, weicher Silikonkatheter (F 5 oder F 6) über den Führungsdraht so eingelegt wird, daß seine Spitze etwa in der Mitte des Stents zu liegen kommt; danach wird mit Hautnaht fixiert. Zeigt die Cholangiographie über diesen Katheter nach 24 h regelrechte Abflußverhältnisse, wird er entfernt und die Inzision mit einem Pflasterverband versorgt. Der Patient kann anschließend entlassen werden.

T. ROEREN

Die Ausschaltung von Ganglien des *vegetativen Nervensystems* durch gezielte Injektion zytotoxischer Substanzen wird zur *Schmerztherapie* oder zur Verbesserung der peripheren arteriellen Durchblutung der Extremitäten an den thorakalen, viszeralen und lumbalen sympathischen Ganglien durchgeführt. Die Neurolyse kann prinzipiell auch unter Durchleuchtung erfolgen, jedoch ist die CT-Steuerung deshalb angeraten, weil nur durch sie eine exakte Lokalisation der Ganglien bzw. der anatomischen Leitstrukturen, die exakte Plazierung der Nadel und eine gewisse Kontrolle der Verteilung der Injektionslösung möglich ist. Zudem sind schwerwiegende Komplikationen bisher nur bei durchleuchtungsgesteuerter Punktionstechnik beobachtet worden. Bei Ausschaltung der thorakalen oder lumbalen Ganglien ist meist nur die Therapie einer Körperseite indiziert. Soll der Eingriff bilateral durchgeführt werden, kann dies ohne weiteres in einer Sitzung geschehen.

■ Indikationen, Kontraindikationen und Komplikationen

Plexus coeliacus

Die Ausschaltung dieses sympathischen Nervengeflechts ist bei chronischen, nicht mehr medikamentös beherrschbaren Schmerzzuständen der Oberbauchorgane indiziert. Meist sind infiltrierende Tumoren des Pankreas oder chronische Pankreatitiden, seltener andere Tumoren oder Metastasen in den benachbarten Lymphknoten die Ursache. Kontraindikation ist ein infektiöser Prozeß entlang des Punktionsweges, relative Kontraindikation eine Störung der Hämostase, die vor dem Eingriff zumindest temporär behoben werden sollte.

Komplikationen unter CT-Steuerung sind nur selten; hier handelt es sich um akzidentelle Punktionen benachbarter Organe (Niere, Discus intervertebralis), die meist ohne Folgen bleiben. Als Nebenwirkungen werden Dysregulationen des Kreislaufs und Diarrhöen in mehr als der Hälfte der Patienten beobachtet. Diese Symptome halten üblicherweise jedoch nur für 1–2 Tage an.

Thorakale sympathische Ganglien (thorakale Sympathektomie)

Häufigste Indikation dieses insgesamt doch selten indizierten Eingriffs ist die arterielle Durchblutungsstörung der oberen Extremität als Raynaud-Phänomen oder bei nicht weiter chirurgisch oder interventionell therapierbaren Gefäßverschlüssen. Dieses Verfahren wird auch zur Ausschaltung von Tumorschmerzen im oberen Thorax eingesetzt. Kontraindikation ist ein infektiöser Prozeß entlang des Punktionsweges, relative Kontraindikation eine Störung der Hämostase, die vor dem

Eingriff zumindest temporär behoben werden sollte. Als Nebenwirkungen können eine passagere Dysregulation des Kreislaufs sowie das ebenfalls passagere Auftreten eines Horner-Syndroms (Miosis, Ptosis) beobachtet werden.

Lumbale sympathische Ganglien (lumbale Sympathektomie)

Die Ausschaltung des lumbalen sympathischen Plexus ist die am häufigsten durchgeführte Form der Neurolyse. Hauptindikation ist die periphere *arterielle Durchblutungsstörung* der unteren Extremität bei Patienten, die anders nicht mehr oder nicht ausreichend therapierbar sind. Wir führen diesen Eingriff auch in Kombination mit gefäßchirurgischen Rekonstruktionen bei bedrohter Extremität oder mit Amputationen durch, um die postoperative Durchblutung und Heilung zu optimieren. Die lumbale Sympathektomie ist bei rein aortoiliakalen Verschlüssen nicht indiziert. Kontraindikation ist ein infektiöser Prozeß entlang des Punktionsweges, relative Kontraindikation eine Störung der Hämostase, die vor dem Eingriff zumindest temporär behoben werden sollte. Als Komplikation kann eine passagere Dysregulation des Blutdrucks auftreten. Sehr selten werden passagere Hyperästhesien im Versorgungsgebiet des N. genitofemoralis beschrieben. Da die Ganglien L 2 und höher üblicherweise bei der CT-gesteuerten Neurolyse nicht miterfaßt werden, wurde auch, im Gegensatz zur chirurgischen lumbalen Sympathektomie, über keine Fälle sexueller Dysfunktion berichtet. Einige Einzelfälle von Ureterenverletzung sind bisher beschrieben.

Vorbereitung und Überwachung der Patienten

Patienten müssen vor dem Eingriff mindestens 6 h nüchtern sein; bei älteren Patienten ist auf ausreichende intravenöse Hydrierung zu achten. Falls noch nicht erfolgt, muß ein venöser Zugang gelegt werden. Zur Neurolyse des Plexus coeliacus oder der lumbalen Ganglien wird üblicherweise Kontrastmittel i.v. gegeben, so daß für diese Patienten die üblichen Vorsichtsmaßregeln (s. Kap. 29) gelten. Alle hier beschriebenen Neurolysen sollten vorzugsweise in Bauchlage durchgeführt werden, da so der Patient stabil gelagert ist. Ist eine Bauchlage nicht möglich, so muß eine Position gewählt werden, die der Patient für die Dauer des Eingriffs (15–20 min) beibehalten kann und die gleichzeitig einen akzeptablen perkutanen Zugang erlaubt. Gegebenenfalls können Analgetika vor dem Eingriff verabreicht werden. Da alle Eingriffe an den sympathischen Ganglien zur passageren Störung der autonomen Kreislaufregulation führen können, ordnen wir für alle Patienten nach thorakaler oder lumbaler Sympathektomie eine 4stündige, nach zöliakaler Neurolyse wegen des größeren betroffenen Gefäßareals eine 24stündige Bettruhe an. Das erste Aufstehen sollte in Begleitung erfolgen. Eine regelmäßige Blutdruck- und Pulskontrolle ist bei unkompliziertem Verlauf des Eingriffs nicht notwendig.

Vorbereitung des Eingriffs

Folgende Materialien sind bereitzustellen:
- 2 1 0-ml-Luer-lock-Spritzen,
- 1 5-ml-Luer-lock-Spritze,

- 1 20-g-Kanüle,
- 1 21-g-Chibanadel (15 oder 20 cm Länge),
- 1 Lanzette oder ein Stichskalpell,
- 10–20 ml Lokalanästhetikum (z.B. Scandicain 1%) für Haut und Punktionstrakt,
- 10–20 ml eines länger wirkenden Lokalanästhetikums (z.B. Bupivacain) zur Neurolyse,
- 5–30 ml 96%iger Alkohol,
- 5 ml Kontrastmittel (z.B. Iopamidol, Iohexol),
- sterile Tücher, Hautdesinfiziens.

Interventionelle Technik

Nach Markierung der kutanen Punktionsstelle (s. unten) wird die Hautregion chirurgisch desinfiziert und mit einem Lochtuch steril abgedeckt. Die für den Eingriff notwendigen Materialien werden auf einem vorzugsweise fahrbaren sterilen Tisch vorbereitet.

Plexus coeliacus

Die Ganglien des Plexus sind, gerade bei Tumorinfiltration, nicht oder nur schwer darstellbar. Die Plexusfasern liegen jedoch anatomisch regelhaft gruppiert um den Truncus coeliacus. Die Arterie dient somit als Leitstruktur für die CT-Steuerung.

Unter Gabe eines Kontrastmittelbolus wird die Region von Mitte T 12 bis Mitte L 2 in 8- bis 10-mm-Schichten dargestellt und der Truncus coeliacus identifiziert. Abhängig vom Verlauf der Arterie sowie von Ausmaß und Lage des Tumors wird ein Zugang von rechts oder links dorsal, seltener auch in Rückenlage von ventral her ausgewählt. Organe, Gefäße und die Pleura sollen nicht im Punktionstrakt liegen; bei Zugang von ventral darf das Colon transversum nicht punktiert werden.

Nach Lokalanästhesie der Haut und des proximalen Punktionstraktes mit der 20-g-Kanüle wird über eine kleine Hautinzision die Chibanadel zum Zielpunkt vorgeführt. Bei Bedarf kann über die Nadel (nach Entfernen des Stiletts) weiter Lokalanästhetikum gegeben werden. Gewünschte Lage der Nadelspitze ist eine Position direkt ventral der Aorta und direkt kranial des Abgangs des Truncus coelicaus (Bestätigung durch Kontrollscan). Nach Entfernen des Stiletts wird aspiriert, um eine intravasale Lage der Nadelspitze auszuschließen. Dann werden 1–2 ml einer Mischung aus 1 ml Kontrastmittel und 4 ml Bupivacain injiziert, um die voraussichtliche Verteilung der neurolytischen Substanz zu sehen. Das Kontrastmittel sollte sich vor der Aorta beidseits verteilen. Gegebenenfalls muß die Nadellage korrigiert werden. Ist die Nadellage korrekt, werden 20–40 ml einer Lösung aus 7 Teilen absolutem Alkohol und 3 Teilen Bupivacain injiziert. Nach Gabe von 20 ml wird die Verteilung des Neurolytikums kontrolliert und gegebenenfalls nachinjiziert. Die Verteilung des Alkohols, der sich hypodens abbildet, wird in einer abschließenden nativen CT der Region wiederum in 8- bis 10-mm-Schichten dokumentiert.

Thorakale sympathische Ganglien

Zur Verbesserung der Durchblutung ist das Ziel die Ausschaltung der Nervenfasern in Höhe T 2 und T 3. Zur *Tumortherapie* müssen die direkt von der Tumorinfiltration betroffenen Segmente identifiziert und angegangen werden. Die Wirbelkörper und ihre Umgebung werden in kontinuierlichen 3-mm-Schichten nativ abgebildet, die Ganglien als Zielpunkt identifiziert und ein Zugang unter Schonung von Pleura und Lunge ausgewählt. Gegebenenfalls kann die *Pleura* durch Injektion eines subpleuralen Depots von 10–20 ml NaCl-Lösung von der Thoraxwand abgedrängt und damit aus dem geplanten Punktionstrakt entfernt werden. Punktionsstelle auf der Haut, Punktionswinkel und Abstand des Zielpunktes von der Haut müssen festgelegt werden.

Nach Lokalanästhesie der Haut und des proximalen Punktionstraktes mit der 20-g-Kanüle wird über eine kleine Hautinzision die Chibanadel zum Zielpunkt vorgeführt. Bei Bedarf kann über die Nadel (nach Entfernen des Stiletts) weiter Lokalanästhetikum gegeben werden. Hat die Nadelspitze die gewünschte Position erreicht (Bestätigung durch Kontrollscan), wird nach Entfernen des Stiletts aspiriert, um eine intravasale Lage der Nadelspitze auszuschließen. Dann wird 1 ml einer Mischung aus 1 ml Kontrastmittel und 4 ml Bupivacain injiziert, um die voraussichtliche Verteilung der neurolytischen Substanz zu sehen. Das Kontrastmittel sollte sich prävertebral um die Ganglien verteilen. Gegebenenfalls muß die Nadellage korrigiert werden. Ist die Nadellage korrekt, werden 1–2 ml Bupivacain und anschließend 2–3 ml absoluter Alkohol injiziert. Die Verteilung des Kontrastmittels und des Alkohols, der sich hypodens abbildet, wird in einer anschließenden CT der Region in 6-mm-Schichten dokumentiert. Es empfiehlt sich in Höhe der Punktionsstelle auch eine Darstellung im „Lungenfenster"; so kann gleich ein Pneumothorax ausgeschlossen werden.

Lumbale sympathische Ganglien

Ziel ist die Ausschaltung der Ganglien ab Höhe L 3/L 4. 15 min nach i.v.-Gabe von 50 ml Kontrastmittel zur Markierung der Ureteren wird die Region L 2–L 4 in kontinuierlichen 3-mm-Schichten dargestellt. Die Ganglien werden identifiziert und ein Punktionstrakt durch den M. iliopsoas in Höhe L 3/L 4 festgelegt. Punktionsstelle auf der Haut, Punktionswinkel und Abstand des Zielpunktes von der Haut werden festgelegt.

Nach Lokalanästhesie der Haut und des proximalen Punktionstraktes mit der G-20-Kanüle wird über eine kleine Hautinzision die Chibanadel zum Zielpunkt vorgeführt. Bei Bedarf kann über die Nadel (nach Entfernen des Stiletts) weiter Lokalanästhetikum gegeben werden. Hat die Nadelspitze die gewünschte Position (Bestätigung durch Kontrollscan), wird nach Entfernung des Stiletts aspiriert, um eine intravasale Lage der Nadelspitze auszuschließen. Dann wird 1 ml einer Mischung aus 1 ml Kontrastmittel und 4 ml Bupivacain injiziert, um die voraussichtliche Verteilung der neurolytischen Substanz zu sehen. Das Kontrastmittel sollte sich prävertebral um die Ganglien verteilen. Das Kontrastmittel soll keinen Kontakt mit den Ureteren zeigen. Gegebenenfalls muß die Nadellage korrigiert werden. Ist die Nadellage korrekt, werden 1–2 ml Bupivacain und anschließend 3–5 ml absoluter Alkohol injiziert. Die Verteilung des Kontrastmittels und des Alkohols, der sich hypodens abbildet, wird in einer anschließenden CT der Region in 6-mm-Schichten dokumentiert. Bei erfolgreichem Eingriff sind direkt im Anschluß an die Neurolyse eine Hyperämie der Extremität sowie bei Schmerzen eine subjektive Besserung des Patienten festzustellen.

Ergebnisse

Als klinische Erfolgsraten (Heilung bzw. Besserung) werden folgende Daten angegeben:

CT-gesteuerte lumbale Sympathektomie:	38–89%,
CT-gesteuerte thorakale Sympathektomie:	50–85%,
CT-gesteuerte Neurolyse des Plexus coeliacus:	33–94%.

Bei unbefriedigender oder nur zeitlich begrenzter klinischer Besserung kann der Eingriff ohne weiteres wiederholt werden. Es gibt keine Erfahrungen, wie häufig eine Wiederholung sinnvoll ist. Wird eine Schmerztherapie bei Tumorleiden durchgeführt, so muß bei therapierfraktären Schmerzen auch an eine somatische Schmerzleitung als Ursache gedacht werden.

28•1 Einführung in die computertomographische Untersuchungstechnik

T. Roeren und M. Düx

Die Qualität computertomographischer Diagnostik lebt von der Ausgewogenheit zweier Faktoren:

1. standardisierte Untersuchungstechniken, die eine zuverlässige Interpretation, Reproduzierbarkeit und damit Vergleiche von Befunden im zeitlichen Verlauf ermöglichen;
2. ausreichende Variabilität von Untersuchungstechniken, die auf Organe, Organsysteme oder bestimmte Fragestellungen zugeschnitten sind.

Diese beiden Anforderungen, nämlich verbindliche und nachvollziehbare Standards zu schaffen und dabei genügend Raum für individuelle Fragestellungen zu lassen, haben zu einer Anzahl inzwischen fest etablierter computertomographischer Techniken geführt, die im folgenden als „konventionelle Techniken" beschrieben werden. Unter „neue Techniken" werden die Untersuchungsverfahren zusammengefaßt, die entweder noch nicht allgemein verfügbar sind oder deren klinische Wertigkeit zur Zeit noch untersucht wird. Alle beschriebenen CT-Untersuchungstechniken sind auf Computertomographen der 3. und 4. Generation zugeschnitten, mit Einschränkungen aber auch auf ältere Geräte übertragbar.

Technische Grundlagen

Akquisitionsparameter

Die Bildqualität wird entscheidend von der applizierten *Strahlendosis* und der *Schichtdicke* beeinflußt. Eine Erhöhung der Dosis führt zu einer verbesserten *Kontrastauflösung*, bedingt aber auch eine Zunahme der Strahlenbelastung für den Patienten und einen höheren Röhrenverschleiß. Zunehmende Schichtdicken führen wegen der Zunahme von Partialvolumeneffekten (s. Artefakte) zu einer Verschlechterung der Detailerkennung. Dünne Schichten verbessern diese, aber auf Kosten eines verminderten Kontrasts durch Reduktion des *Signal-Rausch-Verhältnisses*.

Dieses wiederum läßt sich durch eine Erhöhung des mAs-Produkts, d.h. der Dosis kompensieren. Allerdings erhöhen sich gleichzeitig die Anzahl der Schichten und die Gesamtdosis zur Abbildung des gleichen Objektvolumens. Vereinfachend läßt sich sagen: Eine verbesserte Detailerkennbarkeit kann über eine Reduktion der Schichtdicke und Erhöhung der Dosis erreicht werden; dies führt aber unweigerlich zu einer erhöhten Strahlenbelastung. Die genannten Parameter müssen daher der zu untersuchenden Körperregion jeweils angepaßt werden.

Parameter der Bildverarbeitung

Ohne auf die Details der Datenverarbeitung einzugehen, soll hier nur erwähnt werden, daß abhängig von den interessierenden Organstrukturen einer Körperregion (Knochen, Weichteile, Lungengewebe) verschiedene *Faltungsalgorithmen* (sog. Filter oder „kernels") zur *Bildrekonstruktion* verwendet werden können. Dies ist bei der Auswahl des Untersuchungsprogramms zu berücksichtigen. Derartige gewebespezifische Abbildungsprogramme sind von den Herstellerfirmen bereits komplett vorgegeben und müssen vom Anwender nur angewählt werden.

Abbildungsparameter

Das errechnete CT-Bild setzt sich aus einer Matrix von (üblicherweise $512 \cdot 512$) Volumenelementen (Voxeln) zusammen. Die durchschnittliche Schwächung der Röntgenstrahlen in einem Voxel läßt sich als Dichtewert auf einer willkürlichen Skala in *Hounsfield-Einheiten* (HE) angeben. Fixpunkt dieser Dichteskala ist die Strahlenschwächung von Wasser, die mit 0 HE festgelegt ist; die Dichte von Luft (-1000 HE) und sehr dichten Knochenstrukturen ($+1000$ HE) begrenzen diese Skala nach unten und oben. In der Beschreibung eines Befunds wird man zwar gelegentlich die Dichtewerte einer Struktur erwähnen; meist wird jedoch eine (pathologische) Struktur in ihrer Dichte relativ zu einer anderen (normalen) Struktur als gleich dicht (isodens), dichter (hyperdens) oder weniger dicht (hypodens) beschrieben.

Für eine korrekte Bildanalyse ist es wichtig, das errechnete Bild in Helligkeit und Kontrast optimal abzubilden. Im Gegensatz zu den 2000 Graustufen der Houndsfield-Skala kann das menschliche Auge nur etwa 20 Graustufen unterscheiden. Da die meisten Körpergewebe und -flüssigkeiten Dichtewerte zwischen -100 und $+100$ HE aufweisen, wäre bei kompletter Abbildung aller digitalen Dichtestufen eine Differenzierung der verschiedenen Organe und Gewebe für das menschliche Auge schwer oder sogar unmöglich. Dieses Problem wird gelöst, indem man sich bei der Abbildung (nicht bei der Bildakquisition) auf einen Teil der Dichteskala, den man als *Bildfenster* („window") bezeichnet, beschränkt. Dieses Bildfenster wird durch 2 variable Parameter so festgelegt, daß die für das menschliche Auge diskriminierbaren Graustufen besser ausgenützt werden können: Die *Fensterbreite* („window level") gestattet die Auswahl eines beliebigen Abschnitts der Dichteskala für die Abbildung. Auf diese Weise verteilt sich die limitierte Anzahl von etwa 20 Graustufen auf einen kleineren Bereich, und das Differenzierungspotential für den Betrachter erhöht sich entsprechend. Dichtewerte außerhalb der Fensterbreite werden einheitlich weiß (oberhalb des Fensters) oder schwarz (unterhalb des Fensters) dargestellt. Die *Fenstermittellage* („center") bestimmt die Dichte, die im mittleren Grauton festgelegt wird. Durch Variation dieser Parameter ist es möglich, ein der Fragestellung optimal angepaßtes Bild zu produzieren. Grundsätzlich erhöhen schmale Bildfenster den Detailkontrast mit der Gefahr, diagnostische Information außerhalb des Fensters zu verlieren. Breite Bildfenster decken einen größeren Dichtebereich ab, vermindern jedoch den Kontrast mit der Gefahr, geringe Dichteunterschiede zu übersehen.

Artefakte

Wie andere bildgebende Verfahren ist auch die CT-Untersuchung Störungen unterworfen, die entweder durch die Untersuchungstechnik selbst oder durch den zu untersuchenden Patienten bedingt sind. Im folgenden sollen nur 4 der häufigsten und damit auch bedeutsamsten Artefakte besprochen werden.

Bewegungsartefakte des Patienten führen zu Unschärfen der abgebildeten Organe, z.T. sogar zu Doppelkonturen. Sie sind praktisch immer an mehreren Regionen eines artefaktgestörten Bildes zu finden und damit auch von echten pathologischen Veränderungen zu trennen. Willkürliche Bewegungsartefakte sollten beim kooperativen Patienten nicht auftreten. Bei nichtkooperationsfähigen Patienten müssen vor Beginn der Untersuchung durch entsprechende Lagerung und Fixierung der zu untersuchenden Region, ggf. auch durch Sedierung, Artefakte minimiert werden. Unwillkürliche Bewegungsartefakte lassen sich nicht (Herzaktionen, Pulsationen) oder nur zeitweise (Darmperistaltik) unterdrücken.

Aufhärtungsartefakte sind Ausdruck einer ungleichmäßigen Aufhärtung des Röntgenspektrums durch benachbarte Strukturen mit großen Dichtedifferenzen im Patienten. Röntgendichte Objekte absorbieren die weichen Strahlenanteile ungleich stärker als die harten, so daß zu den hinter diesem Objekt gelegenen Detektoren verhältnismäßig weniger weiche Strahlung gelangt und an dieser Stelle artefiziell niedrige Dichtewerte gemessen werden.

Partialvolumeneffekte haben ihre Ursache darin, daß die Dichte eines Voxels ein Durchschnittswert ist. Befinden sich in einem Voxel 2 oder mehrere Strukturen sehr unterschiedlicher Dichte, so ist der rechnerisch ermittelte Dichtewert keiner dieser Strukturen zuzuordnen und kann Anlaß zu Fehlinterpretationen geben. Eine Reduktion der Schichtdicke kann diesem Effekt entgegenwirken.

Hochkontrastartefakte sind in der Regel durch sehr dichte Fremdkörper im Untersuchungsfeld bedingt. Die weitgehende Absorption der Photonen führt zu Meßausfällen, z.B. in der Umgebung von Metallimplantaten (TEP, metallene Kabel usw.).

Patientenvorbereitung und Nachsorge

Bei der Mehrzahl der CT-Untersuchungen werden oral, rektal und/oder i.v. Kontrastmittel verabreicht. Aus logistischen Erwägungen sollten daher bei elektiven Untersuchungen alle Patienten mindestens 6 h nüchtern sein. Die Entscheidung, ob und in welcher Form Kontrastmittel verabreicht werden, kann häufig erst bei Anwesenheit des Patienten und Vorliegen anderer Untersuchungsbefunde getroffen werden. Ist eine orale Kontrastierung des Magen-Darm-Traktes notwendig, so muß der Patient bereits 30 min (Oberbauch-CT) bis 90 min (CT Retroperitoneum, Becken) vor Untersuchungsbeginn mit dem Trinken der Kontrastmittellösung beginnen.

Vor i.v.-Kontrastmittelapplikation müssen allergische Erkrankungen, frühere Reaktionen auf jodhaltige Kontrastmittel und Hyperthyreosen anamnestisch, ggf. laborchemisch abgeklärt werden. Eine medikamentöse Prophylaxe muß mit genügendem zeitlichen Vorlauf erfolgen (s. Kap. 29).

Bei Patienten mit Harnblasenkathetern muß dieser bei Durchführung einer CT mit i.v.-Kontrastmittel abgeklemmt werden.

Eine spezifische Nachsorge der Patienten ist nicht notwendig.

Kontrastmittel

Enterale Kontrastmittel

Prinzipiell werden positive, bariumsulfathaltige Kontrastmittel verwendet. Die handelsüblichen Konzentrationen enteraler Kontrastmittel würden bei Anwendung in der CT zu schweren Aufhärtungsartefakten führen. Die Lösungen müssen daher verdünnt werden.

- **Orale Kontrastmittel:** Vor Untersuchungsbeginn werden 3%ige Bariumsulfatsuspensionen frisch angesetzt. Bei im Handel erhältlichen Präparaten muß hierzu lediglich die abgepackte Menge eines Granulats mit einer bestimmten Menge Wasser gemischt werden. Für Untersuchungen des Oberbauchs werden 500 ml dieser Suspension, für Untersuchungen des Retroperitoneums bzw. Beckens oder des gesamten Abdomens 1000 ml gleichmäßig verteilt über 30 bzw. 90 min vor Untersuchungsbeginn vom Patienten getrunken.
- **Rektale/stomale Kontrastmittel:** Hier werden ebenfalls 3%ige Bariumsulfatsuspensionen eingesetzt. Die rektale Füllung erfolgt über ein Darmrohr direkt vor Untersuchungsbeginn auf dem Untersuchungstisch in Linksseitenlage (wie beim Kolonkontrastmitteleinlauf). Es werden 100–200 ml Suspension instilliert. Gibt der Patient bereits während der Kontrastmittelgabe ein unangenehmes Druckgefühl an, wird die Instillation zu diesem Zeitpunkt beendet.

Sollen Darmabschnitte über ein Stoma kontrastiert werden, empfiehlt sich die Verwendung eines Blasenkatheters, der geblockt wird. Es werden ebenfalls 100–200 ml Suspension instilliert; der Katheter bleibt bis zum Abschluß der Untersuchung geblockt.

Parenterale Kontrastmittel

- **i.v.-/i.a.-Gabe:** Eine i.v.-Kontrastmittelapplikation ist bei der Mehrzahl der CT-Untersuchungen indiziert. Üblicherweise werden Kontrastmittel mit einer Jodkonzentration von 300–370 mg/ml eingesetzt. Das Mindestvolumen beim Erwachsenen beträgt 100 ml, das Maximalvolumen 3 ml/kg KG. Nach neueren Empfehlungen soll dieser maximale Wert durch die Serumkreatininkonzentration (mg%) dividiert werden, um eine eingeschränkte Nierenfunktion besser einkalkulieren zu können (s. Kap. 29, 30).

Prinzipiell erfolgt die parenterale Gabe über periphere, meist antekubitale Venen. Spezielle Applikationsorte und -modi s. in den Folgekapiteln.

- **Intraartikuläre Gabe:** s. Kap. 8.
- **Intrathekale Gabe:** s. Kap. 28.2 (Myelo-CT).
- **Andere Applikationsformen:** Bei Patienten mit schlechter Nierenfunktion oder anderen Kontraindikationen für i.v.-Kontrastmittel können im Rahmen der Abklärung von Tumoren im kleinen Becken, insbesondere Tumoren der Harnblase, über liegende Blasenkatheter 100–200 ml einer 1:15 verdünnten Lösung eines wasserlöslichen Kontrastmittels instilliert werden. Der Katheter muß anschließend für die Dauer der Untersuchung abgeklemmt werden. In seltenen Fällen muß die Ausdehnung von *Fistel*systemen und Höhlen durch die CT bestimmt werden. Hierzu kann eine Fistelfüllung mit 1:10 verdünntem wasserlöslichem Kontrastmittel erfolgen (Technik s. Kap. 12).

■ Indikationen, Kontraindikationen und Komplikationen

Die Indikationsstellungen werden in den nach Körperregionen gegliederten Abschnitten im einzelnen besprochen. Grundsätzlich sollen für eine optimale Untersuchungsplanung und Befundinterpretation gezielte Fragestellungen vorliegen. Sog. „Universaluntersuchungen" sind abzulehnen.

Für die Computertomographie sind spezifische Kontraindikationen und Komplikationen nicht bekannt. Ist die Gabe jodhaltiger Kontrastmittel geplant, so muß bei Patienten mit bekannten allergischen Erkrankungen oder früheren Reaktionen auf jodhaltige Kontrastmittel eine entsprechende Vorbehandlung eingeleitet werden; dies gilt auch für Patienten mit manifester oder latenter Hyperthyreose (s. Kap. 29, 30). Die Höhe des Kreatinins im Serum als Maß für die Nierenfunktion muß bekannt sein; bei erhöhten Werten muß die Kontrastmittelmenge entsprechend reduziert werden bzw. auf eine i.v.-Kontrastmittelgabe verzichtet werden.

Untersuchungstechniken

Die wechselnde Organ- und Gefäßtopographie verschiedener Körperregionen und die Vielfalt der Fragestellungen geben der *Untersuchungsplanung* bei der CT eine entscheidende Bedeutung. Bei der Patientenvorbereitung muß z.B. ein genügender zeitlicher Vorlauf (30–90 min) zur oralen Kontrastmittelaufnahme eingeplant werden, um eine ausreichende *Darmkontrastierung* zum Zeitpunkt der Untersuchung zu gewährleisten. Neben der Wahl der technischen Untersuchungsparameter (Schichtdicke, Tischvorschub, Gantryneigung, Patientenlagerung usw.) müssen Untersuchungsregion und Untersuchungstyp festgelegt werden. Hier haben sich in der Praxis prinzipiell 3 Untersuchungsformen eingebürgert:

1. die *organorientierte Untersuchung* zur Abklärung umschriebener Fragestellungen (z.B. Dignität einer Leberläsion),
2. die *Staginguntersuchung* zur Ausbreitungsdiagnostik von Tumoren und
3. die *Screeninguntersuchung* zur orientierenden Darstellung einer Körperregion (z.B. Fokussuche, Trauma, Sonographie nicht aussagekräftig).

Weiter muß spätestens nach Erstellen der Nativuntersuchung festgelegt werden, ob eine intravenöse Kontrastmittelapplikation nötig ist.

Konventionelle Computertomographietechniken

Die vom Ablauf her einfachste Form der CT-Untersuchung ist die *Nativserie*, d.h. die Bildakquisition ohne Gabe von Kontrastmittel.

Werden intravenös oder intraarteriell Kontrastmittel appliziert, so müssen zur richtigen Wahl einer Kontrastmittelserie hämodynamische und injektionsbedingte Parameter berücksichtigt werden. Die meistverwendete peripher-venöse Kontrastmittelgabe unterliegt bezüglich der zeitlichen Abfolge von Gefäß- und Parenchymkontrast bestimmten Gesetzmäßigkeiten, die im Rahmen dieses Beitrages nur angeschnitten werden können.

Nach *intravenöser Bolusinjektion* zeigt das Blut in der Aorta abdominalis einen Dichteanstieg („enhancement"), wobei die Zeit-Dichte-Kurve folgende Merkmale aufweist: ca. 15 s p.i. wird ein maximaler Dichtewert erreicht, 5 s später wiederum ist die Dichte auf weniger als 20% des Spitzenwertes abgesunken. Anschließend erfolgen mehrere kleine Konzentrationsanstiege als Ausdruck der Rezirkulation der in den Extrazellularraum diffundierten, nicht an Eiweiß gebundenen Kontrastmittelkomponente. Etwa 1 min p.i. ist das Kontrastmittel zwischen Intra- und Extravasalraum gleich verteilt, die intravasale Kontrastmittelkonzentration nimmt hierdurch ab. Dieser Effekt wird durch die einsetzende renale Ausscheidung noch verstärkt. Höhe und Dauer der maximalen Kontrastmittelkonzentration sind direkt von der applizierten Kontrastmitteldosis abhängig. Eine Steigerung des Aortenkontrasts durch Injektionsgeschwindigkeiten von mehr als 8 ml/s sind aufgrund der kapazitiven Eigenschaften der Lungenvenen und des begrenzten Herzzeitvolumens nicht zu erreichen. Die Injektionsdauer bestimmt die Dauer der Kontrastierung des Zielorgans und damit den Zeitraum, der für die Untersuchung zur Verfügung steht. Über die Wahl des *Delay* wird die Zeitverzögerung zwischen Injektionsbeginn und Start der CT vorgegeben, damit die erste Schicht erst angefertigt wird, wenn die Kontrastmittelwelle das Zielorgan erreicht hat.

Bei der *dynamischen Computertomographie* haben sich je nach Fragestellung folgende Bolusformen in der Praxis bewährt:

Forcierte Bolusinjektion: 120–180 ml Kontrastmittel i.v., Flußrate 4–6 ml/s, Injektionszeit bis 30 s. Diese Bolusform bewirkt einen kurzzeitigen maximalen Gefäßkontrast mit einem Dichteabfall auf 50% des Maximalwertes nach bereits weniger als 100 s und einem weiteren Kontrastabfall auf ca. 30% des Maximalwertes in den nächsten 200 s.

Protahierte Bolusinjektion: 120–180 ml Kontrastmittel i.v., Flußrate 2 ml/s, Injektionszeit bis 90 s. Diese Bolusform erzeugt einen sich langsam entwickelnden, deutlich geringeren maximalen Kontrast, der aber durch die verlängerte Injektionszeit langsamer abfällt.

Doppelbolustechnik: 60 ml Kontrastmittel i.v., Flußrate 2 ml/s, Injektionszeit 30 s, anschließend Schnellinfusion von 30–40 ml/min über 3–4 min. Bei diesem Injektionsschema kommt es über eine geringe, anfängliche Kontrastspitze zu einem kontinuierlich ansteigenden Gefäßkontrast während der Injektionsdauer. Der Kontrast übertrifft 150–170 s nach Injektionsbeginn das Enhancement bei A und B zum gleichen Zeitpunkt und fällt erst nach Injektionsende allmählich ab.

Allgemein ist zu sagen, daß Unterschiede im Vaskularisationsgrad von Läsionen im Vergleich zu Organgeweben am besten durch forcierte Bolusgabe dargestellt werden, da kurzfristig in einem begrenzten Volumen ein hoher Gefäß- und Parenchymkontrast erzielt wird. Schnelle Abtastprogramme (z.B. Spiral-CT) ermöglichen zudem die bestmögliche Ausschöpfung der Bolusgeometrie.

Bei Staginguntersuchungen mit längerer Scanstrecke und der Notwendigkeit einer länger dauernden gleichmäßigen Dichteanhebung ist die protahierte Bolusform oder Doppelbolustechnik anzuwenden. Die Entscheidung zwischen diesen beiden Techniken ist letztlich abhängig von den verfügbaren Abtastprogrammen. Für langsamere Geräte (3. Generation) ist aus den genannten Gründen die Doppelbolustechnik vorzuziehen.

Seriocomputertomographie

Diese Technik dient dazu, das Kontrastierungsverhalten eines Organs oder einer Organläsion zu untersuchen. In einem wählbaren zeitlichen Abstand werden mehrere Schichten bei gleichbleibender Tischposition und unter forcierter Kontrastmittelbolusgabe (s. oben) akquiriert. Die zeitliche Schichtfolge wird bei diesen Sequenzen so gewählt, daß arterielle Anflutung, parenchymatöse Kontrastierung, Auswaschen derselben und venöse Kontrastierung innerhalb einer Serie erfaßt werden. Für eine genügend schnelle Bildfolge werden die Bilder erst nach Untersuchungsende rekonstruiert.

Angiocomputertomographie

Diese Technik wird bisher nur bei Untersuchungen der Leber eingesetzt. Hier wird zuvor angiographisch ein Katheter selektiv in der A. hepatica (arterielle Perfusionsstudie, CTA) oder in der A. lienalis bzw. A. mesenterica superior (portale Perfusionsstudie, CTAP) positioniert. Nach Umlagerung auf den CT-Tisch erfolgt die Kontrastmittelgabe über den liegenden Katheter. Ziel dieser Technik ist es, durch selektive und damit auch höhere Kontrastmittelanflutung die Abgrenzbarkeit von Leberläsionen gegenüber normalem Leberparenchym zu erleichtern und die Sensitivität der Leber-CT bezüglich der Zahl und Segmentzugehörigkeit von Läsionen zu erhöhen. Die Durchführung dieser Technik wird im einzelnen in Kap. 28.6, S. 496 beschrieben.

Sekundärschnitte (2-D-Rekonstruktion)

Aus angrenzenden, axialen CT-Schichten lassen sich in beliebig wählbaren Ebenen Sekundärschnitte herstellen. Voraussetzung ist allerdings eine axiale Schichtdicke ≤ 8 mm, um Kanten- oder Stufenartefakte zu vermeiden. Für die Abbildung diffiziler anatomischer Strukturen, z.B. der Schädelbasis, müssen Schichtdicken von 1–3 mm gewählt werden. Durch geschickte Wahl der Bildrekonstruktionsebene kann ein Befund, der auf mehreren axialen Schichten abzugrenzen ist, auf einem einzigen Bild übersichtlich dargestellt werden. Grundsätzlich muß man festhalten, daß die Rekonstruktionen nicht mehr Informationen enthalten als die zugrundeliegenden axialen Schichten. Die Darstellung eines pathologischen Befundes, insbesondere in einer anderen als der axialen Ausdehnung, kann jedoch verbessert werden.

Neue Computertomographietechniken

Spiralcomputertomographie

Bei dieser Technik bewegt sich der Untersuchungstisch gleichmäßig vorwärts, während das Röhren-Detektor-System kontinuierlich Daten erfaßt. Hieraus resultiert eine spiralförmige Abtastung, aus deren Rohdaten anschließend axiale Tomographien errechnet werden. Diese Technik macht es möglich, während eines Atemstillstandes (maximale Scanzeit 24 s) ein großes Körpervolumen so zu erfassen, daß ein Veratmen als Fehlerquelle weitgehend ausscheidet. Durch die optimale Ausnutzung der Bolusgeometrie und die verkürzte Scanzeit kann Kontrastmittel eingespart werden. Die hohe Röhrenlast bedingt bei der Spiral-CT einen niedrigeren Röhrenstrom als bei konventioneller Technik, was zu einer schlechteren Kontrastauflösung führt.

Die Untersuchungstechnik einer Spiral-CT wird durch 3 Kenngrößen festgelegt: *Tischvorschub* und *Schichtdicke* müssen vor Beginn bestimmt werden und entscheiden über das zu untersuchende Körpervolumen. Bei einer maximalen Schichtdicke von 10 mm und einer maximalen Scanzeit von 24 s ist die Untersuchungsregion bei einfachem Tischvorschub knapp 24 cm lang. Durch Verdoppelung des Tischvorschubs kann die Untersuchungsregion fast verdoppelt werden, was allerdings zu Lasten der räumlichen Auflösung geht. Geht es jedoch, wie z.B. in der Notfalldiagnostik, um kurze Untersuchungszeiten und weniger um Detailinformation, kann dies von großem Vorteil sein. Die 3. Kenngröße, das *Inkrement*, legt die Schichtdicke der zu errechnenden Bilder fest. Es ist grundsätzlich möglich, die axialen Schichten in der gleichen Schichtdicke wie bei der Datenakquisition berechnen zu lassen; es kann aber auch ein überlappendes Inkrement gewählt werden, wie folgendes Beispiel – etwas vereinfacht – verdeutlichen soll: Bei Vorgabe einer Schichtdicke von 10 mm wird je Röhrenumlauf ein Körperquerschnitt von annähernd 10 mm Dicke abgetastet. Wird nun ein Inkrement von 5 mm gewählt, wird die während eines einzigen Röhrenumlaufs gewonnene Information zu 2 axialen CT-Bildern, bei Wahl eines

Inkrements von 2 mm jedoch zu 5 Bildern verarbeitet. Ein kleines Inkrement, das aus dem Rohdatensatz eine Vielzahl von Bildern errechnet, bietet Vorteile bei einer beabsichtigten 3-D-Oberflächenrekonstruktion (s. unten), führt aber nicht zu einer besseren Detailauflösung. Wie bei der konventionellen Technik bestimmt die Schichtdicke während der Datenakquisition die Detailauflösung der Spirale, so daß die Qualität des Rohdatensatzes der Nachverarbeitung Grenzen setzt.

Bei den meisten Computertomographen muß ein Rohdatensatz erst bearbeitet werden, bevor eine 2. Spirale durchgeführt werden kann. Bei neueren Geräten ist eine direkte Auswertung zwischen einzelnen Spiral-CT-Untersuchungen nicht mehr notwendig; hier ist der limitierende Faktor die Speicherkapazität. Obwohl die Datenakquisition erheblich kürzer ist, ist die Nachbearbeitung einer Spirale häufig zeitraubend und kann über den Zeitbedarf für eine konventionelle Untersuchung hinausgehen.

Bolustracking

Kurze Abtastzeiten, v.a. bei der Spiral-CT, erlauben die Bildakquisition einer ganzen Körperregion während maximaler Kontrastierung. Sie bergen aber auch das Risiko, den Zeitpunkt der optimalen Kontrastierung so zu verpassen, daß der diagnostische Gewinn deutlich unter dem einer konventionellen Kontrastmittel-CT liegt. Das Bolustracking dient dazu, die Kontrastmitteldynamik und den Zeitpunkt des maximalen Organkontrastes zu bestimmen; es ist bei schwer einzuschätzender Kreislaufsituation oder gestörter Organperfusion indiziert.

Im Grunde genommen handelt es sich dabei um ein Serio-CT über dem Zielorgan. Voraussetzung ist eine Nativserie durch das Zielorgan, um die Schichtebene für das Serio-CT festzulegen. Üblicherweise wählt man die Schicht, die den Hilus, eines oder mehrere große Gefäße und Parenchym gleichzeitig abbildet (bei der Leber z.B. Niveau der Pfortaderbifurkation). Es werden 15–30 ml Kontrastmittel i.v. appliziert und in variablen Intervallen immer wieder die gleiche Schicht aufgezeichnet. Dabei sind zum Erfassen der kurzen arteriellen Kontrastmittelanflutung (meist 6–8 Schnitte) kurze Intervalle (4–6 s), zum Erfassen der parenchymatösen und venösen Phase (8–10 Schnitte) Intervalle von 10–15 s zu wählen. Nach Abschluß der Serie werden die Bilder rekonstruiert und anhand des nativen Referenzbildes sog. „regions of interest" (ROI) definiert. Dabei handelt es sich um Dichtemessungen über einem vom Untersucher vorzugebenden Areal, die so gewählt werden, daß 2 Dichtemessungen über dem Parenchym und 1 Messung über den im Organhilus gelegenen Gefäßen erfolgt (Arterie; bei Messungen über der Leber zusätzlich Pfortadermessung). Nun plaziert der Rechner die vorgegebenen ROI an jeweils gleicher Stelle in die einzelnen Schichten und mißt im zeitlichen Verlauf die Dichte. Diese Dichten können nun graphisch über die Zeit aufgetragen werden. Aus diesen Kurven ist ersichtlich, zu welchem Zeitpunkt über den Gefäßen und dem Parenchym eine maximale Kontrastierung auftritt, aus dem sich nun wiederum je nach Fragestellung das Delay für das nachfolgende CT ergibt. Auf diese Weise ist sichergestellt, daß der Kontrastmittelbolus optimal ausgenutzt wird.

Die routinemäßige Anwendung dieser Methode wird z.Z. in Studien getestet, so daß über Indikationen zum Bolustracking noch keine abschließende Aussage zu machen ist.

3-D-Oberflächenrekonstruktionen

Für dreidimensionale Rekonstruktionen werden axiale Schichten so nachverarbeitet, daß bei Abbildung des untersuchten Körpervolumens ein räumlicher Eindruck entsteht. Voraussetzung für eine qualitativ ansprechende 3-D-Rekonstruktion ist in der konventionellen Technik eine überlappende Dünnschnittechnik oder in der Spiral-CT die Wahl eines kleinen Inkrements. Wegen der hohen Strahlenbelastung und der geringen Praktikabilität bei der Untersuchung größerer Regionen kommt der konventionellen CT-Technik keine wesentliche Bedeutung im klinischen Einsatz zu. Hier wird die Spiraltechnik eingesetzt, mit der größere Volumina abgetastet und durch entsprechende Nachbearbeitung qualitativ gute dreidimensionale Rekonstruktionen erstellt werden können.

Technisch handelt es sich um 3-D-Oberflächenrekonstruktionen, wobei nach Auswahl der Schichten, die dreidimensional rekonstruiert werden sollen, nur diejenigen Bildpunkte in die Berechnung eingehen, deren Dichtewert oberhalb eines frei wählbaren Schwellenwertes liegt. Dieser Bereich wird dann in seiner Dichte als einheitlich betrachtet, so daß eine Differenzierung oberhalb des Schwellenwertes folglich verlorengeht. Die Qualität einer 3-D-Rekonstruktion hängt neben den Parametern, mit denen das Spiral-CT durchgeführt wird, ganz entscheidend von der Wahl dieses Schwellenwertes ab. Idealerweise wird er so gewählt, daß nur die interessierenden Strukturen einen höheren Dichtewert besitzen und damit rekonstruiert werden. Dies ist in der Praxis jedoch häufig nicht möglich, was den Einsatz der 3-D-Technik derzeit noch limitiert. Der räumliche Eindruck der dreidimensionalen Oberflächendarstellung wird erzeugt, indem die Reflexion einer frontal einfallenden Lichtquelle simuliert und mittels Grautonzuordnung eine schattierte Wiedergabe des Objekts erreicht wird. Damit wird räumliche Tiefe bzw. ein Betrachterabstand hergestellt: Nahe zum Betrachter liegende Bildpunkte werden hell, entferntere Strukturen dunkel wiedergegeben („gradient shading"). Es ist nun möglich, die rekonstruierte Struktur aus jeder gewünschten Blickrichtung anzuschauen, indem das Bild auf dem Bildschirm gedreht und verkippt werden kann.

3-D-Rekonstruktionen haben einen gesicherten Stellenwert in der Diagnostik von komplexen Frakturen, tumorösen Infiltrationen und Mißbildungen im Becken- und Schädelbasisbereich. Durch seine im Vergleich zu allen anderen Geweben hohe Dichte stellt der Knochen ein ideales Medium zur dreidimensionalen Rekonstruktion dar. Lungengefäße wie auch pathologische Verdichtungen des Lungenparenchyms (z.B. Tumoren) lassen sich aufgrund der geringen Dichte des umgebenden Lungengewebes ähnlich gut rekonstruieren. Schwierig wird die Situation im Bauchraum, hier insbesondere bei der Leberherddiagnostik. Leberläsionen heben sich auch nach hohen Kontrastmittelmengen nur selten so stark vom umgebenden Parenchym ab, daß eine befriedigende und aussagekräftige 3-D-Darstellung möglich ist. Mit der augenblicklich zur Verfügung stehenden Standardsoftware sind unserer Meinung nach nur Gefäßprozesse im Abdomen und Retroperitoneum einer 3-D-Rekonstruktion ausreichend zugänglich. Durch hohe Flußraten und Kontrastmittelmengen kann die Dichte im Gefäß kurzfristig so stark angehoben werden, daß eine Nachbearbeitung mit der 3-D-Technik möglich ist (s. auch CTA).

CT-Angiographie (CTA)/Maximum Intensity Projection (MIP)

Es ist ein zusätzlicher Vorteil der Spiral-CT, daß die Akquisitionszeit eines definierten Volumens wahlweise innerhalb der arteriellen oder der venösen Phase eines peripher injizierten Kontrastmittelbolus liegen kann. Eine optimale zeitliche Abstimmung der Kontrastmittelinjektion (Delay) erreicht man durch Bolustracking (s. oben); hierdurch läßt sich auch bestimmen, ob die arteriellen, venösen oder portalen Gefäße kontrastiert abgebildet werden.

Voraussetzung zur adäquaten Gefäßdarstellung ist die richtige Wahl von Schichtdicke (3–5 mm), Tischvorschub (entsprechend der Schichtdicke) und Inkrement (überlappende, schmale Schichten). Zur Durchführung der CTA wird ein 24- bis 30-s-Bolus mit entsprechendem Delay und einem Fluß von 2,5 ml/s (z.B. für die zervikalen Gefäße) bis 4 ml/s (z.B. zur Darstellung der Nierenarterien) injiziert. Nach Akquisition der Daten werden eine 3-D-Oberflächenrekonstruktion und, falls vorhanden, eine *„Maximum-intensity-Projektion" (MIP)* durchgeführt. Die 3-D-Rekonstruktion bildet zwar durch entsprechende Wahl des Schwellenwerts die kontrastierten Gefäße ab; oft kann jedoch die Oberflächenrekonstruktion z.B. nicht zwischen kalzifiziertem Plaque und kontrastiertem Gefäßlumen oder kortikalem Knochen unterscheiden. Im Unterschied dazu geht MIP von einem virtuellen Betrachtungswinkel aus, von dem aus nur jeweils das Pixel mit der höchsten Dichte abgebildet wird. Durch lückenlose Rotation des virtuellen Betrachters um das abgebildete Volumen herum lassen sich nun jeweils die Projektionen wählen, die die hochkontrastierten Gefäße ohne Überlagerung durch Knochen oder andere kalzifizierte Strukturen abbilden. Nachteile der MIP sind die fehlende Tiefenabbildung, der Verlust eines schwächer kontrastierten Gefäßabschnitts zugunsten eines kreuzenden, kräftiger kontrastierten Gefäßes und der völlige Verlust von Gefäßen, sobald sie knöcherne Strukturen überlagern. Diese Nachteile können durch eine *gekrümmte planare Rekonstruktion* im genauen Verlauf eines Gefäßes zum Teil kompensiert werden.

Die bisher sehr eingeschränkte Erfahrung mit der neuen Methode der CTA in ersten klinischen Tests lassen noch keine allgemeingültigen Empfehlungen zu. Sinnvoll erscheint in bisherigen Untersuchungen ihre Anwendung zur präoperativen Abklärung der Karotisgabel, der Nierenarterien und aller Formen des Aortenaneurysmas.

Hydrocomputertomographie des Magen-Darm-Traktes

Um den Magen-Darm-Trakt im CT beurteilen zu können, ist eine ausreichende Kontrastierung des Lumens nötig. Üblicherweise werden hierzu positive Kontrastmittel verwendet. Dabei kann es jedoch aufgrund der relativ hohen Dichte des kontrastierten Darminhalts zu Grenzflächenartefakten und zur Maskierung pathologischer Befunde kommen. Daher wird heute zunehmend Wasser als negatives

Kontrastmittel im klinischen Einsatz getestet (Hydro-CT). Durch Mengen zwischen 1 und 2 l soll eine Distension der Darmwand und eine Homogenisierung des Darmlumens durch das hypodense Wasser erreicht werden. Die Gabe von Buscopan oder Glucagon ist obligat, da durch Reduktion der Darmperistaltik die Bildqualität gesteigert und eine Beurteilung der Darm- und insbesondere der Magenwand erleichtert wird. Nach intravenöser Kontrastmittelgabe zeigt die Wand eine gleichförmige Kontrastierung und setzt sich hyperdens gegenüber dem wassergefüllten Darmlumen ab. Tumorös oder entzündlich veränderte Wandabschnitte lassen sich gewöhnlich an einer irregulären Wandverdickung und einer im Vergleich zur normalen Wand stärkeren Kontrastmittelaufnahme erkennen.

Während sich der Einsatz von Wasser bei der Tumordiagnostik des Magens zu etablieren scheint, wird seine Verwendung in der Dünn- und Dickdarmdiagnostik noch kontrovers diskutiert. Unsere derzeitige Vorgehensweise sowie Indikationen sind auf den S. 504–506 beschrieben.

28•2 Kopf

H. Sahl, M. Forsting und K. Sartor

Die *kraniale CT* ist derzeit die häufigste neuroradiologische Untersuchung. Ihr bei hoher Aussagekraft geringes Risiko lassen besonders in der Notfalldiagnostik eine großzügige Indikationsstellung zu, sie darf jedoch nicht als eine die neurologische Untersuchung ersetzende Screeningmethode angesehen werden.

■ Indikationen

Verdacht auf anlage- bzw. entwicklungsbedingte, entzündliche, neoplastische, posttraumatische, vaskuläre oder degenerative Erkrankungen sowie Blutungen. Zu beachten ist, daß viele Fragestellungen ebenfalls mit der MRT beantwortet werden können; die Indikation zur CT hängt somit häufig auch von der Verfügbarkeit der MRT ab. Spezielle Hinweise zur Indikation werden bei den einzelnen Untersuchungsprotokollen aufgeführt.

■ Kontraindikationen

Absolute Kontraindikationen gegen eine CT gibt es nicht, doch muß bei Schwangeren die Indikation besonders streng und unter Abwägung von Risiko und Nutzen sowie alternativer diagnostischer Möglichkeiten gestellt werden. Im Hinblick auf eine i.v.-Kontrastmittelgabe gelten die üblichen Gegenanzeigen (s. Kap. 29, 30).

Vorbereitung des Patienten

Im allgemeinen bedarf die kraniale CT keiner besonderen Vorbereitung. Ist jedoch eine Kontrastmittelgabe erforderlich, sollte der Patient nach Möglichkeit nüchtern und ausreichend hydratisiert sein; außerdem sollte ein aktueller Kreatininwert vorliegen. Ergibt das Aufklärungsgespräch über die geplante Kontrastmittelgabe Hinweise auf ein erhöhtes Untersuchungsrisiko, sind nach kritischer Prüfung der Indikation und möglicher diagnostischer Alternativen (MRT) geeignete prophylaktische Maßnahmen zu ergreifen (s. Kap. 29). Bei Kindern und unruhigen Erwachsenen, selten auch bei Klaustrophobie, kann eine Sedierung notwendig sein. Kinder können häufig schon durch eine ruhige Umgebung und die Anwesenheit eines durch eine Bleischürze geschützten Elternteils im Untersuchungsraum ausreichend beruhigt werden. Ein satter, warm und fest eingewickelter Säugling wird die Untersuchung bei abgedunkeltem Raum oft schlafend tolerieren.

Vorbereitung der Untersuchung durch MTRA

Materialien:
Allgemein:
- Kopfschale,
- Abdecktuch für Untersuchungstisch,
- Knierolle oder Schaumstoffkeil,
- evtl. Bauchgurt und Kopfband;
für Kontrastmittelgabe:
- Einmalhandschuhe,
- Stauschlauch,
- Desinfektionsmittel,
- Tupfer, Braunülen
- Mandrins (18, 20 und 22 gg),
- Verbindungsschlauch,
- Spritzen (2, 5, 10, 20 und 50 ml),
- Kanülen zum Aufziehen von Medikamenten und Kontrastmittel,
- Pflasterstreifen zum Fixieren der Braunüle,
- nichtionisches Kontrastmittel (300–370 mg J/ml),
- Kochsalzlösung.

Lagerung des Patienten: Bevor der Patient für die Untersuchung gelagert wird, muß er Zahnprothesen, Brille, Epithesen, Haarklammern etc. ablegen, wenn sich diese im Scanbereich befinden. Entscheidend für eine gute Bildqualität und die Möglichkeit zur sekundären Bildrekonstruktion in anderen Ebenen ist die vollkommen ruhige Lage des Patienten während der gesamten Untersuchung. Der Patient muß hierauf hingewiesen und entsprechend auch so bequem wie möglich gelagert werden.

▮ Vorsichtsmaßregeln

Unruhige und bewußtseinsgestörte Patienten müssen mit Bauchgurt und Kopfband gegen einen Sturz vom Untersuchungstisch bzw. gegen Kopfbewegungen gesichert werden; nötigenfalls wird die Kopfschale seitlich mit Schaumstoffkeilen oder Zellstoff ausgefüttert. Kontrastmittelgabe und medikamentöse Sedierung sollten nur bei sicher liegendem venösem Zugang erfolgen. Nach einer Kontrastmittelgabe ist für ausreichende Flüssigkeitszufuhr zu sorgen, und nach medikamentöser Sedierung muß der Patient ggf. per EKG oder Pulsoxymeter überwacht werden. Ambulante Patienten sind ausdrücklich auf die eingeschränkte Verkehrstüchtigkeit hinzuweisen. Bei Kindern, aber auch bei Mehrfachuntersuchung von Erwachsenen muß die

Gantrykippung so variiert werden, daß die Augenlinsen möglichst wenig strahlen-exponiert werden.

Untersuchungsprotokolle

Die technischen Parameter müssen vom Untersucher an die gerätespezifischen Gegebenheiten angepaßt werden. Die folgenden Angaben sollen und können nur eine Orientierungshilfe sein.

Ist eine Untersuchung mit der vorgeschlagenen Schichtebene, z.B. wegen zu erwartender erheblicher Metallartefakte, nicht durchführbar, ist alternativ an die Möglichkeit einer *sekundären Bildrekonstruktion* nach dünnschichtiger Untersuchung in einer geeigneteren Ebene zu denken.

Gehirn

Indikationen:	Verdacht auf anlage- bzw. entwicklungsbedingte, entzündliche, neoplastische, posttraumatische, vaskuläre oder degenerative Erkrankungen sowie Blutungen
Vorbereitung:	Kreatinin? Wenn möglich nüchtern, falls Kontrastmittel erforderlich
Körperposition:	Rückenlage, den Kopf in einer Kopfschale fixiert
Topogramm:	Projektion: lateral
	Scanstrecke: 256 mm, Beginn: Kinnspitze
Gantrykippung:	Parallel zur Orbitomeatallinie (Lidwinkel – äußerer Gehörgang)
Scanstrecke:	Foramen magnum bis zum Scheitel
Programm:	Gehirn
Algorithmus:	Standard
Schichtdicke:	8 mm (zur Darstellung von Läsionen in der mittleren und hinteren Schädelgrube und bei Kindern unter 1 Jahr besser 4 mm)
Schichtabstand:	Lückenlos
Feldgrenzen:	Ganzer Kopf
Sekundäre Rekonstruktion:	Routinemäßig nicht erforderlich
Dokumentation:	Weichteilfenster:
	– hintere Schädelgrube: Mittellage 35 HU / Breite 130 HU
	– ab Felsenbeinoberkante: Mittellage 35 HU / Breite 80 HU
	Bei Traumen, Metastasensuche und pathologischem Knochenbefund: Knochenfenster: Mittellage 650 HU / Breite 2500 HU
Kontrastmittelserie:	Außer evtl. bei Wiederholungsuntersuchungen zunächst Nativscan, dann erneuter Scan nach i.v.-Injektion von 1–2 ml Kontrastmittel/kg KG bei V.a. Entzündung, Primäre/sekundäre Tumoren, Gefäßmißbildungen, Sinusvenenthrombose, isodenses Subduralhämatom

Sella

Indikationen:	V.a. intra- oder suprasellären Prozeß, wenn MRT nicht möglich ist
Vorbereitung:	Kreatinin? Wenn möglich nüchtern, falls Kontrastmittel erforderlich

Körperposition:	Bauchlage mit maximal überstrecktem Hals oder Rückenlage, den Kopf in einer Kopfschale fixiert und maximal rekliniert
Topogramm:	Projektion: lateral
	Scanstrecke: 256 mm, Beginn: Stirn
Gantrykippung:	Koronar, senkrecht zum Sellaboden
Scanstrecke:	Vorderwand der Keilbeinhöhle bis Clivusmitte
Programm:	Sella
Algorithmus:	Standard
Schichtdicke:	2 mm
Schichtabstand:	Lückenlos
Feldgrenzen:	Seitenventrikel bis Nasopharanx
Sekundäre Rekonstruktion:	Sagittal in Sellamitte und beidseits paramedian
Dokumentation:	Weichteilfenster: Mittellage 40 HU / Breite 200 HU
	Knochenfenster: Mittellage 650 HU / Breite 2500 HU
Kontrastmittelserie:	Außer evtl. bei Wiederholungsuntersuchungen zunächst Nativscan, dann erneuter Scan sofort nach i.v.-Injektion von 1 ml Kontrastmittel/kg KG

Orbitae

Vorbereitung:	Kreatinin? Wenn möglich nüchtern, falls Kontrastmittel erforderlich
Programm:	Orbita
Algorithmus:	Standard
Schichtdicke:	2 mm
Schichtabstand:	Lückenlos
Dokumentation:	Weichteilfenster: Mittellage 40 HU / Breite 500 HU
	Bei Traumen und pathologischem Knochenbefunde sowie Verkalkungen:
	Knochenfenster: Mittellage 650 HU / Breite 2500 HU
Kontrastmittelserie:	Außer evtl. bei Wiederholungsuntersuchungen zunächst Nativscan, dann erneuter Scan nach i.v.-Injektion von 1–2 ml Kontrastmittel/kg KG bei Frage nach Entzündungen, Tumoren oder tumorähnlichen Erkrankungen, Gefäßmißbildungen, arteriovenösen Fisteln und zur Beurteilung der Sellaregion

Axial

Indikationen:	Standarduntersuchung der Orbita, außer bei Frage nach endokriner Orbitopathie
Körperposition:	Rückenlage, den Kopf in einer Kopfschale fixiert
Topogramm:	Projektion: lateral
	Scanstrecke: 256 mm, Beginn: Kinnspitze
Gantrykippung:	Transversal, parallel zu einer Linie Sellaboden – Orbitaunterrand
Scanstrecke:	Oberes Kieferhöhlendrittel bis oberhalb des Orbitadachs
Feldgrenzen:	Nasenwurzel bis Hirnstamm
Sekundäre Rekonstruktion:	Evtl. koronar oder in Längsrichtung des N. opticus

Koronal

Indikationen:	Standarduntersuchung der Orbita bei Frage nach endokriner Orbitopathie
Körperposition:	Bauchlage mit maximal überstrecktem Hals oder Rückenlage, den Kopf in einer Kopfschale fixiert und maximal rekliniert
Topogramm:	Projektion: lateral Scanstrecke: 256 mm, Beginn: Nasenspitze
Gantrykippung:	Senkrecht zur Orbitalängsachse
Scanstrecke:	Orbitavorderrand bis zum Canalis opticus
Feldgrenzen:	Oberkiefer bis Stirnhöhlen
Sekundäre Rekonstruktion:	Routinemäßig nicht erforderlich

Schläfenbeine („Felsenbeine")

Vorbereitung:	Kreatinin? Wenn möglich nüchtern, falls Kontrastmittel erforderlich
Programm:	Innenohr
Algorithmus:	Hochauflösender Knochenalgorithmus
Schichtdicke:	1–2 mm
Schichtabstand:	Lückenlos
Dokumentation:	Evtl. auch seitengetrennt, d.h. rechtes und linkes Schläfenbein separat Knochenfenster: Mittellage 650 HU / Breite 2500 HU nach Umrechnung mit Standardalgorithmus evtl.: Weichteilfenster: Mittellage 40 HU / Breite 450 HU
Kontrastmittelserie:	Außer evtl. bei Wiederholungsuntersuchungen zunächst Nativscan, dann erneuter Scan nach i.v.-Injektion von 1–2 ml Kontrastmittel/ kg KG bei V.a. Glomustumor und zur Beurteilung des Bulbus V. jugularis sowie der A. carotis interna bei angrenzender Destruktion

Axial

Indikationen:	Standarduntersuchung bei Frage nach Mißbildungen, Traumafolgen, Entzündungen und Tumoren
Körperposition:	Rückenlage, den Kopf in einer Kopfschale fixiert
Topogramm:	Projektion: lateral Scanstrecke: 256 mm, Beginn: Kinnspitze
Gantrykippung:	Transversal, parallel zu einer Linie äußerer Gehörgang – Orbitaunterrand
Scanstrecke:	Mastoidspitze bis Felsenbeinoberkante
Feldgrenzen:	Beide Ohren
Sekundäre Rekonstruktion:	Routinemäßig nicht erforderlich

Koronal

Indikationen:	Bei Frage nach Durchbruch einer Schläfenbeinläsion nach intraktaniell
Körperposition:	Bauchlage mit maximal überstrecktem Hals oder Rückenlage, den Kopf in einer Kopfschale fixiert und maximal rekliniert
Topogramm:	Projektion: lateral Scanstrecke: 256 mm, Beginn: Stirn
Gantrykippung:	Senkrecht zu einer Linie äußerer Gehörgang – Orbitaunterrand
Scanstrecke:	Felsenbeinvorder- bis Felsenbeinhinterkante
Feldgrenzen:	Beide Ohren
Sekundäre Rekonstruktion:	Routinemäßig nicht erforderlich

Mittelgesicht/Nasennebenhöhlen

Vorbereitung:	Kreatinin? Wenn möglich nüchtern, falls Kontrastmittel erforderlich
Programm:	Mittelgesicht
Algorithmus:	Bei Traumen hochauflösender Knochenalgorithmus, sonst Standard
Schichtdicke:	2–4 mm
Schichtabstand:	Lückenlos
Dokumentation:	Weichteilfenster: Mittellage 40 HU / Breite 500 HU Knochenfenster: Mittellage 650 HU / Breite 2500 HU
Kontrastmittelserie:	Bei Tumordiagnostik (Speicheldrüsen zuerst nativ) und Entzündungen außerhalb der NNH primär Kontrastmittelscan nach i.v.-Injektion von 1–2 ml Kontrastmittel/kg KG, sonst meistens kein Kontrastmittel erforderlich

Axial

Indikationen:	Standarduntersuchung bei Mittelgesichtstumoren; bei Patienten, die nicht koronar untersucht werden können und ergänzend bei komplexen Frakturen
Körperposition:	Rückenlage, den Kopf in einer Kopfschale fixiert
Topogramm:	Projektion: lateral Scanstrecke: 256 mm, Beginn: Kinnspitze
Gantrykippung:	Transversal, parallel zum harten Gaumen
Scanstrecke:	Oberkieferalveolarkamm bis zum Stirnhöhlendach
Feldgrenzen:	Ganzer Gesichtsschädel
Sekundäre Rekonstruktion:	Evtl. koronar

Koronal

Indikationen:	Standarduntersuchung bei Frage nach Nasennebenhöhlen- bzw. Orbitafrakturen, Entzündungen der NNH, Mukozele. Veränderungen bei fibröser Dysplasie und Morbus Paget

Körperposition:	Bauchlage mit maximal überstrecktem Hals oder Rückenlage, den Kopf in einer Kopfschale fixiert und maximal rekliniert
Topogramm:	Projektion: lateral
	Scanstrecke: 256 mm, Beginn: Nasenspitze
Gantrykippung:	Parallel zu einer Verbindungslinie Stirnhöhlenhinterwand – Kieferhöhlenvorderwand
Scanstrecke:	Nase bis Keilbeinhöhlenhinterwand
Feldgrenzen:	Oberkieferzähne bis oberhalb der Stirnhöhle
Sekundäre Rekonstruktion:	Routinemäßig nicht erforderlich

28•3 Wirbelsäule

H. Sahl, M. Forsting und K. Sartor

Die *spinale CT* dient der Untersuchung begrenzter Wirbelsäulenabschnitte nach vorheriger klinischer oder konventionell radiologischer Höhenlokalisation, sie ist somit noch weniger als die kraniale CT eine Screeningmethode.

■ Indikationen

Aufgrund ihres überlegenen Weichteilkontrasts hat die MRT die CT in der Diagnostik von Erkrankungen der intraspinalen Weichteile weitgehend verdrängt. Die Domäne der CT liegt in der hochauflösenden und überlagerungsfreien Darstellung der knöchernen Strukturen bei anlage- und entwicklungsbedingten, degenerativen und posttraumatischen Veränderungen. Für die Bandscheibendiagnostik ist die CT besonders lumbal gut geeignet; thorakal und zervikal ist zur Steigerung der Sensitivität häufig eine intravenöse oder intrathekale Kontrastanhebung erforderlich.

■ Kontraindikationen

Absolute Kontraindikationen gegen eine CT existieren nicht. Bei Schwangeren sollte möglichst eine MRT durchgeführt werden. Im Hinblick auf eine i.v.-Kontrastmittelgabe gelten die üblichen Gegenanzeigen (s. Kap. 29, 30).

Vorbereitung des Patienten

Wie für die kraniale CT (s. S. 469). Zusätzlich sollte der Magen-Darm-Trakt wegen möglicher Artefaktbildung keine wesentlichen Bariumsulfatreste nach Kontrastmitteluntersuchung mehr enthalten. Schmerzgeplagten Patienten sollte die Untersuchung durch analgetische Prämedikation erleichtert werden.

Vorbereitung der Untersuchung durch MTRA

Materialien: Wie für die kraniale CT (s. oben), zur Untersuchung der unteren Halswirbelsäule zusätzlich ein Zugband (s. unten).

Lagerung des Patienten: Gegenstände, die aufgrund hoher Strahlenabsorption zu Bildartefakten führen können, wie Ketten, Gürtelschnallen, Metallknöpfe usw., muß der Patient ablegen, bevor er gelagert wird. Da die Patienten häufig unter Schmerzen leiden, hängt ihre ruhige Lage während der Untersuchung und damit die Untersuchungsqualität auch entscheidend von einer möglichst bequemen Lagerung ab.

Zur Untersuchung der unteren HWS bekommt der Patient die zu Schlaufen geknoteten Enden eines bei leicht angezogenen Beinen um seine Füße geschlungenen Bandes in die Hände, so daß er sich bei entspanntem Schultergürtel selber Arme und Schultern nach kaudal ziehen kann (Alternative: Kinderspringseil).

Um potentiell folgenschwere Irrtümer bei der Höhenlokalisation aufgrund von Segmentationsstörungen zu vermeiden, sollten Nativaufnahmen möglichst immer schon zu Beginn der Untersuchung bereitliegen.

■ Vorsichtsmaßregeln

Unruhige und bewußtseinsgestörte Patienten müssen mit einem Bauchgurt gegen einen Sturz vom Untersuchungstisch gesichert werden. Kontrastmittelgabe und medikamentöse Sedierung sollten nur bei sicher liegendem venösem Zugang erfolgen. Nach der Kontrastmittelgabe ist für ausreichende Flüssigkeitszufuhr zu sorgen, und nach medikamentöser Sedierung muß der Patient ggf. per EKG oder Pulsoxymeter überwacht werden. Ambulant untersuchte Patienten sind ausdrücklich auf die eingeschränkte Verkehrstüchtigkeit hinzuweisen.

Untersuchungsprotokolle

Die technischen Parameter müssen vom Untersucher an die gerätespezifischen Gegebenheiten angepaßt werden. Die folgenden Angaben sind daher nur als Orientierung zu verstehen.

Standarduntersuchung

Indikationen:	Fehlbildungen, Traumafolgen, Bandscheibenvorfall, Spinalkanalstenose und Knochentumoren
Vorbereitung:	Kreatinin? Wenn möglich nüchtern, falls Kontrastmittel erforderlich ist
Körperposition:	s. unten
Topogramm:	s. unten
Gantrykippung:	Parallel zum jeweiligen Zwischenwirbelraum. **Cave:** Es können nur Bilddaten derselben Gantrykippung für sekundäre sagittal oder koronare Rekonstruktionen verwendet werden!
Scanstrecke:	Entsprechend der Fragestellung, unter Einschluß des nach kranial und kaudal benachbarten Segments
Programm:	HWS/BWS/LWS
Algorithmus:	Standard, bei Traumen evtl. hochauflösender Knochenalgorithmus
Schichtdicke:	s. unten
Schichtabstand:	Lückenlos

Feldgrenzen:	Ganzer Wirbel und paraspinale Muskulatur
Sekundäre Rekon-	Sagittale Rekonstruktionen verdeutlichen häufig den Befund
struktion:	
Dokumentation:	Weichteilfenster: Mittellage 50 HU / Breite 500 HU
	(bei CT-Myelographie: Mittellage 60 HU / Breite 600 HU)
	Knochenfenster: Mittellage 650 HU / Breite 2500 HU
Kontrastmittelserie:	Außer evtl. bei Wiederholungsuntersuchungen zunächst Nativscan, dann erneuter Scan nach i.v.-Injektion von 1–2 ml Kontrastmittel/ kg KG bei Frage nach Abszeß, Weichteiltumor, Gefäßmißbildung, postoperativer Narbenbildung und evtl. Bandscheibenvorfall (HWS und BWS falls nativ nicht ausreichend beurteilbar)

HWS

Körperposition:	Rückenlage, den Kopf in einer Kopfschale fixiert, Arme an der Seite (evtl. Zugband, s. „Lagerung des Patienten"), Knierolle. Der Patient wird gebeten, jeweils während des Scans nicht zu schlucken
Topogramm:	Projektion: lateral
	Scanstrecke: 256 mm, Beginn: äußerer Gehörgang
Schichtdicke:	1,5–3 mm

BWS

Körperposition:	Rückenlage, Kopfschale, Knierolle, Hände über dem Kopf
Topogramm:	Projektion: lateral
	Scanstrecke: 500 mm, Beginn: Jugulum
Atemphase:	In Abhängigkeit von der benötigten Scanzeit muß der Patient evtl. aufgefordert werden, während jedes Einzelscans die Luft in Exspiration anzuhalten
Schichtdicke:	3–5 mm

LWS

Körperposition:	Rückenlage, Kopfschale, Knierolle, Hände über dem Kopf
Topogramm:	Projektion: lateral
	Scanstrecke: 500 min, Beginn: epigastrischer Winkel
Atemphase:	In Abhängigkeit von der benötigten Scanzeit muß der Patient evtl. aufgefordert werden, während jedes Einzelscans die Luft in Exspiration anzuhalten.
Schichtdicke:	3–5 mm

CT-Myelographie

Unter einen *primären CT-Myelographie* versteht man eine spinale CT nach Injektion einer geringen Kontrastmittelmenge in den lumbalen oder (seltener) zervikalen Subarachnoidalraum ohne vorherige konventionelle Myelographie. Die an die Konventionelle Myelographie ergänzend anschließende CT wird *sekundäre CT-Myelographie* genannt (s. auch Kap. 11).

■ Indikationen

- Nachweis einer intraduralen bzw. intramedullären Raumforderung besonders thorakal, oder eines kleinen zervikalen oder thorakalen Bandscheibenvorfalls, falls eine MRT nicht möglich oder nicht eindeutig ist.
- Darstellung eines unklaren myelographischen Befundes und ggf. seiner extraspinalen Ausdehnung in einer 3. Ebene.
- Weitere Befundklärung bei eindeutiger, segmentbezogener neurologischer Symptomatik und unauffälligem Myelogramm, z.B. bei intraforaminalem Bandscheibenprolaps.
- Festlegung der oberen Begrenzung einer spinalen Raumforderung mit myelographisch komplettem, computertomographisch jedoch fast immer inkomplettem *Kontrastmittelstopp*.
- Differenzierung zwischen knöcherner und diskogener *Spinalkanalstenose*, besonders zervikal.

■ Vorbereitung des Patienten und der Untersuchung, Kontraindikationen, Komplikationen und Vorsichtsmaßregeln sowie Kontrastmittelapplikation werden im Kap. 11 besprochen.

Der Zeitabstand zwischen der Kontrastmittelapplikation und der CT sollte 2 h nicht überschreiten! Zum Nachweis von intramedullären Hohlräumen müssen evtl. Spätscans bis zu 24 h nach Kontrastmitteleingabe angefertigt werden.

Wichtig: Um eine evtl. erfolgte Sedimentierung des Kontrastmittel im Subarachnoidalraum aufzuheben, muß der Patient sich im Bett einmal um seine Längsachse drehen, bevor er zur CT gelagert wird.

Kontrastmittel

Bei der primären CT-Myelographie ca. 4–8 ml Kontrastmittel (250–300 mg J/ml), bei der sekundären entsprechend der zur Myelographie erforderliche Menge.

Untersuchungsprotokolle. S. 477, 478

28•4 Hals

W.S. Rau

Standarduntersuchung
Primärdiagnostik von Tumoren, Lymphknotenvergrößerungen oder Abszessen

Vorbereitung:		Kreatinin?; wenn möglich nüchtern wegen Kontrastmittel
Körperposition:		Rückenlage, Arme neben dem Körper; Haarspangen, Ketten, Ohrringe und Zahnprothesen entfernen. Kopf flach unterpolstert oder in spezieller Halterung, damit die Zahnreihen bzw. die Kauebene parallel zur Schnittebene liegen (möglichst wenig Artefakte durch Zahnfüllungen oder festen Zahnersatz)
Atemphase:		Flach atmen, während der Scans nicht schlucken
Topogramm:	Projektion:	a.-p.
	Scanstrecke:	↓ kurz (25 cm), Beginn: Scheitel
Gantrykippung:		0°

Evtl. zusätzlich: Falls durch Zahnfüllungen starke Artefakte hervorgerufen werden und Anhalt dafür besteht, daß genau in diesen Schichten pathologische Veränderungen vorliegen, ist der Patient mit maximal rekliniertem Kopf zu lagern und die Gantry maximal nach ventral zu kippen, damit die zuvor verdeckte Region in nahezu koronarer Schnittführung abgebildet wird

1. Nativserie (axial):	Scanstrecke:	↓ Felsenbeinpyramiden bis 2 cm unter Jugulum
	Programm:	Hals
	Schichtdicke:	5 mm
	Schichtabstand:	5 mm
	Feldgrenzen:	Halsquerschnitt formatfüllend
2. Nativserie (koronar), wenn eine verdächtige Region bei axialer	Scanstrecke:	→ Oropharynx bis Jugulum
Schnittführung wegen	Schichtdicke:	5 mm
Zahnartefakten nicht	Schichtabstand:	5 mm
eingesehen werden kann:	Feldgrenzen:	Schädelbasis bis Jugulum

Dokumentation:	Weichteilfenster:	Mittellage: 50 HE	Breite: 350 HE

Kontrastmittelserie:	Scanstrecke:	Wenn im Nativ-CT lokal begrenzter Herdbefund:

Kontrastmittelserie: | Scanstrecke: | Wenn im Nativ-CT lokal begrenzter Herdbefund:
↓ von 2 cm kranial bis 2 cm kaudal des Herdes
Wenn Verdacht auf Befall von Halslymphknoten:
↓ Felsenbeinpyramiden bis 2 cm unter Jugulum

	Schichtdicke:	5 mm
	Schichtabstand:	5 mm
	Feldgrenzen:	Halsquerschnitt formatfüllend
Kontrastmittelinjektion:	Injektionsbeginn:	10 s vor Start des ersten Scans
	1. Phase:	Injektion von 30 ml in 10 s ≈ 3,0 ml/s
	2. Phase:	Injektion von 90 ml in 270 s ≈ 0,3 ml/s

Falls erforderlich: *2. Kontrastmittelserie* in koronarer Schnittführung analog zur 2. Nativserie, jedoch nach 30 ml Kontrastmittel in der 1. Injektionsphase nur noch 30 ml Kontrastmittel in der 2. Phase

Dokumentation:	Weichteilfenster:	Mittellage: 70 HE	Breite: 350 HE

Therapiekontrolle
bekannter und im CT voruntersuchter pathologischer Veränderungen des Halses

Vorbereitung:		Kreatinin?; wenn möglich nüchtern wegen Kontrastmittel
Körperposition:		Rückenlage, Arme neben dem Körper; Haarspangen, Ketten, Ohrringe und Zahnprothesen entfernen; Kopf flach unterpolstert oder in spezieller Halterung, damit die Zahnreihen bzw. die Kauebene parallel zur Schnittebene liegen (möglichst wenig Artefakte durch Zahnfüllungen oder festen Zahnersatz)
Atemphase:		Flach atmen, während der Scans nicht schlucken
Topogramm:	Projektion:	a.-p.
	Scanstrecke:	↓ kurz (25 cm), Beginn: Scheitel
Gantrykippung:		0°

Evtl. zusätzlich: Falls durch Zahnfüllungen starke Artefakte hervorgerufen werden und Anhalt dafür besteht, daß genau in diesen Schichten pathologische Veränderungen vorliegen, ist der Patient mit maximal rekliniertem Kopf zu lagern und die Gantry maximal nach ventral zu kippen, damit die zuvor verdeckte Region in nahezu koronarer Schnittführung abgebildet wird

Nativserie (axial):		Entfällt
Kontrastmittelserie:	Scanstrecke:	↓ Felsenbeinpyramiden bis 2 cm unter Jugulum
	Programm:	Hals
	Schichtdicke:	5 mm
	Schichtabstand:	5 mm
	Feldgrenzen:	Halsquerschnitt formatfüllend
Kontrastmittelinjektion:	Injektionsbeginn:	10 s vor Start des ersten Scans
	1. Phase:	Injektion von 30 ml in 10 s ≈ 3,0 ml/s
	2. Phase:	Injektion von 90 ml in 270 s ≈ 0,3 ml/s

Falls erforderlich: 2. *Kontrastmittelserie* in koronarer Schnittführung analog zur Standarduntersuchung bei der Primärdiagnostik, jedoch nach 30 ml Kontrastmittel in der 1. Injektionsphase nur noch 30 ml Kontrastmittel in der 2. Phase

Dokumentation	Weichteilfenster:	Mittellage: 70 HE	Breite: 350 HE

28•5 Thorax

W.S. Rau

Standarduntersuchung

Vorbereitung:		Thorax in 2 Ebenen.
		Kreatinin? Wenn möglich nüchtern wegen Kontrastmittel
Körperposition:		Rückenlage, Arme über dem Kopf verschränkt
Atemphase:		tiefe Inspiration
Topogramm:	Projektion:	a.-p.
	Scanstrecke:	↓ lang (50 cm), Beginn: Kieferwinkel
Gantrykippung		0°
Nativserie:	Scanstrecke:	↓ 2 cm kranial der Lungenspitze bis zum tiefsten Punkt der dorsalen Zwerchfell-Rippen-Winkel
	Programm:	Mediastinum
	Schichtdicke:	10 mm (Hilusregion[1] evtl. 5 mm)
	Schichtabstand:	10 mm (Hilusregion[1] evtl. 5 mm)
	Feldgrenzen:	laterale Rippen beidseits
Dokumentation:	Weichteilfenster:	Mittellage: 50 HE Breite: 350 HE
	Lungenfenster:	Mittellage: −700 HE Breite: 1000 HE
(nur bei Bedarf)	„Pleurafenster"[2]:	Mittellage: −50 HE Breite: 2000 HE
(nur bei Bedarf)	Knochenfenster[3]:	Mittellage: 300 HE Breite: 2000 HE
Kontrastmittelserie: alternativ: Spiral-CT (Indikationen s. unten)	Scanstrecke:	↓ mindestens oberer bis unterer Hiluspol beidseits[4], ggf. Verlängerung der Scanstrecke, um einen im Nativscan sichtbaren pathologischen Prozeß mit demselben Kontrastmittelbolus zu erfassen (z.B. peripherer oder zentraler Lungentumor, mediastinale Lymphknoten)
	Programm:	Mediastinum
	Schichtdicke:	5 mm
	Schichtabstand:	5 mm
	Feldgrenzen:	Hilusgrenzen beidseits, ggf. Einschluß eines im Nativscan sichtbaren peripheren Herdes
Kontrastmittelinjektion[4]:	Injektionsbeginn:	10 s vor Start des ersten Scans
	1. Phase:	Injektion von 30 ml in 10 s≈3,0 ml/s
	2. Phase:	Injektion von 60 ml in 120 s≈0,5 ml/s
	3. Phase:	Injektion von 30 ml in 100 s≈0,3 ml/s
Dokumentation:	Weichteilfenster:	Mittellage: 70 HE Breite: 350 HE

[1] Bei unübersichtlichen, stenosierten, verzogenen oder verdrängten Bronchien zur genauen Segmentzuordnung.

[2] Beim Verdacht auf (verkalkte) Pleuraplaques, Mesotheliom, Asbestose, Pleura- oder Rippenbeteiligung.

[3] Beim Verdacht auf Rippenarrosion oder Knochenmetastasen in Wirbelkörpern oder Rippen.

[4] Bei Artefakten durch Kontrastmittel in der V. cava superior: entweder Scanfolge ↑ von kaudal nach kranial oder Kontrastmittel auf 150 mg J/ml verdünnen (Injektionsgeschwindigkeit und -volumina verdoppeln).

Verdacht auf Bronchialkarzinom

Vorbereitung:		Thorax in 2 Ebenen, Sonographie der Leber. Kreatinin? Wenn möglich nüchtern wegen Kontrastmittel
Körperposition:		Rückenlage, Arme über dem Kopf verschränkt
Atemphase:		tiefe Inspiration
Topogramm:	Projektion:	a.-p.
	Scanstrecke:	↓ lang (50 cm), Beginn: Kieferwinkel
Gantrykippung:		0°
Nativserie:	Scanstrecke:	↓ 2 cm kranial der Lungenspitzen bis mindestens Nebennieren. Bei sonographischen Verdacht auf Lebermetastasen bis zum kaudalen Rand des rechten Leberlappens
	Programm:	Mediastinum
	Schichtdicke:	10 mm (Hilusregion[1] evtl. 5 mm)
	Schichtabstand:	10 mm (Hilusregion[1] evtl. 5 mm)
	Feldgrenzen:	laterale Rippen beidseits
Dokumentation:	Weichteilfenster:	Mittellage: 50 HE Breite: 350 HE
	Lungenfenster:	Mittellage: −700 HE Breite: 1000 HE
(nur bei Bedarf)	Knochenfenster[2]:	Mittellage: 300 HE Breite: 2000 HE
Kontrastmittelserie: alternativ: Spiral-CT (Indikationen s. unten)	Scanstrecke:	↓ mindestens oberer bis unterer Hiluspol beidseits[3], ggf. Verlängerung der Scanstrecke, um einen im Nativscan sichtbaren zentralen Tumor mit demselben Kontrastmittelbolus zu erfassen. Falls im Nativscan Verdacht auf mediastinale Lymphknoten: oberhalb Jugulum anfangen. Falls im Nativscan oder im Sonogramm Verdacht auf Leber- oder Nebennierenmetastasen: entsprechend weit nach kaudal fortsetzen
	Programm:	Mediastinum
	Schichtdicke:	5 mm (für die Leber: 10 mm)
	Schichtabstand:	5 mm (für die Leber: 10 mm)
	Feldgrenzen:	Hilusgrenzen beidseits, ggf. Einschluß eines zentralen Tumors Leber: vollständig Nebennieren: ggf. herausvergrößert
Kontrastmittelinjektion[3]:	Injektionsbeginn:	10 s vor Start des ersten Scans
	1. Phase:	Injektion von 30 ml in 10 s ≈ 3,0 ml/s
	2. Phase:	Injektion von 60 ml in 120 s ≈ 0,5 ml/s
	3. Phase:	Injektion von 30 ml in 100 s ≈ 0,3 ml/s
Dokumentation:	Weichteilfenster:	Mittellage: 70 HE Breite: 350 HE

---

[1] Bei unübersichtlichen, stenosierten, verzogenen oder verdrängten Bronchien zur genauen Segmentzuordnung.

[2] Beim Verdacht auf Rippenarrosion oder Knochenmetastasen in Wirbelkörpern oder Rippen.

[3] Bei Artefakten durch Kontrastmittel in der V. cava superior: entweder Scanfolge ↑ von kaudal nach kranial oder Kontrastmittel auf 150 mg J/ml verdünnen (Injektionsgeschwindigkeit und -volumina verdoppeln).

Therapiekontrolle
bei bekannter lymphatischer Systemerkrankung oder bei bekanntem Bronchialkarzinom

Vorbereitung:		Thorax in 2 Ebenen, Sonographie des Oberbauchs (Lebermetastasen?), Kreatinin? Frühere Computertomographie(n) müssen vorliegen. Wenn möglich nüchtern. Ausnahme: Falls in derselben Serie auch abdominale Lymphknoten beurteilt werden sollen, müssen vorher die Darmschlingen kontrastiert werden: 3 h vor Untersuchungsbeginn gleichmäßig über diese Zeit verteilt 750 ml verdünntes Kontrastmittel[1] trinken. Unmittelbar vor Untersuchungsbeginn weitere 250 ml verdünntes Kontrastmittel trinken.
Körperposition:		Rückenlage, Arme über dem Kopf verschränkt
Atemphase:		tiefe Inspiration
Topogramm:	Projektion:	a.-p.
	Scanstrecke:	↓ lang (50 cm), Beginn: Kieferwinkel
Gantrykippung:		0°
Nativserie:		entfällt Eine Nativuntersuchung des Oberbauchs ist jedoch immer dann erforderlich, wenn nach *neu* aufgetretenen Lebermetastasen gefahndet werden soll, z.B. bei Verdacht im Sonogramm.
Kontrastmittelserie: alternativ: Spiral-CT (Indikationen und Durchführung: s. unten)	Scanstrecke:	↓ 2 cm oberhalb Jugulum bis zum tiefsten Punkt der in der Voruntersuchung nachgewiesenen oder bei der jetzigen Untersuchung zu erkennenden pathologischen Veränderungen, bei Lymphomen also ggf. bis zur Leistenregion
	Programm:	Mediastinum
	Schichtdicke:	10 mm
	Schichtabstand:	10 mm
	Feldgrenzen:	laterale Rippen
Kontrastmittelinjektion[2]:	Injektionsbeginn:	10 s vor Start des ersten Scans
	1. Phase:	Injektion von 30 ml in 10 s≈3,0 ml/s
	2. Phase:	Injektion von 60 ml in 120 s≈0,5 ml/s
	3. Phase:	Injektion von 30 ml in 100 s≈0,3 ml/s
Dokumentation:	Weichteilfenster:	Mittellage: 70 HE Breite: 350 HE

---

[1] Z.B. verdünntes wasserlösliches Kontrastmittel (4 Vol.-% ≅ 40 ml Gastrografin auf 1 l Wasser) oder spezielle Bariumsulfatsuspension nach Herstellerangabe (z.B. Micropaque CT).

[2] Bei Artefakten durch Kontrastmittel in der V. cava superior: entweder Scanfolge ↑ von kaudal nach kranial oder Kontrastmittel auf 150 mg J/ml verdünnen (Injektionsgeschwindigkeit und -volumina verdoppeln).

Solitärer Lungenrundherd
Charakterisierung des Rundherdes und Suche nach weiteren (kleineren) Rundherden

Vorbereitung:		Kreatinin? Thorax in 2 Ebenen, wenn möglich nüchtern wegen Kontrastmittel
Körperposition:		Rückenlage, Arme über dem Kopf verschränkt
Atemphase:		tiefe Inspiration
Topogramm:	Projektion:	a.-p.
	Scanstrecke:	↓ lang (50 cm), Beginn: Kieferwinkel
Gantrykippung:		0°

Nativserie: im Bereich des Rundherdes alternativ:	Scanstrecke:	↓ 2 cm kranial der Lungenspitzen bis zum tiefsten Punkt der dorsalen Zwerchfell-Rippen-Winkel
Spiral-CT	Programm:	Mediastinum
(Indikationen und Durchführung: s. unten)	Schichtdicke:	oberhalb und unterhalb des Rundherdes: 10 mm, im Bereich des Rundherdes: ca. 3 mm (Schichtdicke: ≤ $^1/_2$ Herddurchmesser)
	Schichtabstand:	oberhalb und unterhalb des Rundherdes: 10 mm, im Bereich des Rundherdes: ca. 3 mm (Schichtabstand: ≤ $^1/_2$ Herddurchmesser)
	Feldgrenzen:	laterale Rippen beidseits
Dokumentation:	Weichteilfenster:	Mittellage: 50 HE Breite: 350 HE
	Lungenfenster:	Mittellage: −700 HE Breite: 1000 HE

Um vor Resektion einer wahrscheinlich solitären Lungenmetastase weitere Rundherde auszuschließen, sollte das gesamte Lungenparenchym mit mehreren überlappt aneinandergefügten Spiral-CT untersucht werden.

Ausnahme: Eine Kontrastmittelserie ist nur indiziert, wenn der Verdacht auf einen pathologischen Gefäßprozeß (z.B. arteriovenöses Aneurysma) besteht, dann am besten Spiral-CT.

Kontrastmittelserie: alternativ: Spiral-CT (Indikationen s. unten)	Scanstrecke:	↓ mindestens oberer bis unterer Hiluspol beidseits, unter Einschluß des im Nativscan sichtbaren Herdes
	Programm:	Mediastinum
	Schichtdicke:	5 mm
	Schichtabstand:	5 mm
	Feldgrenzen:	Hilusgrenzen beidseits, unter Einschluß des Herdes
Kontrastmittelinjektion:	Injektionsbeginn:	10 s vor Start des ersten Scans
	1. Phase:	Injektion von 30 ml in 10 s ≈ 3,0 ml/s
	2. Phase:	Injektion von 60 ml in 120 s ≈ 0,5 ml/s
	3. Phase:	Injektion von 30 ml in 100 s ≈ 0,3 ml/s
Dokumentation:	Weichteilfenster:	Mittellage: 70 HE Breite: 350 HE

Spiral-CT des Mediastinums

Vorbereitung:		Kreatinin? Thorax in 2 Ebenen, wenn möglich nüchtern wegen Kontrastmittel
Körperposition:		Rückenlage, Arme über dem Kopf verschränkt
Atemphase:		tiefe Inspiration
Topogramm:	Projektion:	a.-p.
	Scanstrecke:	↓ lang (50 cm), Beginn: Kieferwinkel
Gantrykippung:		0°
Nativserie:	Scanstrecke:	2 cm kranial der Lungenspitzen bis zum tiefsten Punkt der dorsalen Zwerchfell-Rippen-Winkel
	Programm:	Mediastinum
	Schichtdicke:	10 mm
	Schichtabstand:	10 mm
	Feldgrenzen:	laterale Rippen beidseits
Dokumentation:	Weichteilfenster:	Mittellage: 50 HE Breite: 350 HE
	Lungenfenster:	Mittellage: −700 HE Breite: 1000 HE

Indikationen: Die Kontrastmittelserie sollte dann als Spiral-CT durchgeführt werden, wenn
- die mögliche Kontrastmittelmenge wegen Niereninsuffizienz limitiert ist,
- die Atemtiefe bei den Einzelschichten in der Nativserie sehr ungleichmäßig ist,
- der Verdacht auf einen pathologischen Gefäßprozeß besteht (z.B. arteriovenöse Fistel, anomales Gefäß, Lungenembolie)

Kontrastmittelserie:	Scanstrecke:	mindestens oberer bis unterer Hiluspol beidseits, ggf. Einschluß eines im Nativscan sichtbaren Herdes
	Programm:	Mediastinum
	Schichtdicke:	5 mm
	Vorschub:	5 mm/s
	Scandauer:	24 s ≅ 12 cm
	Algorithmus:	soft
	Feldgrenzen:	Hilusgrenzen beidseits, ggf. unter Einschluß eines (peripheren) Herdes
Kontrastmittelinjektion:	Injektionsbeginn:	10 s vor Start des ersten Scans
	1. Phase:	Injektion von 60 ml in 15 s ≈ 4,0 ml/s. Falls Artefakte durch konzentriertes Kontrastmittel in der V. cava superior auftreten: Verwendung von verdünntem Kontrastmittel mit 150 mg J/ml: Injektion von 120 ml in 15 s ≈ 8,0 ml/s
Dokumentation:	Inkrement:	3 mm
	Weichteilfenster:	Mittellage: 70 HE Breite: 350 HE

Lungengerüsterkrankungen
(u.a. Fibrose, Kollagenose, Sarkoidose, Bronchiektasen, Emphysem)

Vorbereitung:		Thorax in 2 Ebenen
Körperposition:		Rückenlage, Arme über dem Kopf verschränkt
Atemphase:		tiefe Inspiration
Topogramm:	Projektion:	a.-p.
	Scanstrecke:	↓ lang (50 cm), Beginn: Kieferwinkel
Gantrykippung:		0°

Diagnostische Erstuntersuchung bei Patienten mit klinischen oder radiologischen Symptomen einer interstitiellen Lungenerkrankung oder Bronchiektasie

1. Nativserie:	Scanstrecke:	↓ 2 cm kranial der Lungenspitzen bis zum tiefsten Punkt der dorsalen Zwerchfell-Rippen-Winkel
	Programm:	Mediastinum
	Algorithmus:	Standard
	Schichtdicke:	10 mm
	Schichtabstand:	10 mm
	Feldgrenzen:	laterale Rippen beidseits
Dokumentation:	Weichteilfenster:	Mittellage: 50 HE Breite: 350 HE
	Lungenfenster:	Mittellage: −700 HE Breite: 1000 HE
2. Nativserie:	Scanstrecke:	↓ Lungenspitzen bis zu den dorsalen Zwerchfell-Rippen-Winkeln
	Programm:	Lunge
	Algorithmus:	Hochauflösung Lunge (mit Kantenüberhöhung)
	Schichtdicke:	1 mm
	Schichtabstand:	20 mm bei diffusen Veränderungen, in Regionen mit herdförmig betonten Veränderungen: 10 oder 5 mm
	Feldgrenzen:	laterale Rippen beidseits
falls erforderlich:	3 Einzelscans	
3. Nativserie:	in Bauchlage:	Falls eine schmale, dorsale, thoraxwandnahe Verdichtungszone in den Unterlappen besteht, bei der nicht zwischen lageabhängigen Veränderungen und einer lokalen Fibrosierung unterschieden werden kann: 3 Einzelscans dieser Region nach Umlagerung und neuem Topogramm in Bauchlage
	Programm:	Lunge
	Algorithmus:	Hochauflösung Lunge (mit Kantenüberhöhung)
	Schichtdicke:	1 mm
	Schichtabstand:	10–20 mm
	Feldgrenzen:	laterale Rippen beidseits
Dokumentation: rechte und linke Lunge je einzeln formatfüllend	Lungenfenster:	Mittellage: −700 HE Breite: 1000 HE

Operationsplanung bei Patienten mit rezidivierenden Pneumothoraces oder operationsbedürftigen Bronchiektasen

Nativserie:	Scanstrecke:	↓ Lungenspitzen bis zu den dorsalen Zwerchfell-Rippen-Winkeln
	Programm:	Lunge
	Algorithmus:	Hochauflösung Lunge (mit Kantenüberhöhung)
	Schichtdicke:	1 mm
	Schichtabstand:	10 mm
	Feldgrenzen:	laterale Rippen beidseits
Dokumentation:	Lungenfenster:	Mittellage: −700 HE Breite: 1000 HE

Vorsorgeuntersuchung (z.B. bei beruflicher Staubexposition)

1. Nativserie:	8 Einzelscans:	3 im Oberfeld 1 in Höhe der Trachealbifurkation 4 im Unterfeld
	Algorithmus:	Hochauflösung Lunge (mit Kantenüberhöhung)
	Schichtdicke:	1 mm
	Schichtabstand:	ca. 20 mm
	Feldgrenzen:	laterale Rippen beidseits
falls erforderlich: 2. Nativserie:	3 Einzelscans in Bauchlage:	Falls eine schmale, dorsale, thoraxwandnahe Verdichtungszone in den Unterlappen besteht, bei der nicht zwischen lageabhängigen Veränderungen und einer lokalen Fibrosierung unterschieden werden kann: 3 Einzelscans dieser Region nach Umlagerung und neuem Topogramm in Bauchlage
	Programm:	Lunge
	Algorithmus:	Hochauflösung Lunge (mit Kantenüberhöhung)
	Schichtdicke:	1 mm
	Schichtabstand:	10 bis 20 mm
	Feldgrenzen:	laterale Rippen beidseits
Dokumentation: rechte und linke Lunge je einzeln formatfüllend	Lungenfenster:	Mittellage: −700 HE Breite: 1000 HE

Aortenaneurysma

Vorbereitung:		Kreatinin? Wenn möglich nüchtern wegen Kontrastmittel Thorax in 2 Ebenen, Sonographie der abdominalen Aorta
Körperposition:		Rückenlage, Arme über dem Kopf verschränkt
Atemphase:		tiefe Inspiration
Topogramm:	Projektion:	a.-p.
	Scanstrecke:	↓ lang (50 cm), Beginn: Unterkiefer
Gantrykippung:		0°
Nativserie:	Scanstrecke:	↓ 2 cm oberhalb Aortenbogen bis Herzmitte
	Programm:	Mediastinum
	Schichtdicke:	10 mm
	Schichtabstand:	10 mm
	Feldgrenzen:	laterale Rippen beidseits
Dokumentation:	Weichteilfenster[1]:	Mittellage: 50 HE Breite: 350 HE
Kontrastmittelserie als Spiral-CT:	Scanstrecke:	Beginn: 2 cm oberhalb Aortenbogen, Länge ca. 24 cm
	Programm:	Mediastinum
	Schichtdicke:	10 mm
	Tischvorschub:	10 mm/s
	Algorithmus:	soft
	Feldgrenzen:	Sternum bis Wirbelkörpermitte
Kontrastmittelinjektion:	Injektionsbeginn:	15 s vor Start des ersten Scans
	1. Phase:	Injektion von 60 ml in 15 s ≈ 4,0 ml/s Falls Artefakte durch konzentriertes Kontrastmittel in der V. cava superior auftreten: Verwendung von verdünntem Kontrastmittel mit 150 mg J/ml: Injektion von 120 ml in 15 s ≈ 8,0 ml/s
Dokumentation:	Inkrement:	8 mm
	Weichteilfenster:	Mittellage: 70 HE Breite: 350 HE
Rekonstruktion:		Bei starker Elongation der Aorta sind Rekonstruktionen in der Sagittalebene, in der Ebene des Aortenbogens oder in der Ebene des stärksten Kinkings sinnvoll.

Beim Nachweis eines Aneurysma dissecans ist die Untersuchung nach kaudal fortzusetzen, bis in der abdominalen Aorta oder in den Beckengefäßen das Ende der Dissektionsmembran zu erkennen ist. Liegt ein Aneurysma verum vor, sind die Abgänge der Nierenarterien besonders sorgfältig darzustellen.

Die Untersuchungsparameter bleiben im Bauchraum gleich, auch der Abbildungsmaßstab wird zur besseren Vergleichbarkeit der Größenverhältnisse nicht verändert.

---

[1] Mediastinalhämatom? Verkalkung der Aortenwand?

Merke!

So wenig Kontrastmittel wie möglich verwenden!
Eventuell ist präoperativ noch eine Angiographie erforderlich.
Die Gefahr eines postoperativen Nierenversagens wird durch große Kontrast-
mittelmengen verstärkt.

28•6 Abdomen

T. Roeren und M. Düx

Computertomographien des Abdomens sollen nach Möglichkeit organorientiert geplant und durchgeführt werden. Wegen der engen Nachbarschaft der Bauchorgane, besonders im Oberbauch, werden CT-Untersuchungen jedoch häufig auch regional orientiert durchgeführt, um die Lage dieser Organe zueinander und deren Mitbeteiligung bei pathologischen Prozessen bestimmen zu können. So werden eingangs die Untersuchungstechniken vorgestellt, die zur Abklärung regionaler Veränderungen (z.B. zum Staging bei abdominalen Tumoren) eingesetzt werden. Anschließend werden organspezifische CT-Techniken beschrieben und erklärt.

Anmerkung: Die Einstellung der Abbildungsparameter wird nur für Nativserien angegeben; Fenstereinstellungen für Kontrastmittelserien müssen der jeweiligen Kontrastanhebung angepaßt werden.

Standarduntersuchung
Erstuntersuchungen, Restaging bei Malignomen

Vorbereitung:		Abdomensonographie, Patient nüchtern, Harnstoff und Kreatininwerte. Vor der Untersuchung muß der Patient zur *Darmkontrastierung* 750 ml orales Kontrastmittel über einen Zeitraum von 90 min trinken. Unmittelbar vor der Untersuchung erhält der Patient weitere 250 ml Kontrastmittel
Körperposition:		Rückenlage, Arme über den Kopf
Atemphase:		tiefe Exspiration
Topogramm:	Projektion:	a.-p.
	Scanstrecke:	von kranial nach kaudal, Beginn auf Höhe der Mamillen
Gantrykippung:		0°
Nativserie[1]:	Scanstrecke:	von kranial nach kaudal, Zwerchfellkuppe bis kaudaler Leberpol
	Programm:	Abdomen
	Schichtdicke:	10 mm
	Schichtabstand:	10 mm
	Feldgrenzen:	laterale Bauchwand beidseits
Dokumentation:	Weichteilfenster:	Mittellage: 50 HE Breite: 350 HE
Kontrastserie:	Scanstrecke:	von kranial nach kaudal, Zwerchfellkuppe bis aortale Bifurkation (Oberbauch) oder bis Symphyse (Abdomen/Becken) je nach Fragestellung
	Programm:	Abdomen
	Schichtdicke:	10 mm
	Schichtabstand:	10 mm
	Feldgrenzen:	laterale Bauchwand beidseits
Kontrastinjektion:	Protrahierte Bolusinjektion:	Injektion von 120 ml in 60 s ≈ 2 ml/s (Oberbauch) oder Injektion von 180 ml in 90 s ≈ 2 ml/s (Abdomen/Becken), Injektionsbeginn 20 s vor Start des ersten Scans
alternativ:	Doppelbolustechnik:	Injektion von 60 ml in 30 s ≈ 2 ml/s, anschließend Schnellinfusion von 60 ml in 1,5 min ≈ 40 ml/min (Oberbauch) oder 120 ml in 3 min ≈ 40 ml/min (Abdomen/ Becken), Start des Scans mit Beginn der Kurzinfusion
Dokumentation:	Weichteilfenster:	Mittellage: 50 HE Breite: 350 HE

---

[1] Bei wiederholten Staginguntersuchungen kann auf die Nativserie verzichtet werden, wenn Voraufnahmen zum Vergleich vorliegen.

Notfalldiagnostik nach Trauma

Leberkontusion? Milz- oder Nierenruptur? Blutung?

Vorbereitung:		Abdomensonographie, Harnstoff und Kreatininwerte
Körperposition:		Rückenlage, Arme über den Kopf, bei CT der 4. Generation auch Arme am Körper
Atemphase:		Atemstillstand (bei intubierten Patienten durch Anästhesisten), bei CT der 4. Generation auch ohne Atemstillstand möglich
Topogramm:	Projektion:	a.-p.
	Scanstrecke:	von kranial nach kaudal, Beginn auf Höhe der Mamillen
Gantrykippung:		0°
Nativserie[1]:	Scanstrecke:	von kranial nach kaudal, Zwerchfellkuppe bis aortale Bifurkation
	Programm:	Abdomen
	Schichtdicke:	10 mm
	Schichtabstand:	20 mm
	Feldgrenzen:	laterale Bauchwand beidseits
Dokumentation:	Weichteilfenster:	Mittellage: 50 HE Breite: 350 HE
Kontrastserie[1]:	Scanstrecke:	von kranial nach kaudal, Zwerchfellkuppe bis aortale Bifurkation (Oberbauch) oder bis Symphyse (Abdomen/Becken) je nach Fragestellung
	Programm:	Abdomen
	Schichtdicke:	10 mm
	Schichtabstand:	10 mm
	Feldgrenzen:	laterale Bauchwand beidseits
Kontrastinjektion:		OBLIGAT in der Notfalldiagnostik
Konventionelle CT:	Protrahierte Bolusinjektion:	Injektion von 120 ml in 60 s ≈ 2 ml/s Injektionsbeginn 15 s vor Start des ersten Scans
Spiral-CT:	Forcierte Bolusinjektion:	Injektion von 120 ml in 30 s ≈ 4 ml/s Injektionsbeginn 15 s vor Start der Spirale
Dokumentation:	Weichteilfenster:	Mittellage: 50 HE Breite: 350 HE

---

[1] In der Notfalldiagnostik ist es entscheidend, mit der kürzestmöglichen Untersuchungszeit eine maximale Aussage zu erhalten. Deshalb sollte, wenn verfügbar, die Spiraltechnik eingesetzt werden. Die Bildrekonstruktion sollte erst im Anschluß an die Untersuchung durchgeführt werden, parallel zu dem häufig zeitaufwendigen Umlagern des Patienten. Erfordert die Fragestellung auch eine Untersuchung des Beckens, kann eine Spirale mit größerem Tischvorschub zum Einsatz kommen.

Screeninguntersuchung

Zur Abklärung unklarer klinischer und/oder bildgebender Befunde

Vorbereitung:		Abdomensonographie, Patient nüchtern, Harnstoff und Kreatininwerte. Vor der Untersuchung muß der Patient zur Darmkontrastierung 750 ml orales Kontrastmittel über einen Zeitraum von 90 min trinken. Unmittelbar vor der Untersuchung erhält der Patient weitere 250 ml Kontrastmittel
Körperposition:		Rückenlage, Arme über den Kopf
Atemphase:		Atemstillstand in Exspiration
Topogramm:	Projektion:	a.-p.
	Scanstrecke:	von kranial nach kaudal, Beginn auf Höhe der Mamillen
Gantrykippung:		0°
Nativserie:	Scanstrecke:	von kranial nach kaudal, Zwerchfellkuppe bis kaudaler Leberpol
	Programm:	Abdomen
	Schichtdicke:	10 mm
	Schichtabstand:	10 mm
	Feldgrenzen:	laterale Bauchwand beidseits
Dokumentation:	Weichteilfenster:	Mittellage: 50 HE Breite: 350 HE
Kontrastserie:	Scanstrecke:	von kranial nach kaudal, Zwerchfellkuppe bis aortale Bifurkation (Oberbauch) oder bis Symphyse (Abdomen/Becken) je nach Fragestellung
	Programm:	Abdomen
	Schichtdicke:	10 mm
	Schichtabstand:	10 mm
	Feldgrenzen:	laterale Bauchwand beidseits
Kontrastinjektion:	Protrahierte	
	Bolusinjektion:	Injektion von 120 ml in 60 s ≈ 2 ml/s (Oberbauch) oder Injektion von 180 ml in 90 s ≈ 2 ml/s (Abdomen/Becken), Injektionsbeginn 20 s vor Start des ersten Scans
alternativ:	Doppelbolus-technik:	Injektion von 60 ml in 30 s ≈ 2 ml/s, anschließend Schnellinfusion von 60 ml in 1,5 min ≈ 40 ml/min (Oberbauch) oder 120 ml in 3 min ≈ 40 ml/min (Abdomen/Becken), Start des Scans mit Beginn der Kurzinfusion
Dokumentation:	Weichteilfenster:	Mittellage: 50 HE Breite: 350 HE

Leber

Die Radiodensität des normalen Lebergewebes liegt bei 65 ± 5 HE; die intrahepatischen Blutgefäße demarkieren sich im normal dichten Parenchym hypodens. Abhängig vom Verfettungsgrad der Leber können sich die Gefäße jedoch auch iso- oder bei starker Verfettung hyperdens im Vergleich zum Lebergewebe abbilden. Die portalvenösen und systemisch-venösen Gefäßstämme unterteilen die Leber in ihre 8 Segmente: Die intersegmental gelegenen Venen vereinigen sich kranial zu 3 Stämmen, der rechten, mittleren und linken Hauptvene, die die Leber in 4 Abschnitte unterteilen. Jeder dieser 4 Abschnitte wird wiederum durch die horizontal verlaufende Aufzweigungsebene der Pfortader in ein kraniales und ein kaudales *Lebersegment* untergliedert. Die Zuordnung pathologischer Veränderungen zu einzelnen Segmenten muß vom Untersucher beherrscht werden, denn sie entscheidet nicht selten über Therapieansatz und Operabilität. Nach Kontrastmittelbolusgabe erfolgt unter normalen Kreislaufverhältnissen 12–17 s p.i. eine kurzzeitige isolierte Darstellung der *Leberarterien*, 25–40 s p.i. das Enhancement der *Portalvenen* und 40–60 s p.i. das der *Lebervenen*. Das *Leberparenchym* erfährt nach 40–60 s die stärkste Dichteanhebung, die in den folgenden 5 min auf ca. 50% abfällt. Je nach Vaskularisationsgrad stellen sich Leberläsionen dann hypo, iso- oder hyperdens im Vergleich zum Lebergewebe dar.

Raumforderungen der Leber: organoorientierte Erstuntersuchung

Vorbereitung:		Abdomensonographie, Patient nüchtern, Harnstoff und Kreatininwerte. Vor der Untersuchung muß der Patient zur Darmkontrastierung 750 ml orales Kontrastmittel über einen Zeitraum von 90 min trinken. Unmittelbar vor der Untersuchung erhält der Patient weitere 250 ml Kontrastmittel
Körperposition:		Rückenlage, Arme über den Kopf
Atemphase:		tiefe Exspiration
Topogramm:	Projektion:	a.-p.
	Scanstrecke:	von kranial nach kaudal, Beginn auf Höhe der Mamillen
Gantrykippung:		0°
Nativserie:	Scanstrecke:	von kranial nach kaudal, Zwerchfellkuppe bis kaudaler Leberpol
	Programm:	Abdomen
	Schichtdicke:	10 mm
	Schichtabstand:	10 mm
	Feldgrenzen:	laterale Bauchwand beidseits
Dokumentation:	Weichteilfenster:	Mittellage: 50 HE　　Breite: 350 HE
Kontrastserie[1]:	Scanstrecke:	von kranial nach kaudal, Zwerchfellkuppe bis aortale Bifurkation
	Programm:	Abdomen
	Schichtdicke:	10 mm
	Schichtabstand:	10 mm
	Feldgrenzen:	laterale Bauchwand beidseits
Kontrastinjektion:	Protrahierte Bolusinjektion:	Injektion von 120–150 ml in 60–75 s ≈ 2 ml/s Injektionsbeginn[2] 30 s vor Start des ersten Scans
alternativ:	Doppelbolustechnik:	Injektion von 60 ml in 30 s ≈ 2 ml/s, anschließend Schnellinfusion von 60–80 ml in 1,5–2 min ≈ 40 ml/min
Start des Scans mit Beginn der Kurzinfusion		
Dokumentation:	Weichteilfenster:	Mittellage: 50 HE　　Breite: 350 HE

---

[1]　Alternativ kann in Abhängigkeit von der Fragestellung und der Patientenkonstitution die Spiraltechnik mit forcierter Bolusgabe zum Einsatz kommen.

[2]　Der Scandelay wird bei leberorientierten Untersuchungen bewußt verlängert, um auch eine Kontrastierung der Lebervenen und der Pfortader zu erhalten.

Fokale Raumforderung der Leber:
Serio-CT als weiterführende Untersuchung

Vorbereitung:		Abdomensonographie, evtl. diagnostisches Oberbauch-CT, Patient nüchtern, Harnstoff und Kreatininwerte
Körperposition:		Rückenlage, Arme über den Kopf
Atemphase:		tiefe Exspiration
Topogramm:	Projektion:	a.-p.
	Scanstrecke:	von kranial nach kaudal, Beginn auf Höhe der Mamillen
Gantrykippung:		0°
Nativserie:	Scanstrecke:	von kranial nach kaudal, Zwerchfellkuppe bis kaudaler Leberpol
	Programm:	Abdomen
	Schichtdicke:	10 mm
	Schichtabstand:	10 mm
	Feldgrenzen:	laterale Bauchwand beidseits
Dokumentation:	Weichteilfenster:	Mittellage: 50 HE Breite: 350 HE
Kontrastserie:	Scanstrecke:	Tischposition auf einer anhand der Nativserie festgelegten Referenzschicht im Tumor
	Programm:	Abdomen
	Schichtdicke:	10 mm
	Schichtabstand:	kein Tischvorschub
	Feldgrenzen:	laterale Bauchwand beidseits oder Vergrößerung
Kontrastinjektion:	Forcierte Bolusinjektion:	Injektion von 120–150 ml in maximal 30 s ≈ 5 ml/s, Aufnahmefolge alle 4–6 s ohne Scandelay für ca. 40 s, weitere ca. 10 Aufnahmen in 15–20 s Abständen bis das Kontrastmittel ausgewaschen ist[1]
Dokumentation:	Weichteilfenster:	Mittellage: 50 HE Breite: 350 HE

---

[1] Anmerkung zum *Hämangiomnachweis:* Es sind ggf. Spätaufnahmen in größeren Abständen (bis max. 60 min p.i.) bis zum Nachweis eines Poolings anzufertigen; bei großen kavernösen Hämangiomen ist aufgrund der nur langsamen Blutpooldurchmischung eine protrahierte Kontrastmittelgabe (niedriger Flow mit 1 ml/s, mehrminütige Injektionsdauer, Gesamtmenge bis 250 ml) vorzuziehen.

Multifokale Raumforderungen der Leber: Angio-CT zur Klärung der Operabilität

Diese Untersuchung kann entweder als arterielle (CTA) oder arterio-portale (CTAP) Perfusionsstudie durchgeführt werden. Die CTA ist die seltener indizierte Untersuchung. Sie sollte bei Verdacht auf stark arterialisierte Tumoren (fokale noduläre Hyperplasie, Adenom, hepatozelluläres Karzinom, Karzinoid etc.) gewählt werden. Voraussetzung ist jedoch eine arterielle Versorgung der Leber über ein Gefäß (Normalanatomie), da sonst nur Teile des Organs kontrastiert werden. Für andere Tumoren, insbesondere Metastasen und anatomische Gefäßvarianten, ist die CTAP indiziert.

Vor Beginn der CT-Untersuchung, also auch schon vor der Nativserie, wird bei der CTA ein Selektivkatheter in die A. hepatica propria oder communis, bei der CTAP vorzugsweise in die A. mesenterica superior jenseits des Abgangs akzessorischer Leberarterien (ersatzweise auch in die A. lienalis) plaziert (s. Kap. 14). Es wird lediglich eine Zöliakographie durchgeführt, um die arterielle Versorgung der Leber zu dokumentieren. Weitere angiographische Untersuchung werden anschließend an die CT durchgeführt.

Vorbereitung:		Abdomensonographie und diagnostisches Oberbauch-CT, Patient nüchtern, Harnstoff und Kreatininwerte. Keine Kontraindikationen zur arteriellen Angiographie, eine Darmkontrastierung ist nicht nötig
Körperposition:		Rückenlage, Arme über den Kopf
Atemphase:		tiefe Exspiration
Topogramm:	Projektion:	a.-p.
	Scanstrecke:	von kranial nach kaudal, Beginn auf Höhe der Mamillen
Gantrykippung:		o°
Nativserie:	Scanstrecke:	von kranial nach kaudal, Zwerchfellkuppe bis kaudaler Leberpol
	Programm:	Adomen
	Schichtdicke:	10 mm
	Schichtabstand:	10 mm
	Feldgrenzen:	laterale Bauchwand beidseits
Dokumentation:	Weichteilfenster:	Mittellage: 50 HE Breite: 350 HE
Kontrastserie:		zunächst Serio-CT zum Bolustracking[1], dann Spiral-CT
A) Serio-CT	Scanstrecke:	Referenzschicht über dem Leberhilus, Wahl der Meßpunkte in der zentralen Pfortader, der A. hepatica und über dem Leberparenchym
	Programm:	Abdomen
	Schichtdicke:	10 mm
	Schichtabstand:	kein Tischvorschub
	Feldgrenzen:	laterale Bauchwand beidseits

Kontrastinjektion:	Forcierte Bolus-injektion:	Injektion von 30 ml in 10 s ≈ 3 ml/s, Aufnahmefolge alle 4–6 s ohne Scandelay für ca. 40 s, weitere ca. 5 Aufnahmen in 15–20-s-Abständen.
Dokumentation:	Weichteilfenster:	Mittellage: 50 HE Breite: 350 HE
B) Spiral-CT	Scanstrecke:	von kranial nach kaudal, Zwerchfellkuppe bis kaudaler Leberpol
	Programm:	Abdomen
	Schichtdicke:	10 mm
	Schichtabstand:	10 mm
	Inkrement:	5 mm
	Feldgrenzen:	laterale Bauchwand beidseits
Kontrastinjektion:	CTA[2]:	Injektion von 60 ml in 30 s ≈ 2 ml/s über den Katheter mit der Kontrastmittelinjektion wird die Spirale gestartet
	CTAP[3]:	Injektion von 90 ml in 30 s ≈ 3 ml/s über den Katheter Startdelay der Spirale abhängig von dem mittels Serio-CT errechneten Kontrastmittelmaximum über dem Leberparenchym
Dokumentation:	Weichteilfenster:	Mittellage: 50 HE Breite: 350 HE

---

[1] Bei Geräten der 4. Generation Serio-CT vor Spirale. Mit Serio-CT werden Zeit-Dichte-Kurven über den oben erwähnten Meßpunkten errechnet. Hieraus Berechnung des Zeitintervalls bis zum maximalen Kontrastenhancement des Leberparenchyms. Das Delay für die nachfolgende Spirale wird nun so gewählt, daß der Spiraldatensatz zum Zeitpunkt des höchsten Parenchymkontrastes akquiriert wird (Bolustracking). Bolustracking ist nur für die CTAP sinnvoll, da bei CTA das Kontrastmittel ohne Zeitverzögerung anflutet.

[2] Bei Geräten der 3. Generation Applikation von 2–4 ml Kontrastmittel/Schicht über den Katheter. Auf derselben Schichtposition Frühaufnahme unmittelbar nach der Kontrastmittelinjektion sowie eine Spätaufnahme nach ca. 1 min. Unseren Erfahrungen nach ist diese Technik mit einer hohen Fehlerquote und Artefakten belastet.

[3] Bei Geräten der 3. Generation sind aufgrund der langen Scanzeiten hohe Kontrastmittelmengen (120–180 ml) über den Katheter zu applizieren. Daher immer Kontrastmittellimit beachten.

Gallenblase und Gallenwege

Tumorstaging, unklare biliäre Obstruktion, unklare sonographische Befunde

Vorbereitung:		Abdomensonographie[1], Patient nüchtern, Harnstoff und Kreatininwerte. Vor der Untersuchung muß der Patient zur Darmkontrastierung 500 ml orales Kontrastmittel über einen Zeitraum von 60 min trinken. Unmittelbar vor der Untersuchung erhält der Patient weitere 250 ml Kontrastmittel.
Körperposition:		Rückenlage, Arme über den Kopf
Atemphase:		tiefe Exspiration
Topogramm:	Projektion:	a.-p.
	Scanstrecke:	von kranial nach kaudal, Beginn auf Höhe der Mamillen
Gantrykippung:		0°
Nativserie:	Scanstrecke:	von kranial nach kaudal, Zwerchfellkuppe bis kaudaler Leberpol
	Programm:	Abdomen
	Schichtdecke:	10 mm
	Schichtabstand:	10 mm
	Feldgrenzen:	laterale Bauchwand beidseits
Dokumentation:	Weichteilfenster:	Mittellage: 50 HE Breite: 350 HE
Kontrastserie:	Scanstrecke:	von kranial nach kaudal, Zwerchfellkuppe bis aortale Bifurkation
	Programm:	Abdomen
	Schichtdicke:	10 mm
	Schichtabstand:	10 mm
	Feldgrenzen:	laterale Bauchwand beidseits
Kontrastinjektion:	Protrahierte:	
	Bolusinjektion:	Injektion von 120 ml in 60 s ≈ 2 ml/s Injektionsbeginn 30 s vor Start der ersten Scans
alternativ:	Doppelbolustechnik:	Injektion von 60 ml in 30 s ≈ 2 ml/s, anschließend Schnellinfusion von 60–80 ml in maximal 2 min ≈ 40 ml/min Start des Scans mit Beginn der Kurzinfusion
manchmal:	2. forcierte Bolusgabe:	Bei diskreten Befunden oder zur Darstellung von Prozessen am Leberhilus kann evtl. eine 2. forcierte Bolusgabe und die Anfertigung von Dünnschichten (3–5 mm) notwendig werden.
Dokumentation:	Weichteilfenster:	Mittellage: 50 HE Breite: 350 HE

---

[1] Die Sonographie ist die Methode der Wahl zur Abklärung von Erkrankungen der Gallenblase und Gallenwege. Die CT ist nur als weiterführende Diagnostik in den oben genannten Fällen indiziert.

Milz

Milztumore, Milzabszesse, unklare Raumforderungen

Vorbereitung:		Abdomensonographie, Patient nüchtern, Harnstoff und Kreatininwerte. Vor der Untersuchung muß der Patient zur Darmkontrastierung 500 ml orales Kontrastmittel über einen Zeitraum von 60 min trinken. Unmittelbar vor der Untersuchung erhält der Patient weitere 250 ml Kontrastmittel.
Körperposition:		Rückenlage, Arme über den Kopf
Atemphase:		tiefe Exspiration
Topogramm:	Projektion:	a.-p.
	Scanstrecke:	von kranial nach kaudal, Beginn auf Höhe der Mamillen
Gantrykippung:		0°
Nativserie:	Scanstrecke:	von kranial nach kaudal, Zwerchfellkuppe bis kaudaler Leberpol
	Programm:	Abdomen
	Schichtdicke:	10 mm
	Schichtabstand:	10 mm
	Feldgrenzen:	laterale Bauchwand beidseits
Dokumentation:	Weichteilfenster:	Mittellage: 50 HE Breite: 350 HE
Kontrastserie:	Scanstrecke:	von kranial nach kaudal, Zwerchfellkuppe bis aortale Bifurkation
	Programm:	Abdomen
	Schichtdicke:	10 mm
	Schichtabstand:	10 mm
	Feldgrenzen:	laterale Bauchwand beidseits
Kontrastinjektion:	Protrahierte Bolusinjektion:	Injektion von 120 ml in 60 s ≈ 2 ml/s (Oberbauch) Injektionsbeginn 20 s vor Start des ersten Scans
alternativ:	Doppelbolustechnik:	Injektion von 60 ml in 30 s ≈ 2 ml/s, anschließend Schnellinfusion von 60–80 ml in maximal 2 min ≈ 40 ml/min Start des Scans mit Beginn der Kurzinfusion
Dokumentation:	Weichteilfenster:	Mittellage: 50 HE Breite: 350 HE

Nach Kontrastmittelbolusgabe zeigt das Milzgewebe bedingt durch die Trabekel- und Pulpastruktur eine zunächst scheckige Kontrastierung, die nach 90–120 s in eine homogene Anfärbung übergeht. Dieses Kontrastierungsverhalten muß insbesondere bei Anwendung der Spiraltechnik mit früher Bildsequenz berücksichtigt werden, um das in der frühen Anflutungsphase des Kontrastmittels entstehende inhomogene Bild der Milz nicht fehlzudeuten. Andererseits kann der Nachweis einer fehlenden *Milztrabekulierung* in der arteriellen Phase, oft in Kombination mit einer feinnodulären Zeichnung in der Parenchymphase Hinweis auf einen diffusen Lymphombefall der Milz sein und das veränderte Kontrastverhalten damit diagnostischen Wert besitzen (Serio-CT).

Peritonealhöhle

Abszeß, Flüssigkeitsverhalt, Tumorausschluß, Blutung, unklare sonographische Befunde

Vorbereitung:		Abdomensonographie, Patient nüchtern, Harnstoff und Kreatininwerte. Vor der Untersuchung muß der Patient zur Darmkontrastierung 750 ml orales Kontrastmittel über einen Zeitraum von 90 min trinken. Unmittelbar vor der Untersuchung erhält der Patient weitere 250 ml Kontrastmittel.
Körperposition:		Rückenlage, Arme über den Kopf
Atemphase:		tiefe Exspiration
Topogramm:	Projektion:	a.-p.
	Scanstrecke:	von kranial nach kaudal, Beginn auf Höhe der Mamillen
Gantrykippung:		0°
Nativserie:	Scanstrecke:	von kranial nach kaudal, Zwerchfellkuppe bis kaudaler Leberpol
	Programm:	Abdomen
	Schichtdicke:	10 mm
	Schichtabstand:	10 mm
	Feldgrenzen:	laterale Bauchwand beidseits
Dokumentation:	Weichteilfenster:	Mittellage: 50 HE Breite: 350 HE
Kontrastserie:	Scanstrecke:	von kranial nach kaudal, Zwerchfellkuppe bis aortale Bifurkation (Oberbauch) oder bis Symphyse (Abdomen/Becken) je nach Fragestellung
	Programm:	Abdomen
	Schichtdicke:	10 mm
	Schichtabstand:	10 mm
	Feldgrenzen:	laterale Bauchwand beidseits
Kontrastinjektion:	Protrahierte Bolusinjektion:	Injektion von 120 ml in 60 s ≈ 2 ml/s (Oberbauch) oder Injektion von 180 ml in 90 s ≈ 2 ml/s (Abdomen/Becken), Injektionsbeginn 20 s vor Start des ersten Scans
alternativ:	Doppelbolustechnik:	Injektion von 60 ml in 30 s ≈ 2 ml/s, anschließend Schnellinfusion von 60 ml in 1,5 min ≈ 40 ml/min (Oberbauch) oder 120 ml in 3 min ≈ 40 ml/min (Abdomen/Becken), Start des Scans mit Beginn der Kurzinfusion
Dokumentation:	Weichteilfenster:	Mittellage: 50 HE Breite: 350 HE

Gastrointestinaltrakt

Magen und Duodenum: Tumordiagnostik

Vorbereitung:		Endoskopie, MDP, *Hydrosonographie*, Patient nüchtern, Harnstoff und Kreatininwerte. Der Patient muß direkt vor der Untersuchung 750 ml Wasser[1] trinken.
Körperposition:		Bauchlage, Arme über den Kopf
Atemphase:		tiefe Exspiration
Topogramm:	Projektion:	a.-p.
	Scanstrecke:	von kranial nach kaudal, Beginn auf Höhe der Mamillen
Gantrykippung:		0°
Nativserie:	Scanstrecke:	von kranial nach kaudal, Zwerchfellkuppe bis kaudaler Leberpol
	Programm:	Abdomen
	Schichtdicke:	10 mm
	Schichtabstand:	10 mm
	Feldgrenzen:	laterale Bauchwand beidseits
Dokumentation:	Weichteilfenster:	Mittellage: 50 HE Breite: 350 HE
Kontrastserie:	Vorbereitung:	Der Patient erhält unmittelbar vor der Kontrastmittelserie über einen Strohhalm weitere 200 ml Wasser sowie 30 mg Buscopan oder 1–2 mg Glucagon i.v.[3]
	Scanstrecke:	von kranial nach kaudal, Zwerchfellkuppe bis aortale Bifurkation
	Programm:	Abdomen, Spiraltechnik[2]
	Schichtdicke:	10 mm
	Schichtabstand:	10 mm
	Inkrement:	5 mm
	Feldgrenzen:	laterale Bauchwand beidseits
Kontrastinjektion:	Forcierte Bolus-injektion:	Injektion von 120 ml in 30 s ≈ 4 ml/s Startdelay der Spirale von 20 s
Dokumentation:	Weichteilfenster:	Mittellage: 50 HE Breite: 350 He

---

[1] Wasser wird als negatives Kontrastmittel appliziert, um eine gleichmäßige Distension der Magenwand zu erreichen. Durch homogene, hypodense Füllung des Lumens lassen sich hyperdense Veränderungen der Magenwand besser erkennen.

[2] Bei der Frage nach Magentumoren bietet die Spiraltechnik die einzigartige Möglichkeit, die Bolusgeometrie so auszunutzen, daß sowohl die Leber als auch der Magen ein deutliches Kontrastmittelenhancement aufweisen und damit in bezug auf Metastasen und den Primärtumor beurteilbar sind. Außerdem gelingt hierdurch eine lückenlose Darstellung des gesamten Magens, so daß ein „Veratmen" kleiner Tumore nicht möglich ist.

[3] Nebenwirkungen s. Kap. 31 u. S. 19.

Dünndarm: Diagnostik von Tumoren und komplizierten Verläufen entzündlicher Dünndarmerkrankungen

Vorbereitung:		Abdomensonographie, Patient nüchtern, Harnstoff und Kreatininwerte. Plazieren einer Sellink-Sonde unter Durchleuchtungskontrolle. Vor der Untersuchung werden 1500 ml einer Methylzellulose-Wasser-Suspension über die Sonde appliziert.
Körperposition:		Bauchlage, Arme über den Kopf
Atemphase:		tiefe Exspiration
Topogramm:	Projektion:	a.-p.
	Scanstrecke:	von kranial nach kaudal, Beginn auf Höhe der Mamillen
Gantrykippung:		0°
Nativserie [1]:	Scanstrecke:	von kranial nach kaudal, Zwerchfellkuppe bis kaudaler Leberpol
	Programm:	Abdomen
	Schichtdicke:	10 mm
	Schichtabstand:	10 mm
	Feldgrenzen:	laterale Bauchwand beidseits
Dokumentation:	Weichteilfenster:	Mittellage: 50 HE Breite: 350 HE
Kontrastserie [2]:	Vorbereitung:	Der Patient erhält unmittelbar vor der Kontrastmittelserie weitere 500 ml Wasser über die Sonde sowie 30 mg Buscopan oder 1–2 mg Glucagon i.v.[3]
	Scanstrecke:	von kranial nach kaudal, Zwerchfellkuppe bis Symphyse
	Programm:	Abdomen
	Schichtdicke:	10 mm
	Schichtabstand:	10 mm
	Feldgrenzen:	laterale Bauchwand beidseits
Kontrastinjektion:	Protrahierte Bolusinjektion:	Injektion von 150–180 ml in maximal 90 s ≈ 2 ml/s Injektionsbeginn 20 s vor Start des ersten Scans
alternativ:	Doppelbolustechnik:	Injektion von 60 ml in 30 s ≈ 2 ml/s, anschließend Schnellinfusion von 100 ml in 2,5 min ≈ 40 ml/min Start der CT mit Beginn der Kurzinfusion
Dokumentation:	Weichteilfenster:	Mittellage: 50 HE Breite: 350 HE

Die oben beschriebene Technik wird CT-Sellink genannt und kann alternativ zum Röntgen des Dünndarms nach Sellink zum Einsatz kommen. Ihr Stellenwert wird z.Z. noch diskutiert, so daß diese Methode unseres Erachtens nur bei Tumoren und fortgeschrittenen Stadien des Morbus Crohn mit Fisteln und Abszedierungen eingesetzt werden sollte. Vorteil gegenüber der konventionellen Technik ist die gleichzeitige Abbildung extraluminaler Prozesse.

---

[1] Auf die Nativserie kann bei jungen Patienten mit entzündlichen Darmerkrankungen verzichtet werden. Bei Tumorpatienten sollte die Nativaufnahmen jedoch zur korrekten Erfassung von möglichen Leberläsionen durchgeführt werden.

[2] Alternativ zum konventionellen CT kann auch die Spiraltechnik eingesetzt werden.

[3] s. Fußnote 3, S. 504.

Kolon und Rektum: Tumoren, kompliziert verlaufende Kolitis

Vorbereitung:		Endoskopie, Abdomensonographie, evtl. Endosonographie bei Patienten mit Rektumkarzinom, Patient nüchtern, Harnstoff und Kreatininwerte. Auf dem CT-Tisch werden dem Patienten transrektal mittels Pneumokolon 1500–1800 ml einer Methylzellulose-Wasser-Suspension verabreicht.
Körperposition:		Bauchlage, Arme über den Kopf
Atemphase:		tiefe Exspiration
Topogramm:	Projektion:	a.-p.
	Scanstrecke:	von kranial nach kaudal, Beginn auf Höhe der Mamillen
Gantrykippung:		0°
Nativserie:	Scanstrecke:	von kranial nach kaudal, Zwerchfellkuppe bis kaudaler Leberpol
	Programm:	Abdomen
	Schichtdicke:	10 mm
	Schichtabstand:	10 mm
	Feldgrenzen:	laterale Bauchwand beidseits
Dokumentation:	Weichteilfenster:	Mittellage: 50 HE Breite: 350 HE
Kontrastserie [1]:	Vorbereitung:	Der Patient erhält unmittelbar vor der Kontrastmittelserie 30 mg Buscopan oder 1–2 mg Glucagon i.v.[2]
	Scanstrecke:	von kranial nach kaudal, Zwerchfellkuppe bis Symphyse
	Programm:	Abdomen
	Schichtdicke:	10 mm
	Schichtabstand:	10 mm
	Feldgrenzen:	laterale Bauchwand beidseits
Kontrastinjektion:	Protrahierte Bolusinjektion:	Injektion von 150–180 ml in maximal 90 s ≈ 2 ml/s
		Injektionsbeginn 20 s vor Start des ersten Scans
alternativ:	Doppelbolustechnik:	Injektion von 60 ml in 30 s ≈ 2 ml/s, anschließend Schnellinfusion von 100 ml in 2,5 min ≈ 40 ml/min
		Start der CT mit Beginn der Kurzinfusion
Dokumentation:	Weichteilfenster:	Mittellage: 50 HE Breite: 350 HE

Der Stellenwert der oben beschriebenen Technik (Hydro-CT) ist zur Zeit Thema der wissenschaftlichen Diskussion. Nach unseren Erfahrungen ist sie gut zum Tumorstaging geeignet (Voraussetzung: Gerät der 4. Generation); unsere Erfahrungen bei entzündlichen Darmerkrankungen beschränken sich auf noch relativ wenige Fälle.

---

[1] Alternativ zum konventionellen CT kann auch die Spiraltechnik eingesetzt werden.
[2] s. Fußnote 3, S. 504.

28•7 Retroperitoneum und Becken

G.M. Richter und M. Uhl

Die Computertomographie des Retroperitoneums wird für eine äußerst breitgespannte Indikationspalette und sehr verschiedenartige Organe und Organsysteme durchgeführt. Dies macht eine differenzierte Anwendung der CT-Techniken notwendig, die an die jeweilige Fragestellung angepaßt sein müssen. Beispielsweise erfordert die computertomographische Differentialdiagnose des Pankreaskarzinoms eine andere Lagerungstechnik, Boluskinetik und Schnittdicke als die Abklärung eines rupturierten Bauchaortenaneurysmas. Für eine präzise Diagnostik in der Abklärung maligner Erkrankungen sind Kombinationsuntersuchungen abzulehnen, beispielsweise simultan die Abklärung von Leberläsionen neben retroperitonealer Computertomographie zur Beschreibung der Stadienausdehnung eines Kolorektalkarzinoms: Die Leberdiagnostik bedingt eine völlig andere Bolustechnik als die Abklärung der Organstrukturen und Lymphknotenstationen im kleinen Becken. Im Einzelfall ist dann immer eine Abwägung erforderlich zwischen der Vermeidung unnötiger Kosten durch Mehrfachuntersuchungen einerseits und der Verbesserung von Sensitivität und Spezifität durch optimierte CT-Techniken andererseits. Allerdings sollten unserer Auffassung nach primäre Staginguntersuchungen von Tumoren des Retroperitoneums und Beckens, die zu einem Lymphombefall des Retroperitoneums führen können, mit vergleichbarer Scanstrecke und Boluskinetik durchgeführt werden. Dies erlaubt eine sinnvolle Vereinfachung der Routinediagnostik und gilt dann für die Abklärung von Lymphomen, Melanomen, Tumoren des weiblichen und männlichen Genitales, des Anal- und distalen Rektumkarzinoms und entzündliche bzw. abszedierende Erkrankungen des Retroperitoneums und Beckens.

Retroperitoneum

Standarduntersuchung
Erstuntersuchungen, Restaging bei Malignomen

Vorbereitung:		Sonographie, Patient nüchtern, Kenntnis der Harnstoff- und Kreatininwerte (Kap. 29, 30). Zur Darmkontrastierung Trinken von 500 ml oralem Kontrastmittel vor der Untersuchung über einen Zeitraum von 90 min; unmittelbar vor Scanbeginn weitere 250 ml Kontrastmittel. Bei Fragestellung Tumor oder Abszeß im Becken (z.B. Prostata-, Zervix-, Rektumkartinom) zusätzliche Kontrastierung des Darms erforderlich durch rektale Applikation von positivem (**cave:** Kein Barium bei Perforationsverdacht!) oder negativem Kontrastmittel.
Körperposition:		Rückenlage, Arme über den Kopf
Atemphase:		tiefe Exspiration
Topogramm:	Projektion:	a.-p.
	Scanstrecke:	kraniokaudal, Beginn auf Höhe des Xiphoids bis knapp unterhalb der Symphyse
Gantrykippung:		0°
Nativserie[1]:	Scanstrecke:	kraniokaudal, vom Leberhilus bis 2 cm unter die Symphyse
	Programm:	Abdomen
	Schichtdicke:	10 mm
	Schichtabstand:	20 mm (Doppelschritte)
	Feldgrenzen:	laterale Bauchwand beidseits
Dokumentation:	Weichteilfenster:	Mittellage: 30–50 HE Breite: 350 HE
Kontrastserie:	Scanstrecke:	kraniokaudal, vom Leberhilus bis 2 cm unter die Symphyse
	Programm:	Abdomen
	Schichtdicke:	10 mm
	Schichtabstand:	10 mm
	Feldgrenzen:	laterale Bauchwand beidseits
Kontrastmittelinjektion:	Doppelbolustechnik:	1. Injektion von 50 ml Kontrastmittel, Flow 2 ml/s nach 60 s: 2. Schnellinfusion von 80 ml, Flow 0,5 ml/s, Scanbeginn 30 s nach Infusionsbeginn
	Fakultativ:	Arteriell berechneter Bolus zur Dokumentation hypervaskulärer Tumoren (z.B. V.a. Rektumkarzinomrezidiv)
Dokumentation:	Weichteilfenster:	Mittellage: 30–50 HE Breite: 350 HE **Aber:** bei Abklärung eines Prostatakarzinoms zusätzlich Knochenfenster (1500–2000 HE Breite) erforderlich

---

[1] Bei Restaginguntersuchungen kann auf die Nativserie verzichtet werden, wenn Voraufnahmen zum Vergleich vorliegen.

Niere

Verdacht auf Tumor, Trauma

Vorbereitung:		Sonographie, Patient nüchtern, Kenntnis der Harnstoff- und Kreatininwerte (Kap. 29, 30). Bei Tumorverdacht orale Darmkontrastierung mit 500 ml oralem Kontrastmittel über einen Zeitraum von 90 min vor der Untersuchung; unmittelbar vorher weitere 250 ml Kontrastmittel. Bei Trauma orale Darmkontrastierung in Abhängigkeit vom Zustand des Patienten
Körperposition:		Rückenlage, Arme über den Kopf
Atemphase:		tiefe Exspiration
Topogramm:	Projektion:	a.-p.
	Scanstrecke:	kraniokaudal, Beginn auf Höhe des Xiphoids bis knapp oberhalb der Symphyse
Gantrykippung:		0°
Nativserie[1]:	Scanstrecke:	kraniokaudal, von 2 cm oberhalb bis 2 cm unter die Nieren
	Programm:	Abdomen
	Schichtdicke:	10 mm
	Schichtabstand:	10 mm
	Feldgrenzen:	laterale Bauchwand beidseits
Dokumentation:	Weichteilfenster:	Mittellage: 30–50 HE Breite: 350 HE
Kontrastserie:	Scanstrecke:	kraniokaudal, von 2 cm oberhalb bis 2 cm unter die Nieren
	Programm:	Abdomen
	Schichtdicke:	10 mm allgemein, bei kleinen Tumoren evtl. 5 mm
	Schichtabstand:	10 mm allgemein, bei kleinen Tumoren evtl. 5 mm
	Feldgrenzen:	laterale Bauchwand beidseits
Kontrastmittelinjektion:	Doppelbolustechnik:	1. Injektion von 50 ml Kontrastmittel, Flow 2 ml/s nach 60 s 2. Schnellinfusion von 80 ml, Flow 0,5 ml/s, Scanbeginn 30 s nach Infusionsbeginn
alternativ:	Spiraltechnik:	1. Vorsättigung des venösen Systems mit 50 ml Kontrastmittel 30 s nach Ende der Vorsättigung: 2. Injektion von 80 ml/s, Scanbeginn 20–30 s nach Ende der Schnellinjektion (gute Darstellung der A. renalis)
	Fakultativ:	zur Abklärung des Vaskularisationsgrades: schnelle Injektion
	Seriotechnik (2. Untersuchung):	(100 ml Kontrastmittel, 5 ml/s, Scanbeginn 20 s nach Infusion) ohne Tischvorschub in Läsionshöhe
Dokumentation:	Weichteilfenster:	Mittellage: 30–50 HE Breite: 350 HE

[1] Siehe Fußnote 1 S. 508.

Bemerkungen zur Nierendiagnostik

Die paarig angelegten Nieren mit einem Gesamtgewicht von etwa 250 g und einem Längsdurchmesser von etwa 12 cm liegen retroperitoneal im Oberbauch. Man kann computertomographisch die anatomische Teilung in Nierenbecken, Nierenmark (Markpyramiden) und Nierenrinde nachvollziehen. Die Nieren werden allseits von einer unterschiedlich stark ausgeprägten Capsula adiposa und der Gerota-Faszie umgeben. Die Radiodensität von Nierengewebe beträgt 30 ± 10 HE. Nach einer Kontrastmittelbolusgabe zeigt zunächst die gut perfundierte Nierenrinde innerhalb von ca. 25 s ein maximales Enhancement, während das Nierenmark erst nach ca. 60–80 s die Isodensität mit der Kortex erreicht. Etwa 2–3 min nach Injektion kontrastieren sich das Nierenbecken und die ableitenden Harnwege. Der Verlauf von Nierenarterien und -venen ist computertomographisch beurteilbar. In einer dreidimensionalen Rekonstruktion der Nierenarterien nach Kontrastmittelbolus können Gefäßpathologien wie Stenosen und Aneurysmata nachgewiesen werden.

Bei 1–2,5% der untersuchten Patienten findet man eine retroaortal gelegene linke Nierenvene, bei 7% einen ventral und dorsal der Aorta liegenden Nierenvenenring.

Nebenniere

Vorbereitung:		Sonographie, Patient nüchtern, Kenntnis der Harnstoff- und Kreatininwerte (Kap. 29, 30) und ggf. spezifischer Hormonwerte. Zur Darmkontrastierung Trinken von 500 ml oralem Kontrastmittel vor der Untersuchung über einen Zeitraum von 90 min; unmittelbar vor Scanbeginn weitere 250 ml Kontrastmittel
Körperposition:		Rückenlage, Arme über den Kopf
Atemphase:		tiefe Exspiration
Topogramm:	Projektion:	a.-p.
	Scanstrecke:	kraniokaudal, Beginn auf Mamillenhöhe, dann 20 cm kaudal
Gantrykippung:		0°
Nativserie [1]:	Scanstrecke:	kraniokaudal, vom Leberhilus bis Nierenmitte
	Programm:	Abdomen
	Schichtdicke:	5 mm
	Schichtabstand:	5 mm
	Feldgrenzen:	Nierenaußenkontur beidseits
Kokumentation:		Weichteilfenster, Mittellage: 30–50 HE, Breite: 350 HE
Kontrastserie:	Scanstrecke:	kraniokaudal, vom Leberhilus bis Nierenmitte
	Programm:	Abdomen
	Schichtdicke:	5 mm allgemein, bei kleinen Tumoren 3 mm
	Schichtabstand:	5 mm allgemein, bei kleinen Tumoren 3 mm
	Feldgrenzen:	Nierenaußenkontur beidseits
Kontrastmittelinjektion:	Doppelbolustechnik:	1. Injektion von 50 ml Kontrastmittel, Flow 2 ml/s nach 60 s: 2. Schnellinfusion von 80 ml, Flow 0,5 ml/s, Scanbeginn 30 s nach Infusionsbeginn
	alternativ:	Spiraltechnik: 1. Vorsättigung des venösen Systems mit 50 ml Kontrastmittel 30 s nach Ende der Vorsättigung: 2. Injektion von 80 ml mit 5 ml/s, Scanbeginn 20–30 s nach Ende der Schnellinjektion (gute Darstellung der A. renalis)
	Fakultativ:	zur Abklärung des Vaskularisationsgrades: schnelle Injektion
	Seriotechnik (2. Untersuchung):	(100 ml Kontrastmittel, 5 ml/s, Scanbeginn 20 s nach Infusion) ohne Tischvorschub in Läsionshöhe
Dokumentation:		Weichteilfenster, Mittellage: 30–50 HE, Breite: 350 HE

---

[1] Siehe Fußnote 1 S. 508.

Bemerkungen zur Nebennierendiagnostik

Die Nebennieren sind recht formvariabel, meist trifft man eine umgekehrte Y- oder Kommaform an. Die rechte Nebenniere liegt retrokaval zwischen Leber und Zwerchfellschenkel. Die linke Nebenniere findet man paraaortal zwischen Pankreasschwanz, Milz und Niere. Die kraniokaudale Ausbreitung beträgt 2–4 cm. Schenkeldicken über 1 cm gelten als suspekt. Im Nativscan ist auf Verkalkungen, Asymmetrien, Auftreibungen und Einblutungen zu achten. Nach Kontrastmittelgabe demarkieren sich raumfordernde Prozesse besser. Sowohl die Radiodensitäten im Nativscan als auch das Kontrastmittelverhalten von Tumoren hat differentialdiagnostische Bedeutung. Ein Malignitätskriterium ist die Infiltration von Nachbarorganen und/oder Gefäßen.

Pankreas

Verdacht auf Tumor (Differentialdiagnose zur chronischen Pankreatitis)

Vorbereitung:		Sonographie, Patient nüchtern, Kenntnis der Harnstoff- und Kreatininwerte (Kap. 29, 30). Zur Entfaltung und Markierung von Magen, Duodenum und Jejunum 1 l Wasser (keine Kohlensäure!) unmittelbar vor CT und je 1 Amp. Buscopan i.v. (sofern keine Kontraindikationen vorliegen, ggf. Glucagon) vor der Nativ- und Kontrastserie. Direkt vor der Kontrastserie nochmals 200 ml Wasser.
Körperposition:		Rückenlage, Arme über den Kopf
alternativ:		Rechtsseitenlage (Differenzierung von Pankreaskopfläsionen)
Atemphase:		tiefe Exspiration
Topogramm:	Projektion:	a.-p.
	Scanstrecke:	kraniokaudal, Beginn auf Mamillenhöhe, dann 20 cm kaudal
Gantrykippung:		0°
Nativserie [1]:	Scanstrecke:	kraniokaudal, von Leberkuppel bis Nierenmitte
	Programm:	Abdomen
	Schichtdicke:	10 mm
	Schichtabstand:	10 mm
	Feldgrenzen:	Nierenaußenkontur beidseits
Dokumentation:	Weichteilfenster:	Mittellage: 30–50 HE Breite: 350 HE
Kontrastserie:	Scanstrecke:	kraniokaudal, vom Leberhilus bis Nierenmitte
	Programm:	Abdomen
	Schichtdicke:	5 mm allgemein, bei kleinen Tumoren 3 mm
	Schichtabstand:	5 mm allgemein, bei kleinen Tumoren 3 mm
	Feldgrenzen:	Nierenaußenkontur beidseits
Kontrastmittelinjektion:	Einzelbolustechnik:	Bei Inkrementaltechnik Injektionen von 130 ml, Flow 2 ml/s, Scanbeginn 20 s ab Injektion und kürzestmögliche Zykluszeit. Bei Spiraltechnik Injektion von 130 ml, Flow 4 ml/s, Scanbeginn 25–40 s ab Injektion (Pfortaderkontrast!)
alternativ:		Doppelbolustechnik wie bei Niere oder Nebenniere
Fakultativ:		zur Abklärung des Vaskularisationsgrades: schnelle Injektion
	Seriotechnik (2. Untersuchung):	(100 ml Kontrastmittel, 5 ml/s, Scanbeginn 20 s nach Infusion) ohne Tischvorschub in Läsionshöhe, Schichtdicke 2 mm
Dokumentation:	Weichteilfenster:	Mittellage: 30–50 HE Breite: 350 HE

---

[1] Siehe Fußnote 1 S. 508.

Verdacht auf akute Pankreatitis/akuter Schub bei chronischer Pankreatitis

Vorbereitung:		Abhängig vom Zustand des Patienten: zuerst Sonographie, dann unter Schutz mit Magensonde möglichst Entfaltung und Markierung von Magen, Duodenum und proximalem Jejunum mit 1 l Wasser (keine Kohlensäure!) unmittelbar vor der Untersuchung und je 1 Amp. Buscopan i.v. (sofern keine Kontraindikationen vorliegen, ggf. Glucagon) vor Nativ- und Kontrastserie
Körperposition:		Rückenlage, Arme über den Kopf
Atemphase:		tiefe Exspiration
Topogramm:	Projektion:	a.-p.
	Scanstrecke:	kraniokaudal, Beginn auf Mamillenhöhe, dann bis Beckenschaufeln
Gantrykippung:		0°
Nativserie [1]:	Scanstrecke:	kraniokaudal, von Leberkuppel bis Nierenmitte (abhängig vom Befund, Nekrosestraßen sind komplett zu erfassen)
	Programm:	Abdomen
	Schichtdicke:	meist 10 mm, bei kurzer Scanstrecke auch 5 mm
	Schichtabstand:	meist 10 mm, bei kurzer Scanstrecke auch 5 mm
	Feldgrenzen:	laterale Bauchwand beidseits
Dokumentation:	Weichteilfenster:	Mittellage: 30–50 HE Breite: 350 HE
Kontrastserie:	Scanstrecke:	kraniokaudal, abhängig vom Nativbefund, meist Leberhilus bis unterer Nierenpol
	Programm:	Abdomen
	Schichtdicke:	10 mm
	Schichtabstand:	10 mm
	Feldgrenzen:	laterale Bauchwand beidseits
Kontrastmittelinjektion:	Einzelbolus- technik:	bei Inkrementaltechnik Injektion von 130 ml, Flow 2 ml/s, Scanbeginn 20 s ab Injektion und kürzestmögliche Zykluszeit. Bei Spiraltechnik Injektion von 130 ml, Flow 5 ml/s, Scanbeginn 25–40 s ab Injektion (Pfortaderkontrast!), bei beatmeten Patienten Atemstillstand durch Anästhesie
alternativ:		Doppelbolustechnik wie bei Niere oder Nebenniere
Dokumentation:	Weichteilfenster:	Mittellage: 30–50 HE Breite: 350 HE

---

[1] Bei kurzfristigen Kontrolluntersuchungen kann evtl. auf die Nativserie verzichtet werden.

Kontrolle von Pseudozysten

Vorbereitung:		Sonographie, Patient nüchtern, Kenntnis der Harnstoff- und Kreatininwerte (Kap. 29, 30). Zur Darmkontrastierung Trinken von 500 ml oralem Kontrastmittel vor der Untersuchung über einen Zeitraum von 90 min; unmittelbar vor Scanbeginn weitere 250 ml Kontrastmittel
Körperposition:		Rückenlage, Arme über den Kopf
Atemphase:		tiefe Exspiration
Topogramm:	Projektion:	a.-p.
	Scanstrecke:	kraniokaudal, Beginn auf Höhe der Mamillarlinie bis Beckenschaufeln
Gantrykippung:		0°
Nativserie [1]:	Scanstrecke:	kraniokaudal, von linker Zwerchfellkuppel bis Aortenbifurkation
	Programm:	Abdomen
	Schichtdicke:	10 mm
	Schichtabstand:	10 mm
	Feldgrenzen:	laterale Bauchwand beidseits
Dokumentation:	Weichteilfenster:	Mittellage: 30–50 HE Breite: 350 HE
Kontrastserie:	Scanstrecke:	kraniokaudal, abhängig vom Befund, meist von infradiaphragmal bis unterer Nierenpol links
	Programm:	Abdomen
	Schichtdicke:	10 mm, bei kleinen Zysten 5 mm
	Schichtabstand:	10 mm, bei kleinen Zysten 5 mm
	Feldgrenzen:	laterale Bauchwand beidseits
Kontrastmittelinjektion:	Doppelbolustechnik:	1. Injektion von 50 ml Kontrastmittel, Flow 2 ml/s nach 60 s: 2. Schnellinfusion von 80 ml, Flow 0,5 ml/s, Scanbeginn 30 s nach Infusionsbeginn
Dokumentation:	Weichteilfenster:	Mittellage: 30–50 HE Breite: 350 HE

---

[1] Siehe Fußnote 1 S. 508.

Bemerkungen zur Pankreasdiagnostik

Die kraniokaudalwärts schräg ausgerichtete Lage des *Pankreas* zur computertomographischen Bildachse bewirkt eine nur partielle Abbildung des Organs in den einzelnen Querschnittsbildern. Von kranial kommend bildet sich zunächst der Pankreasschwanz im Milzhilus, weiter kaudal dann der Korpus und zuletzt der Pankreaskopf vor der V. cava inferior ab. Der Ductus Wirsungianus vereinigt sich zumeist vor der Papillenmündung mit dem Ductus choledochus, wobei hier durch die mögliche unterschiedliche embryonale Verschmelzung der ventralen und dorsalen Pankreasanlagen eine erhebliche Formenvariabilität besteht. Die Dichte des Pankreas liegt bei 40 HE und nimmt bei zunehmender Lipomatose ab. Wichtige Leitstrukturen sind die V. lienalis (Verlagerung, Infiltration, Thrombose etc.), die Abgrenzbarkeit der A. und V. mesenterica superior mit dem Konfluens zur Pfortader sowie die feine Fettlamelle zur V. cava inferior. Deshalb muß die Bolustechnik auf diese Strukturen optimiert angewandt werden.

Die meisten Pankreasmalignome demarkieren sich in der frühen Bolusphase hypodens gegenüber dem kontrastierten Parenchym. Inselzelltumoren sind meist hypervaskularisiert. Zum Tumorstaging des Pankreaskarzinom gehört prinzipiell eine zusätzliche elektive Oberbauch-CT-Untersuchung. Die für das Pankreas optimierte Technik erlaubt keine Leberbeurteilung in gleicher Qualität wie bei leberoptimierter Technik.

Bei akuter Pankreatitis ist in der Primärdiagnostik eine Nativserie unverzichtbar für die Beurteilung von Einblutungen. Nektroseareale bei akuter Pankreatitis sind hypodens demarkiert.

Bauchaorta

Routineuntersuchung bei BAA

Vorbereitung:		Sonographie, Patient nüchtern, Kenntnis der Harnstoff- und Kreatininwerte (Kap. 29, 30). Zur Darmkontrastierung Trinken von 500 ml oralem Kontrastmittel vor der Untersuchung über einen Zeitraum von 90 min; unmittelbar vor Scanbeginn weitere 250 ml Kontrastmittel
Körperposition:		Rückenlage, Arme über den Kopf
Atemphase:		tiefe Exspiration
Topogramm:	Projektion:	a.-p.
	Scanstrecke:	kraniokaudal, Beginn auf Höhe des Jugulums, dann 50 cm
Gantrykippung:		0°
Nativserie [1]:	Scanstrecke:	kraniokaudal, von 2 cm supraaortal bis unter die Aortenbifurkation, bei Beteiligung der Iliakalarterien bis zur Leiste
	Programm:	Abdomen
	Schichtdicke:	10 mm
	Schichtabstand:	20 mm supradiaphragmal, dann 10 mm bis unter die Nierenarterien und dann bis Scanende wieder 20 mm
	Feldgrenzen:	Nierenaußenkonturen beidseits
Dokumentation:	Weichteilfenster:	Mittellage: 30–50 HE Breite: 350 HE
Kontrastserie:	Scanstrecke:	kraniokaudal, von 2 cm supraaortal bis unter die Aortenbifurkation, bei Beteiligung der Iliakalarterien bis zur Leiste
	Programm:	Abdomen
	Schichtdicke:	10 mm
	Schichtabstand:	10 mm **Aber:** bei Spiraltechnik doppelter Tischvorschub und Rekonstruktion überlappend (48-cm-Spirale)
	Feldgrenzen:	Nierenaußenkonturen beidseits
Kontrastmittelinjektion:	Einzelbolustechnik:	1. Bestimmung der Boluskinetik: Seriotechnik, Injektion von 20 ml Kontrastmittel ohne Tischvorschub in Höhe der Mesenterialarterie mit Bestimmung von Zeit-Dichte-Kurven über 60 s in Aorta und A. mesenterica superior
		2. Spiraltechnik und Injektion von 120 ml, Flow 5 ml/s, Scanbeginn entsprechend der Zeit-Dichte-Kurve der Aorta und A. mesenterica superior (z.B. 30–50 s Delay). Wenn Scanstrecke der Spirale nicht ausreichend (Iliakaaneurysma), Fortführung inkremental bis Leiste mit kürzestmöglicher Zykluszeit
Dokumentation:	Weichteilfenster:	Mittellage: 30–50 HE Breite: 350 HE

---

[1] Siehe Fußnote 1 S. 508.

Verdacht auf rupturiertes Bauchaortenaneurysma

Vorbereitung:		Sonographie, restliche Vorbereitung in Abhängigkeit von Zustand des Patienten
Körperposition:		Rückenlage, Arme über den Kopf
Atemphase:		tiefe Exspiration sofern möglich
Topogramm:	Projektion:	a.-p.
	Scanstrecke:	kraniokaudal, Beginn auf Höhe des Jugulums, dann 50 cm
Gantrykippung:		0°
Nativserie:	Scanstrecke:	kraniokaudal, von 2 cm supraaortal bis unter die Aortenbifurkation, ggf. bis zur Leiste
	Programm:	Abdomen
	Schichtdicke:	10 mm
	Schichtabstand:	20 mm supradiaphragmal, dann 10 mm bis unter die Nierenarterien und dann bis Scanende wieder 20 mm
	Feldgrenzen:	Nierenaußenkonturen beidseits
Dokumentation:	Weichteilfenster:	Mittellage: 30–50 HE Breite: 350 HE
Kontrastserie [1]:	Scanstrecke:	kraniokaudal, von 2 cm supraaortal bis unter die Aortenbifurkation, bei Beteiligung der Iliakalarterien bis zur Leiste
	Programm:	Abdomen
	Schichtdicke:	10 mm
	Schichtabstand:	10 mm
		Aber: bei Spiraltechnik doppelter Tischvorschub und Rekonstruktion überlappend (48 cm Spirale)
	Feldgrenzen:	Nierenaußenkonturen beidseits
Kontrastmittelinjektion:	Einzelbolustechnik:	1. Bestimmung der Boluskinetik: Seriotechnik, Injektion von 20 ml Kontrastmittel ohne Tischvorschub in Höhe der Mesenterialarterie mit Bestimmung von Zeit-Dichte-Kurven über 60 s in Aorta, A. mesenterica superior und V. cava
		2. Spiraltechnik und Injektion von 120 ml, Flow 4 ml/s, Scanbeginn entsprechend der Zeit-Dichte-Kurve der Aorta und A. mesenterica superior (30 bis 50 s Delay). Wenn Scanstrecke der Spirale nicht ausreichend (Iliakaaneurysma), Fortführung inkremental bis Leiste mit kürzestmöglicher Zykluszeit
Dokumentation:	Weichteilfenster:	Mittellage: 30–50 HE Breite: 350 HE

---

[1] Durchführung der Kontrastserie abhängig vom klinischen Zustand des Patienten. Bei nativ eindeutiger Diagnose eines rupturierten Aneurysmas keine Kontrastserie erforderlich!

Verdacht auf Blasenkarzinom

Vorbereitung:		Sonographie, Patient nüchtern, Kenntnis der Harnstoff- und Kreatininwerte und der Schilddrüsenfunktion. Zur Darmkontrastierung Trinken von 500 ml oralem Kontrastmittel vor der Untersuchung über einen Zeitraum von 90 min; unmittelbar vor Scanbeginn weitere 250 ml Kontrastmittel. Vollfüllung der Harnblase über Blasenkatheter bis Blasendruckgefühl mit verdünntem ionischem Kontrastmittel. Rektale Applikation von negativem Kontrastmittel (z.B. Methyzellulosegemisch) und 2 Amp. Buscopan (positives Kontrastmittel problematisch wegen fehlender Differenzierbarkeit einer T-4-Situation)
Körperposition:		Rückenlage, Arme über den Kopf
Atemphase:		tiefe Exspiration
Topogramm:	Projektion:	a.-p.
	Scanstrecke:	kraniokaudal, Beginn auf Höhe des Xiphoids bis knapp unterhalb der Symphyse
Gantrykippung:		0°
Nativserie [1]:	Scanstrecke:	kraniokaudal, vom Leberhilus bis 2 cm unter die Symphyse
	Programm:	Abdomen
	Schichtdicke:	10 mm
	Schichtabstand:	20 mm (Doppelschritte)
	Feldgrenzen:	laterale Bauchwand beidseits
Dokumentation:	Weichteilfenster:	Mittellage: 30–50 HE Breite: 350 HE
Kontrastserie:	Scanstrecke:	kraniokaudal, vom Leberhilus bis 2 cm unter die Symphyse
	Programm:	Abdomen
	Schichtdicke:	10 mm
	Schichtabstand:	10 mm
	Feldgrenzen:	laterale Bauchwand beidseits
Kontrastmittelinjektion:	Doppelbolus-technik:	1. Injektion von 50 ml Kontrastmittel, Flow 2 ml/s nach 60 s: 2. Schnellinfusion von 80 ml, Flow 0,5 ml/s, Scanbeginn 30 s nach Infusionsbeginn
Dokumentation:	Weichteilfesnter:	Mittellage: 30–50 HE Breite: 350 HE

---

[1] Siehe Fußnote 1 S. 508.

28•8 Skelettsystem

G.M. Richter

Zahlreiche traumatische, degenerative und maligne Läsionen des Skelettsystems können durch konventionelle Diagnostik allein nicht ausreichend diagnostiziert werden und bedürfen ergänzender Abklärung durch die Computertomographie. Auch die präoperative Planung vor unfallchirurgischen oder orthopädischen Rekonstruktionen am Skelettsystem wird durch die Computertomographie ganz wesentlich erweitert oder sogar erst ermöglicht. 3-D-Oberflächenrekonstruktionen haben der rehabilitativen Chirurgie ganz entscheidende Impulse gegeben; CAD-Techniken („computer aided design"), basierend auf computertomographisch generierten Bilddaten, erlauben mittlerweile die individuelle Fertigung prothetischer Materialien. Die Computertomographie des Skelettsystems kann in 3 unterschiedlichen Indikationsfeldern durchgeführt werden:

1. **Primäre Diagnostik:** Abklärung einer unklaren oder möglichen Läsion in einer anatomisch schwer einsehbaren Region; typisches Beispiel: Verletzung am Os sacrum oder zervikothorakalen Übergang.

2. **Deskriptive Diagnostik:** Weiterführende pathologisch-anatomische Charakterisierung einer bekannten Läsion zur Beurteilung notwendiger Konsequenzen; typisches Beispiel: Abklärung einer Instabilität an der Wirbelsäule nach Wirbelkörperfraktur.

3. **3-D-Diagnostik:** Gezielte Untersuchung zur Erzeugung von Bilddaten, die entweder direkt zur dreidimensionalen Darstellung einer Läsion zur besseren Illustration verwendet werden oder als Datensatz in entsprechende computergestützte Fertigungsprogramme z.B. von Gelenkprothesen eingebracht werden können. Typisches Beispiel: 3-D-Darstellung des kindlichen Gehirnschädels bei Kraniosynostosen zur Operationsplanung oder Hüftdarstellung vor prothetischem Ersatz. Maligne Knochentumoren sind mittlerweile nur noch seltene Indikationen zur Computertomographie, da hier die Magnetresonanztomographie mittlerweile einen höheren Stellenwert gewonnen hat.

Wirbelsäule

Trauma, Tumor, Entzündung

Vorbereitung:		Bei elektiver Untersuchung zur Differentialdiagnose Tumor oder Entzündung Patient nüchtern, Kenntnis der Harnstoff- und Kreatininwerte (Kap. 29, 30). Bei V.a. Trauma außer schmerzfreier Lagerung keine Vorbereitung
Körperposition:	HWS:	Rückenlage, Arme am Körper, Unterpolsterung der Beine
	BWS, LWS:	Rückenlage, Arme über Kopf, Unterpolsterung der Beine
Atemphase:		unerheblich
Topogramm:	Projektion:	seitlich
	Scanstrecke:	kraniokaudal, abhängig von Läsionshöhe und -typ. Allgemein HWS: Schläfenregion bis Sternoklavikulargelenk BWS: von 2 cm supraklavikulär kaudal 50 cm LWS: vom Xiphoid bis Beckeneingang
Gantrykippung:	variabel:	bei Fragestellung Trauma, Tumor, Spondylodiszitis: konstante Kippung adaptiert an hauptsächlich betroffene Wirbelkörper; bei Fragestellung Spondylarthrose, Bandscheibenprolaps: individuelle Kippung entsprechend der Querachse der betroffenen Wirbelkörper
Nativserie:	Scanstrecke:	kraniokaudal, Länge entsprechend Lokalisation und Ausdehnung **Grundregel:** angrenzende Wirbelkörper sind abzubilden
	Programm:	Knochen
	Schichtdicke:	3 mm
	Schichtabstand:	3 mm
	Feldgrenzen:	bis 2 cm lateral der Gelenkfortsätze, bei großen Weichteiltumoren entsprechend angepaßt
Dokumentation:	Knochenfenster:	Mittellage: 300 HE Breite: 2000 HE 2-D-Rekonstruktion in mehreren Ebenen v.a. bei Frakturen zur Beurteilung der Stabilität und der Integrität des Spinalkanals
	Fakultativ:	3-D-Rekonstruktion entsprechend vorhandener Software-Möglichkeiten

Kontrastserie [1]:	Scanstrecke:	kraniokaudal, entsprechend der Ausdehnung der Läsion unter Einschluß benachbarter Wirbelkörper
	Programm:	Knochen
	Schichtdicke:	3 mm
	Schichtabstand:	3 mm
	Feldgrenzen:	bis 2 cm lateral der Gelenkfortsätze, bei großen Weichteiltumoren entsprechend angepaßt
Kontrastmittelinjektion:	Doppelbolustechnik:	1. Injektion von 50 ml Kontrastmittel, Flow 2 ml/s nach 60 s: 2. Schnellinfusion von 80 ml, Flow 0,5 ml/s, Scanbeginn 30 s nach Infusionsbeginn
Dokumentation:	Knochenfenster:	Mittellage: 300 HE Breite: 2000 HE bei Weichteiltumor und Senkungsabszeß zusätzlich Weichteilfenster mit Breite 350 HE und Lage 30–50 HE

---

[1] Kontrastserien sind nur zur Dokumentation des Weichteilanteil eines Tumorbefalls und der Ausdehnung eines Senkungsabszesses bei Spondylodiszitis erforderlich.

Knöchernes Becken

Trauma, Tumor, Entzündung

Vorbereitung:		Bei elektiver Untersuchung zur Differentialdiagnose Tumor oder Entzündung Patient nüchtern, Kenntnis der Harnstoff- und Kreatininwerte (Kap. 29, 30). Bei V.a. Trauma außer schmerzfreier Lagerung keine Vorbereitung
Körperposition:		Rückenlage, Arme über Kopf, Unterpolsterung der Beine
Atemphase:		unerheblich
Topogramm:	Projektion:	a.-p.
	Scanstrecke:	kraniokaudal, Beckenkamm bis unter die Symphyse
Gantrykippung:		0°
Nativserie:	Scanstrecke:	kraniokaudal, Beckenkamm bis unter die Symphyse mit kompletter Abbildung des Sitzbeines
	Programm:	Knochen
	Schichtdicke:	10 mm (bei Sakroileitis ggf. auch 5 mm)
	Schichtabstand:	10 mm (bei Sakroileitis ggf. auch 5 mm)
	Feldgrenzen:	laterale Bauchwand beidseits
Dokumentation:	Knochenfenster:	Mittellage: 300 HE Breite: 2000 HE 2-D-Rekonstruktion in mehreren Ebenen v.a. bei Frakturen zur Beurteilung der Stabilität
	Fakultativ:	3-D-Rekonstruktion entsprechend vorhandener Software-Möglichkeiten
Kontrastserie[1]:	Scanstrecke:	kraniokaudal, Beckenkamm bis unter die Symphyse
	Programm:	Knochen
	Schichtdicke:	10 mm
	Schichtabstand:	10 mm
	Feldgrenzen:	laterale Bauchwand beidseits
Kontrastmittelinjektion:	Doppelbolustechnik:	1. Injektion von 50 ml Kontrastmittel, Flow 2 ml/s nach 60 s: 2. Schnellinfusion von 80 ml, Flow 0,5 ml/s, Scanbeginn 30 s nach Infusionsbeginn
Dokumentation:	Knochenfenster:	Mittellage: 300 HE Breite: 2000 HE bei Weichteiltumor Weichteilfenster mit Breite 350 HE und Lage 30–50 HE

---

[1] Kontrastserien sind nur zur Dokumentation des Weichteilanteils eines Tumorbefalls und Ausdehnung von Abszessen erforderlich.

Schulter/Arm

Trauma, Tumor, Entzündung

Vorbereitung:		Bei elektiver Untersuchung zur Differentialdiagnose Tumor oder Entzündung Patient nüchtern, Kenntnis der Harnstoff- und Kreatininwerte (Kap. 29, 30). Bei V.a. Trauma außer schmerzfreier Lagerung keine Vorbereitung
Körperposition:		Rückenlage, Arme am Körper, ggf. Unterpolsterung
Atemphase:		Atemstillstand in Exspiration
Topogramm:	Projektion:	a.-p.
	Scanstrecke:	kraniokaudal, HWS-Mitte, dann 25–50 cm abhängig on der Läsionshöhe
Gantrykippung:		0°
Nativserie:	Scanstrecke:	kraniokaudal, ab höchstem Schulterpunkt dann entsprechend der Läsionsausdehnung
	Programm:	Knochen
	Schichtdicke:	5 mm
	Schichtabstand:	5 mm
	Feldgrenzen:	läsionsabhängig
Dokumentation:	Knochenfenster:	Mittellage: 300 HE Breite: 2000 HE 2-D-Rekonstruktion in mehreren Ebenen v.a. bei Frakturen zur Beurteilung der Stabilität
	Fakultativ:	3-D-Rekonstruktion entsprechend vorhandener Software-Möglichkeiten
Kontrastserie [1]:	Scanstrecke:	kraniokaudal, ab höchstem Schulterpunkt dann entsprechend der Läsionsausdehnung
	Programm:	Knochen
	Schichtdicke:	5 mm
	Schichtabstand:	5 mm
	Feldgrenzen:	läsionsabhängig
Kontrastmittelinjektion:	Doppelbolustechnik:	1. Injektion von 50 ml Kontrastmittel, Flow 2 ml/s nach 60 s: 2. Schnellinfusion von 80 ml, Flow 0,5 ml/s, Scanbeginn 30 s nach Infusionsbeginn
Dokumentation:	Knochenfenster:	Mittellage: 300 HE Breite: 2000 HE bei Weichteiltumor Weichteilfenster mit Breite 350 HE und Lage 30–50 HE

---

[1] Kontrastserien sind nur zur Dokumentation des Weichteilanteils eines Tumorbefalls und Ausdehnung von Abszessen erforderlich.

Hand

Trauma, Tumor, Entzündung

Vorbereitung:		Bei elektiver Untersuchung zur Differentialdiagnose Tumor oder Entzündung (extrem seltene Indikation) Patient nüchtern, Kenntnis der Harnstoff- und Kreatininwerte (Kap. 29, 30), ansonsten keine Vorbereitung
Körperposition:		1. Möglichkeit: Hand über Kopf gerade in die Gantry längs des Tisches, horizontal gelagert (Bauchlage)
		2. Möglichkeit: Hand über Kopf in die Gantry, im Ellbogengelenk so gebeugt, daß die Längsachse der Hand in 90° gegen Längsachse des Tisches ohne Verkippung gegenüber der Tischachse gebracht wird (Bauchlage)
Atemphase:		unerheblich
Topogramm:	Projektion:	a.-p.
	Scanstrecke:	proximal-distal, Handgelenk bis Fingerkuppe
Gantrykippung:		0°
Nativserie:	Scanstrecke:	proximal-distal, abhängig von der Läsion
	Programm:	Knochen
	Schichtdicke:	2–3 mm
	Schichtabstand:	2–3 mm
	Feldgrenzen:	Daumengrundgelenk – Metakarpophalangealgelenk V
Dokumentation:	Knochenfenster:	Mittellage: 300 HE Breite: 2000 HE
		2-D-Rekonstruktionen
	Fakultativ:	3-D-Rekonstruktion entsprechend vorhandener Software-Möglichkeiten
Kontrastserie [1]:	Scanstrecke:	proximal-distal, abhängig von der Läsion
	Programm:	Knochen
	Schichtdicke:	2–3 mm
	Schichtabstand:	2–3 mm
	Feldgrenzen:	Daumengrundgelenk – Metakarpophalangealgelenk V
Kontrastmittelinjektion:	Doppelbolustechnik:	1. Injektion von 50 ml Kontrastmittel, Flow 2 ml/s nach 60 s:
		2. Schnellinfusion von 80 ml, Flow 0,5 ml/s, Scannbeginn 30 s nach Infusionsbeginn
Dokumentation:	Knochenfenster:	Mittellage: 300 HE Breite: 2000 HE
		bei Weichteiltumor Weichteilfenster mit Breite 350 HE und Lage 30–50 HE

[1] Kontrastserien sind nur zur Dokumentation des Weichteilanteils eines Tumorbefalls und Ausdehnung von Abszessen erforderlich.

Beine

Trauma, Tumor, Entzündung

Vorbereitung:		Bei elektiver Untersuchung zur Differentialdiagnose Tumor oder Entzündung Patient nüchtern, Kenntnis der Harnstoff- und Kreatininwerte (Kap. 29, 30). Bei V.a. Trauma außer schmerzfreier Lagerung keine Vorbereitung
Körperposition:		Rückenlage, Hände am Körper
Atemphase:		unerheblich
Topogramm:	Projektion:	a.-p.
	Scanstrecke:	proximal-distal, entsprechend Läsionshöhe
Gantrykippung:		0°
Nativserie:	Scanstrecke:	proximal-distal, abhängig von der Läsion
	Programm:	Knochen
	Schichtdicke:	2–5 mm (abhängig von der Läsionsausdehnung)
	Schichtabstand:	2–5 mm, ggf. variabel mit Doppelschritten und in Läsionshöhe mit Einzelschritten
	Feldgrenzen:	Beinquerschnitt
Dokumentation:	Knochenfenster:	Mittellage: 300 HE Breite: 2000 HE
		2-D-Rekonstruktionen
	Fakultativ:	3-D-Rekonstruktion entsprechend vorhandener Software-Möglichkeiten
Kontrastserie [1]:	Scanstrecke:	proximal-distal, abhängig von der Läsion
	Programm:	Knochen
	Schichtdicke:	2–5 mm (abhängig von der Läsionsausdehnung)
	Schichtabstand:	2–5 mm, ggf. variabel mit Doppelschritten und in Läsionshöhe mit Einzelschritten
	Feldgrenzen:	Beinquerschnitt
Kontrastmittelinjektion:	Doppelbolustechnik:	1. Injektion von 50 ml Kontrastmittel, Flow 2 ml/s nach 60 s: 2. Schnellinfusion von 80 ml, Flow 0,5 ml/s, Scanbeginn 30 s nach Infusionsbeginn
Dokumentation:	Knochenfenster:	Mittellage: 300 HE Breite: 2000 HE bei Weichteiltumor Weichteilfenster mit Breite 350 HE und Lage 30–50 HE

---

[1] Kontrastserien sind nur zur Dokumentation des Weichteilanteils eines Tumorbefalls und Ausdehnung von Abszessen erforderlich.

Sprunggelenke (mit Talus/Kalkaneus)

Trauma, Tumor, Entzündung

Vorbereitung:		Bei elektiver Untersuchung zur Differentialdiagnose Tumor oder Entzündung Patient nüchtern, Kenntnis der Harnstoff- und Kreatininwerte (Kap. 29, 30). Bei V.a. Trauma außer schmerzfreier Lagerung keine Vorbereitung
Körperposition:		Rückenlage, Füße maximal stabil in Längsachse des Tisches gelagert (Neutralstellung bis leichte Innenrotation), bei schweren Traumen oft seitliche Unterpolsterung erforderlich
Atemphase:		unerheblich
Topogramm:	Projektion:	a.-p.
	Scanstrecke:	proximal-distal, entsprechend Läsionshöhe
Gantrykippung:		0°
Nativserie:	Scanstrecke:	proximal-distal, abhängig von der Läsion
	Programm:	Knochen
	Schichtdicke:	2–5 mm (abhängig von der Läsionsausdehnung)
	Schichtabstand:	2–5 mm, ggf. variabel mit Doppelschritten und in Läsionshöhe mit Einzelschritten
	Feldgrenzen:	von der rechten bis zur linken Fibula (beide Füße!)
Dokumentation:	Knochenfenster:	Mittellage: 300 HE Breite: 2000 HE
		2-D-Rekonstruktionen
	Fakultativ:	3-D-Rekonstruktion entsprechend vorhandener Software-Möglichkeiten
Kontrastserie [1]:	Scanstrecke:	proximal-distal, abhängig von der Läsion
	Programm:	Knochen
	Schichtdicke:	2–5 mm (abhängig von der Läsionsausdehnung)
	Schichtabstand:	2–5 mm (abhängig von der Läsionsausdehnung)
	Feldgrenzen:	von der rechten bis zur linken Fibula (beide Füße!)
Kontrastmittelinjektion:	Doppelbolustechnik:	1. Injektion von 50 ml Kontrastmittel, Flow 2 ml/s nach 60 s;
		2. Schnellinfusion von 80 ml, Flow 0,5 ml/s, Scanbeginn 30 s nach Infusionsbeginn
Dokumentation:	Knochenfenster:	Mittellage: 300 HE Breite: 2000 HE bei Weichteiltumor Weichteilfenster mit Breite 350 HE und Lage 30–50 HE

---

[1] Kontrastserien sind nur zur Dokumentation des Weichteilanteils eines Tumorbefalls und Ausdehnung von Abszessen erforderlich.

Fuß distal

Trauma, Tumor, Entzündung

Vorbereitung:		Bei elektiver Untersuchung zur Differentialdiagnose Tumor oder Entzündung Patient nüchtern, Kenntnis der Harnstoff- und Kreatininwerte und der Schilddrüsenfunktion (Kap. 29, 30). Bei V.a. Trauma außer schmerzfreier Lagerung keine Vorbereitung
Körperposition:		Rückenlage, Füße in maximaler Beugestellung im Kniegelenk gebeugt (allerdings auch abhängig von der Gantryöffnung) und flach auf den Tisch in die Gantry gestellt (bei schweren Traumen stabile Unterpolsterung)
Atemphase:		unerheblich
Topogramm:	Projektion:	a.-p.
	Scanstrecke:	proximal-distal, entsprechend Läsionshöhe
Gantrykippung:		variabel, ggf. Kippung zum Ausgleich von Schrägstellungen
Nativserie:	Scanstrecke:	proximal-distal, abhängig von der Läsion
	Programm:	Knochen
	Schichtdicke:	2–3 mm (abhängig von der Läsionsausdehnung)
	Schichtabstand:	2–3 mm (abhängig von der Läsionsausdehnung)
	Feldgrenzen:	linkes und rechtes Metatarsophalangealgelenk (beide Füße!)
Dokumentation:	Knochenfenster:	Mittellage: 300 HE Breite: 2000 HE 2-D-Rekonstruktionen
	Fakultativ:	3-D-Rekonstruktion entsprechend vorhandener Software-Möglichkeiten
Kontrastserie[1]:	Scanstrecke:	proximal-distal, abhängig von der Läsion
	Programm:	Knochen
	Schichtdicke:	2–3 mm (abhängig von der Läsionsausdehnung)
	Schichtabstand:	2–3 mm (abhängig von der Läsionsausdehnung)
	Feldgrenzen:	linkes und rechtes Metatarsophalangealgelenk (beide Füße!)
Kontrastmittelinjektion:	Doppelbolustechnik:	1. Injektion von 50 ml Kontrastmittel, Flow 2 ml/s nach 60 s: 2. Schnellinfusion von 80 ml, Flow 0,5 ml/s, Scanbeginn 30 s nach Infusionsbeginn
Dokumentation:	Knochenfenster:	Mittellage: 300 HE Breite: 2000 HE bei Weichteiltumor Weichteilfenster mit Breite 350 HE und Lage 30–50 HE

---

[1] Kontrastserien sind nur zur Dokumentation des Weichteilanteils eines Tumorbefalls und Ausdehnung von Abszessen erforderlich.

Sternum

Trauma, Tumor, Entzündung

Vorbereitung:		Bei elektiver Untersuchung zur Differentialdiagnose Tumor oder Entzündung Patient nüchtern, Kenntnis der Harnstoff- und Kreatininwerte (Kap. 29, 30), ansonsten keine Vorbereitung
Körperposition:		Rückenlage, Arme über den Kopf
Atemphase:		Atemstillstand in Exspiration
Topogramm:	Projektion:	a.-p.
	Scanstrecke:	kraniokaudal, 2 cm supraklavikulär, dann 25 cm abwärts
Gantrykippung:		0°
Nativserie:	Scanstrecke:	kraniokaudal, von 2 cm supraklavikulär bis Sternalende
	Programm:	Knochen
	Schichtdicke:	2–3 mm (abhängig von der Läsionsausdehnung)
	Schichtabstand:	2–3 mm (abhängig von der Läsionsausdehnung)
	Feldgrenzen:	Klavikulamitte beidseits
Dokumentation:	Knochenfenster:	Mittellage: 300 HE Breite: 2000 HE bei Weichteiltumor bzw. Abszeß Weichteilfenster mit Breite 350 HE und Lage 30–50 HE 2-D-Rekonstruktion in mehreren Ebenen bei Frakturen bzw. Luxationen im Sternoklavikulargelenk
	Fakultativ:	3-D-Rekonstruktion entsprechend vorhandener Software-Möglichkeiten
Kontrastserie [1]:	Scanstrecke:	kraniokaudal, von 2 cm supraklavikulär bis kaudales Sternalende
	Programm:	Knochen
	Schichtdicke:	2–3 mm (abhängig von der Läsionsausdehnung)
	Schichtabstand:	2–3 mm (abhängig von der Läsionsausdehnung)
	Feldgrenzen:	Klavikulamitte beidseits
Kontrastmittelinjektion:	Doppelbolustechnik:	1. Injektion von 50 ml Kontrastmittel, Flow 2 ml/s nach 60 s: 2. Schnellinfusion von 80 ml, Flow 0,5 ml/s, Scanbeginn 30 s nach Infusionsbeginn
Dokumentation:	Knochenfenster:	Mittellage: 300 HE Breite: 2000 HE bei Weichteiltumor Weichteilfenster mit Breite 350 HE und Lage 30–50 HE

---

[1] Kontrastserien sind unbedingt zur Dokumentation des Weichteilanteils eines Tumorbefalls und Ausdehnung von Abszessen erforderlich (vor allem nach Sterniotomie).

M. Uhl

Bei der intravenösen Injektion jodhaltiger Kontrastmittel sind einige Vorsichtsmaß-regeln zu beachten. Einige internistische Krankheitsbilder sind als relative oder gar absolute Kontraindikationen einer Kontrastmittelgabe bekannt. Während der aller-gischen Kontrastmittelreaktion ein eigenes Kapitel gewidmet ist (s. Kap. 30), sollen hier andere wesentliche Kontraindikationen kurz erläutert werden.

Niereninsuffiziente Patienten

Bei etwa jedem 10. Patienten mit akutem Nierenversagen sind vorausgegangene Kontrastmitteluntersuchungen als kausaler Faktor zumindest mitverantwortlich be-teiligt. Die Wahrscheinlichkeit, daß intravasal verabreichtes Kontrastmittel die Nie-renfunktion bis hin zum Nierenversagen beeinträchtigen kann, ist besonders bei einer präexistenten Nierenerkrankung hoch. Als weiterer Risikofaktor gilt die gleichzeitige Verabfolgung einer nephrotoxischen Begleitmedikation (Zytostatika, Aminoglycoside, Amphotericin B, Lithium, nichtsteroidale Antirheumatika etc.). Als brauchbarer, jedoch nicht sonderlich sensibler Parameter der Nierenfunktion ist die Bestimmung der *Kreatininkonzentration* im Serum üblich. Die zusätzliche Bestim-mung des Serumharnstoffs erbringt keine weiteren Informationen und ist daher nicht notwendig.

Prinzipiell ist eine Kreatininkonzentration im Serum von über 1,5 mg% einer eingeschränkten Nierenfunktion gleichzusetzen, setzt man einen normalen Hydra-tationszustand des Patienten voraus. Überschreitet die Kreatininkonzentration diese Schwelle, ist eine Einschränkung der Nierenfunktion um zumindest 50% manifest, umgekehrt schließt ein normaler Kreatininwert eine deutlich reduzierte Nieren-funktion allerdings nicht aus. Aufgrund des komplexen pathophysiologischen Me-chanismus korreliert die Höhe des pathologisch veränderten Kreatininspiegels nur grob mit dem Risiko eines kontrastmittelinduzierten Nierenversagens.

In letzter Zeit konnten einige weitere, prognostisch sehr wichtige Einzelrisikofak-toren aufgefunden werden. Dazu zählt besonders die präexistente *diabetische Nephropathie*; jeder zweite Patient mit kontrastmittelinduziertem Nierenversagen ist Diabetiker. Weitere Risikofaktoren sind *Leberzirrhose* (hepatorenales Syndrom!), *Hyperurikämie, höheres Alter* und schließlich die präexistente *Dehydratation* des Patienten. Das *Plasmozytom* als eigenständiger Risikofaktor wurde in den letzten Jahren nach systematischen Auswertungen etwas relativiert, ist aber besonders in seiner sekretorischen Form mit renaler Proteinausscheidung ein nicht seltener Grund für ein Nierenversagen.

Prophylaxe

Die Bestimmung des *Serumkreatininspiegels* ist vor jeder Kontrastmitteluntersuchung unerläßlich. Die oben angeführten Risikofaktoren müssen abgefragt werden. Unter Umständen sollte eine Rücksprache mit einem kompetenten Kliniker erfolgen. Der Nephrologe wird im Zweifelsfall weitere Nierenfunktionstests anfordern; insbesondere der *Kreatininclearancetest* mit einer 24-h-Urinsammelperiode erfaßt einfach und doch früh Nierenfunktionseinbußen zu einem Zeitpunkt, zu dem die Serumkreatininkonzentration noch im Normbereich liegt. Bei Patienten mit Plasmazytom sollte in der *Immuneiweißelektrophorese* aus dem Sammelurin die Ausscheidung von IgM-(oder IgA-)Paraproteinen quantifiziert werden. Schließlich ist zur frühzeitigen Erkennung der diabetischen Nephropathie der Nachweis einer typischen Mikroalbuminurie (< 300 mg/d) äußerst hilfreich. Fällt einer dieser Spezialtests positiv aus, wird der Rat des Nephrologen eingeholt und dessen Direktiven gefolgt.

Vorbereitung

Risikopatienten werden durch eine *ausreichende Flüssigkeitszufuhr* prämediziert. Zum Beispiel beginnt man mit der Infusion von 1000–2000 ml NaCl-Lösung (0,9%) i.v. 3 h vor der Kontrastmitteluntersuchung. Wegen der häufigen Hyperkaliämie der Niereninsuffizienten sind kaliumhaltige Infusionslösungen nur unter Kenntnis des aktuellen Elektrolythaushaltes zu benutzen. Eine derartige Wasserbeladung führt zu einer gesteigerten Perfusion der Nieren, einer Verdünnung des nephrotoxischen Kontrastmittels in den Tubuli und zur Diuresesteigerung. Herzinsuffiziente Patienten müssen selbstverständlich vorsichtiger hydriert werden. Eine Steigerung der kortikalen Nierendurchblutung erreicht man durch fraktionierte Vorinjektion von insgesamt 20–80 mg Furosemid, verteilt auf 2–4 h vor der Untersuchung. Die halbe Furosemiddosis ist kurz vor der Kontrastmittelgabe zu injizieren, die Flüssigkeitsverluste sind durch Elektrolytinfusionslösungen zu ersetzen. Dopamin steigert über eine spezifische Rezeptorenstimulation die renale Perfusion durch Nierengefäßdilatation. Es kann als weiteres nephroprotektives Medikament mit einem Perfusor kontinuierlich verabfolgt werden, die Richtdosis beträgt 0,5–1,5 μg/kg/min i.v. Der Wert von Kalziumantagonisten in der Prophylaxe ist noch nicht abschließend gesichert.

Bei der Untersuchung sollte die *Kontrastmittelmenge limitiert* werden. Bei Angiographien ist die *intraarterielle DSA* zur Kontrastmitteleinsparung meist sinnvoll. Zudem gelten heute *nichtionische Kontrastmittel* als nierenschonender als ionische Kontrastmittel.

Patienten mit latenter oder manifester Hyperthyreose [1]

Eine gesunde Schilddrüse kann sich in vielfältiger Weise an einen iatrogenen Jod-exzeß adaptieren, ohne die Hormonabgabe zu steigern. Diese Autoregulationsme-chanismen können jedoch bei präexistenten Schilddrüsenerkrankungen versagen, so daß es zu schweren endokrinen Entgleisungen bis hin zur lebensbedrohlichen thyreotoxischen Krise kommen kann.

Ätiopathogenetisch sind es 2 zur Hyperthyreose führende Krankheitsbilder, der *Morbus Basedow* und das *Schilddrüsenadenom*, welche nach exzessiver Jodzufuhr durch Kontrastmittelgabe ungeregelt große Mengen Hormone produzieren. Ob es nach jodhaltiger Kontrastmittelapplikation zur hyperthyreoten Stoffwechselentglei-sung kommt, hängt von 3 Größen ab:

- der Menge des verfügbaren Jodids,
- dem Volumen an autonomem Gewebe,
- dem Aktivitätsgrad dieses autonomen Gewebes.

In *Jodmangelstrumen* sind regelmäßig autonome Gewebebezirke in Form von auto-nomen (Mikro-)adenomen nachweisbar. Führt man solchen klinisch noch kompen-sierten Strumapatienten exogen Jod in großen Mengen zu, so können diese bisher latenten Hyperthyreosen massiv exazerbieren.

Prophylaxe

1. Vor der jodhaltigen Kontrastmittelzufuhr muß es eine Selbstverständlichkeit sein, den Patienten nach anamnestisch bekannten Schilddrüsenerkrankungen zu befragen. Die anamnestische Angabe einer (latent) hyperthyreoten Schilddrüsen-funktion muß dann die weitere Abklärung der aktuellen Schilddrüsensituation nach sich ziehen. Suspekt auf eine Schilddrüsenautonomie sind zudem *alle* Kno-tenstrumen (alpenländische Endemiegebiete!). Neben der Bestimmung der Aus-gangswerte fT3 und fT4 ist heute die Direktbestimmung der basalen TSH-Kon-zentration Methode der Wahl zur Aufdeckung (auch latenter oder oligosympto-matischer) Hyperthyreosen.
2. Eine Jodkontamination vor einer elektiven *Schilddrüsenszintigraphie* sowie wäh-rend einer laufenden thyreostatischen Therapie muß unterbleiben.
3. Wenn eine diagnostische Jodexposition dringlich indiziert ist, bevor eine Hyper-thyreose ausgeschlossen werden konnte, kann versucht werden, die Jodaufnahme und Hormonsynthese zu hemmen. Als medikamentöse Maßnahme verabreicht man *Natriumperchlorat* (z.B. Irenat-Tropfen, 1 ml entsprechen 300 mg), 3mal täg-lich 300 mg 2–3 Tage vor und 14 Tage nach Kontrastmittelapplikation. Natrium-perchlorat hemmt kompetitiv die Jodaufnahme in die Schilddrüse; allerdings ist die Wirksamkeit dieser Medikation bei dieser Spezialindikation noch nicht ab-schließend gesichert. Die Perchloratmedikation sollte daher nur ein Notbehelf bei dringlicher Untersuchungsindikation sein und keinesfalls die Schilddrüsen-

---

[1] Ausführliche Richtlinien sind in den Publikationen der „Sektion Schilddrüse und der Kom-mission Hormontoxikologie der Deutschen Gesellschaft für Endokrinologie" zu entnehmen (DMW 1978, 1984 und 1991).

diagnostik bei Hyperthyreoseverdacht vor einer elektiven Jodexposition ersetzen! Die Kontrastmittelmenge sollte limitiert werden.

4. Wichtig ist auch hier, daß der Radiologe den Kontakt zu einem kompetenten Kliniker hält, der im Einzelfall die Medikation modifiziert und die weitere (konsiliarische) Mitbetreuung nach der Jodexposition übernimmt. Patienten mit schwerer jodinduzierter Hyperthyreose (thyreotoxische Krise, Koma) sollten in einem endokrinologischen Zentrum intensivmedizinisch betreut werden. Die hohe Letalität der thyreotoxischen Krise (20–30%) kann nur durch aufwendiges Intensivmanagement und eine eventuelle Notfallthyreoidektomie gesenkt werden. Da eine jodinduzierte Hyperthyreose eine lange Latenzzeit von Wochen bis Monaten nach Kontrastmittelgabe aufweist, folgt die Konsequenz, Risikopatienten über die folgenden Wochen bis Monate klinisch und klinisch-chemisch auf eine Hyperthyreosesymptomatik hin zu überprüfen (anfangs im 2wöchigen Abstand, später in längeren Abständen).

Gefährdung von Patienten vor möglicher Radio-Jodtherapie

Durch die Gabe jodhaltiger Kontrastmittel vergibt man auf Monate hinaus die Chance einer Radio-Jodtherapie! Darum sollten Malignome, die einer Radio-Jodtherapie (v.a. Schilddrüsenkarzinome) zugänglich sind, ausgeschlossen sein.

M. UHL und G.W. KAUFFMANN

Die Verabreichung von Röntgenkontrastmitteln in der diagnostischen Radiologie kann *Überempfindlichkeitsreaktionen* auslösen. Bislang sind nicht alle Teile der Unverträglichkeitsmechanismen aufgeklärt [2, 20, 21, 10, 11, 4]; neben (pseudo)allergisch-immunologischen Reaktionen spielt die Toxizität der chemischen Verbindung, ihre Osmolarität und ihre Enzymhemmungspotenz eine bedeutende Rolle. Die *anaphylaktische Reaktion* führt bekanntermaßen über eine Freisetzung von Mediatorsubstanzen wie etwa Histamin und Kallikrein aus Mastzellen, Granulozyten und Makrophagen zur Weitstellung der systemischen Widerstandsgefäße und der venösen Kapazitätsgefäße mit Abfall des systemischen Blutdruckes. Durch die von Histamin verursachte Zunahme der Kapillarpermeabilität kommt es zur Extravasation von Plasma und damit zu einer Minderung des zirkulierenden Blutvolumens. Eine Erhöhung des Pulmonalarterienwiderstandes und eine Drosselung der Koronarperfusion vermindern zusätzlich das Herzzeitvolumen. Das Vorkommen schwerer anaphylaktischer (besser anaphylaktoider) Kontrastmittelreaktionen konnte seit der Einführung nichtionischer – statt ionischer – Kontrastmittel um die Faktoren 5–30 reduziert, aber nicht eliminiert (!) werden [14].

Klinik

Die Überempfindlichkeitsreaktionen werden in 4 Schweregrade eingeteilt (Tabelle 30.1).

- **Schweregrad I** ist durch eine Hautreaktion und leichtere Allgemeinsymptome gekennzeichnet,
- **Schweregrad II** wird durch hämodynamische und gastrointestinale Symptome charakterisiert
- **Schweregrad III** entspricht dem anaphylaktischen Schock und
- **Schweregrad IV** dem Herz-/Atem-Stillstand.

Die Schweregrade verlaufen nicht regelhaft als nacheinanderfolgende Stadien ab, sondern können abrupt ohne Prodromi auftreten. Auch können wenige Symptome oder gar nur ein Einzelsymptom das Prodrom einer nachfolgenden schweren Reaktion sein, und sie können mit unterschiedlicher Geschwindigkeit aufeinander folgen. Schließlich kann eine schwere *Kontrastmittelreaktion* wie „ein Blitz aus heiterem Himmel" ohne jedes Prodrom schlagartig auftreten.

Schweregrade der Überempfindlichkeitsreaktionen

Schweregrad	Symptome
I	Erythem Flush, Urtikaria, Hautödeme Brennen und Juckreiz unter der Zunge, in den Handinnenflächen und am Skrotum Pelzigwerden der äußeren Mundpartie Schwindelgefühl und Kopfschmerz, Tremor
II	Steigerung der Herzfrequenz um 20 Schläge/min Abfall des systolischen Blutdrucks um 20 mm Hg Nausea, Diarrhöen, Emesis Angstzustände
III	Schockzeichen, evtl. mögliche schwere Bronchospastik, Lungenödem, Herzrhythmusstörungen Bewußtseinstrübung bis Bewußtlosgkeit
IV	Herz-/Atem-Stillstand

Vorbereitung

Weil schwere Kontrastmittelzwischenfälle so selten sind, muß die Strategie ihrer Behandlung regelmäßig geprobt werden. In der Klinik müssen die Telefonnummern des Notfallmediziners (z.B. Anästhesist) gut sichtbar in Telefonnähe notiert sein, in der Praxis erfolgt die Anforderung des Notarztwagens (NAW) über die Rettungsleitstelle.

Die meisten Kontrastmittelreaktionen treten innerhalb der ersten 20–30 min nach Applikation auf, 75% der Kontrastmittelreaktionen sogar innerhalb der ersten 3–5 min nach Applikation. Ob diese Regel für alle Kontrastmittelarten, also auch für die nichtionischen niederosmolaren Kontrastmittel wie Iopamidol oder Iohexol gilt, ist abschließend noch nicht zu beantworten. Nach unserer eigenen Erfahrung bei einigen Tausend intravasalen Kontrastmittelapplikationen pro Jahr halten wir ein Überwachungsintervall von 30–45 min nach der Kontrastmittelgabe für ausreichend.

Jeder Kontrastmittelzwischenfall muß protokolliert werden, der Patient und die behandelnden Ärzte müssen über die Problematik informiert werden. Nützlich ist die Ausstellung eines *Allergiepasses* und eine Kennzeichnung der Patientenakte bzw. Röntgenbildtüte.

Vorbereitung durch MTRA

Medikamentöse und apparative Mindestausstattung für Räume, in denen Kontrastmitteluntersuchungen durchgeführt werden.

Die empfohlene Präparateliste lehnt sich eng an die DIN-Norm für die medizinische Ausstattung für Rettungsfahrzeuge und Notfallarztkoffer (DIN 75 080) an:

10 Amp. Suprarenin 1:1000 à 1 ml,
10 Amp. physiologische Kochsalzlösung à 10 ml,
10 Amp. Tavegil à 5 ml,
10 Amp. Tagamet à 4 ml (=400 mg Cimetidin),
10 Amp. Fortecortin à 8 mg oder 10 Amp. Volon A 80 mg,
5 Flaschen Plasmaexpander wie Macrodex, Plasmasteril o.ä.,
10 Flaschen Vollelektrolytlösungen wie Sterofundin o.ä.,
10 Adalat-Kapseln,
2 Berotec-Dosier-Aerosol,
5 Amp. Valium 10 mg, alternativ Dormicum 5 mg (Monitoring!),
5 Amp. Isoptin à 2 ml,
5 Amp. Lasix à 2 ml,
2 Nitrolingualspray oder 10 Zerbeißkapseln,
5 Amp. Atosil à 2 ml,
2 Adrenalin Dosier-Aerosol 0,35 mg/Hub,
5 Amp. Xylocain à 5 ml,
5 Amp. Paspertin à 2 ml,
5 Amp. Euphyllin à 10 ml,
2 Amp. Annexate 5 ml (Valium- und Dormicum-Antidot).

Die aufgeführten Präparate stellen Beispiele dar und können durch wirkungsgleiche Pharmaka substituiert werden. Die genannten Substanzen werden intravenös gegeben. Ausnahmen sind die Dosieraerosole sowie Adrenalin und Xylocain; diese beiden Substanzen können auch in verdünnter Form über einen liegenden Endotrachealtubus in nahezu voller Wirksamkeit intrabronchial gegeben werden. Adalatkapseln zur Behandlung einer hypertensiven Krise werden sublingual verabreicht.

Griffbereit müssen die notwendigen Kleinmaterialien wie Spritzen, Venenverweilkanülen, Pflaster, Infusionsbesteck, zentrale Venenzugänge, Stethoskop und Blutdruckmanschette etc. sein. Innerhalb einer Minute müssen ein Sauerstoffgerät, Intubationsbesteck mit Ambu-Beutel oder Beatmungsgerät, tragbare Absaugpumpe, Güdel- und Endotracheal-Tuben sowie Masken diverser Größen und ein EKG-Monitor erreichbar sein. Ein Pulsoxymeter zur Bestimmung der Sauerstoffsättigung ist hilfreich.

Neben diesen standardisierten Medikamenten wird ein *Notfallkoffer* nach Erfordernissen und Kompetenz der beteiligten Radiologen bzw. Intensivmediziner ergänzt, z.B. Substanzen zur Einleitung einer Intubation, starke Opiatanalgetika (z.B. Dolantin) und deren Antagonist (z.B. Narcanti), Ebrantil oder Catapresan zur Behandlung der hypertensiven Krise, Valiumsuppositorien für Kinder, Heparin usw.

Der Materialbestand ist regelmäßig zu überprüfen, Verbrauchtes sofort zu ersetzen. Für Betäubungsmittel gelten besondere gesetzliche Bestimmungen (Aufbewahrung, Dokumentation).

Leichte Kontrastmittelreaktionen

Schweregrad I

Bei lediglich leichten *Hautreaktionen* genügt das Abbrechen der Kontrastmittelinjektion, Sichern eines venösen Zuganges und klinische Überwachung wegen der Gefahr einer protrahiert verlaufenden Anaphylaxie für mindestens 2 h. Bei ausgeprägten Hauterscheinungen und leichten Allgemeinsymptomen werden *Histamin-(H-)Rezeptorenantagonisten* über einen sicheren venösen Zugang (Braunüle o.ä.) intravenös injiziert:

H_1-Rezeptorantagonist: z.B. Clemastin (Tavegil) 0,03 mg/kg KG und
H_2-Rezeptorantagonist: z.B. Cimetidin (Tagamet) 5 mg/kg KG.

Beispiel: Ein 70 kg schwerer erwachsener Patient bekommt jeweils 2 Amp. Tavegil und Tagamet langsam i.v. injiziert. Diese beiden Substanzen sind pharmakologisch voll kompatibel, dürfen jedoch nicht in Spritzen gemischt werden.

Mittelschwere Kontrastmittelreaktionen

Schweregrad II

Bei *hämodynamischen Veränderungen* müssen zusätzlich zur Injektion von H_1- und H_2-Rezeptorantagonisten *Kortikosteroide* intravenös verabfolgt werden. Als Richtdosis gilt 2–3 mg Prednisolon/kg KG. Relativ rasch wirksame Kortikosteroide mit geringer mineralkortikoider Nebenwirkung sind z.B. Dexamethason (Fortecortin) oder Triamcinolon (Volon A).

Über einen sicheren, möglichst großlumigen venösen Zugang (z.B. Braunüle 16 gg.) sollte zur Volumensubstitution eine Vollelektrolytlösung wie etwa 500 ml Sterofundin oder Ringer-Lösung rasch infundiert werden. Eine nachfolgende klinische Überwachung mit regelmäßiger Blutdruck- und Pulskontrolle ist notwendig.

Symptomorientiert ist evtl. eine weitergehende Medikation notwendig:

Erbrechen	1 Amp. *Paspertin* i.v.
Glottisödem	*Adrenalinspray, Fortecortin* 8 mg i.v.
Angst- und Unruhezustände	0,5–1 Amp. *Atosil* i.v. (Cave: Benzodiazepine wie Valium wirken atemdepressiv, daher sind niedrig potente Neuroleptika wie Atosil hier geeigneter)
Schüttelfrost[1]	50–75 mg *Dolantin* spezial, i.v., Blutkulturen abnehmen, Chargennummer an Kontrastmittelhersteller

---

[1] Meist Reaktion auf pyrogene Substanzen, die einer bestimmten Chargennummer zuzuordnen sind.

Bronchospasmus	1 Amp. *Euphyllin* i.v. unter Pulskontrolle,
	Berotec-Dosier-Aerosol
	2–5 Hübe
	Sauerstoff über Nasensonde
	oder Maske 2–4 l/min
Lungenödem	Aufrechte Körpersitzposition,
	Sauerstoffgabe 4 l/min, 40–80 mg *Lasix* i.v.
Schwere Urtikaria	*Tavegil* 0,03 mg/kg KG und
	Tagamet 5 mg/kg KG
Ohnmacht [2]	Kopftieflagerung, evtl. zusätzlich Beine hochlagern
Thoraxschmerz [3]	*Nitrolingual* 1–2 Kps. zerkauen,
(pektanginöse Beschwerden)	EKG!

Bei diesen Ausprägungsformen ist eine stationäre Überwachung in der Klinik, evtl. sogar unter intensivmedizinischen Kautelen, unabdingbar.

Schwere Kontrastmittelreaktionen

Schweregrad III

> Der *anaphylaktische Schock* ist ein hochdramatisches Geschehen mit Vitalge-fährdung des Patienten!

Das Schicksal des Patienten entscheidet sich in wenigen Sekunden, entscheidend ist ein rasches, überlegtes und beherztes Eingreifen des Radiologen. Als parallele – nicht ersatzweise – Aktion ist der zuständige Notfallmediziner (im Krankenhaus meist der Anästhesist) zu verständigen. Die Dosis und Reihenfolge der verabreichten Medikamente sind – wie im folgenden beschrieben – streng einzuhalten:

1. Über die liegende Injektionsnadel bzw. den venösen Zugang wird *Adrenalin* (Epinephrin, Handelsname z.B. Suprarenin) langsam unter Pulskontrolle injiziert (**Cave!** Herzrhythmusstörungen). Die handelsübliche 1-ml-Adrenalin-ampulle muß mit Kochsalzlösung auf 10 ml verdünnt werden; diese Lösung wird in 1-ml-Portionen langsam fraktioniert gespritzt. (Bei großer Eile kann die Adrenalinlösung notfalls durch anfängliche Aspiration von Patientenblut in die 10-ml-Spritze verdünnt werden). Neuerdings sind auch bereits fertig verdünnte und gebrauchsfertige Adrenalinfertigspritzen im Handel (Adrenalin 1:10 000 Fertigspritze Braun-Melsungen). Die Adrenalingabe kann ggf. wiederholt werden.

Bei der Arteriographie darf keinesfalls über den liegenden Katheter injiziert werden, selbst dann nicht, wenn er in der Aorta plaziert ist. Eine subkutane oder intramuskuläre Injektion ist bei der Kreislaufzentralisation im Schock wenig erfolgversprechend; als Alternativen stehen bei schwierigen peripheren Venen-

---

[2] Keine Kontrastmittelreaktion, sondern meist vasovagal, z.B. bei Phlebographien.
[3] Keine Kontrastmittelreaktion, koronarer Spasmus?

verhältnissen neben einer zentralen Venenpunktion auch die intrabronchiale Applikation über einen Beatmungstubus beim komatösen und intubierten Patienten zur Verfügung.

2. *Sauerstoffgabe,* Freihalten der Atemwege, Güdel-Tubus einlegen, assistierte Beatmung mit Ambu-Beutel über Maske oder Intubation und kontrollierte Beatmung, je nach klinischer Symptomatik. Der tief bewußtlose, nichtintubierte Patient ohne Schutzreflexe muß zur Aspirationsprophylaxe in die stabile Seitenlage verbracht werden.

3 a. *H_1- und H_2-Rezeptorenantagonisten* z.B. jeweils 2 Amp. Tagamet und Tavegil langsam i.v.
   H_1-Rezeptorantagonist: z.B. Clemastin (Tavegil) 0,03 mg/kg KG; und H_2-Rezeptorantagonist: z.B. Cimetidin (Tagamet) 5 mg/kg KG.

3 b. *Glukokortikoide,* z.B. 2mal 80 mg Volon A oder 2mal 8 mg Fortecortin.

4. Spätestens jetzt Anlage von mindestens einem, besser 2 großlumigen *Venenverweilkanülen* als sicherem Venenzugang. Großzügige Infusion von Plasmaexpandern unter Blutdruckkontrolle, z.B. Plasmasteril oder Macrodex 500–1000 ml i.v.

5. Kompetente Kollegen (Anästhesist, Intensivmediziner) sind so früh wie möglich zu verständigen (s. oben). Die Benachrichtigung eines Kollegen darf aber keinesfalls die eigenen Sofortmaßnahmen verzögern und sind kein Ersatz für die eigenen vordringlichen Erste-Hilfe-Maßnahmen.

6. In schweren Fällen läßt sich eine hämodynamische Stabilisierung nur durch eine intravenöse kontinuierliche *Infusion von Adrenalinlösung* erreichen, z.B. 5 Amp. Adrenalin à 1 ml in eine Elektrolytlösung von 500 ml geben, mischen und beschriften. Tropfendosierung so wählen, daß ein systolischer Blutdruck von 100 mm Hg erreicht wird. Vorteil der Adrenalintherapie ist der rasche Wirkeintritt, Nachteil die Steigerung der Herzfrequenz und des myokardialen Sauerstoffverbrauchs, was bei älteren Patienten mit koronarer Herzkrankheit zur Ischämie führen kann. Unter Adrenalingabe wächst zudem das Risiko von Herzrhythmusstörungen erheblich.

7. Intensivmedizinisches Monitoring mit Puls- und Blutdruckkontrolle, EKG, Sauerstoffsättigung, Auskultation, Therapieprotokoll etc.

Schweregrad IV

Bei einem *Herz-/Atem-Stillstand* gelten die allgemein gültigen Regeln der kardiopulmonalen Reanimation mit Beatmung und Herzdruckmassage, Adrenalingabe und eventueller Defibrillation. In der folgenden Übersicht sind die Maßnahmen schematisch zusammengefaßt:

Maßnahmen beim anaphylaktischen Schock

- Kontrastmittelinjektion unterbrechen, Kanüle in der Vene belassen bzw. großlumigen venösen Zugang schaffen. Medikamentöse Sofortmaßnahme:
- Adrenalin i.v. Nach Verdünnen von 1 ml der handelsüblichen Adrenalinlösung auf 10 ml oder unter Verwendung einer bereits gebrauchsfertigen

Adrenalinfertigspritze wird diese Lösung, fraktioniert in 1-ml-Portionen, i.v. langsam unter Pulskontrolle injiziert.

- Volumensubstitution mit Plasmaexpandern.
- Histaminantagonisten, z.B. 2 Amp. Tavegil und 2 Amp. Tagamet langsam i.v.
- Glukokortikoide i.v., z.B. 80 mg Volon A oder 16 mg Fortecortin.
  Beispiel: ein 70 kg schwerer Patient erhält 80 mg Volon A oder alternativ 16 mg Fortecortin i.v. Die Glukokortikoidgabe kann bei Symptompersistenz nach 30 min wiederholt werden.
- Sauerstoffgabe, z.B. 4 l/min über Maske.
  Bei *tiefbewußtlosen* Patienten ohne Schutzreflexe:
  - stabile Seitenlagerung zum Freihalten der Atemwege, der Sachkundige
  - intubiert.
  Beim *nicht bewußtlosen* Patienten:
  - Kopf-Oberkörper-Tieflage, Beine hochlagern (Schocklage),
  - intensivmedizinisches Monitoring.

Kontrastmitteluntersuchungen bei bekannter Unverträglichkeit

Ist bei einer vorausgegangenen Kontrastmittelinjektion eine mittelschwere oder schwere Unverträglichkeitsreaktion aufgetreten, so ist eine erneute Kontrastmittelexposition grundsätzlich kontraindiziert. Würde jedoch das Unterlassen einer Kontrastmitteluntersuchung schwere Gefahren für das Leben oder die Gesundheit des Patienten mit sich bringen („vitale Indikation"), muß im Einzelfall eine Güterabwägung zwischen der Gefährdung durch unterbliebene Diagnostik und der Gefährdung durch die Kontrastmittelunverträglichkeit getroffen werden. Die Indikationsstellung muß in Zusammenarbeit mit einem kompetenten Kollegen unter Information des Patienten erläutert werden. Soll unter strenger Indikationsstellung eine Kontrastmittelinjektion vorgenommen werden, sind folgende Kautelen einzuhalten.

1. Der zuständige Notfall- bzw. Intensivmediziner ist rechtzeitig über die Problematik zu unterrichten, und der Untersuchungszeitraum ist mit ihm abzustimmen.
2. Durchführung einer vorbereitenden medikamentösen Behandlung.
   Die Wirksamkeit solcher medikamentösen Behandlungsschemata ist mittlerweile in großen plazebokontrollierten Studien gesichert, die beste Form der medikamentösen Prophylaxe ist allerdings noch nicht endgültig standardisiert [13, 7, 11, 12, 20].
   Empfohlen wird die Gabe von *Kortikosteroiden*; allgemeine Verbreitung hat folgendes Schema gefunden (21, 14): Man gibt 48, 24 und 2 h vor der Kontrastmitteluntersuchung beim 70 kg schweren Patienten jeweils 40 mg Urbason Tbl. (Methylprednisolon). Alternativ dazu findet sich in der US-amerikanischen Literatur ein weiteres, sehr gut untersuchtes Schema [6, 7] mit 50 mg Prednisolon, 13 h, 7 h und 1 h vor Untersuchungsbeginn. Zusätzlich folgt bei beiden Schemata die intravenöse Gabe von H_1- *und* H_2-*Rezeptorantagonisten,* wie z.B. 2 Amp. Tavegil und

2 Amp. Tagamet in einer Kurzinfusion (50 ml NaCl-Lösung 0,9%) über 15 min etwa 45–60 min vor der Kontrastmittelgabe [20, 13, 20, 12].

Auch eine medikamentöse Prophylaxe schützt nicht immer vor einer schweren Kontrastmittelinjektion.

4. Unter einer *Allgemeinnarkose* sinkt möglicherweise die Unverträglichkeitsquote, eine gesicherte Indikation zur Allgemeinanästhesie während der Kontrastmitteluntersuchung ist nach jetzigem Kenntnisstand nicht gegeben [8].
5. Beim Aufklärungsgespräch muß diese vitale Bedrohung gegenüber dem Patienten sachlich und abwägend vertreten werden. Erwartungsangst des Patienten erhöht das Risiko für eine Kontrastmittelreaktion, deshalb ist eine behutsame und sachliche Risikoaufklärung notwendig.
6. Bei der Untersuchung soll der Intensivmediziner anwesend sein, alle erforderlichen apparativen und medikamentösen Hilfsmittel müssen für den Maximalfall einer Reaktion bereitstehen.
7. Vor der Untersuchung müssen unter allen Umständen mindestens 2 (!) großlumige venöse Zugänge gelegt werden, bei schlechten peripheren Venenverhältnissen konsequenterweise auch zentrale Venenkatheter. Die Zugänge sind durch Infusion von Elektrolytlösungen offenzuhalten.
8. Auch nach komplikationslos beendeter Untersuchung ist eine spätere Reaktion keineswegs ausgeschlossen. Der Patient muß daher über 12 h so überwacht werden, daß stets eine gezielte Therapie möglich ist.

Allgemeine Prophylaxe bei Patienten ohne vorausgegangene Kontrastmittelunverträglichkeit

Vor jeder Kontrastmittelapplikation muß ein dokumentiertes *Aufklärungsgespräch* mit dem Patient stattfinden. In diesem Gespräch sollte man nach allgemein bekannten Risikofaktoren für eine Kontrastmittelreaktion oder eine allergische Diathese fahnden. Besondere Risikofaktoren neben der anamnestisch bekannten Kontrastmittelunverträglichkeit für das Auftreten einer solchen sind:

- *Allergische Diathese.* Alle *Atopiker* haben ein erhöhtes Risiko für einen Kontrastmittelzwischenfall, das gilt insbesondere für Allergiepatienten, die in den Tagen zuvor einen immunogenen Kontakt zu ihren spezifischen Reizallergenen hatten. Das Immunsystem wird durch solche Kontakte unspezifisch stimuliert und reagiert viel eher auf neue Antigene.
  - z.B. Atopiker in der Pollenflugzeit (!),
  - Generell gilt die Regel, daß das relative Risiko für allergische Asthmapatienten 5fach erhöht ist.
- Erkrankungen, die mit *erhöhten Histaminserumspiegeln* einhergehen, wie extrinsisches *Asthma bronchiale.*
- Idiopathische *Urtikaria, Mastozytose* usw.
- Alter über 70 Jahre. Ältere Menschen haben zwar keine erhöhte Inzidenz für Kontrastmittelreaktionen, sie verlaufen jedoch heftiger und mit höherer Letalität.
- Sowohl eine nicht adäquat ausgeschlichene Kortisontherapie als auch eine langdauernde *Betablockertherapie* disponieren zur Reaktion.

- Ein erhöhtes Risiko tragen schließlich auch Patienten mit einer dekompensierten renalen, kardialen, respiratorischen oder hepatischen Grunderkrankung sowie
- Patienten, bei denen eine Erkrankung vorliegt, die die *Blut-Liquor-Schranke* beeinflußt. Schließlich wird auch dem Faktor
- *Angst* eine auslösende Rolle zugeschrieben.

Die anamnestische Angabe eines oder mehrerer der angeführten Risikofaktoren sollte Anlaß für folgende zusätzliche Sicherungsmaßnahmen sein:

- Anlegen eines sicheren venösen Gefäßzugangs mittels Braunüle o.ä.
- Die Patienten sollten 45–60 min nach Kontrastmittelgabe in ärztlicher Überwachung bleiben, erst dann wird die Braunüle entfernt!
- Die Patienten (bzw. auch Angehörige) sollten über die seltene Möglichkeit der Kontrastmittelspätreaktion und deren Symptomatik aufgeklärt sein.

Literatur

1. Beyer-Enke SA, Zeitler E, Schneider R (1992) Spätnebenwirkungen nach intravasaler Anwendung nichtionischer Röntgenkontrastmittel. Radiologe 32: 165–169
2. Bush WH, Swanson DP (1991) Acute reactions to intravascular contrast media: types, risk factors, recognition, and specific treatment. Am J Roentgenol 157: 1153–1161
3. Cohan RA, Dunnick NR (1988) Treatment of reactions to radiologic contrast material. AJR 151: 263–267
4. Goldberg M (1984) Systemic reactions to intravascular contrast media. A guide for the anesthesiologist. Anesthesiology 60: 46–56
5. Gottlieb A, Lalli AF (1982) Hypotension following contrast media injection during general anesthesia. Anaesth Analg 61: 387 f.
6. Greenberger PA, Halwig JM, Patterson R, Wallemark CB (1986) Emergency administration of radiocontrast media in high risk-patients. J Clin Immunol 77: 630–634
7. Greenberger PA, Patterson R, Radin RC (1984) Two pretreatment regimens for high risk-patients receiving radiographic contrast media. J Allergy Clin Immunol 74: 540–543
8. Jantzen JP, Wangeann B, Wisser G (1989) Adverse reaction to non-ionic iodinated contrast media do occur during general anesthesia. Anesthesiology 70: 561 f.
9. Lang DM, Alpern MB, Visintainer PF, Smith ST (1991) Increased risk for anaphylactoid reaction from contrast media in patients on beta-adrenergic blockers or with asthma. Ann Intern Med 115: 270–276
10. Lasser EC (1985) Etiology of anaphylactic responses. Invest Radiol 20: 979–983
11. Lasser EC, Berry CC, Talner LB, Santini LC, Lang EK, Gerber FH, Stolberg HD (1988) Protective effects of corticosteroids in contrast material anaphylaxis. Invest Radiol 23 (Suppl 1): 193–194
12. Liebermann P (1990) The use of antihistamines in the prevention and treatment of anaphylaxis and anaphylactoid reactions. J Allergy Clin Immun 86: 684–686
13. Marshall GD, Lieberman PL (1991) Comparison of three pretreatment protocols to prevent anaphylactoid reactions to contrast media. Ann Allergy 67: 70–74
14. Morris TW (1993) X-ray contrast media: Where are we now, and where are we going? Radiology 188: 11–16
15. Peters PE, Zeitler E (Hrsg) (1991) Röntgenkontrastmittel. Springer, Berlin Heidelberg New York Tokyo
16. Reimann HJ, Tauber R, Kramann B, Gmeinwieser J, Schmidt U, Reiser M (1986) Prämedikation mit H 1- und H 2-Rezeptorantagonisten vor intravenöser Kontrastmitteldarstellung der ableitenden Harnwege. Röfo 144: 169–173
17. Ring J, Rothenberger KH, Clauss W (1985) Prevention of anaphylactoid reactions after

radiographic contrast media infusion by combined histamine H1 and H2-receptor antagonists. Int Arch Allergy Appl Immunol 78: 9–14

18. Ring J, Behrendt H (1990) H1 and H2 antagonists in allergic and pseudoallergic diseases. Clin Exp Allergy 20 (Suppl 2): 43–49

19. Shehadi WH (1985) Death following intravascular administration of contrast media. Acta Radiol Diagn 26: 457–461

20. Siegle RL, McGuire WL, Peters JE (1988) Development of polyclonal and monoclonal antibodies to jodinated contrast media. Acta Radiol 29: 737–740

21. Zeitler E (Hrsg) Neue Aspekte des Kontrastmittelzwischenfalls. Schering, Berlin

Medikamente in der radiologischen Diagnostik

M. Uhl

Magen-Darm-Diagnostik

Chemische Bezeichnung	Handelsname	Indikation	Kontraindikation	Nebenwirkungen	Antidot
Extracta Sennae	X-Prep	Darmreinigung vor Röntgenuntersuchungen		enthält Ethanol 2,7%, Diarrhöen mit Wasser-Elektrolytverlust	Ausgleich des Wasser-Elektrolyt-Haushaltes
Dimeticon	sab simplex	Meteorismus, vor Röntgenuntersuchungen		keine	
Butyl-scopolamin	Buscopan i.v.	Peristaltikhemmung	Glaukom, Tachykardie, Harnverhalt bei Prostatahyperplasie	Trockenheit der Schleimhäute, Tachykardie, Mydriasis, Harnsperre, motor. Unruhe, Delir	bei Krämpfen: Diazepam i.v., Betarezeptorenblocker. Prostigmin i.v.
Glucagon	Glucagon i.v.	Ruhigstellung des Magen-Darm-Traktes bei Röntgenuntersuchungen	Hypoglykämie	Übelkeit, Anaphylaxie	Glukose i.v.

Vasodilatanzien

Chemische Bezeichnung	Handelsname	Indikation	Kontraindikation	Nebenwirkungen	Antidot
Nifedipin	Adalat (peroral, sublingual, i.a.)	Gefäßdilatation, Beseitigung von Gefäßspasmen bei akuter hypertensiver Krise, Angina pectoris	enthält Ethanol. Schock, hypotone Kreislaufregulationsstörung	negative Inotropie, Blutdruckabfall, periphere Vasodilatation, Herzrhythmusstörungen	Kalzium 10% i.v.
Nitroglycerin	Nitrolingual	Gefäßdilatation, Angina pectoris, Links-Herzinsuffizienz, Lungenödem	hypotone Kreislaufregulationsstörung, Schock	Blutdruckabfall, Verwirrtheit, Methämoglobinbild	symptomatisch

Vasokonstriktiva

Chemische Bezeichnung	Handelsname	Indikation	Kontraindikation	Nebenwirkungen	Antidot
Noradrenalin	Arterenol	Pharmakoangiographie	Hypertonie, Gefäßspasmus, Herzrythmusstörungen	Blutdruckanstieg, Kreislaufzentralisation, Kammerflimmern, Rhythmusstörungen	Vasodilatantien
Suprarenin	Epinephrin	Pharmakoangiographie, allergische Reaktionen	im Notfall keine, ansonst. Bluthochdruck, Herzrhythmusstörungen	Blutdruckanstieg, Kreislaufzentralisation, Herzrhythmusstörungen bis Kammerflimmern, Übelkeit	Betarezeptorenblocker, Vasodilatantien

Analgetika

Chemische Bezeichnung	Handelsname	Indikation	Kontraindikation	Nebenwirkungen	Antidot
Pethidin	Dolantin	starke Schmerzen	respiratorische Insuffizienz, Kreislaufdepression (bei Fehlen von intensivmedizinischen Überwachungs- bzw. Interventionsmöglichkeiten)	Atemdepression! Miosis, Erbrechen, Harn- und Stuhlverhalt, Koma mit Areflexie und Atemlähmung, Krämpfe	Wach halten! Atembefehl! Intensivmedizinisches Management der respiratorischen Insuffizienz; Narcanti i.v.
Alfentanil	Rapifen	stärkste Schmerzen, Neuroleptanalgesie	Therapie mit MAO-Hemmern	Atemdepression, Miosis, Erbrechen, Harn- und Stuhlverhalt, Koma mit Areflexie und Atemlähmung, Krämpfe; höhere Inzidenz dieser Nebenwirkungen bei Kombination mit anderen Sedativa; Thoraxrigidität	intensivmedizinische Behandlung einschließlich Beatmung und Intubation; Narcanti (2 mg pro min, bis Patient aufklart)

Sedativa

Chemische Bezeichnung	Handelsname	Indikation	Kontraindikation	Nebenwirkungen	Antidot
Midazolam	Dormicum	Sedierung, Antikonvulsivum, Anxiolyse, Amnesie, Muskelrelaxation	chronische Lungenerkrankungen	zentrale Atemlähmung, Kreislaufdepression, Hypotonie durch Verminderung des peripheren Gefäßwiderstandes, Koma mit Areflexie und Apnoe	Stabilisierung der respiratorischen Funktion bis hin zu Intubation und Beatmung. I.v.-Volumensubstitution mit Plasmaexpanderinfusion; direktes Antidot: Flumacenil (Annexate) 0,1–0,2 mg/min bis zum gewünschten Effekt; Flumacenil hat eine kürzere Halbwertszeit als Midazolam!
Rivotril	Clonazepam	zerebrale Krampfanfälle, Myoklonien, Status epilepticus	im Notfall keine	Bewußtseinstörungen, Dyskinesien	wie bei Midazolam
Diazepam	Valium i.a.	Auftreten spinaler Reizerscheinungen; als Testsubstanz in der spinalen oder zerebralen Angiographie	wie Midazolam	wie Midazolam	wie bei Midazolam

Zytostatika

Chemische Bezeichnung	Handelsname	Indikation	Kontraindikation	Nebenwirkungen	Antidot
Carboplatin Doxorubicin Mitomycin 5-Fluorouracil	Cisplatin Adriblastin Mitomycin 5-Fluorouracil	} Zytostase		Wenn systemische Wirkungen zu erwarten sind: Störungen der Hämatopoese, Nierenschäden und Schäden der ableitenden Harnwege, Hyperurikämie. Übelkeit, Diarrhö, Haarausfall	

Chemische Bezeichnung	Handelsname	Indikation	Kontraindikation	Nebenwirkungen	Antidot	Sonstige
Mannit	Osmofundin	forcierte Diurese, für Infusionsurographien	Exsikkose, schwere kardiale Dekompensation, Lungenödem	Dehydration und Exsikkose	Ausgleich des Wasser- und Elektrolythaushaltes nach Bilanz	
Furosemid	Lasix	Diuretikum, Hypertonus, zur forcierten Diurese	Coma hepaticum, schwere Hypokaliämie oder Hyponatriämie, Hypovolämie, Hypotonie	Blutdruckabfall, Elektrolytstörungen, Hypovolämie, Hyperurikämie, Hörschäden, Blutzuckeranstieg, gastrointestinale Störungen	Elektrolysubstitution (Kalium!), Kreislaufhilfe	
Mepivacain	Meaverin	Lokalanästhesie i.a. bei Embolisationen	dekompensierte Herzinsuffizienz, Herzreizleitungsstörungen	bei schneller Anflutung Schwindel, Erbrechen, Bradykardie, Rhythmusstörungen, Krämpfe		
Patentblau	Patentblau	Markierung der Lymphgefäße vor Lymphographien	Allergie gegen Triphenylmethanfarbstoffe	Allergische Reaktionen möglich	symptomatisch	

Heparin	Heparin	Blutgerinnungshemmung	hämorrhagische Diathese, Mangel an Gerinnungsfaktoren, schwere Thrombozytopenie, Ulzera im Magen-Darm-Bereich, Hirnblutung, Retinopathien, Glaskörperblutungen, bakterielle Endokarditis vor Lumbalpunktionen	in Abhängigkeit von der Dosierung vermehrtes Auftreten von Blutungen; Therapieüberwachung mittels Thromboplastin (PTT)	bei Auftreten schwerer Blutungen Protamin (1 mg Protamin neutralisiert 100 IE Heparin)
Acetylsalicylsäure	Aspirin	Analgetikum, Thrombose- und Embolieprophylaxe	Hämorraghische Diathese, Magen-Darm-Ulzera, vorgeschädigte Niere, genetischer Mangel an Glycose-6-Phosphat-Dehydrogenasemangel	gastrointestinale Blutungen, Überempfindlichkeitsreaktionen, Thrombozytopenie, Nierenschädigungen	bei Intoxikation Giftentfernung, Magenspülung, bei eingetretener metabolischer Azidose Natriumhydrogenkarbonatinfusion

Sachverzeichnis

Springer-Verlag und Umwelt

Maßnahmen bei schweren Kontrastmittelreaktionen (s. Kap. 30)

– Kontrastmittelinjektion unterbrechen	Kanüle in der Vene belassen bzw. groß-lumigen venösen Zugang schaffen
– Adrenalin i.v.	1 ml der handelsüblichen Adrenalinlösung auf 10 ml fraktioniert in 1-ml-Portionen
– Volumensubstitution	Plasmaexpander
– Histaminantagonisten	2 Amp. Tavegil und 2 Amp. Tagamet langsam i.v.
– Glukokortikoide i.v.	40–80 mg Volon-A oder 16 mg Fortecortin
– Sauerstoffgabe	z.B. 4 l/min über Maske

Bei **tiefbewußtlosen** Patienten ohne Schutzreflexe:
- **stabile Seitenlagerung** zum Freihalten der Atemwege, der Sachkundige
- **intubiert**

Beim **nicht bewußtlosen** Patienten:
- Kopf-Oberkörper-**Tieflage**, Beine hochlagern (Schocklage)
- Intensivmedizinisches **Monitoring**

Medikamente zur Notfallbehandlung (s. Kap. 29 u. 30)

Angst-und-Unruhezustände	Atosil i.v./$^1/_2$ bis 1 Amp.
Bronchospasmus	Euphyllin i.v./1 Amp. (Pulskontrolle)
	Berotec-Dosieraerosol/2–5 Hübe
	Sauerstoff/2–4 l/min:
	Nasensonde oder Maske
Bradykardie	Atropin i.v./0,5–0,8 mg
Dormikum, Überdosierung von (Atemdepression)	Anexate i.v./2 ml initial in 15 s anschließend jede Minute 1 ml
Erbrechen	Paspertin i.v./1 Amp.
Glottisödem	Adrenalinspray, Fortecortin/8 mg i.v.
Hochdruck	Adalat (10 mg)/1 Kps.
Hochdruckkrise	Ebrantil 25 mg langsam i.v.
Krämpfe	Valium i.v./10 mg
Lungenödem	aufrechte Körpersitzposition, Sauerstoffgabe/4 l/min, Lasix i.v./40–80 mg
Morphinderivate, Über-dosierung von	Narcanti i.v. 0,1–0,2 mg/min
Ohnmacht	Kopftieflagerung, evtl. zusätzlich Beine hoch
Pectangina	Nitrolingual/1–2 Kps. zerkauen bei Persistenz EKG!
Schüttelfrost	Dolantin spezial i.v./25–75 mg
Urtikaria (schwere)	Tavegil/0,03 mg/kg KG und Tagamet/5 mg/kg KG

GPSR Compliance

The European Union's (EU) General Product Safety Regulation (GPSR) is a set of rules that requires consumer products to be safe and our obligations to ensure this.

If you have any concerns about our products, you can contact us on ProductSafety@springernature.com

In case Publisher is established outside the EU, the EU authorized representative is:

Springer Nature Customer Service Center GmbH
Europaplatz 3
69115 Heidelberg, Germany

Zeitfracht Medien GmbH
Ferdinand-Jühlke-Straße 7
99095 Erfurt, Deutschland
produktsicherheit@kolibri360.de